国际超声医学名著

胎儿心血管超声影像医学

Fetal Cardiovascular Imaging

中文翻译版

原著者　Jack Rychik　Zhiyun Tian

主　译　袁丽君　曹铁生　段云友

译　审　Zhiyun Tian（田志云）

科学出版社

北京

图字：01-2016-9603

内 容 简 介

本书是国际著名的胎儿心脏专家、美国费城儿童医院胎儿心脏中心的 Jack Rychik 教授和胎儿心脏影像学专家田志云教授历时多年而完成的一部胎儿心血管医学的超声影像学专著，他们将国际最先进的先天性心脏病超声诊断和评估研究成果，以及多年临床诊断及治疗经验融入书中，给国内同行提供了更开阔的专业视野和更先进的技术，让国内读者接触并了解到美国最先进胎儿宫内治疗技术的全貌。全书共 10 篇 46 章，第一篇概论部分讲述了胎儿循环、心血管系统胚胎学、胎儿心血管检查、超声心动图三维和四维成像、产前治疗和心血管疾病胎儿的分娩，以及心血管疾病胎儿家庭的咨询与支持服务。第二篇到第六篇讲述了先天性心脏病的各种畸形的诊断，如房室间隔缺损、动脉圆锥干畸形、左心系统发育异常、右心畸形和单心室。第七到九篇讲述了影响胎儿心血管系统的主要疾病、畸形和传导系统异常等方面的诊断。第十篇阐述了胎儿心血管成像的新领域即磁共振成像技术在胎儿心血管疾病方面的应用。本书适合母胎医学、产科学、儿科心脏病学、超声影像学、围产期学、新生儿学和放射学的从业人员阅读参考，也是对胎儿医学尤其是胎儿心脏和血管系统感兴趣的相关医师和研究人员的最佳教程。

图书在版编目 (CIP) 数据

胎儿心血管超声影像医学 / (美) 杰克·里奇克 (Jack Rychik) 等主编；袁丽君，曹铁生，段云友主译. — 北京：科学出版社，2017.1
（国际超声医学名著系列）
书名原文：Fetal Cardiovascular Imaging
ISBN 978-7-03-051440-0

Ⅰ.胎… Ⅱ.①杰… ②袁… ③曹… ④段… Ⅲ.胎儿－心脏血管疾病－超声波诊断 Ⅳ.R714.504

中国版本图书馆 CIP 数据核字 (2017) 第 002591 号

责任编辑：郭 威 / 责任校对：李 影 / 责任印制：肖 兴 / 封面设计：龙 岩

ELSEVIER

Elsevier(Singapore) Pte Ltd.
3 Killiney Road, #08-01 Winsland House I, Singapore 239519
Tel: (65) 6349-0200; Fax: (65) 6733-1817

科 学 出 版 社 出版
北京东黄城根北街 16 号
邮政编码：100717
http://www.sciencep.com

北京利丰雅高长城印刷有限公司 印刷
科学出版社发行 各地新华书店经销
*

2017 年 1 月第 一 版 开本：889×1194 1/16
2017 年 9 月第二次印刷 印张：27 1/2
字数：891 000
定价：268.00 元
（如有印装质量问题，我社负责调换）

译者名单

主　　译　袁丽君　第四军医大学唐都医院
　　　　　曹铁生　第四军医大学唐都医院
　　　　　段云友　第四军医大学唐都医院
译　　审　田志云　美国费城儿童医院
主译助理　邢长洋
译　　者　曹铁生　段云友　袁丽君　周　宁　杨瑞静　王　坤
　　　　　王　臻　周雪莹　李振洲　刘　杰　邢长洋　曹　荔
　　　　　王　佳　刘　禧　任华日　杨思扬　张　莉　赵联璧
　　　　　陈　升　赵　胜　薛　丹

原著者简介

Jack Rychik, MD, FACC

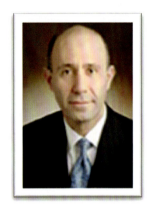

Rychik 教授是美国费城儿童医院胎儿超声中心主任、美国费城儿童医院心脏中心主任、美国医学会小儿心脏协会副会长、罗伯特哈灵顿小儿心脏协会主席、美国宾夕法尼亚大学医学院儿科学教授。他主持编写了《美国儿童超声心动图操作指南》和《胎儿超声心动图操作指南》，主编了专著多部。近年来发表了超过 250 篇关于胎儿和小儿心脏疾病诊断及治疗的论文、书籍、综述和学术报告。

在 Rychik 教授的领导下，美国费城儿童医院胎儿心脏中心一直致力于为患有心脏疾病的胎儿提供最好的诊治，并为患儿的母亲及家庭提供全面的知识普及和护理方法的学习，借此推进人们对胎儿心脏学领域的认识和理解。胎儿心脏中心的工作旨在孕早期即通过胎儿超声心动图检查对胎儿先天性心脏病进行诊断，从而在费城儿童医院给予患儿有效的监测和出生后最佳的治疗。

Rychik 教授是小儿心脏病和胎儿先天性心脏病方面的世界知名学者，在胎儿其他先天疾病的诊断方面也做出了贡献。他制订了双胎输血综合征的心血管评分体系，借此我们可以更精确地对疾病的发展进程进行分期，现已被世界各地的专家广泛使用。

注：美国费城儿童医院建院于 1855 年，是美国历史上第一家儿科医院，在国际上享有崇高声誉，连续多年在全美儿童医院评比中总分排名第一，所有专业在全美均排名前四，其中呼吸系统疾病、泌尿系统疾病排名第一，心脏及心脏外科、糖尿病及内分泌疾病、胃肠道疾病、整形外科及骨科排名第二。费城儿童医院心脏科整合了儿童心脏外科、内科、手术、麻醉、影像、护理、CICU 等多个专业，在左心发育不良综合征的治疗上处于世界领先水平，其心脏手术及麻醉的操作规范已成为世界上普遍采用的临床规范。

田志云（美），M.D.

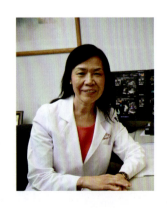

美国费城儿童医院心脏中心胎儿心血管影像部主任。1976 年毕业于江西医学院。后曾在上海第一医学院附属中山医院超声科及超声心动图室学习，师从著名超声专家徐智章教授及姜楞教授。1989 年，田志云教授赴美国宾夕法尼亚州费城托马斯杰斐逊大学医学中心超声部访问学习，师从国际超声权威专家 Barry Goldberg。1990 年起，她就职于美国费城儿童医院心脏中心至今，凭着精湛的技术及对孕妇的无限关爱，为胎儿心脏中心赢得了无数赞誉。2001 年，她成为费城儿童医院心脏中心内新成立的胎儿心脏中心的核心成员，任胎儿心血管影像部主任。此外，她受聘于宾夕法尼亚大学 Perelman 医学院临床导师。撰写论文 50 余篇，参编专著多部。

译者前言

最早接触到本书的原著 *Fetal Cardiovascular Imaging*，还是我在美国费城儿童医院（Children's Hospital of Pennsylvania，CHOP）访学期间。当时本书的主编之一、费城儿童医院胎儿心脏影像中心主任 Zhiyun Tian（田志云）老师，正在编辑整理书稿的图片，她对图片质量的要求近乎苛刻，就连图中注释标注位置都不允许有一丝一毫偏差。这部书凝结着田志云老师和胎儿心脏中心主任 Jack Rychik 教授及其同行几十年的心血和经验，可以说是一部胎儿超声心动图学史上的标志性巨著。我很清楚这些图片及书中文字的价值，因此从那一刻起，我就萌生了翻译此书的想法，让我国的同行也能看到这本好书。田老师和 Rychik 教授对此欣然同意，并给予了大力支持。通过中美双方有关人员沟通协调，在译者的共同努力下，这一鸿篇巨制的译本终于付梓。这里，我非常感谢田志云老师和 Jack Rychik 教授，感谢他们为相关超声医学工作者提供了这本极具参考价值和珍藏价值的专著，也感谢他们对我们的信任；我还要感谢出版社郭威老师，感谢她给我们的鼓励、耐心和帮助。

美国费城儿童医院胎儿心脏中心胎儿心脏畸形的诊治水平基本代表了全球最高水准，每年都有世界各地的患者前来就医，其中很多是来做最终的诊断和治疗的。胎儿心脏中心主任 Jack Rychik 教授是世界著名的胎儿和小儿心脏病学专家，尤其在胎儿左心发育不良综合征及双胎输血综合征发病机制、影像学诊断和宫内介入治疗等方面有着很深的造诣，他制订了双胎输血综合征的心血管评分体系，借此我们可以更精确地对疾病的发展进程进行分期，该分期现已被世界各地的专家广泛使用。他执笔撰写了多部指南和共识，包括制订了《胎儿心脏超声检查指南》。胎儿心脏影像中心主任田志云老师则以拥有"一对巧手、一双慧眼"著称。Jack Rychik 教授评价她说："没有切面她打不出，没有畸形能逃脱她的眼。"我知道，这炉火纯青的功夫来自刻苦的训练和一丝不苟的工匠精神。

10 多年前，中国的胎儿心脏超声检查刚刚起步，检查水平亟待提高。Rychik 教授和田老师开始不辞辛苦，万里迢迢来到中国各地传授胎儿心脏超声诊断知识和技巧，每年平均要来三、四次，每次都要乘二十几个小时的飞机。国内也有多名学者慕名去他们那里学习，他们所培养的医生几乎遍布了我国各个省市。这些医生已成为当地科室的骨干，我国的胎儿心脏超声检查工作也得以蓬勃开展。借此，我代表中国所有相关超声医学同仁感谢田志云老师和 Rychik 教授对中国超声医学事业发展的关注和支持。

本书图片精美、语言简练。书中所有病例是田老师从几万个病例中精挑细选出来的，数量很大，且非常具有代表性。对于每一个疾病，开篇均有检查要点陈述，结尾均有诊断要点概括，中间则分为疾病解剖、发病特点、心脏发育、产前生理、产前处理、产后生理、产后处理及转归等部分，最后附大量真实病例图片。全书布局严谨、逻辑性强，是一本妇产超声医师和胎儿心脏超声检查专科医师不可多得的参考书。阅读每一个章节，总让我回想起当时田志云老师耳提面授的情形，心中充满感激。相信此书能够为培养我国胎儿心脏超声医师队伍，提高诊断水平提供帮助。

参与本书翻译的译者，多数有在国外学习的经历，有的也在美国费城儿童医院胎儿心脏中心访问学习过，有一定的语言能力和知识背景。田志云老师中文、英文功底都很强，因此，我们还请田志云老师为本书做了最后的译审。在此，对所有译者一并表示感谢。

感谢所有为此书出版付出辛勤劳动的朋友。

中国超声医学工程学会妇产分会副主任委员

全军超声医学专业委员会副主任委员

海峡两岸医药卫生交流协会超声医学专家委员会总干事

第四军医大学唐都医院超声科主任　博士生导师

袁丽君

2017 年 1 月于西安

原著序言

在过去的 20 年里，我们目睹了有关胎儿解剖结构和基因异常的研究进展，已显著推动了诊断和治疗的发展。大多数能够宫内诊断和矫治的患病胎儿，按计划出生后，可以通过合理的药物和手术治疗取得了很好的效果。精准诊断，这一快速发展的领域，对家庭咨询、孕期管理和治疗是十分有效和必要的。本书详尽描述了与产前胎儿心血管疾病诊断相关的重要内容。

已有专家提出了与胎儿水肿相关的胸腔包块或骶尾部畸胎瘤的外科治疗路径，如胎儿宫内脊髓膜膨出外科修复术，会成为这一虽不致命但预后差的病变的有效治疗手段。

对胎儿实施外科手术时，在围术期麻醉方面需要开展大量工作。要考虑的与麻醉相关的内容有：妊娠生理变化、早产、抑制宫缩药物的影响、孕妇和胎儿麻醉及术后镇痛等。以上这些因素对胎儿心血管系统状态的影响十分重要，胎儿心脏超声于是成为所有胎儿外科手术常规监测项目。

微创技术或胎儿镜技术，在治疗方面也将发挥越来越大的作用。尽管治疗入选标准（特别是心血管系统情况）尚待进一步研究，但针对双胎输血综合征胎儿，胎儿镜下异常交通胎盘血管激光消融术，已经得到普遍认可。在经皮分流术治疗下尿道梗阻及胎儿水肿相关的胸腔疾病（如先天性肺囊腺瘤样变和胎儿胸腔积液）方面也已经积累了大量的临床经验。目前，对于患有严重主动脉狭窄伴进行性左心发育不良综合征的病例，正在尝试经皮宫内治疗，以期能够维持双心室生理。此外，对于房间隔完整的心脏发育不良综合征胎儿，也可用经皮入路房间隔穿孔术来避免肺血管病变。

针对内源性和外源性胎儿气道梗阻的宫外产时治疗已经非常成熟。该方法为直接喉镜、气管镜或气管造口术赢得了时机，确保了胎儿气道通畅，将生产过程中的气道危急状况转为可控。同样，我们现在也开启了出生后即刻心脏病患儿治疗途径 (IMPACT)。

将来，宫内造血干细胞移植有望成为治疗先天性血液及免疫疾病患儿的重要手段。转基因技术和产前诊断技术的进步，促进了胎儿遗传性疾病基因治疗想法的实现。对于很多遗传疾病，胎儿期可能是基因干预唯一有效的时间窗。我们可以想象，这些方法将使众多心血管疾病的胎儿获益。

本书的主编是 Rychik 教授和田志云教授，编者也大多是费城儿童医院心脏中心的成员，此书汇集了中心 20 余年的临床经验，面向的是胎儿和儿童心脏内科医师、儿童心脏外科医师、儿童麻醉科医师、围产科医师、超声心动图医师、新生儿科医师和基因领域专家，以及儿科医师和护士，他们都是来自多学科的、胎儿心脏缺陷救治团队中的重要成员。在不懈的科学研究和临床实践的基础上，胎儿心脏疾病患儿必将得到更好的治疗和救助。

美国费城儿童医院胎儿诊断与治疗中心主任

首席外科专家

N. Scott Adzick, MD

原著前言

Fetal Cardiovascular Imaging 是一本以疾病为主线，静态图像和视频资料相结合的教科书。大量现有的胎儿超声心动图书籍主要是对基本知识和操作技术的介绍，而本书除上述内容外，更加关注影响胎儿心血管系统的各种各样的疾病和情况，强调大家所关心疾病的声像图特征。

面对运动并跳动着的胎儿心脏，一部纸质的书如何能全面反映复杂的疾病诊断过程呢？答案很简单，一部纸质版的书是不足以实现这一目标的。2011 年，知识传播领域的技术进步，让我们能够将纸质出版物与可视媒体相结合，从而可以更好地传播大量富有教学价值的经验。于是，本书便有了一个同等重要的伙伴——视频影像资料，作为纸质版图书的补充，供您学习。该书以每个单独的疾病作为一个章节，广泛覆盖了影响胎儿心血管系统的主要的先天性心脏缺陷和其他与心血管疾病相关的疾病。每一章节又进一步分成遗传学、产前诊断、胎儿生理学、胎儿期策略、出生后生理学、出生后策略及预后和结局等部分。通过这种安排，读者就会对各种胎儿心血管疾病都有一个从诊断到治疗策略、再到结局的综合全面的了解。

这本书和这个视频影像资料的最初设想，源于我们意识到在过去的这些年里，我们收集了大量的胎儿心血管畸形影像学资料，与外界同仁分享这些影像资料是极为重要的。每个章节所包含的案例都是我们亲眼所见的真实病例，对重要的和感兴趣的关键点我们都进行了阐述。这本书很适宜教学用，理想的做法是先阅读文字部分，然后再看图像和视频来了解运动状态下心脏的表现。每一种疾病均可以这样系统地学习。另外，这些图像也可以作为一个参照，在临床实际工作中遇到不熟悉的病例时可以将图像与此进行对比，从而对那些复杂疑难病例做出正确诊断。临床中，当面对一组读不懂的图像时，看看我们的影像库或许可以帮助超声医师确定诊断，或者帮助其转而参照鉴别诊断列表中的疾病图像。如果图像恰好符合该疾病，再返回书中的文字部分，了解一下该病的生理、治疗策略和咨询等知识。

虽然这本书和视频影像资料出自我们儿科心脏病学临床实践，但也是为多学科读者设计的。母胎医学、产科学、儿科心脏病学、医学超声成像、围产期学、新生儿学和放射学的从业人员对胎儿医学尤其是胎儿心脏和血管系统越来越感兴趣，我们希望这部书能够给更多的从事胎儿医疗保健工作的群体以帮助。

Jack Rychik

Zhiyun Tian

致 谢 一

为胎儿心血管医学这一不断发展的学科提供一本可靠的影像学参考书并填补这方面的空白，促使了这部书的出版。从我和田志云医师第一次讨论这部书的构想一直到不久之前我们肩负起这项重任，我们都得承认，这中间确实经过了相当长的一段时间。然而最终，这部书问世了。这部书的问世也说明，无论有着怎样的动机，仅仅靠着创作者和编辑们的努力是不可能取得成功的。所以，在此我还要感谢很多人，是他们一直鼓励和支持本书的编写，以及影像库的建立，并促使我们最初的想法变成了现实。

由于我要忙于这部书的各项工作，细细想来不知有多少个日日夜夜，都无法陪伴我的妻子 Susan 和女儿 Jordana、Leora、Natali。对于你们默默做出的牺牲和如此坚定的爱，我内心的感激无以言表。你们是我的好助手，是我成功的动力，没有你们的支持，这一切都将无法实现。

能够有机会和一个由多名睿智的、思想敏锐的专家领衔的出色团队学习和研究先天性心脏病，我感到万分幸运。Alvin Chin、John Murphy、William Norwood 及 Marshall Jacobs 让我掌握了扎实的基础知识。在此，我要感谢他们，他们点点滴滴的教诲让我认识到严谨的逻辑对出色的临床诊治的重要性。

来自 Elsevier 公司的 Natasha Andjelkovic 和 Julia Bartz 一直鼓励我不断前进，非常感谢他们的建议和耐心帮助。还有我们心脏内科的主任 Robert Shaddy 教授，儿科主任 Alan Cohen 教授，他们意识到，只有让我拥有足够的时间全力以赴，才能很好地完成这项工作。于是，我非常感谢他们支持我到以色列休一个短假，在此期间我才得以重整旗鼓完成此书。在以色列时，我非常有幸地认识了哈达萨医院的 Simcha Yagel 博士，这位精力充沛的母胎医学专家所拥有的才华和热忱，在这部书写作的关键时期给了我莫大的帮助。

能够和一个有着非凡才华和奉献精神的团队成员们一起完成这项工作，我感到十分荣幸。除本书的合著者田志云医生外，Peggy McCann 及 Debra Soffer 也亲自负责了本书中的那些高质量的超声心动图的采集和处理。正是这三双灵巧无比的手娴熟地操作着超声仪器，才给我们留下了这些生动和宝贵的图像。我和 Denise Donaghue 在我们过去的 10 年职业生涯中，全力在费城儿童医院构建胎儿心脏病诊疗中心，我们对此感到无比自豪。要是没有 Denise 的眼光、奉献及娴熟的技能，就没有我们这个中心和一系列的临床经验，也就不可能有这部书中的那么多宝贵的知识。对于孕妇们来说，胎儿被诊断出有严重的问题或许是她们一生中最悲伤的事情之一，然而我们的护士协调员 Jill Combs 和社会服务者 Lucia Figueroa、Jennifer Diem-Inglis 能够一直尽职尽责地为我们的孕妇提供极富同情心的照顾与周到的协调。正是这些高质量的影像检查、细致周到的诊疗及富有同情心的家庭咨询服务成就了我们独特的团队。感谢胎儿心脏病诊疗中心的所有成员，谢谢你们卓越的工作！能成为你们中的一员，我感到无比骄傲和光荣！

最后，我还要感谢数年来一直向我们求医问药并如此信赖我们的无数患者和家庭，从你们每一个人的身上，我学会了很多。谢谢你们！

Jack Rychik

致 谢 二

在过去的 20 年中，我有幸在费城儿童医院胎儿心脏中心工作。这些年来，我们认真积累了大量的病例资料，并一直坚信，会有一天我们将把这些收集的影像资料分享给同仁们。在同事们和 Elsevier 公司的支持下，我和 Jack Rychik 教授出版了这本书，真是令人兴奋不已。

在此，我要感谢所有在这些工作中给予过我们帮助的人。

首先，我要感谢我的家人。父母的抚养和教育使我成为一个坚强且乐于助人的人，他们总是告诉我要"热爱你的工作并做到最好。"我的四个兄弟总是无条件地支持我，鼓励我做得更好。

我还要感谢我出生的地方——中国，在那里我受到了很好的教育，为今天的职业生涯打下了坚实的基础。

我希望在此表达对我的中国和美国老师们及导师们的真挚谢意。你们以深广的知识、丰富的经验指引和支持着我，让我在这个领域取得了今日的成功。

我还想感谢费城儿童医院，这个非常了不起的地方，她给了我一个非常难得的成长和增进技能的机会。我要感谢医院领导和同事们在过去的 20 年对我的全力支持和厚爱。我热爱我的工作环境和办公室兄弟姐妹们，是他们为我营造了这样一个温馨而向上的氛围。

我的学生们，来自中国的年轻医师，你们给了我那么多无私的帮助和支持。你们帮我整理和编辑图片的那些夜晚和周末，以及我们一起度过的快乐时光，我将永远铭记。

更重要的是，我还要感谢在过去的 20 年里我的所有患者、母亲和宝贝们（当然，在你们出生之前）。你们给了我这样的机会，让我使用超声这门技术帮助你们，通过认知你们出生前的图像，了解你们的心脏结构并为你们找到解决问题的方案。没有你们，也就没有这本书。

最后，我要感谢我的丈夫 Michael，感谢他给予我的爱和支持。还要感谢我的儿子 Steven，他也跟随我踏入医学的殿堂并让我每天都感到无比的自豪与快乐。

田志云

目 录

Ⅰ 引言

Ⅱ 先天性心脏病：房室间隔缺损

Ⅲ 先天性心脏病：动脉圆锥干畸形

Ⅳ 先天性心脏畸形：左心系统发育异常

V 先天性心脏畸形：右心畸形

VI 先天性心脏异常：单心室

VII 影响胎儿心血管系统主要疾病

VIII 影响胎儿心血管系统的主要畸形

IX 传导系统异常

X 胎儿心血管成像的新领域

引言

1

胎儿循环
Max Godfrey and Jack Rychik

一、引言

在讲解正常胎儿循环检查之前，我们先了解胎儿循环的解剖结构（图1-1）。富含氧的血液经脐静脉（umbilical vein，UV）离开胎盘后，20%～50%进入静脉导管（ductus venous，DV），静脉导管在下腔静脉（inferior vena cava，IVC）汇入右房（right atrium，RA）前汇入IVC；剩余的脐静脉血灌注至胎儿肝脏，经肝静脉再汇入IVC。来自DV的下腔静脉血大部分快速通过卵圆孔（foramen ovale，FO）进入左房（left atrium，LA），然后依次通过二尖瓣（mitral valve，MV）、左室（left ventricle，LV）、主动脉瓣（aortic valve，AoV）后，进入升主动脉（ascending aorta，AAo），再通过主动脉弓将相对富氧的血液经

冠状动脉、颈动脉、锁骨下动脉供应给心肌、脑部和胎儿上半身，仅一小部分经主动脉峡部流入降主动脉（descending aorta，DAo）。

来自上腔静脉（superior vena cava，SVC）的低氧血和下腔静脉内非静脉导管来源的血液一同流入右房，经三尖瓣、右室、肺动脉瓣（pulmonic valve，PV）流入肺动脉（pulmonary artery，PA）。约20%的肺动脉血供应肺实质，其余的肺动脉血经动脉导管进入降主动脉，是组成降主动脉血流量的主要成分。降主动脉主要为内脏器官及下肢提供血流供应。从胎儿回来的血流经两条脐动脉进入胎盘循环。胎儿循环可以被认为是并行循环，有三处"分流"，分别是静脉导管、卵圆孔和动脉导管。该循环结构的目的主要是保证大脑、冠状动脉、上肢主要由来自左室相对富含氧的血液进

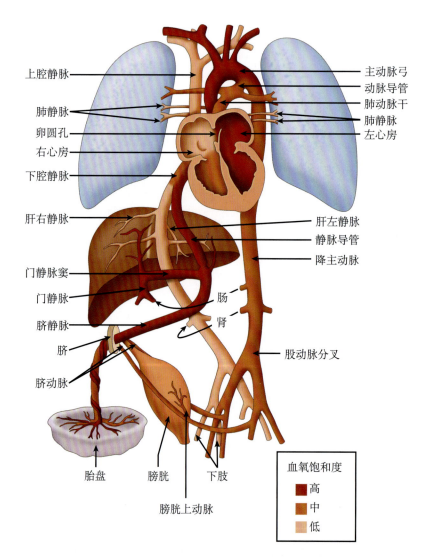

图1-1　从胎盘到胎儿的循环示意图。色彩饱和度代表血氧饱和度。富含氧的血液经脐静脉优先直接通过卵圆孔进入左房、左室。低氧血在右房内混合，然后中度饱和的血液由右室射出，经动脉导管进入降主动脉。来自髂内动脉的脐动脉将血输送给胎盘用于补充氧气供应

行灌注，而胎儿下半身主要由流经右室的低氧血进行灌注。

作为较大的哺乳动物，羊妊娠期时间为人类的一半，大多数对胎儿循环的基础研究是在胎羊上进行的。近年来，使用超声二维和多普勒技术对人体胎儿进行的研究显示了人类胎儿和羊胎的明显区别。与人类胎儿相比，羊胎具有两条脐静脉，成长速度更快，体温较高，血红蛋白含量低，大脑小，肝脏位置不同，胸内下腔静脉更长等特征。两者间存在差异是正常的。

二、静脉导管、肝脏循环、下腔静脉

静脉导管是一条连接于脐静脉和下腔静脉之间的血管，外形似"喇叭"或"沙漏"状，静脉导管与肝静脉一起汇入下腔静脉，然后进入右房（图1-2）。早期的动物研究指出，50%的脐静脉血流入静脉导管，通过静脉导管的血流量与脐静脉血流量是成比例的，这意味着静脉导管通路存在重要的生理意义。然而，

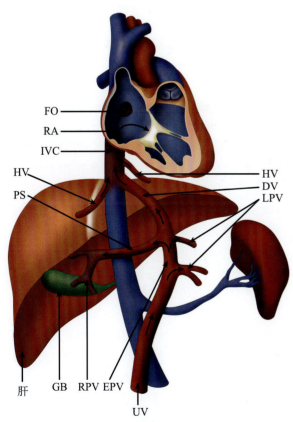

图1-2　胎儿脐带、门静脉和肝循环示意图。箭头标示血流方向，颜色代表氧含量的高低（红：高，蓝：低）。DV. 静脉导管；EPV. 肝外门静脉；FO. 卵圆孔；GB. 胆囊；HV. 肝静脉；IVC. 下腔静脉；LPV. 门静脉左支；PS. 门静脉窦；RA. 右房；RPV. 门静脉右支，UV. 脐静脉

近期使用无创性超声技术对人类胎儿进行的研究表明，通过静脉导管的血流占脐静脉血流量的百分比较小；而且，随妊娠期进展其比例进一步降低（如妊娠晚期时进入肝脏的脐静脉血流百分比更高）。Kiserud 等研究发现，虽然存在组间差异，妊娠18～19周时经过静脉导管的血流量约为脐静脉血的30%，妊娠30周时则降为不到20%。Bellotti 等研究发现，妊娠20周时通过静脉导管的血流量约为脐静脉血的40%，妊娠末期下降为约15%。基于肝静脉网络数学阻抗模型的研究显示，通过静脉导管的血流量占脐静脉血的百分比由妊娠20周时的50%下降为妊娠末期的20%。但是，1967年，Rudolph 和 Heymann 最早对胎儿循环进行研究，发现50%的静脉导管分流量，且不受胎龄控制。由此，动物研究和人类研究获得的数据冲突可能较设想的小。妊娠晚期，更多的脐静脉血直接经肝回流，所以推测肝脏通过释放蛋白和介质在妊娠末期胎儿成熟过程中起到重要作用。胎儿肝脏作为胎盘静脉血回流入发育中的胎儿的"守门人"（gate-keeper）是很值得研究的，而目前人们所知有限。

下腔静脉于右房底部汇入右房，来自静脉导管的血流优先经卵圆孔进入左房，其余的血流进入右房后通过三尖瓣。这种现象的发生机制可能与血管进入右房底部的复杂几何形状有关，此现象可用多普勒血流图进行说明。在胎羊体内，静脉导管和肝左静脉开口处存在瓣膜样结构，从生理上引导下腔静脉对不同来源的血流束进行区分。然而，在人类胎儿体内未发现这种瓣膜样结构。Kiserud 和 Acharya 认为压力梯度的存在导致静脉导管内血流速度快速增加，这意味着源自静脉导管的血流束动能最大，故其可以打开卵圆孔瓣并进入左房。

对于静脉导管内是否存在某种括约肌对血流增减产生影响尚有争议。现已在人体及动物模型中发现，通过静脉导管的血流量在某种特定条件下增加，如低氧血症和低血容量。一些研究认为，离散括约肌机制的存在，可调控静脉导管管径，而其他假说认为全部血管由神经-体液机制进行协同调节。也有可能是由于门脉系统舒张引起血流阻力下降从而减少了静脉导管的血流，胎儿门静脉系统较静脉导管管壁上存在更多的平滑肌细胞，此现象为该假说提供了可靠的依据。

由于肝左静脉汇入IVC的开口刚好位于欧式瓣下方，来自肝左静脉的血流也优先通过卵圆孔分流。实际上，尽管胎儿期肝组织代谢活跃，但肝脏提取的氧气相对较少（10%～15%），所以肝静脉血氧饱和度较

高，这可能有助于保证胎儿心脏内血液含氧较多。

三、卵圆孔

人类婴儿出生后，FO通常被认为是两个心房的通道，引起一侧向另一侧的分流，同胎儿期描述一样。然而在胎儿期，FO所发挥的解剖及功能作用是不同的。卵圆孔膜和卵圆孔缘起到了"瓣"的作用，对来自下方、位于两房之间的IVC血进行导引。血流束受位置、方向和流速影响，静脉导管和肝左静脉的血进入左房，腹部下腔静脉血进入右房。每一侧的压力变化都将改变血流间的平衡，并将对胎儿心脏发育产生深远影响。如：主动脉狭窄时，左房压升高，增加了到右房的分流，减少了左房的血流，引起左侧发育不良（此现象的因果关系存在争议）。试验模型显示心脏发育过程中，正确的血流分配对心脏形态的正常发育至关重要。

四、动脉导管

DA是一条具有肌性管壁的大血管，连于肺动脉干与主动脉之间，收缩期DA内血流速度是胎儿心血管系统内流速最高的，并且随胎龄增加，流速也增加。人类DA大约分流了右室输出量的78%或联合心输出量（CCO）的46%，不经肺组织直接进入降主动脉供应下半身。这些数据较羊胎模型略低一些。在羊胎，DA带走右室输出量的88%和CCO的58%。DA的开放受循环中前列腺素E_2（PGE_2）水平的影响，通过DA的血流受肺循环阻力影响。妊娠末期，肺血管结构发生变化，如部分氧气压力（PO_2）增加引起阻力下降，通过DA的血流发生相应变化。这种情况模拟了分娩后开始呼吸的生理过程，理论上可被用于检测宫内胎儿肺血管发育情况（如在先天性心脏病或肺发育不全等情况下）。

在宫内，DA对PGE_2的敏感性具有临床价值，因为母体服用PGE_2抑制药，如吲哚美辛（消炎痛），可引起DA关闭，产生致命性后果。其对吲哚美辛的反应被认为是应激引发，主要是通过张力起作用。术中超声心动图显示，胎儿手术时使用吲哚美辛可引起DA强烈收缩。另外，随着妊娠向末期进展，DA好像存在某些"生理性"收缩，这有可能是DA血流速度相对于PA增加的原因。由于肺组织是PGE_2主要新陈代谢部位，所以推测DA的收缩是由于随着妊娠期终期的到来，肺灌注增加，导致前列腺素降解增加引起的。

五、主动脉峡部

主动脉峡部（主动脉弓上，位于左锁骨下动脉起始段与DA汇入点之间的部分）是运输相对富氧血至头部和上半身的主动脉弓与供应相对低氧血至下半身的DA的分界线。峡部同时是这两条动脉循环的功能分界点，在胎羊模型上发现，当去甲肾上腺素和乙酰胆碱注入峡部任一侧时，仅可影响所注入药品侧，并持续若干心动周期。动物研究表明，生理条件下，升主动脉内的大部分血液通过冠状动脉、颈动脉、锁骨下动脉供应心肌、头部、上肢，只有10%～15%的CCO通过主动脉峡部。大脑循环和胎盘循环之间的相对阻力，是影响峡部内血流方向的一个最重要的血流动力学因素。如果胎盘阻力（正常情况下较低）增加到一定程度时，两个循环（上半部和下半部身体）可完全分离，来自左室的血流几乎完全用于灌注心脏和上半身，峡部仅有极少量可忽略不计的前向血流（因为胎盘不再是血流阻力最低处）；同时，RV完全灌注下半身血供。当胎盘阻力进一步增加，峡部可以出现反向血流。事实上，峡部是胎儿循环具有适应不同环境的可塑性的结构，如左室输出量减少时，DA血流逆行通过峡部供应AAo和主动脉弓。

六、肺动脉干与右室优势

胎羊动物实验表明，60%～65%的CCO来自RV，35%～40%的CCO来自LV，RV射出的血约90%通过DA，只有10%左右（3.5%的CCO）灌注肺组织。通过肺动脉分支的血流量随妊娠期进展逐步增加，到妊娠末期时基本是妊娠中期的2倍。

通过超声心动图技术测量血流量并计算比值具有很大临床价值。Rasanen等发现人类胎儿孕20周时有13%的CCO灌注肺组织，30周增加到25%，后期基本保持不变。使用超声心动图研究发现，每侧心室射血量占CCO的比例（RV：LV）在孕20周时为53：47，分娩前提高到最大值为60：40，较动物研究结果的比值稍小一些。St.John Sutton等的研究结果相反，他们认为平均肺血流量占CCO的22%，RV：LV比值为52：48，该比值在妊娠中晚期不发生变化。Mielke和Benda认为RV：LV比值为59：41，右室血流的20%左右进入肺动脉分支，肺循环血占CCO的11%。这些研究都没有发现妊娠过程中这些比值有明确变化，表1-1对这些结果进行了汇总。

研究者一致发现，在人类胎儿中，右室有显著优

表1-1　胎儿循环血流分配比值的相关研究数据表

	Rudolph 和 Heymann （动物研究）	St. John Sutton 等	Rasanen 等	Mielke 和 Benda
样本量	44*	38	63	不等（85～197）
RV/LV	65%	52%	53%*	59%
PBF/CCO	3.7%†	22%	13%*	11%
DA/RV	90%	47%	75.5%‡	78%

注：*指Rudolph和Heymann，进行的动物研究获得的PBF/CCO；†指随妊娠期进展逐渐增加；‡指随妊娠期进展逐渐降低；CCO.合并心输出量；DA.动脉导管；LV.左心室；PBF.肺血流量；RV.右心室

势，在动物模型中右室优势更加明显。虽然假说很多，但目前心输出量右室优势的原因尚不明确。Rudolph认为是由于左室后负荷增加引起的，这种后负荷由动脉峡部较小引起（局部横断面减少了50%）。另一种看法认为，右室优先灌注胎盘，而胎盘在妊娠过程中需要大量血流供应。这些均需要右室具有特异的心室构型。在胎儿娩出后，右室转变为灌注低压肺组织时，这种心室构型基本上就不起作用了。

人类胎儿的右室优势地位较动物模型相对较低，这可能与人类胎儿大脑容积增加需要相对更多的血流量有关。大脑血流由左心室灌注，这需要相对较高比例的CCO。

七、胎盘发育及生理机制

胎盘不仅是母体与胎儿之间交换气体与营养的部位，从心血管角度也具有重要作用。孕早期（6～7天）时，胎盘就从透明带开始发育，这时胚泡刚于宫腔内着床。胎盘的发育受多级分支绒毛（即滋养层细胞的指状突起）的影响，这些分支绒毛浸入周围的母体血中。这个过程在怀孕12～18天开始，表现为初级绒毛的出现。绒毛内出现结缔组织说明进化为二级绒毛，绒毛基质内毛细血管形成则代表发育为三级绒毛，至此才形成了第一个用于母-胎间进行物质交换的单位，该单位可以提供交换界面。随后，滋养层分化成两部分，合体滋养层细胞和侵袭性滋养层细胞。合体滋养层细胞负责母-胎间物质转换，同时是胎盘发挥内分泌功能的部位。侵袭性滋养层细胞进一步分成间质和血管内亚型，间质型侵袭滋养细胞使胎盘附着于子宫壁，血管内亚型滋养细胞侵入母体螺旋动脉，使螺旋动脉增粗、增宽，能够负荷妊娠期所需要增大的血流量。正常侵袭过程进展失败与先兆子痫、宫内生长迟缓、宫内胎儿死亡等有关，至于哪种情况在妊娠过程中的哪个阶段发挥作用尚存在争议。营养和气体

交换发生在绒毛膜绒毛水平，包含胎儿毛细血管襻，漂浮于母体血中，由螺旋动脉供血，经子宫静脉引流。血管内皮生长因子（VEGF）和成纤维细胞生长因子（FGF）在促进胎盘血管生长和胎盘血流调节过程中发挥关键作用。

如上所述，有效的胎盘循环发育需要螺旋动脉转变成为低阻力血管。正常情况下，胎盘是胎儿循环阻力最低点。搏动指数（PI）=（收缩期峰值流速–舒张期最低流速）/平均流速。有研究发现，妊娠前3个月最后期脐动脉PI降低，这有可能与该阶段胎盘内血管发生和血管内侵袭性滋养细胞活动增多引起的胎盘阻力下降有关。脐动脉PI似乎主要受滋养层绒毛结构发育的影响。部分染色体异常的胎儿在妊娠早期脐动脉阻力增加，这可能与异常绒毛血管形成有关。

动物研究发现，胎盘循环占CCO的40%左右，而对人类胎儿的无创伤性检查发现，这个值较低，为33%左右，而且几乎整个妊娠期间保持不变。采用与胎羊研究中相似的方法，对成形的人类胎儿进行研究得到了相似的值，为30%左右。

先天性心脏病中，其胎盘解剖和功能上可能存在变异，但此课题尚未进行广泛研究。不论对于心脏正常还是心脏畸形的人来说，胎盘仍是一个"黑匣子"，对其在心血管发育过程中所起的作用所知甚少。

参考文献

[1] Kiserud T. Physiology of the fetal circulation. Semin Fetal Neonatal Med. 2005;19:493-503.

[2] Edelstone DI, Rudolph AM, Heymann MA. Liver and ductus venosus blood flows in fetal lambs in utero. Circ Res. 1978;42: 426-433.

[3] Rudolph AM, Heymann MA. The circulation of the fetus in utero: methods for studying distribution of blood flow, cardiac output and organ blood flow. Circ

Res. 1967;21:163-184.

[4] Kiserud T, Rasmussen S, Skulstad SM. Blood flow and degree of shunting through the ductus venosus in the human fetus. Am J Obstet Gynecol. 2000;182:147-153.

[5] Bellotti M, Pennati G, De Gasperi C, Battaglia FC, Ferrazzi E. Role of ductus venosus in distribution of umbilical flow in human fetuses during second half of pregnancy. Am J Physiol. 2000;279: 1256-1263.

[6] Pennati G, Corno C, Costantino ML, Bellotti M. Umbilical flow distribution to the liver and the ductus venosus in human fetuses during gestation: an anatomy-based mathematical modeling. Med Eng Phys. 2003;25:229-238.

[7] Edelstone DI, Rudolph AM. Preferential streaming of ductus venosus blood to the brain and heart in fetal lambs. Am J Physiol. 1979;237:H724-H729.

[8] Schmidt KG, Silverman NH, Rudolph AM. Assessment of flow events at the ductus venosus inferior vena cava junction and at the foramen ovale in fetal sheep by use of multimodal ultrasound. Circulation. 1996;93:826-833.

[9] Rudolph AM. Circulation in the normal fetus and cardiovascular adaptations to birth. In Yagel S, Silverman NH, Gembruch U, eds. Fetal Cardiology. 2nd ed. New York: Informa Healthcare; 2009: 131-152.

[10] Kiserud T, Acharya G. The fetal circulation. Prenat Diagn. 2004;24: 1049-1059.

[11] Fasouliotis SJ, Achiron R, Kivilevitch Z, Yagel S. The human fetal venous system. J Ultrasound Med. 2002;21:1145-1158.

[12] Meyers RL, Paukick RP, Rudolph CD, Rudolph AM. Cardiovascular responses to acute, severe haemorrhage in fetal sheep. J Dev Physiol. 1991;15:189-197.

[13] Kiserud T, Ozaki T, Nishina H, Rodeck C, Hanson MA. Effect of NO, phenylephrine, and hypoxemia on ductus venosus diameter in fetal sheep. Am J Physiol Heart Circ Physiol. 2000;279:1166-1171.

[14] Drose JA. Embryology and physiology of the fetal heart. In Drose JA, ed. Fetal Echocardiography. 2nd ed. St. Louis: Elsevier; 2009:1-14.

[15] Mavrides E, Moscoso G, Carvalho JS, Campbell S, Thilaganathan B. The human ductus venosus between 13 and 17 weeks of gestation: histological and morphometric studies. Ultrasound Obstet Gynecol. 2002;19:39-46

[16] Tchirikov M, Kertschanska S, Schröder HJ. Differential effects of catecholamines on vascular rings from ductus venosus and intrahe-patic veins of fetal sheep. J Physiol. 2003;548:519-526.

[17] Kiserud T, Eik-Nes SH, Blaas HG, Hellevik LR. Foramen ovale: an ultrasonographic study of its relation to the inferior vena cava, ductus venosus and hepatic veins. Ultrasound Obstet Gynecol. 1992;2: 389-396.

[18] Bristow J, Rudolph AM, Itskovitz J, Barnes R. Hepatic oxygen and glucose metabolism in the fetal lamb. Response to hypoxia. J Clin Invest. 1983;71:1047-1061.

[19] Atkins DL, Clark EB, Marvin, WJ Jr. Foramen ovale/ atrial septum area ratio: a marker of transatrial blood flow. Circulation. 1982; 66:281-283.

[20] Fishman NH, Hof RB, Rudolph AM, Heymann MA. Models of congenital heart disease in fetal lambs. Circulation. 1978;58: 354-364.

[21] Hornberger LK, Sanders SP, Rein AJJT, Spevak PJ, Parness IA, Colan SD. Left heart obstructive lesions and left ventricular growth in the midtrimester fetus: a longitudinal study. Circulation. 1995;92: 1531-1538.

[22] Eghtesady P, Michelfelder E, Altaye M, Ballard E, Hirsh R, Beekman RH III. Revisiting animal models of aortic stenosis in the early gestation fetus. Ann Thorac Surg 2007;83:631-639.

[23] Gruber PJ, Epstein JA. Development gone awry: congenital heart disease. Circ Res. 2004;94:273-283.

[24] Hove JR, Köster RW, Forouhar AS, Acevedo-Bolton G, Fraser SE, Gharib M. Intracardiac fluid forces are an essential epigenetic factor for embryonic cardiogenesis. Nature. 2003;421:172-177 .

[25] Huhta JC, Moise KJ, Fisher DJ, Sharif DS, Wasserstrum N, Martin C. Detection and quantitation of constriction of the fetal ductus arteriosus by Doppler echocardiography. Circulation. 1987;75: 406-412.

[26] Mielke G, Benda N. Cardiac output and central distribution of blood flow in the human fetus. Circulation. 2001;103:1662.

[27] Clyman RI, Mauray F, Roman C, Rudolph AM. PGE$_2$ is a more potent vasodilator of the lamb ductus arteriosus than is either PGI$_2$ or 6 keto PGF α . Prostaglandins. 1978;16:259-264.

[28] Rasanen J, Wood DC, Debbs RH, Cohen J, Weiner S, Huhta JC.; Reactivity of the human fetal pulmonary circulation to maternal hyperoxygenation increases

during the second half of pregnancy: a randomized study. Circulation. 1998;97:257-262.

[29] Moise KJ, Huhta JC, Sharif DS, et al. Indomethacin in the treatment of premature labor. Effects on the fetal ductus arteriosus. N Engl J Med. 1988;319:327-331.

[30] Rychik J, Tian Z, Cohen MS, et al. Acute cardiovascular effects of fetal surgery in the human. Circulation. 2004;110:1549-1556.

[31] Shaw JO, Moser KM. The current status of prostaglandins and the lungs. Chest. 1975;68:75-80.

[32] Rasanen J, Wood DC, Weiner S, Ludomirski A, Huhta JC. Role of the pulmonary circulation in the distribution of human fetal cardiac output during the second half of pregnancy. Circulation. 1996;94:1068-1073.

[33] Bonnin P, Fouron JC, Teyssier G, Sonesson SE, Skoll A. Quantitative assessment of circulatory changes in the fetal aortic isthmus during progressive increase of resistance to umbilical blood flow. Circulation. 1993;88: 216-222.

[34] Rudolph AM. Distribution and regulation of blood flow in the fetal and neonatal lamb. Circ Res. 1985;57:811-821.

[35] Rudolph AM, Heymann MA. Circulatory changes during growth in the fetal lamb. Circ Res. 1970;26:289-299.

[36] St. John Sutton M, Groves A, MacNeill A, Sharland G, Allan L. Assessment of changes in blood flow through the lungs and foramen ovale in the normal human fetus with gestational age: a prospective Doppler echocardiographic study. Br Heart J. 1994;71: 232-237.

[37] Oberhoffer R, Högel J, Lang D. Normal characteristics of cardiac dimensions and function in the fetus. Eur J Ultrasound. 1995;2: 93-106.

[38] De Smedt MCH, Visser GHA, Meijboom EJ. Fetal cardiac output estimated by Doppler echocardiography during mid- and late gestation. Am J Cardiol. 1987;80:338-342.

[39] Huppertz B. The anatomy of the normal placenta. J Clin Pathol. 2008;61:1296-1302.

[40] Castellucci M, Kosanke G, Verdenelli F, et al. Villous sprouting: fundamental mechanisms of human placental development. Hum Reprod Update. 2000;6:485-494.

[41] Yagel S, Goldman-Wohl DS. Placental implantation and development. In Yagel S, Silverman NH, Gembruch U, eds. Fetal Cardiology. 2nd ed. New York: Informa Healthcare; 2009:27-40.

[42] Fournet-Dulguerov N, MacLusky NJ, Leranth CZ, et al. Immuno-histochemical localization of aromatase cytochrome P-450 and estradiol dehydrogenase in the syncytiotrophoblast of the human placenta. J Clin Endocrinol Metab. 1987;65:757-764.

[43] Murphy VE, Smith R, Giles WB, Clifton VL. Endocrine regulation of human fetal growth: the role of the mother, placenta, and fetus. Endocr Rev. 2006;27:141-169.

[44] Huppertz B. Placental origins of preeclampsia challenging the current hypothesis. Hypertension. 2008;51:970.

[45] Reynolds LP, Redmer DA. Angiogenesis in the placenta. Biol Reprod. 2001;64:1033-1040.

[46] Matias A, Montenegro N, Areias JC, Leite LP. Haemodynamic evaluation of the first trimester fetus with special emphasis on venous return. Hum Reprod Update. 2000;6:177-189.

[47] Makikallio K, Jouppila P, Rasanen J. Human fetal cardiac function during the first trimester of pregnancy. Heart. 2005;91:334-338.

[48] Jauniaux E, Gavrill P, Khun P, Kurdi W, Hyett J, Nicolaides KH. Fetal heart rate and umbilico-placental Doppler flow velocity waveforms in early pregnancies with a chromosomal abnormality and/or an increased nuchal translucency thickness. Hum Reprod. 1996;11: 435-439.

[49] St. John Sutton MG, Plappert T, Doubilet P. Relationship between placental blood flow and combined ventricular output with gestational age in normal human fetus. Cardiovasc Res. 1991;25: 603-608.

[50] Rudolph AM, Heymann MA, Teramo KAW, Barrett CT, Räihä NCR. Studies on the circulation of the previable human fetus. Pediatr Res. 1971;5:452.

2

心血管系统胚胎学
Karl Degenhardt

早期心血管发生
晚期心血管发育

先天性心脏病可以广泛地被理解为正常心脏发育出现异常时所发生的改变。虽然心血管缺陷看起来好像范围很广，但实际上有限。病理学家、心脏病学家及心胸外科医师已经成功地将先天性心脏病进行命名、定义和分类。因此，本书将以各种心脏畸形为章节进行安排。这种系统分法只是由于先天性心脏病的发生主要取决于两个方面。一个是心脏发育进程。心脏的发育是通过一系列有序的胚胎过程实现的。某一阶段发育异常其产生的后果可能不会被发现，除非其前一阶段的发育已顺利完成。举例来说，在心管本身没有形成以前，不可能看到心管的异常成襻。第二个是是否能够存活。无法适应宫内生活的畸形引不起心脏外科或心脏内科医师的注意，只能成为心脏病理学家学术讨论的话题。随着影像诊断技术的发展，更多的疾病可由胎儿心脏学家和超声医学工作者做出诊断。目前，胎儿超声心动图技术可在怀孕较早期用来检测胎儿心脏，能够检出在其后发育过程将无法存活的结构性缺陷。另外，对先天性心脏病进展不断有新认识产生。这就使我们增加了这样一种责任：帮助那些被诊断和正在接受治疗的患者，在孩子出生前理解正常的心脏发育生物学，以及胚胎发育过程可能会怎样被终止等知识。心脏发育的许多关键阶段在影像学能够显示之前就已经完成了，但技术的进步还是使得我们能够在患者身上尽可能早地观察到这些异常（图2-1）。

一、早期心血管发生

心脏形成最早开始于原肠胚，后者由三层胚层组成——外胚层、内胚层和中胚层。中胚层的子细胞将形成心脏的主体，这些细胞组成心脏发育场。它们从中线两侧发生，在胚胎前部中间处会合，形成心脏新月形结构（图2-2）。近期研究工作表明，心脏发育场可进一步分为两部分：第一心脏发育场和第二心脏发育场（有时也称为后和前心脏发育场）。这两个场相继分别发育成左侧和右侧心肌。因此，在心室自身形成之前，左、右室心肌就已由分子学决定是不同的了。心脏新月形结构沿着中线融合，形成原始心管。原始心管本身可以沿着尾部到腹部轴线进一步分为以下几

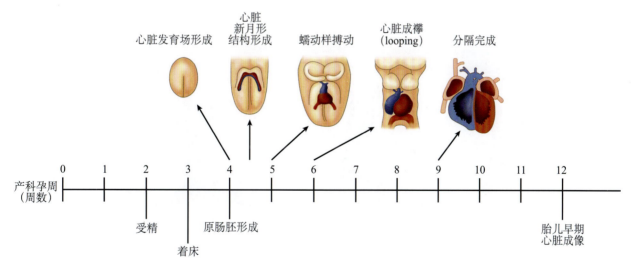

图2-1　各孕周心脏发育大致进程。注意在心室和流出道间隔形成后不久即有可能进行胎儿超声心动图检查

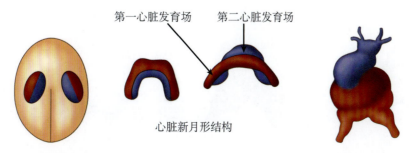

图2-2　原肠胚形成不久，心脏发育场就分成了第1（红）和第2（蓝）发育场。它们形成新月形结构的不同部分，分别形成左心室（第一发育场）和右心室及流出道（第二发育场）

个区域：静脉窦、原始心房、原始心室、心球（圆锥）和动脉干。大约孕5周时，原始心管开始以蠕动的方式进行收缩运动。

（一）心脏成襻

随着原始心管的发育，心管自身开始折叠、弯曲，这个过程称为成襻（图2-3）。该过程的发生机制目前仍存在争议，但最近的一个假说认可度较高，它认为成襻是心室腔的特异性分化膨胀形成的，而不是细胞的旋转运动所致。正常情况下，心脏右襻。在某些先天性心脏病，心脏左襻。心脏发育过程中，心脏成襻是左右心不对称发育的第一个可见指征；当然在心脏成襻之前，一些相关基因在左右心已经开始差异表达了。正常情况下，心室向右弯曲折叠，形成右襻。在一些先天性心脏病，朝向相反方向弯曲折叠，称为左襻。心室成襻的过程是发育中的胚胎比较明显的第一个左-右不对称的表现，虽然参与这个过程的基因在该过程发生之前就已经差异表达了。成襻使心脏流入道、流出道和右室侧的室间隔之间形成了一定关系，该关系对于命名先天性心脏病非常重要。

（二）分隔形成

哺乳动脉和鸟类的肺循环和体循环系统是分开的；在成人两者成串联结构。为形成该过程，心房、房室瓣、心室及流出道在发育过程中必须被分隔开。

1.心房和通道分隔　由于心房分隔和通道分隔相互关联，因此两者一并讨论。心房是心脏最早分隔的结构，也是最后一个完成分隔的，主要是由于正常情况下卵圆孔直到出生后（并持续一段时间）才闭合。在第6孕周开始时，肺静脉干（见后）向外突出，到胚胎心房的顶部、两个正在生长的心耳之间（图2-4）。其头端方向，原发隔（原始房间隔）形成了月牙形状的肌性间隔，从心房的背部向房室管方向生长。该原发隔起先将两个心房完全隔开，后来穿通形成卵圆孔。然而，很可能是房间隔在胚胎期任何阶段都不曾完全闭合，因为在胎儿整个心脏发育过程中需要有血液由右房向左房分流。继发隔沿着肺静脉边缘发生，后者被称为心背侧间充质突（也称房嵴、室嵴、前庭嵴）。已有共识认为，该结构既包括心房细胞也包括"心外间充质"细胞，后者从心脏背部附着处移行至身体其他部位。继发隔参与房室瓣的分隔，从而有助于形成分开的三尖瓣和二尖瓣。心背侧间充质突形成缺损时，在极端情况下会形成一个共同的房室通道，在较轻的情况下更多会形成房间隔缺损。令人困惑的是，继发隔的缺损会导致"原发的"房间隔缺损。相反，原发隔的缺损称为"继发孔型"房间隔缺损。薄的、膜状

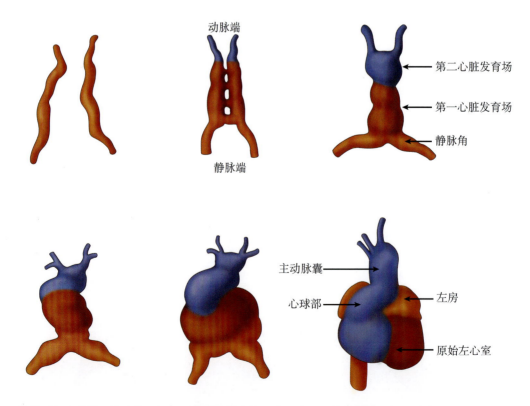

图2-3　心管的融合和成襻。从中线任何一侧来的细胞开始形成心管，心管融合在一起。动脉端向前，静脉端向后。成襻时，动脉端向前行，并在心室腔膨胀时略向右行

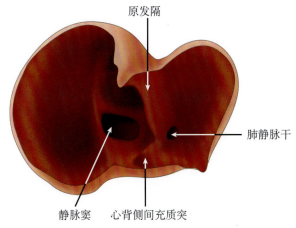

原发隔

肺静脉干

静脉窦　心背侧间充质突

图2-4　房间隔形成初期心房背向观

发育的进行，流入道血流更多直接流向两个心室［此过程失败，则形成左室双入口（DILV），该情况较右室双入口更常见］。室间隔从原始右心室和左心室连接处的心尖和下壁开始向房室通道和流出道方向生长，形成了室间隔的肌性部分。该过程生长不完全时则形成肌部室间隔缺损。肌部间隔与流入部间隔（位于房室瓣和已分隔的流出道下方的圆锥间隔之间）融合后，心室的分隔完成。如果流入部间隔未能正常形成，则会出现流入部室间隔缺损。同样，如果圆锥间隔太过前或后，则肌部间隔无法与圆锥间隔融合，则会导致间隔对位不良型室间隔缺损。如果圆锥间隔形成正常，但其与肌部间隔融合不完全，则会发生圆锥室间隔型缺损。在这些结构交界处，为薄的膜部间隔。

的原发隔位于肌性特征的继发隔的左侧，充当卵圆孔瓣的功能，使得血液由右向左分流。出生后，当左房压力高于右房时，卵圆孔瓣关闭卵圆孔，最终完成心房的完全分隔。

2.心室分隔　随着心脏正常成襻，原始右心室和原始左心室相对分别位于右侧和左侧（图2-5）。很重要的一点是，此两个原始心室在前后位上并不位于同一个水平。原始右心室更靠前。血流流向左心室，然后穿过球室孔到达右心室和尚未分隔的流出道。随着

3.流出道分隔　心脏神经嵴是与肺循环和体循环分隔相关的重要细胞群。这些细胞从背侧神经管移行而来，围绕正在形成的咽弓动脉（此处它们在弓的重构中也起到重要作用）。两方面的神经嵴细胞继续向动脉干相反方向的流出道方向移行（图2-6）。第四弓形动脉（形成肺动脉）和第六弓形动脉相接处长入动脉干，跟随神经嵴细胞将动脉分隔。在此分隔同时，流出道开始旋转，该过程可能会促进动脉干明显的螺旋

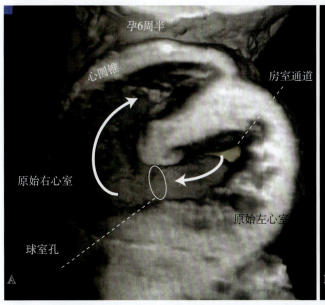

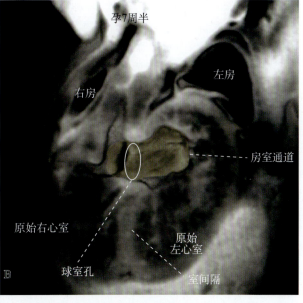

图2-5　人类胚胎心脏三维容积重建成像。A.正常心脏（右襻）前面观，显示房室通道最开始与原始左心室对齐。血流（箭头所示）从形成中的心房通过房室通道流向左心室。血液离开左心室后，通过球室孔流向原始右心室，然后由心圆锥流向动脉干（未在此图像切面上）。B.再经过1周发育，房室通道（黄色突出部分）与两个心室对齐，室间隔形成。此时流出道尚未完全分隔。(A和B图来自网上人类胚胎图册：Dhanantwari P, Lee E, Krishnan A, et al. Human cardiac development in the first trimester: a high-resolution magnetic resonance imaging and episcopic fluorescence image capture atlas. Circulation, 2009,120: 343-351.)

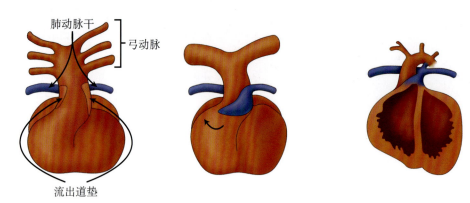

图2-6　部分神经嵴（neural crest cells）移行到动脉干将肺动脉和主动脉分隔开。流出道心肌的旋转在分隔进程中发生，对心室与动脉的正常对位起着关键作用

样改变。一些动脉共干的动物模型就是通过干扰神经嵴形成的。实际上，DiGeorge 综合征合并圆锥干缺损的小鼠模型，就是破坏 *Tbx1* 基因，导致神经嵴移行缺陷造成的。另外，流出道旋转障碍已被认为与大动脉转位和右室双出口密切关联。

（三）弓动脉形成与演变

弓动脉最早形成时是主动脉囊发出的咽（或气管）弓上的一组双侧、成对的血管。在胚胎发育早期，它们类似鱼的鳃动脉。咽弓动脉环绕正在形成的气管和食管，并与成对的背侧动脉相连（图2-7）。发育正常情况下，一些血管退化，而另一些则持续存在。退化失败会导致血管环、右位主动脉弓和其他血管畸形。举例来说，正常情况下，左侧第4对弓动脉持续存在，而右侧第4对弓动脉退化，从而形成左位主动脉弓。同样，如果右侧第4对弓持续存在，而左侧的退化了，则会形成右位主动脉弓。如果两侧都未退化，则形成双主动脉弓，从而在气管和食管周围形成血管环。相反，如果两者均退化，就发生主动脉弓离断。动脉导管从第六弓动脉发出，正常时该弓也进行单侧退化，最后形成左侧导管。其他退化异常组合会形成气管和食管环，尤其是右侧锁骨下动脉由右侧背向主动脉发出。了解弓动脉原基解剖有助于理解各种可能的弓异常。

（四）静脉发育

与弓动脉发育相似，回心的体循环静脉也是开始于一些成对的、进化上较保守的结构发生的程序性、非对称性退化，最后形成与心脏相连的正常连接（图2-8）。胚胎的头部区域通过前主静脉引流入心脏，前主静脉与总主静脉相连。人体，左、右两个前主静脉之间融合形成一桥静脉（胸-甲状吻合），从

而使左前主静脉得以退化。该静脉即为无名静脉，允许左右双侧血液通过右前主静脉进行回流，后者形成右上腔静脉。该桥静脉如未能形成则会造成双侧上腔静脉。胚胎向后方的引流通过三套成对结构进入静脉窦，后者为发育的心房的一部分。血流从胎盘通过脐静脉回流，进入肝脏，之间有静脉导管。起初，左侧退化，留下单一一根脐静脉，将氧合的血液带入右心房。当脐带被钳住，静脉导管就如动脉导管一样收缩，从而形成静脉韧带。胚胎的肝脏和卵黄囊通过卵黄静脉引流回心脏，余下的静脉回流通过后主静脉入总主静脉。正常情况下，这些成对结构均为左侧的一面退化，右卵黄静脉成为下腔静脉的肝段。该结构如未能与后主静脉融合，则会导致下腔静脉离断，奇静脉成为身体下半部分静脉回流的通道。奇静脉在后方走行，在胸腔内与上腔静脉相连。此时，肝脏直接回流入右房。

肺静脉原基在心脏最早开始成襻时即存在，被称为"中咽内皮细胞链"，后者与共同心房的后壁相连。随着肺脏的形成，该结构管道化形成共同肺静脉。心房的分隔必须在其入口右侧，从而才能保证肺静脉回流入左房。因此，房间隔分隔的异常可以导致肺静脉异常回流。

共同肺静脉接着与心房融合，形成左房后壁的主体。只有在这之后才会有四条肺静脉通过各自的入口与左房相连。如果总肺静脉未能正常发育，肺血管与体静脉之间的交通就会形成和（或）持续存在，导致完全性肺静脉异位引流。当一条或多条肺静脉不与主肺静脉相连，而是与体静脉结构相连时，则会发生部分肺静脉异位引流。

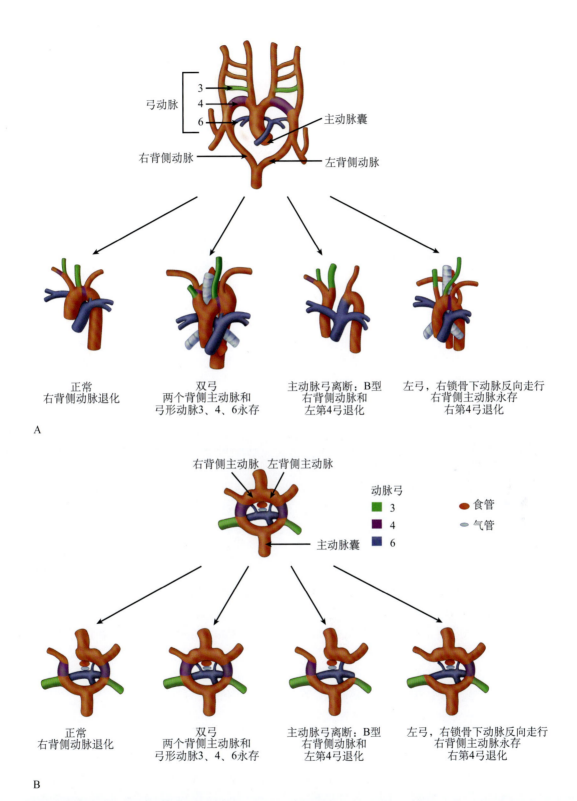

图2-7 主动脉囊起初通过一系列成对的弓动脉与成对的背侧动脉相连。一些特定弓动脉的退化导致正常的左主动脉弓或一些常见的主动脉弓异常。A.前面观显示血管重构；B.从头侧显示与A同样的进程。结构彩色编码在A和B相同

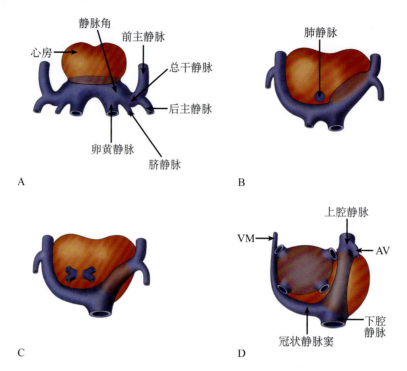

静脉角
前主静脉
心房
总干静脉
后主静脉
卵黄静脉
脐静脉
A

肺静脉
B

C

上腔静脉
VM
AV
下腔静脉
冠状静脉窦
D

图2-8　心房后面观，显示发育中的体静脉和肺静脉之间的关系。A–D分别代表发育早些时候和晚些时候的情况。前和后主静脉共同形成总主静脉，回流入静脉角。脐静脉和卵黄静脉也引流入静脉角。静脉角回流至右侧，左侧的脐静脉和卵黄静脉退化，留下冠状静脉窦。肺静脉起初为一条单一静脉从原发隔左侧回流入心房。随着该静脉逐渐与心房的后壁融为一体，四条肺静脉形成了各自分别的入口。AV. 奇静脉；VM. Marshall静脉

二、晚期心血管发育

上述发育过程一般在受精后第8周（第10孕周）完成，所建立的胎儿循环模式一直延续到出生。然而，这些结构的持续生长和发育有赖于正常生理状态的维持。例如，出生后的心脏，心肌的厚度由心室产生的力所决定。同样，容量负荷，或者说流经各种结构的血流，会在很大程度上影响腔室的大小、瓣膜和血管的发育。儿科心脏病学家对此更熟知，因为他们总在监测先天性心脏病或生理异常患儿的结构生长情况。在胚胎期，血流的改变对结构的影响非常巨大，绝大多数结构在其建立之初到出生这30多周内会增长很多倍。实际上，胎羊的先天性心脏病模型就是通过改变其循环而建立的。这些实验已经表明，切断血流会导致其下游结构的发育不良和（或）闭锁。这种理念通常被描述为"无血流即无生长"。

有诸多理由让胎儿心脏病学家必须牢记，某一结构的生长受其内血流的巨大影响。首先，心脏早期一个小的发育异常可能会导致将来明显的、某种程度上可以预测的心血管畸形。例如，主动脉狭窄会导致主动脉弓发育不良、主动脉弓缩窄，甚至在某些病例会发生左室发育不良综合征。其次，尽管胎儿早期心脏发育正常，结构异常也可见于如双胎输血综合征中生理异常的那个胎儿。最后，随着胎儿超声心动图经验的日益积累，我们可以观察到发育过程中的心脏疾病的发展进程。随着我们能更好地理解先天性心脏病的自然发展史，我们就有机会进行宫内干预改善胎儿预后，甚至可能会防止疾病的发生。双胎输血综合征和左室发育不良的治疗已取得成功。在后者，治疗直接可以缓解主动脉的狭窄，从而增加流经左室和主动脉弓的血流，反过来，左室结构发育不良也得到缓解。但该治疗由于存在较大风险，并且无法预测疾病进程，限制了其临床应用。然而，随着技术的不断提高和不断找到更好的超声预测指标，胎儿介入治疗可能会更多地用于临床。

参考文献

［1］　Anderson RH, Baker EJ, Redington A, Rigby ML, Penny D, Wernovsky G. Paediatric Cardiology. 3rd ed. Edinburgh: Churchill Livingstone; 2009.

［2］　Anderson RH, Brown NA, Moorman AF. Development and structures of the venous pole of the heart. Dev Dyn. 2006; 235: 2-9.

［3］ Anderson RH, Brown NA, Webb S. Development and structure of the atrial septum. Heart. 2002; 88: 104-110.

［4］ Bajolle F, Zaffran S, Kelly RG, et al. Rotation of the myocardial wall of the outflow tract is implicated in the normal positioning of the great arteries. Circ Res. 2006; 98: 421-428.

［5］ Bajolle F, Zaffran S, Meilhac SM, et al. Myocardium at the base of the aorta and pulmonary trunk is prefigured in the outflow tract of the heart and in subdomains of the second heart field. Dev Biol. 2008; 313: 25-34.

［6］ Christoffels VM, Mommersteeg MT, Trowe MO, et al. Formation of the venous pole of the heart from an Nkx2-5-negative precursor population requires Tbx18. Circ Res. 2006; 98: 1555-1563.

［7］ Dhanantwari P, Lee E, Krishnan A, et al. Human cardiac development in the first trimester: a high-resolution magnetic resonance imaging and episcopic fluorescence image capture atlas. Circulation. 2009; 120: 343-351.

［8］ Gruber PJ, Epstein JA. Development gone awry: congenital heart disease. Circ Res. 2004; 94: 273-283.

［9］ Hurst JW, O'Rourke RA, Walsh RA, Fuster V. Hurst's the Heart Manual of Cardiology. New York: McGraw-Hill Medical; 2009.

［10］ Kelly RG, Buckingham ME. The anterior heart-forming field: voyage to the arterial pole of the heart. Trends Genet. 2002; 18: 210-216.

［11］ Kirby ML. Cardiac development. Oxford and New York: Oxford University Press; 2007.

［12］ Moorman AF, Christoffels VM. Cardiac chamber formation: development, genes, and evolution. Physiol Rev. 2003; 83: 1223-1267.

［13］ Moss AJ, Allen HD. Moss and Adams' Heart Disease in Infants, Children, and Adolescents: Including the Fetus and Young Adult. Philadelphia: Lippincott Williams & Wilkins; 2008.

［14］ Sadler TW, Langman J. Langman's Medical Embryology. Baltimore and Philadelphia: Lippincott Williams & Wilkins; 2006.

［15］ Srivastava D. Making or breaking the heart: from lineage determination to morphogenesis. Cell. 2006; 126: 1037-1048.

［16］ Stoller JZ, Epstein JA. Cardiac neural crest. Semin Cell Dev Biol. 2005; 16: 704-715.

［17］ Webb S, Brown NA, Wessels A, Anderson RH. Development of the murine pulmonary vein and its relationship to the embryonic venous sinus. Anat Rec. 1998; 250: 325-334.

［18］ Webb S, Brown NA, Anderson RH. Formation of the atrioventricular septal structures in the normal mouse. Circ Res. 1998; 82: 645-656.

［19］ Webb S, Kanani M, Anderson RH, Richardson MK, Brown NA. Development of the human pulmonary vein and its incorporation in the morphologically left atrium. Cardiol Young. 2001; 11: 632-642.

［20］ Zaffran S, Kelly RG, Meilhac SM, Buckingham ME, Brown NA. Right ventricular myocardium derives from the anterior heart field. Circ Res. 2004; 95: 261-268.

3

胎儿心血管检查
Jack Rychik

胎儿超声心动图检查前准备、适应证及检查模式

胎儿心血管成像的策略和方法

多普勒超声心动图应用：评估部位，所获取的信息

超声心动图应用：血流动力学状态异常和心肌功能障碍解读

胎儿心血管成像时间选择：早期扫查

胎儿心血管系统超声评估是一件极具挑战但却非常有意义的事情。尽管"胎儿超声心动图"这个词本身可能仅表示评估的是胎儿心脏，但更多信息会从对心脏以外的血管结构的综合评价中获得。因此在本章节，胎儿超声心动图是指胎儿心血管系统的超声综合评估。随着本领域内新知识的激增，技术方面和操作人员的技能已经得到了显著提高。

胎儿心血管超声成像是当前一种探查和了解先天性结构缺损和复杂疾病的非常好的手段，它可以用来观察妊娠期间自始至终胎儿心血管发育的正常或异常过程。因此，该检查手段为人类出生前疾病的诊断和治疗做出了巨大贡献。

怎样使用这个强有力的工具呢？在这一章节，我们将学习胎儿超声心动图的几种成像模式，探讨超声成像方式，了解胎儿心脏及重要血管结构功能的评估方法，讨论胎儿心血管成像检查的时机。

一、胎儿超声心动图检查前准备、适应证及检查模式

完成一项胎儿超声心动图检查，需要掌握一些技术上的术语、检查流程及知识技能（框表3-1）。需要配有相应成像系统和传感器的专用超声检查设备。为了获得宽广的观察视角，凸阵换能器探头是最理想的，但有时可能需要传统儿科成像探头。由于心脏是运动着的，图像采集需要一定时间。心率超过每分钟140时，若想观察重要结构和改变通常需要将帧频调至80到100Hz。应在每一个心动周期的各个时段来评估心脏变化，并连续观察多个心动周期。静态图像则主要记录胎儿脑部或腹部这样的静态结构，不适用于胎儿心血管系统的评估。检查仪器必须具备影像回放或视频回放功能。具备通过脉冲波技术及彩色血流成像进行多普勒血流评估的功能也是很重要的。为了便于分析和回看，影像回放或视频影像的捕捉和存储也是必要的。这一功能可以通过当前市场上已很成熟的数字化方法得以实现。

目前市场上有许多非常好的超声仪器。供应商响应需求，将能够提供一流品质成像的仪器系统投入社区医疗使用，这样也促使了仪器系统的升级和发展。胎儿心血管成像目前面临的一个挑战是为临床医师提供一种集多种功能为一体的心血管成像系统。仪器生产已经发展成两个阵营：①主要面向成人和儿童的心脏病评估；②进行全身扫查或为产科服务的成像系统。而胎儿超声心动图仪则需要这两个阵营的结合——既

要有能够保证对距离探头一定距离的产科图像优化的软件和硬件，还要能够提供评估心血管系统所需的高频率。今天，这个目标可以通过购买专门用于胎儿心血管成像的产科超声成像系统或者用于产科扫查的心脏系统得以实现。

胎儿超声心动图检查通常采用的探头频率为4～8MHz。较低的频率能够提供较好的组织穿透性，然而，分辨力较低；而高频超声分辨力很高，但随着超声波向组织内传播，声能衰减得更严重。此外，较低的频率还能提供最理想的多普勒和彩色血流图像。对于为胎儿超声心动图检查来说，4～8MHz的超声频率很好地保证了组织穿透力和分辨力之间的平衡。

框表3-1 胎儿超声心动图检查必要条件

技术和程序要求

- 为胎儿心血管成像配备的专用超声系统设备。
- 合适的换能器探头，通常优选5～8MHz的凸阵探头。
- 具备评估心脏实时运动情况的设备（静态图像评估已不能满足）。
- 具备多普勒超声心动图功能（脉冲波多普勒和彩色血流成像）。
- 影像回放和视频的记录和存储系统。
- 拥有专业知识基础和技能的超声技师和医师团队。
- 拥有一套质保体系，定期会审图像，交流操作技巧。

知识点要求

- 能够识别整个妊娠期间发生的简单和复杂、先天和后天心脏病表现。
- 拥有将二维、M型、脉冲波多普勒和连续波多普勒及多普勒彩色血流成像等所有超声心动图技术，应用于识别和评价正常及异常胎儿心血管状态的技巧和能力。
- 具备人体发育所有阶段中，心血管系统发育的解剖学和生理学知识。
- 透彻了解胎儿心律失常的种类，并且能够利用超声心动图各种技术对其进行评估。
- 熟悉超声仪器的生物学原理及其在人类孕程中的应用。
- 透彻了解胎儿生理学及影响胎儿发育的孕产妇疾病。
- 熟悉产科诊断的最新进展，包括孕期可进行的侵入性和非侵入性检查。
- 对正在兴起的胎儿侵入性介入治疗及其可能给胎儿心血管系统带来的影响，有一定了解。

除了专用设备之外，专业操作人员的技能也必须非常熟练。胎儿超声心动图检查技师或医师需要接受专业培训以担此重任。必须具备的操作技能远超出小儿超声心动图或产科超声的技能要求。不少的协会和专业组织机构已经制订了操作指南。儿科心脏病学家和胎儿医学及围产医学专家都对胎儿超声心动图感兴趣，这些领域里拥有娴熟技能的专家才可进行此项工作。为了跟上该领域的快速发展，需要通过继续医学教育不断充实专业知识，提高专业技能。进行胎儿超声心动图操作不仅要具备如何成像和诊断的能力，而且还要理解胎儿心血管疾病基本生理及其对妊娠可能产生的影响。必须具备一套质控系统，用于审查图像质量，对诊断是否正确做出解释。如果产科保健、母胎医学、影像学及儿科心脏病学等多学科专家都能出席对病例进行分析则收益是最大的。如果需要进行咨询，那么还需要具备额外的技能和知识——尤其是，关于最新疗法、药物或是手术治疗及改变预后等方面的知识。

（一）胎儿超声心动图检查适应证

大多数类型的先天性心脏病胎儿的母亲并没有特定的、已知的危险因素。尽管如此，还是在有一些母体和胎儿危险因素时需要考虑进行胎儿超声心动图检查以进一步评估胎儿心血管系统（表3-1）。毋庸置疑，随着对先天性心脏病的根本性认识及疾病遗传学研究的不断进展，将来会有其他风险因素和标志物被发现。

（二）胎儿超声心动图检查方法

超声能量穿透生物组织，以各种不同的超声心动图模式提供大量信息。

1.二维成像 二维切面成像能够实时显示组织结构。这是胎儿超声心动图的基本模式，能够识别运动中的精细组织结构。可以分析心肌组织和瓣膜组织、评估大小和功能。通过一系列高分辨力二维扫描和视图，可以在头脑中形成一个三维立体解剖结构重建图。

通常，很多因素会影响二维成像分辨力；然而，重要的一个原则一定要记住：超声束无法分辨出小于其频率所对应波长距离的两个空间结构。波长和频率之间的关系定义如下：$c=f \times w$，$c=$超声波在生物组织的传播速度，即1540m/s；$f=$周期频率/s（Hz）；$w=$波长。例如，如果用频率为5MHz（5 000 000周期/s）的探头检查一个结构，那么通过生物组织的波长应该为1 540 000mm/s除以5 000 000周期/s，即0.3mm。因此，该超声束无法区分彼此距离小于0.3mm的两个结构，这是超声物理学本身的限制。这一点很重要，因为胎儿超声心动图操作医师要始终记住：在妊娠早期测量非常小的结构，其大小可能仅有几毫米时，应该使用什么样的频率。

二维超声分辨力包括时间和空间分辨力。为了能够捕捉到在非常短的时间内发生的情况，快速取样和创建图像，或者快速的帧率，可以提高时间分辨力。评估的结构离探头越近或感兴趣区范围越窄时，其帧频最优。因此，检查时通过调整患者和探头，使胎儿结构更加靠近探头是非常重要的，图像散角越小越好，这样只集中显示感兴趣结构。超声波束穿透组织时，对与超声波束一条线上的结构评估效果最佳，而侧向的结构则评价效果较差。因此，轴向分辨率（axial resolution），与超声波束轴平行的结构图像要优于径向分辨率（radial resolution），即与声束垂直或平行的图像。这个原则很重要，尤其是当试图显示和测量左室流出道或室间隔缺损大小时。将所要观察的结构尽可能打成与声束平行，可提高评价的准确性。

2.多普勒超声心动图 应用多普勒原理可以评估通过心脏和血管的血液流动速度和方向（图3-1）。已知频率的超声波传播可以定位移动的靶子，如血管中流动的血液。反射回来的超声波将会有一个基于入射角和血流速度不同而不同的频率（频移）。利用这个关系，可以得知血流的速度。脉冲波多普勒超声心动图是将超声能量释放到生物场的一个过程，探头交替地进行压电效应发出和接收反射回波。该技术可以用来测定血液的流速和方向，然而，该技术有其自身的局限性，就是不能够评估距探头有一定距离的、相对较高的速度。连续波多普勒超声心动图则是一些压电

表3-1 胎儿超声心动图检查母体和胎儿适应证

母体适应证	胎儿适应证
先心病家族史	产科超声筛查异常
代谢紊乱（例如，糖尿病、苯丙酮尿症）	心外畸形
接触致畸物	染色体或基因异常
接触前列腺素合成酶抑制药（例如，布洛芬、水杨酸）	心律失常
风疹感染	水肿
自身免疫疾病［例如，修格连干燥综合征（Sjögren's syndrome）、系统性红斑狼疮］	妊娠前3个月颈项透明层增厚
家族遗传性疾病（例如，软骨外胚层发育不良综合征、马方综合征、努南综合征）	多胎妊娠及怀疑双胎输血综合征
体外受精	

晶体不断发射声能源和不断接收的过程。该技术实现了在一定距离上对高速血流的评估，但由于所有沿声束方向上的速度都会被测量，所以无法对血流速度进行定位。就胎儿超声心动图而言，脉冲波多普勒是最常用的，因为胎儿血流速度通常是低的。将感兴趣区或取样门放置在腔内或血管内，就可以获取速度信息。然而，如果检测到高速血流，则需要切换到连续波多普勒形式来完成分析过程。

多普勒速度信息被用来以"频谱"的形式展示，速度显示在y轴，时间显示在x轴。这种表现形式为评估一个心动周期某一特定区域内血流状态提供了一种手段。心脏和血管各种结构的正常血流频谱已经很清楚。一个区域内的血流可以是层流，此时，在心动周期的任何一个时间点，血细胞都是以相对等同的速度移动的。层流提示血流没有湍流，频谱形态正常，表现为光滑的频谱曲线。另外一种形式是湍流。此时，

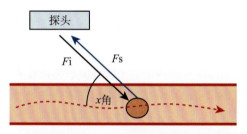

多普勒原理
频移（Fs）$= 2 Fi\, V \cos x/c$

图3-1 多普勒原理认为，从移动血液反射回来的超声能频率［频移（Fs）］与初始频率（Fi）和血流速度有关，与超声在生物组织内传播的速度呈负相关

一个区域的血细胞在任何一个时间点均以不同的速度运动。当血流受到干扰时就会发生湍流，如存在瓣膜狭窄或血管狭窄时。这种情况在频谱多普勒显示为一个填充的曲线，在任何一个时间点可有不同的血流速度分布（图3-2）。

速度信息的评估非常有价值。首先，胎儿心血管结构的正常血流速度是知道的，若血流速度超出正常范围之外，则提示存在疾病状态。其次，速度信息可以转化为压力数据。伯努利方程即是描述了跨感兴趣区不同速度和压力的关系（图3-3）。该原理在许多临床情况下都会用到。例如，它可以根据房室瓣反流束峰值速度评估心室压力。比如，如果存在三尖瓣反流，并且反流束峰值速度为3m/s，通过简化的伯努利方程式，右心室腔和右心房之间的压力阶差是4×3^2，即36mmHg，注意，这不是右心室压力本身，而是心室与心房之间的压力差。若想评估心室压力，需要加右心房压力，胎儿右心房压力为3～5mmHg。另一个例子是估测跨瓣压差。如果跨主动脉瓣峰值流速为2.5m/s，则跨主动脉瓣峰值压差为25mmHg。

将多普勒超声心动图取样容积放置在血管内时，可以获得脉动样频谱。该频谱波形可提供远端血管床的阻抗信息，换句话说，血管收缩情况。动脉波形，如脐动脉、肾动脉或动脉导管通常含有收缩期和舒张期两个成分，可以通过比较舒张期和收缩期血流相对量来进行分析。舒张期血流与收缩期血流相比若增加，通常提示：①远端为低阻力血管床，或②血管收缩，造成收缩期血流持续入舒张期。前者可见于如脐动脉（由于远端胎盘阻力低），或者是该血管远端有动静脉

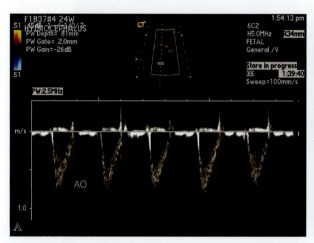

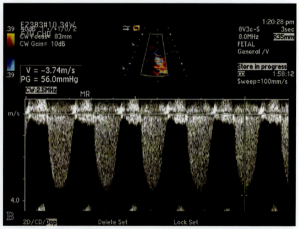

图3-2 A.频谱多普勒显示血液层流。注意波形中间的空隙，这说明在心动周期的任何一个时间点，这个区域的血细胞正在以均匀的速度运动。AO.主动脉。B.频谱多普勒显示湍流，血流速度增高。注意波形是填满的，说明在收缩时期的任何一个时间点，此区域血细胞以不同速度在运动，一些速度较慢，一些速度较快，这与狭窄相一致。MR.二尖瓣反流

伯努利方程

$$P_1 - P_2 = 4 \times (V_2^2 - V_1^2)$$
如果 $V_1 <$ 1 m/s，则
$$\Delta P = 4 \times V_{max}^2$$

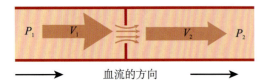

血流的方向

图3-3　伯努利原理描述的是狭窄区域的压力降（P）与狭窄区域血流速度（V）差之间的关系。假设最接近端狭窄区域的速度小于1m/s，那么压力降就等于狭窄区域峰值速度平方的4倍。该公式的一个重要前提是，狭窄是孤立的，不是连续的很长一节段，这样黏滞力和摩擦力就可以被忽略

畸形；后者可见于动脉导管缩窄。舒张期血流相对于收缩期血流的多少可以进行定性，远端血管床的阻抗或阻力则可以用一系列指标来定量（图3-4）。

（1）收缩期峰值速度与舒张末期速度比值（S/D比值），是波形最高处的收缩期峰值速度与舒张末期速度的比。

（2）阻力指数（RI），是收缩期峰值速度（S）减去舒张末期速度（D）之后，再除以收缩期峰值速度 [($S{-}D$) /S]。阻力指数值=1.0反映了最大阻力，舒张期没有血流。

（3）搏动指数（PI），是收缩期峰值速度（S）减去舒张末期速度（D）之后，再除以平均速度（MV）[($S{-}D$) /MV]。后者通过描记波形获得。搏动指数是一种较为常用的指标之一，因为它是最不易受多普勒角度变化影响，而绝对速度的测量很显然随多普勒角度而变化，但搏动指数这一比值却不会因为角度不同而不同。

3.彩色血流成像　彩色血流成像是多普勒超声心动图的另一种模式，是指感兴趣区域像素根据血流方向和速度被分配一种颜色。红色部分是血液流动朝向探头（母体腹部）方向，蓝色部分是血液流动远离探头方向。颜色越亮，血流速度越快。层流或未受干扰的血流，在区域内呈现为单一的颜色或是平滑的颜色过渡，而湍流则在相应区域内呈现多种不同颜色，说明速度各有不同。彩色血流成像的局限性在于它只能准确反映较低速血流，高速血流情况下容易发生混叠，彩色会发生翻转。当发生混叠时，采用脉冲波多普勒或连续波多普勒可帮助更准确地测量峰值速度。

二、胎儿心血管成像的策略和方法

儿童或成人超声心动图检查时，受检者的位置相对于成像仪是已知的，检查方法也是有顺序的、规范

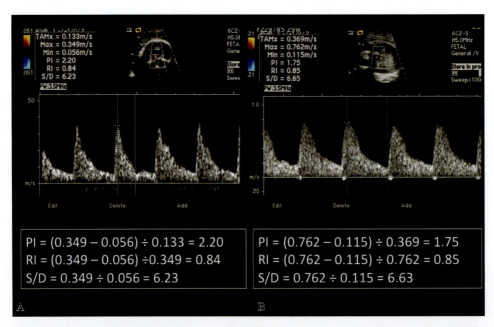

图3-4　大脑中动脉两个不同取样部位获得的波形，分别计算搏动指数（PI）、阻力指数（RI）及收缩期与舒张期血流速度比（S/D）。两者的波形和轮廓是不同的，但阻力指数（RI）和S/D比值并没有明显差异，然而搏动指数（PI）值却不同（A，2.20；B，1.75）。证明搏动指数的价值超过了其他指标，因其涵盖了一个心动周期内所有的信息，包含了血流曲线下的所有区域

的和标准的。接受检查的病人，仰卧躺在检查床上，前胸始终向上，脊柱向下。然而，在胎儿超声心动图检查时，受检胎儿的位置可以各种各样，事实上，即使每一次体检查时体位都是在不断改变着的。检查的目的是对形态和功能进行评估，但检查的顺序却可能因胎儿而异。因此，操作人员脑子里面一定要清楚所有检查的内容，以免漏掉。这也就使得胎儿超声心动图检查很有趣。每个病人都是一个挑战，检查每一个胎儿方法都会略有不同，头脑中要将各种零散的信息整合，形成一个具有逻辑性的、完整的胎儿心血管状态图。

美国超声心动图学会总结了胎儿心脏超声检查的要点。根据胎儿位置不同，获得图像的顺序也会不同；然而，在每次检查中，我们都努力通过扫描获得一组标准图像，从而对心血管解剖进行准确的三维重建。从这些图像/扫查中获得的信息被总结为一种公认的检查方法——节段分析法（框表3-2）。图像采集本身不一定要按照这些节段，但是操作人员必须确保所有部位都已检查和评估，才能有信心说整个检查是完整无缺的。

胎儿检查的基本要素提供了从不同切面和角度对胎儿各个节段的评估。这些基本要素见表3-2。二维成像总是最先进行。一旦结构完全显示完毕，则应用彩色血流成像显示这些结构的血流特征。根据需要，采用多普勒超声心动图取样感兴趣区，获得多普勒频谱进行分析。

胎儿超声心动图检查有各种不同方法，下面是我们常用的几种方法（图3-5）。这些描述是基于心脏结构在正常位置基础上的，同时配有切面或扫查图像，可能视情况而不同。

（一）脐带、胎儿生物学测量、胎儿体位、内脏位置、心脏位置及心脏大小

在心脏评估之前，应该对脐带内血管数量进行评估，正常情况下应该有两条脐动脉和一条脐静脉（图3-6）。接下来对脐动脉和脐静脉的血流进行多普勒评估检查（图3-7）。进行胎儿生物学测量（包括双顶径、头围、股骨长度）（图3-8），将上述指标输入仪器后可自动获得超声估测的胎儿体重及根据体重估算的胎龄。然后将此胎龄与根据怀孕日期估计的胎龄进行比较，确定胎儿是否生长正常。胎位是臀位或头部向下，脊柱朝前还是朝后，这些位置都应该明确，从而确定相对于母亲左侧和右侧的胎儿左右侧。手持模型道具例如洋娃娃可能有助于理解胎儿的位置。一旦确认了胎儿的左侧与右侧，那么胎儿腹部脏器的位置也就确定

框表3-2 胎儿心血管系统节段分析法

检查和评估的节段

- 体静脉
- 肺静脉
- 心房
- 房室连接
- 心室
- 流出道
- 大血管
- 导管和主动脉弓
- 血管床（大脑中动脉和脐动脉）

表3-2 胎儿超声心动图检查基本要素

特征	基本要素
解剖概况	子宫内胎儿的数量和位置
	确认胃、肝、降主动脉和下腔静脉的位置
	确认心脏位置和心胸比例
生物学测量	双顶径；头围；股骨长度
心脏成像/扫查	心尖四腔切面
	翘向大动脉的心尖切面（五腔观）
	长轴切面（左心室流出道）
	长轴切面（右心室流出道）
	短轴扫查：腔静脉长轴切面；导管弓切面；主动脉弓切面
多普勒检查	脐动脉；脐静脉；静脉导管
	下腔静脉/肝静脉
	肺静脉
	卵圆孔
	房室瓣
	半月瓣
	动脉导管；主动脉弓
心律和心率	M型心房和心室壁的运动
	多普勒超声检查心房和心室血流频谱

下来了。在隔膜下方获得胎儿腹部的横断面。然后确认胃（通常在左侧）、肝脏（通常在右侧）、降主动脉（通常在脊柱左侧）及下腔静脉（通常在脊柱右侧的前面）的位置（图3-9）。从腹部横断面向头侧扫描，可以确定胸腔内心脏的位置（通常在胸腔左侧，心尖朝向左下），测量心脏相对于胸腔的大小（图3-10）。可以通过快速视觉判断，即若胸部横断切面上能够容纳三个心脏，就说明心脏相对于胸腔大小正常。在定量

上，心胸面积比应小于0.4。这些检查要在开始心脏扫描之前完成并确认。

（二）心尖四腔切面

在心尖四腔切面中，沿心脏的长轴心尖向上或者向下，此切面可对心房、房间隔（通常从右凸向左）、心室、房室瓣的位置进行评估（图3-11）。在心尖四腔切面中看不到圆锥动脉干。一个正常的心尖四腔切面不能排除动脉干畸形、大动脉畸形及流出道畸形。从一个标准的心尖四腔心切面向后扫描，可显示冠状静脉窦；向前扫描，可显示左心室流出道和近端主动脉（图3-12）。向后并略微上翘则可显示肺静脉入左房

（图3-13）。

在此切面上需要确认是右侧还是左侧的形态学心室。不论它们的空间位置如何，右心室和左心室都有各自特点。因此，一个心室即使位于心脏左侧或者相反，如矫正型大动脉转位（第15章），也可被认定为形态学右室。形态学上右心室和左心室有各自不同的特点，列在表3-3中。两个房室瓣，即三尖瓣和二尖瓣也有各自不同特点。房室瓣的构造和解剖为确定形态学心室提供了信息。一般来说，形态上的三尖瓣将与形态上的右心室相连，形态上的二尖瓣将与形态学上的左心室相连。

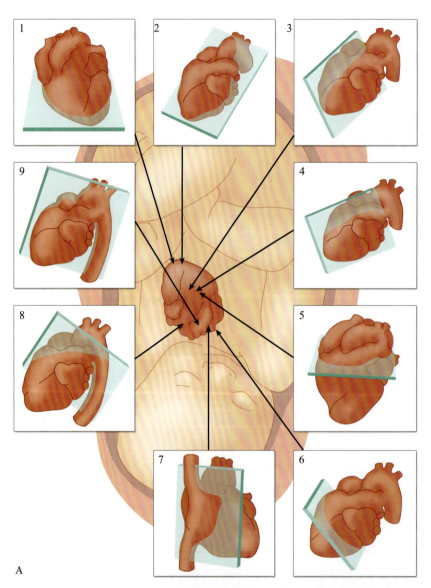

图3-5　A.胎儿心血管系统切面示意图。从左上角开始，顺时针排列，图像依次为：①心尖四腔切面；②探头翘向左室流出道和主动脉的心尖五腔切面；③左室流出道长轴切面；④右室流出道长轴切面；⑤大血管水平短轴切面；⑥心室水平向远端扫查的短轴切面；⑦腔静脉长轴切面；⑧导管弓切面；⑨主动脉弓切面

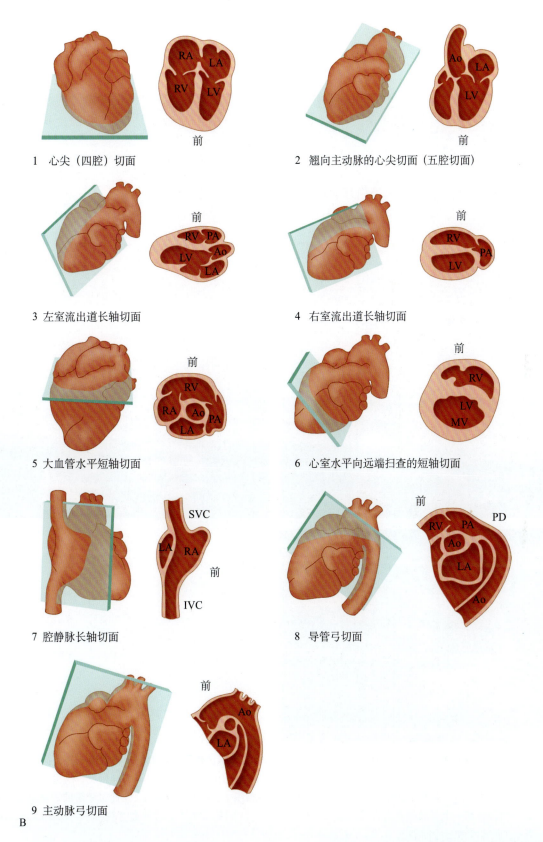

1　心尖（四腔）切面

2　翘向主动脉的心尖切面（五腔切面）

3　左室流出道长轴切面

4　右室流出道长轴切面

5　大血管水平短轴切面

6　心室水平向远端扫查的短轴切面

7　腔静脉长轴切面

8　导管弓切面

9　主动脉弓切面

B

图3-5续 B.胎儿心血管系统成像各断层图像解剖相关示意图。每个切面都对应于图A中的按顺时针方向展示的胎儿心脏图像。Ao.主动脉；IVC.下腔静脉；LA.左心房；LV.左心室；MV.二尖瓣；PA.肺动脉；PD.动脉导管；RA.右心房；RV.右心室；SVC.上腔静脉（A和B，经允许引自美国超声学会胎儿心脏超声检查指南和标准.J Am Soc Echocardiogr, 2004,17: 803-810.）

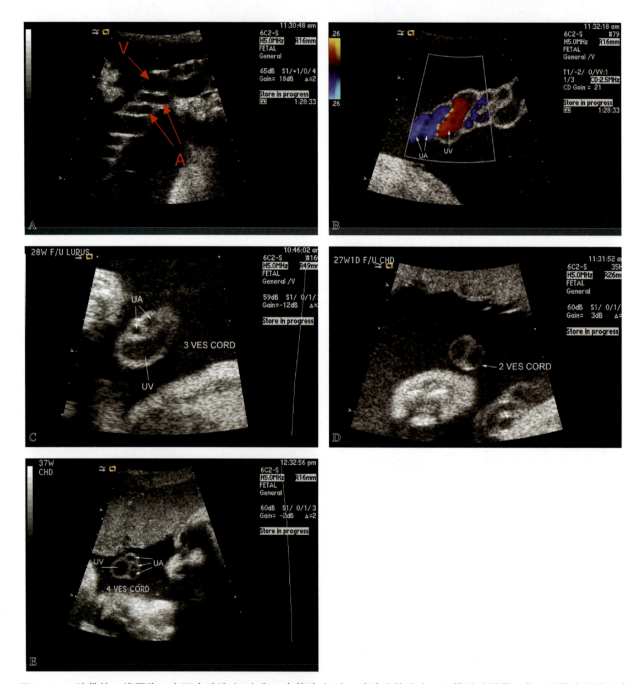

图 3-6　A.脐带的二维图像，有两个动脉（A）和一个静脉（V）；动脉比静脉小，血管壁略微厚一些，比静脉壁的回声高。B.彩色血流图像显示两个脐动脉（UA，蓝色）和脐静脉（UV，红色）血流方向相反。C.通过脐带的短轴切面，显示正常的、有两个动脉和一个静脉的三血管脐带组织（3 VES CORD）。D.通过脐带的短轴切面，显示只有一个动脉和一个静脉的两血管脐带组织（2 VES CORD）。E.非常少见的四血管脐带（4 VES CORD）图像，有三个脐动脉和一个脐静脉

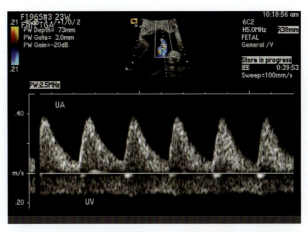

图3-7　脐带血流多普勒检查，脐动脉血流位于基线上方（UA），具有搏动性；脐静脉血流位于基线下方（UV），呈连续性血流

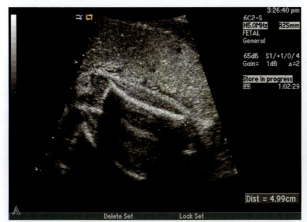

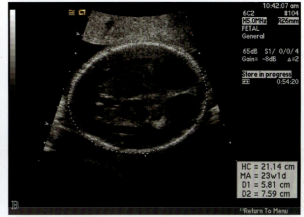

图3-8　A.生物学测量——测量股骨长度；B.生物学测量——测量头围

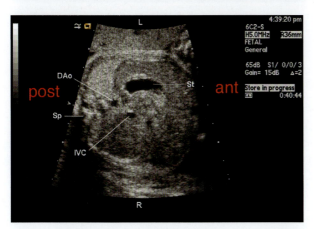

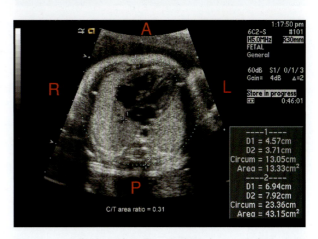

图3-9　腹部横切面。上面是胎儿左侧（L），下面是胎儿右侧（R），图像左侧是后方（post），右侧是前方（ant），这是正常位。脊柱（Sp）左侧是胃（St）和降主动脉（DAo），右侧是下腔静脉（IVC）

图3-10　正常的心脏位置，在胸腔内，心尖朝向左侧（L）。心胸（C/T）面积比13.33/43.15 = 0.31，属正常。A.前方；P.后方；R.右侧

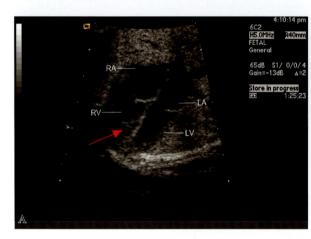
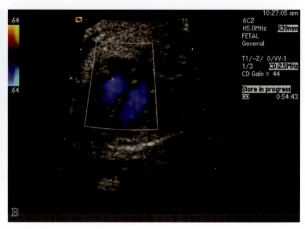

图 3-11 A.正常心脏心尖四腔切面。右心房（RA）略大于左心房（LA）。左心室（LV）腔呈拖鞋形状，间隔表面光滑。右心室（RV）腔比左心室更饱满，在右心室有一个突出的肌肉调节束组织，伴随在室间隔的右心室一侧形成小梁。B.心脏舒张期彩色血流经过房室瓣的正常心脏的心尖四腔切面。彩色血流显示了心室腔的轮廓范围。左心室腔颜色填充靠近心尖，然而右心室腔靠近心尖部分没有填充颜色。这在某种程度上说明右心室腔心尖的肌肉组织多于左心室

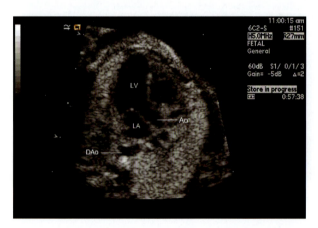

图 3-12 从心尖四腔切面向前倾斜，显示左室（LV）流出道及从左室发出的主动脉（Ao）

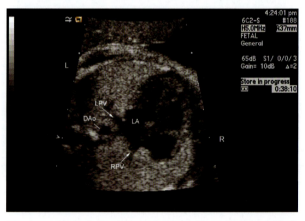

图 3-13 从心尖四腔切面向后倾斜，显示右肺静脉（RPV）和左肺静脉（LPV）进入左心房（LA）

表 3-3 右心室和左心室的形态区分

指标	右心室	左心室
室腔的形状和外观	三角形	子弹形
室腔延伸到心尖的程度	未到达心尖	一直延伸到心尖
心室间隔表面	肌小梁较粗大，有显著的肌肉束，即调节束	壁光滑，无调节束
心肌外观	相对较厚，游离壁不规则较厚，伴有各样的肌束	相对较薄，游离壁光滑，没有肌肉束
房室瓣位置	三尖瓣环平面略微偏移心脏中心十字，并且更靠近心尖位置	二尖瓣环没有偏移中心位置，与主动脉环有纤维连续性
房室瓣附着点	三尖瓣与间隔相连	二尖瓣与间隔没有任何附着
房室瓣在横截面的外观	三尖瓣有三个瓣叶，一个大的乳突头肌	二尖瓣有两个瓣叶，附着两个乳突肌

（三）心室长轴切面观及扫查

将探头调整与左室流出道成一条线，即可获得心脏长轴切面。此切面可对正常二尖瓣-主动脉瓣纤维连续性及左室流出道任何部位的梗阻进行评估。也能够看到近端升主动脉。在此切面，室间隔轮廓清晰，可以查看任何缺损。略微向上扫查，可以显示右室流出道长轴切面，主要观察右室流出道、肺动脉主干及其近端分叉（图3-14）。这个切面有助于确认两条大血管的起源。

两条血管中较大的、并且分支较早的是肺动脉，通常起自于右心室；两条血管中较小的、有一定长度、没有很快分叉并分出头部/上肢动脉的是主动脉，正常起自左心室。

（四）心室短轴切面观及扫查

心脏短轴切面与心脏长轴切面垂直。短轴切面起始的标志是右心室流出道，它通常环绕主动脉和左室流出道，起源于心脏中心（图3-15）。主动脉和肺动脉

之间的间隔部分为圆锥（漏斗状）。法洛四联症圆锥对位不良在此切面显示最清楚。圆锥型间隔缺损在此切面可见，与三尖瓣毗邻（3点钟位置）。略微向左扫查可以看到主肺动脉、肺动脉分支及导管弓的起点。向尾侧和心尖部扫查可以显示左心室和右心室短轴、二尖瓣结构及室间隔（图3-16）。在短轴切面，M型超声从前向后依次为右心室前壁、右心室腔、室间隔及左心室腔，可获得室壁厚度、腔室容积和收缩功能指标。可以测量室间隔厚度，对照相应胎龄的厚度标准，确认是否有增厚，如孕期糖尿病或胎儿心肌病时。左心室的收缩功能可通过计算小轴缩短率获得，即心脏舒张末期内径减去收缩末期内径，再除以舒张末期内径，以百分数记录。正常情况下左心室的小轴缩短率大于25%。

（五）腔静脉长轴切面

在腔静脉长轴切面上，上腔静脉和下腔静脉进入右心房的入口位置在一个平面上是对齐的（图3-17）。

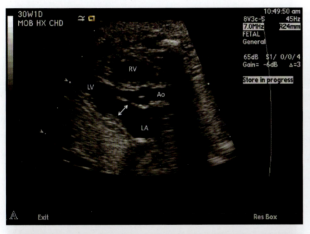

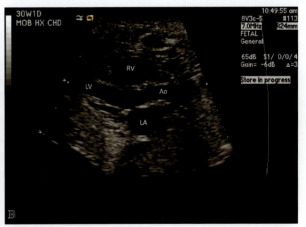

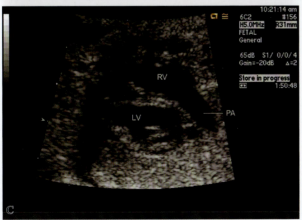

图3-14　A.心脏舒张期左室长轴切面。箭头所指为二尖瓣，处于开放状态。主动脉瓣（Ao）是关闭的。右心室（RV）腔在上方。B.心脏收缩期左室长轴切面。二尖瓣关闭，主动脉瓣开放。C.右室和右室流出道长轴切面，肺动脉（PA）起自右心室

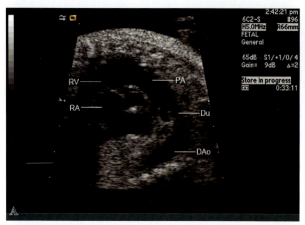
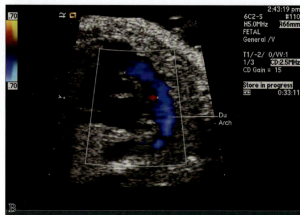

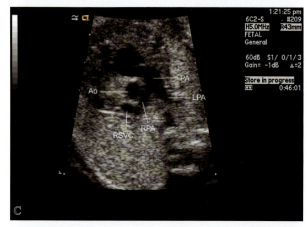

图3-15　A.短轴切面显示主动脉位于中心,其周围按顺时针围绕的结构包括:右心房、右心室、肺动脉、动脉导管(Du)及降主动脉。可以看到右肺动脉和左肺动脉近端分支发自主肺动脉。B.彩色血流成像显示右室流出道、肺动脉及导管弓(Du Arch)血流。C.向上向头部扫描显示主动脉(Ao),位于右肺动脉前方的右上腔静脉(RSVC)及主肺动脉(PA)发出的右肺动脉(RPA)和左肺动脉(LPA)分支。DAo.降主动脉

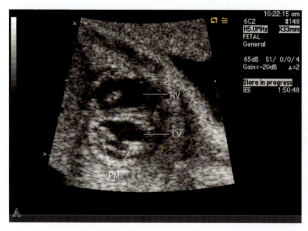
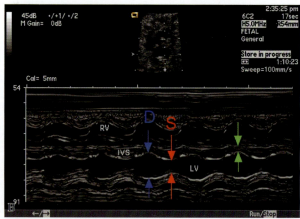

图3-16　A.心室中部短轴切面观。上方心室中部有一个乳头肌,为右心室。下方心室有两个乳头肌(PM),为左心室。B.心室短轴切面的M型超声,可准确测量室壁和心腔大小。室间隔(IVS)与左室后壁间最大内径是心室舒张期内径(D,蓝色箭头),室间隔与左心室后壁最近距离是左室收缩期最小内径(S,红色箭头)。小轴缩短百分比(%)=([$D-S$]/D)×100。绿色箭头所指为在舒张期测量室间隔厚度的位置

可以看到上腔静脉后方的右肺动脉横断面。偶尔可以看到奇静脉进入上腔静脉,形成一个弓的形态。彩色多普勒成像显示静脉血回流入心脏,有助于与主动脉弓血流鉴别。可以看到房间隔,通常从右房弯向左房方向。

(六)导管及主动脉弓切面

胎儿有两个动脉弓。主动脉弓弯曲处角度较急,起源于主动脉中心位置(图3-18)。可以看到头部和上肢血从主动脉弓最高点发出,据此可与导管弓鉴别(图3-19)。导管弓起源于肺动脉分支的分叉点,比较宽并且弯曲处角度较缓(图3-20)。导管弓直径通常大于主动脉弓直径,没有头部/上肢动脉发出。导管弓血流汇入峡部或主动脉弓,两者均与降主动脉相连。频谱多普勒显示导管弓和主动脉峡部脉动样血流,均朝向降主动脉方向。

(七)三血管切面及其以上切面

从心脏短轴切面向头部方向扫查,可以看到大血管起源于心脏的位置,上腔静脉位于右侧。从胎儿右侧到左侧,按照内径逐渐增大的顺序,三个血管分别是上腔静脉、升主动脉及肺动脉(图3-21)。认清这三支血管的位置和大小关系,有助于其鉴别。继续向头部扫查,仍可以见到主动脉和肺动脉,直至出现导管弓和主动脉弓,两者与降主动脉相接。该切面很好显示了横弓和主动脉峡部,可以评价主动脉弓或峡部的发育不良。进一步向头部扫查,可以看到主动脉弓位置。正常情况下,左主动脉弓跨在左主支气管上,右主动脉弓则跨在右主支气管上。另一个间接确认弓的位置的方法是看第一个头臂动脉血管发自主动脉弓的位置。如果主动脉弓第一个分支走行于右侧,则为左主动脉弓;如果走行于左侧,则为右主动脉弓。在此

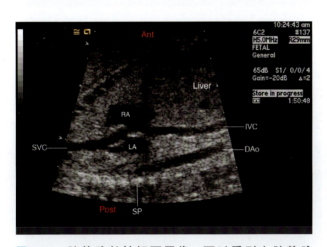

图3-17　腔静脉长轴切面图像。可以看到上腔静脉(SVC)和下腔静脉(IVC)都进入右心房。左心房在后方。可以看到降主动脉(DAo)毗邻于脊柱(SP)。Liver.肝

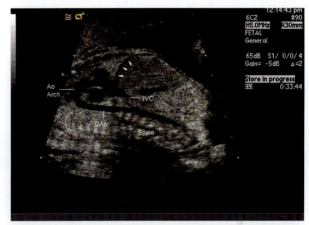

图3-18　主动脉弓切面,可以看到主动脉从心脏中心位置发出,一直到下腹部平面。箭头指向为膈肌回声

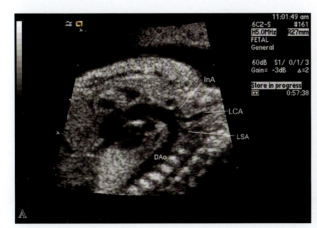

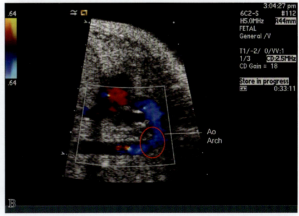

图3-19　A.主动脉弓切面,显示无名动脉(InA)、左颈动脉(LCA)、左锁骨下动脉(LSA)发出。B.彩色多普勒显示主动脉弓和降主动脉。红圈部分是主动脉峡部,在接入降主动脉处较狭小。主动脉峡部是主动脉弓最窄的部位

切面上认真向头部扫查，可以看到迷走的右锁骨下动脉（ARSA），它通常在导管插入远端起自降主动脉，在其他头部血管和左锁骨下动脉后方，走行于右侧。单独出现右锁骨下动脉迷走有可能是21-三体综合征。

三血管前方是胸腺（图3-22）。这三支血管与前胸壁的相对位置可以提示是否存在胸腺发育不全，如若同时存在圆锥动脉干畸形，则有染色体22q11缺失的可能。

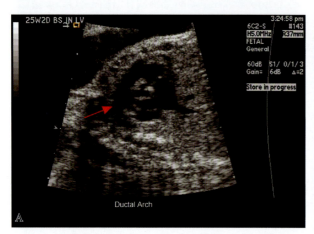
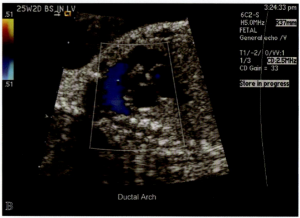

图3-20　A.导管弓切面（红色箭头为起始点）。B.导管弓的彩色血流图像。注意导管弓（Ductal Arch）起源于心脏的边缘和肺动脉，不像主动脉弓是起源于心脏中心

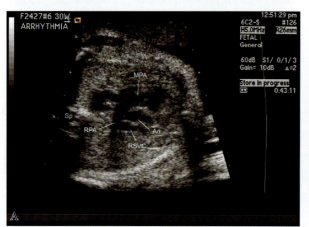
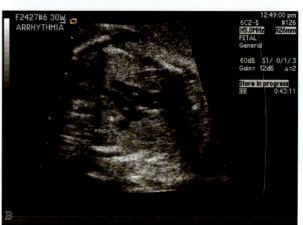
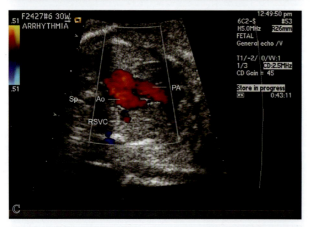

图3-21　A.纵隔内血管从心脏发出的切面。切面显示主肺动脉起源及右肺动脉的分支，在后方包绕着主动脉（Ao）和右上腔静脉（RSVC）。B.在纵隔切面继续向头部扫查，为三血管切面，从左向右依次为肺动脉（PA）、主动脉（Ao）及右上腔静脉。注意，从胎儿左到右，血管内径从大到小，肺动脉大于主动脉，主动脉大于右上腔静脉。C.再略微向头部方向扫查，彩色多普勒显示导管弓和主动脉的连接点。RPA.右肺动脉

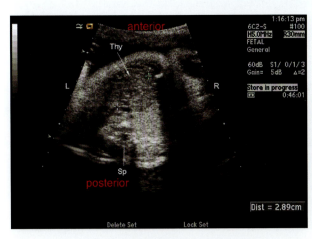

图 3-22 上胸部横切面显示胸腺（Thy）

表 3-4 总结了各种切面和扫查中最佳显示的心血管结构。

对整个妊娠期胎儿心脏瓣膜和各个腔室的大小文献中已报道很多。为比较不同孕周、不同重量的胎儿结构的大小，根据心脏大小计算出的 Z 评分（来自某一年龄或体重人群某参数平均值的标准差）是有帮助的。正的 Z 评分意味着高于平均值，负的 Z 评分意味着低于平均值。对于某一特定指标其正常值在 $+2Z$ 到 $-2Z$ 评分范围。

三、多普勒超声心动图应用：评估部位，所获取的信息

二维成像可以用来评估结构和组成，多普勒超声心动图则通过评估血流运动特点来反映胎儿心血管系统功能。通过多普勒超声心动图信息的收集，可帮助理解胎儿血流动力学生理和正常及疾病状态下的胎儿的整体状态。对于胎儿主要结构和血管部位的正常和异常的血流模式已有广泛报道。

下面的心脏结构和血管部位需要进行多普勒超声检查，我们认为，这些检查是胎儿完整超声心动图评估的一部分。

（一）房室瓣和心室流入道

房室瓣流入血流的多普勒超声心动图可反映心脏舒张和松弛性能。多普勒取样容积放置在心室的流入部分，房室瓣环下方。通常可以看到两个波峰（图 3-23）。第一个波峰对应于舒张早期心脏充盈期，发生于房室瓣开放之后，为血流被动、快速从心房流入心室（E 峰）。然后有一个短暂缓慢充盈期，接着出现第二个峰，对应的是心房收缩期，称为心室主动充盈（A 峰）。在胎儿，由于心率相对较快、整个舒张期较短，

表 3-4 不同切面和扫查可最佳显示的心脏结构

切面/扫查	结构
下腹横切面，向头部方向扫查至胸部	• 胃的位置 • 肝脏位置 • 主动脉位置 • 下腔静脉位置 • 奇静脉大小 • 心脏位置和心尖位置
心尖四腔切面	• 心房和房间隔 • 心室形态 • 室间隔 • 长轴切面心室功能 • 房室瓣（二尖瓣、三尖瓣或共同房室瓣） • 肺静脉 • 冠状静脉窦
心室长轴切面，并向前扫查	• 左心室长轴 • 左心室流出道 • 室间隔 • 主动脉瓣 • 升主动脉 • 右心室流出道 • 肺动脉瓣 • 主肺动脉 • 动脉导管起源
心室短轴切面	• 主动脉瓣 • 右心室流出道 • 圆锥间隔 • 肺静脉 • 三尖瓣 • 肺动脉瓣 • 肺动脉分叉 • 分支肺动脉 • 前室间隔 • 肌部室间隔 • 二尖瓣结构
腔静脉长轴切面视图	• 上腔静脉 • 下腔静脉 • 下腔静脉瓣 • 右心耳 • 房间隔 • 右肺动脉 • 肺静脉 • 奇静脉
导管和主动脉弓切面	• 主肺动脉 • 分支肺动脉 • 动脉导管 • 主动脉弓（上升段、横弓、峡部）及头部/上肢血管
三血管切面及向头部扫查	• 上腔静脉 • 头臂静脉 • 升主动脉 • 主动脉弓位置及主动脉弓分支 • 肺动脉 • 动脉导管 • 主动脉峡部 • 胸腺

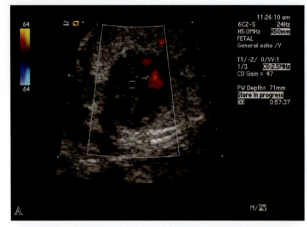
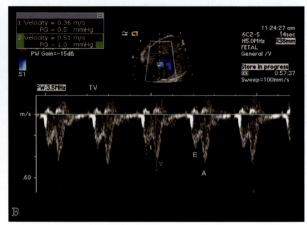
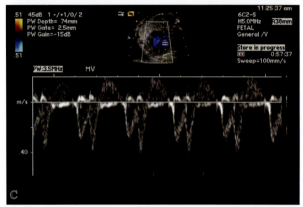

图3-23 A.心尖四腔切面。多普勒取样容积放置在三尖瓣处。B.跨越三尖瓣（TV）的血流多普勒图。注意正常的双峰流入血流，心脏舒张早期的血流（E波）峰值速度低于心房收缩舒张期充盈血流（A波）峰值速度。C.跨越二尖瓣（MV）的血流多普勒图，也为正常双峰流入模式

因此心脏缓慢充盈期很短甚至缺如。因为胎儿心脏顺应性相对较差，较出生后成熟心脏的僵硬度大，房室瓣流入血流以与心脏收缩相对应的第二峰为主。因此，胎儿期速度时间积分，即多普勒频谱曲线下面积A波要大于E波。在成人心脏恰恰相反。从胎儿到儿童早期，房室瓣流入血流主导峰逐渐向E峰过渡。随着右心室顺应性的逐渐改善，大量的舒张期充盈发生在舒张早期的被动阶段，就较少依赖心房收缩期的充盈了。

随着孕周增大，E波和A波的峰值速度均不断增大（图3-24）。然而，E波呈现更大程度增长，使得E/A比值从15周开始一直到分娩都在逐渐增高（图3-25）。

在疾病状态下，如心肌肥大或心室功能障碍，心室充盈特征和多普勒流入道血流模式会受到影响。随着心室顺应性变差，A波的优势加强。E波和A波融合成一单峰时，要么是心率过快，要么是心肌显著增厚和（或）心室功能障碍（图3-26）。

（二）肝静脉和下腔静脉血流

肝静脉和下腔静脉血流多普勒表现相似。其为三项波，两个波为前向血流（图3-27）：第一个对应于

心室收缩期，第二个对应于心室舒张早期。第三个波通常较小，为反向血流（逆向的），并且与心房收缩相对应（图3-28）。逆向波血流与前向血流的速度时间积分比值可作为心室顺应性指标，或者反映右心房压力（如右心房压升高，那么逆向血流也会增大）。逆向波显著增大的典型例子是三尖瓣闭锁。在严重三尖瓣反流时，心室收缩波会比较平钝，峰值速度减低。

（三）静脉导管

静脉导管的多普勒评估可以提供很多重要信息，并且也很有研究价值。静脉导管的评估已成为胎儿心血管整体健康状态评估的一个重要方面，应成为胎儿超声心动图检查的常规项目。

静脉导管是连接脐静脉循环和右心房底部的血管结构，其较邻近血管略窄些，因此在使用彩色血流成像评估时，通常会有混叠。事实上，识别静脉导管的方法就是在肝脏中寻找色彩混叠的区域（图3-29）。通常静脉导管的血流总是前向的。与脐静脉不同（见后面），静脉导管血流波形中虽然心房收缩期血流速度会有减低，但始终都是前向血流（图3-30）。一些研究报

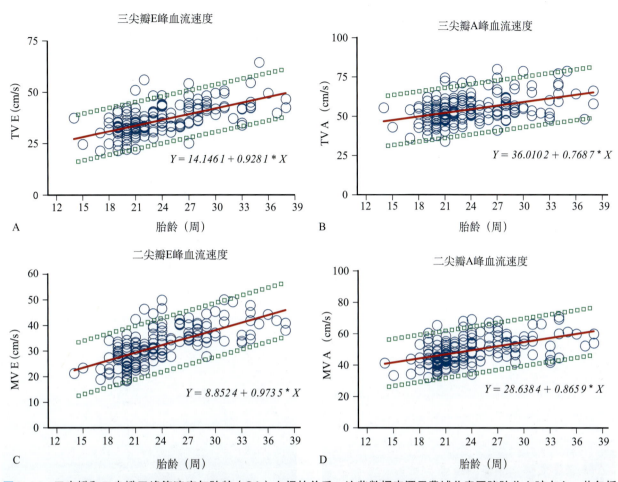

图3-24 三尖瓣和二尖瓣口峰值速度与胎龄（GA）之间的关系。这些数据来源于费城儿童医院胎儿心脏中心，共包括了150个正常胎儿。红色实线是平均值，绿色虚点线代表95%置信区间。A.三尖瓣E峰血流速度与GA的关系；B.三尖瓣A峰血流速度与GA的关系；C.二尖瓣E峰血流速度与GA的关系；D.二尖瓣A峰血流速度相对于GA的关系

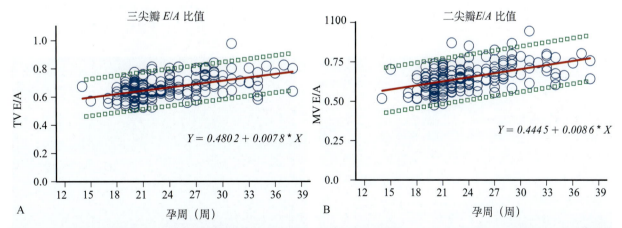

图3-25 A.150个正常胎儿三尖瓣E波峰值速度与A波峰值速度比值随孕周变化。随着孕周增加，三尖瓣E/A比值呈现稳定的线性增长，说明随着胎儿逐渐成熟，舒张早期充盈越来越占优势。B.二尖瓣E波峰值速度与A波峰值速度比值

道，在妊娠17周之前有小量的静脉导管反向血液是可以接受的，反映了妊娠早期胎儿心脏的正常硬度，说明胎儿早期心室顺应性较差。超过17周之后，若出现这样的逆向血流则是异常的。

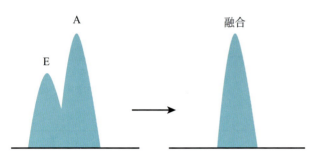

图3-26　示意图显示正常胎儿舒张早期（E波）和舒张晚期/心房收缩期（A波）血流模式。舒张期顺应性和舒张功能下降时，两个波融合成一个波峰，整个舒张期充盈时间也缩短

在妊娠不同时期和不同负荷状态下，静脉导管的血流量是变化的。心房收缩期静脉导管血流反向可能提示胎儿循环状态不好（图3-31），可见于宫内发育生长受限，预后不佳。但非常重要的是要理解静脉导管血流为什么会出现反向，就要先理解静脉导管血流的基本生理。例如，胎儿三尖瓣闭锁或肺动脉闭锁，右心室发育不良，导致右心房压力升高时出现了静脉导管血流反向，虽然是不"正常"的，但完全可以接受，也是意料之中的。

心房收缩期静脉导管血流速度减低程度或反向血流情况可以通过测量A波峰值速度并将其与心脏收缩期静脉导管峰值速度相比来定量。

（四）脐带：脐静脉和脐动脉

脐带的彩色血流成像显示两支脐动脉和一支脐静脉。取样位置的不同，从脐带获得的多普勒频谱也有不同。因此，为了保持一致性，建议多普勒取样放在胎儿

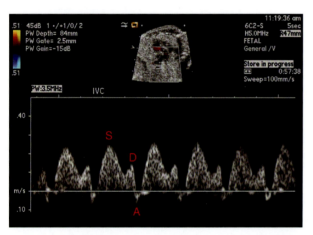

图3-27　下腔静脉多普勒血流图谱。有三个组成部分：收缩期波（S）、舒张早期波（D）及反向的心房收缩期波（A）

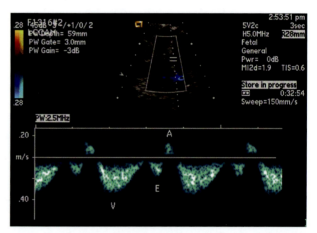

图3-28　肝静脉多普勒血流图谱。为了突出显示每个波的形态，扫描速度增快至150mm/s。血流波形类似于下腔静脉，有收缩期波（V）、舒张早期波（E）及一个位于基线上方的反向波（A）

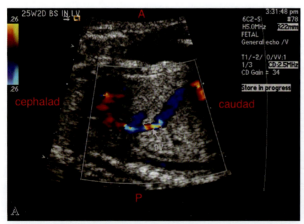

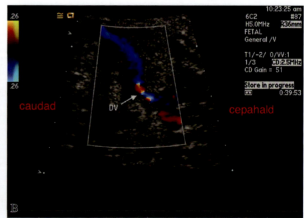

图3-29　A.腹腔长轴切面彩色血流图像。该平面重点显示脐静脉到静脉导管（DV）的相连路径。静脉导管是该路径上最窄的部分，可根据混叠来识别；B.彩色血流有助于判断静脉导管位置。cephalad.头侧；caudad.足侧

和胎盘之间的中间游离段部位。多普勒取样容积同时放置在动脉和静脉上，动脉和静脉两个波形均可以显示，一个在基线以上，一个在基线以下（图3-32）。

脐静脉输送胎盘静脉血到胎儿。脐静脉血流通常

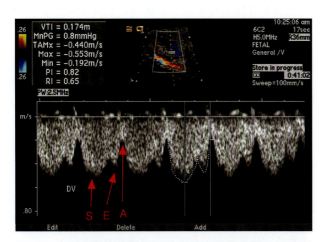

图3-30 正常静脉导管（DV）血流多普勒频谱。注意所有血流的方向都是向心的（基线以下）。波形由三个波组成，心室收缩波（S）、心室舒张波（E）和相对速度较低的心房收缩期血流波（A）组成。虽然不是动脉波形，但是静脉导管的搏动指数PI可以计算出来，它能够表示整个波形中心房收缩波在整个波形中的组成分量（心房收缩期静脉导管血流越少，搏动指数PI就越高）

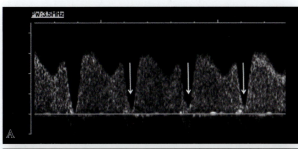

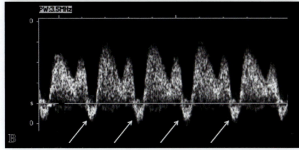

图3-31 A.静脉导管多普勒血流频谱。心房收缩期，A波血流速度减低，反映了心房收缩期远端顺应性较差。这可能是由于心室僵硬度增加所致，如先天心脏疾病的三尖瓣闭锁或伴随右心室发育不良的肺动脉闭锁。B.心房收缩期静脉导管反向血流。箭头所指为反向血流（基线以下）强烈提示下游异常，通常反映右室顺应性差

是无期相性的、连续的低速血流。妊娠晚期，可以看到脐静脉血流频谱随胎儿呼吸略有起伏，但这些变化与心动周期任何元素无关联。若脐静脉血流出现期相性，血流速度降低与心脏运动节律一致，或出现搏动性，则是异常的，是胎儿不好的预兆（图3-33）。相应的脐动脉波形可以作为心动周期的向导，可能解释脐静脉搏动的原因。如果脐静脉速度下降发生在心室收缩期（与脐动脉收缩期波产生时间一致），可能是由于存在严重的三尖瓣反流所致。如果脐静脉血流速度在心室舒张期下降，此种情况最多见，则说明心室顺应性明显下降，心脏舒张功能减低。只有当静脉导管异

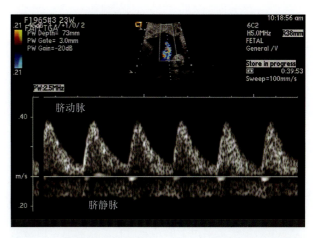

图3-32 脐带的多普勒检查，同时记录到脐动脉和脐静脉血流

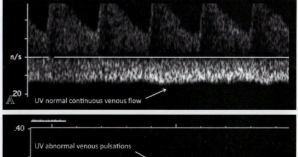

图3-33 A.脐静脉血流（基线以下）呈连续低速血流。B.脐静脉血流（基线以上）出现搏动。在心室舒张期，动脉波形的末端，可见脐静脉血流速度减低。这说明脐静脉搏动出现在舒张期房室瓣开放时，可能与心室舒张期顺应性明显异常有关。UV normal continuous venous flow.脐静脉正常连续血流；UV abnormal venous pulsations.脐静脉异常搏动血流

常的情况下，脐静脉血流才会出现脉动，因为两者都受心脏下游力的影响，但静脉导管更靠近心脏。在绒毛膜血管瘤或静脉导管发育不良时，脐静脉血流会异常增多。此时脐静脉会扩张。

脐动脉为胎盘供血。胎盘阻力通常是非常低的，因此在多普勒超声心动图频谱上可以看到，舒张期血流通常明显大于收缩期血流（图3-34）。脐动脉搏动指数反映了胎盘远端血管床的循环阻力。妊娠期脐动脉搏动指数会降低，但是在妊娠晚期最末端会有轻微升高。在宫内发育生长受限和双胎输血综合征时，脐动脉搏动指数异常升高。只要心脏功能正常，先天性心脏缺陷一般不会影响脐动脉搏动指数。

（五）大脑中动脉

脑血管血流可以通过大脑中动脉（MCA）的多普勒评估。在头围生物学测量结束之后，即可进行大脑中动脉取样获取频谱。大脑中动脉自动脉环发出走向胎儿颅骨侧面，据此可以识别。降低彩色多普勒量程可以更好显示低速血流，取样光标放置在动脉环大脑中动脉起点与颅侧面壁之间的中间位置（图3-35）。大脑中动脉血管阻力通常大于脐动脉血管阻力，因此，大脑中动脉搏动指数值通常高于脐动脉搏动指数值（见后面）。

（六）母体子宫动脉

虽然似乎是超出了胎儿心血管系统领域，但是我们发现，母体子宫动脉的评估在母胎心血管健康的整体评估中是非常重要的。母体子宫动脉将血液输送至胎盘，为胎儿输送氧和营养物质，因此，母体子宫循环紊乱会影响到胎儿的健康。评估母体子宫动脉可为胎儿脐动脉异常提供线索。右或左母体子宫动脉从髂内动脉呈直角角度发出，据此可以识别子宫动脉。该动脉通过扫描母体上腹股沟区域很容易获得。多普勒取样获取的频谱显示为收缩期和舒张期均有血流的脉动样波形。在正常健康状态下，舒张期血流丰富，说明血流阻力很低（图3-36）。母体子宫动脉搏动指数应该低于胎儿脐动脉搏动指数。因此，在胎儿健康循环中，存在一个血管阻力梯度，大脑中动脉阻力和搏动指数最高，脐动脉阻力和搏动指数略低，母体子宫动脉阻力和搏动指数更低。母体子宫动脉阻力和搏动指数增高和出现切迹，可能与并发症有关，例如子痫前期、死胎及宫内生长发育受限（图3-37）。母体子宫动脉在先天心脏病胎儿评估中的作用还没有被充分深入研究。

（七）动脉导管

动脉导管连接主肺动脉和降主动脉，从而使血液从右心室直接导向降主动脉。正常状态下，动脉导管大于毗邻的主动脉峡部，后者携带左心室射出的血液。动脉导管的血流总是前向的，收缩期为主，舒张期总是有一个小的前向的波（图3-38）。妊娠期动脉导管大小可变，可以在宫内发生收缩。这可以导致舒张期血流增加，因为在收缩期没能使右心室射出的血液完全

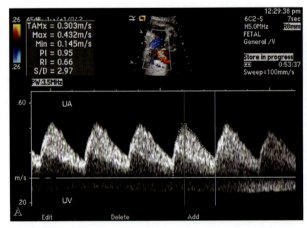
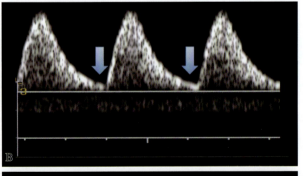
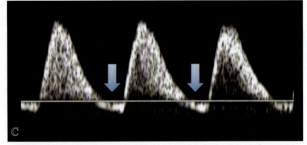

图3-34　A.正常胎儿，脐动脉（UA）搏动指数自动测量。注意舒张期血流很丰富。B.脐动脉多普勒频谱，舒张期血流减少（箭头），相对应胎盘阻力增大。C.脐动脉多普勒频谱显示舒张期血流反向（箭头），说明存在严重升高的胎盘阻力。脐动脉血流舒张期反向说明此时流入胎盘血流的阻力要大于流回到胎儿的血流阻力。这是不好的预兆，因血流会选择阻力最小的路径向离开胎盘的方向流动，预示着胎儿可能死亡

通过动脉导管，随着后续的弹性回缩，血流持续到舒张期，形成动力驱动血液向前流动。舒张期血流的增加，会导致动脉导管搏动指数降低。动脉导管的搏动指数可以用来评估由于使用外来药物，例如非类固醇抗炎药或水杨酸盐造成的导管收缩。

在先天性心脏病中，严重的左侧或右侧心脏疾病会影响到动脉导管的大小及通过动脉导管的血流的模式。例如，在左心发育不全综合征中（HLHS），动脉导管非常大并且收缩期血流速度增大，反映了几乎所有的心排血量都通过动脉导管。相反，严重的肺动脉瓣狭窄或肺动脉闭锁时，动脉导管小于正常，并且在主动脉下方、灌注肺动脉处动脉导管形态会有变异。此时动脉导管血流逆行，多普勒频谱形态反映胎儿肺血管阻力增高。

（八）主动脉峡部

主动脉峡部是指主动脉分出左锁骨下动脉和动脉导管入降主动脉之间的区域。由于它的位置，使其具有独特的重要性和价值。研究者认为，主动脉峡部是两个区域循环之间的一个"桥"——这两个区域分别是被左心室灌注的区域，也就是包括心肌、上肢、脑血管的上半

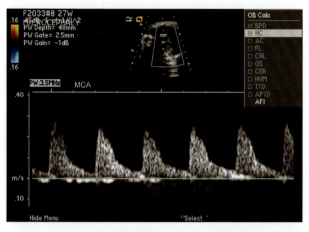

图3-35 大脑中动脉（MCA）多普勒频谱

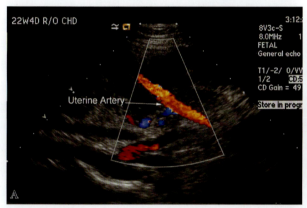

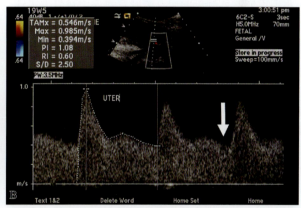

图3-36 A.彩色多普勒显示起源于髂内动脉的母体子宫动脉（Uterine Artery），该图像在母体腹股沟区获得。B.接近20周时正常母体子宫动脉多普勒频谱。注意舒张期血流（箭头）很丰富，与血管阻力较低相一致。搏动指数值较低（1.08）

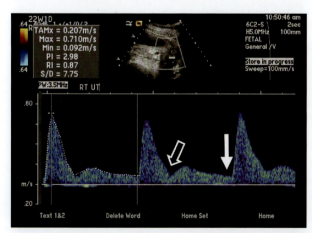

图3-37 妊娠22周，母体子宫动脉多普勒频谱。收缩期后即出现一个切迹（空心箭头），说明远端阻力很高。舒张末期速度很低（白色箭头）。计算出的搏动指数非常高（2.98）。RT UT.右侧子宫动脉

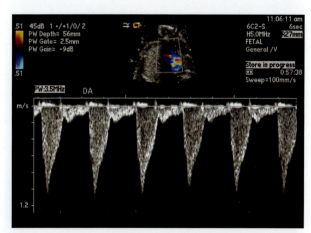

图3-38 动脉导管（DA）多普勒频谱

身循环及被右心室灌注的下半身循环，包括下半身、下肢和胎盘循环。在正常状态下，主动脉峡部连接动脉导管和降主动脉，收缩期和舒张期血流是前向的。主动脉峡部在舒张期表现为前向血流，显示了相对的血管阻力比值，远端血管阻力正常情况下低于头端血管阻力，这是由于远端循环与胎盘相连。当头端循环阻力异常低于远端时，主动脉峡部舒张期可见反向血流，这种改变可能会见于脑血氧不足或灌注受损的情况下，此时脑血管阻力下降，机体试图通过自身调节增加大脑血流。左心室排出量不足的情况下，如解剖异常，包括主动脉闭锁、左心发育不良综合征或者横切弓发育不良及主动脉狭窄时，主动脉峡部可见收缩期反向血流。主动脉峡部反向血流还可见于严重的左心室功能障碍，左心室没有足够的血液流向升主动脉。

（九）肺静脉

肺静脉将肺部的静脉血携带回左心房。在胎儿期，由于血流回流入肺脏受限，肺静脉回流明显少于出生后的肺血流。彩色血流取样框主要放置在肺门处、左房后方，彩色血流量程降低至 20 ~ 40cm/s（图3-39），这样肺静脉会突出显示出来。肺静脉多普勒频谱包括三个波：收缩期波（S波），舒张早期波（D波），以及心房收缩波（A波）。在正常状态下，S波为主，血流速度最快，接下来是D波，A波速度最低。通常S波和D波血流总是向前流动进入左心房。在妊娠早期，A波可能反向，但随孕周增加，肺静脉血流略有增多，A波将会呈现前向血流。若左心室功能障碍或左心室顺应性减低，左心房压力增高，会导致A波反向速度逐渐增高，A波反向时间速度积分增大。二尖瓣狭窄或是闭锁、心房水平受限时，也会导致A波反向速度增加，这在左心发育不良综合征中已有深入研究。

四、超声心动图应用：血流动力学状态异常和心肌功能障碍解读

（一）多普勒组织成像

如同用于评估血流，多普勒技术也可以评估心肌组织。通过降低多普勒速度量程和调节滤波，可以记录到心肌组织的运动速度和方向，并以频谱的形式展现出来（图3-40）。与观察血流动力学不同，多普勒组织成像（DTI）可通过直接观察心肌运动来评估心脏功能。而且，由于心肌在收缩期和舒张期均不断运动着，因此对组织多普勒频谱进行描记可反映整个心动周期的信息。相反，血流的评估却只能在有血流流动的时相进行（如二尖瓣血流可见于舒张期，主动脉瓣血流则见于收缩期）。

将组织多普勒光标放置在右心室游离壁和三尖瓣环连接处即可评估右心室动力学改变；光标放置在左心室游离壁和二尖瓣环侧壁连接处可以评估左心室动力学改变。整个妊娠期收缩期（Sa波）、舒张早期（Ea波）及心房收缩期（Aa波）的正常心肌组织速度值已有报道（图3-41）。右心室和左心室的组织多普勒速度都会随着孕周增加而增大。与血流速度比值一样，组织多普勒Ea/Aa比值随孕周增加而增大（图3-42）。舒张早期房室瓣口血流速度（E波）与舒张早期心室游离壁组织运动速度（Ea）比值可反映心室充盈压，被认为是评估心脏舒张功能和松弛性的指数。E/Ea比率越高，血流速度相对于心肌运动速度就越大，说明心房压越高，心肌松弛性越差；E/Ea比值越低，血流速度相对于心肌运动速度就越低，说明心房压较低，心肌松弛性改善。随着孕周增加，心室的顺应性和舒张期松弛功能逐渐改善，右心室和左心室的E/Ea比值均会逐渐减低（图3-43）。

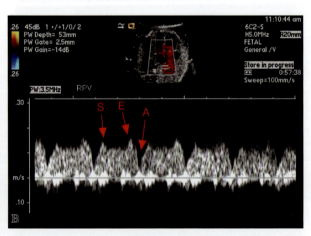

图3-39　A.四腔切面，重点显示肺静脉。为了突出显示低速静脉血流，彩色多普勒量程降低到26cm/s。B.右肺静脉（RPV）多普勒血流频谱。波形呈三相性，由收缩期（S）、舒张早期（E）及心房收缩期（A）波组成

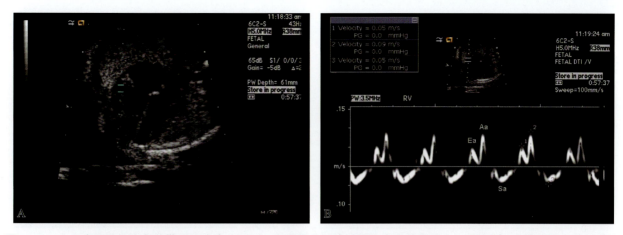

图3-40　A.心尖四腔切面多普勒组织成像（DTI）。多普勒光标被放置在右室游离壁上，刚好在三尖瓣环下方。B. 右室游离壁获得的多普勒频谱。注意心肌运动的峰值速度大大低于其血流速度。在大写字母的后面添加后缀小写"a"，指的是组织多普勒速度。心肌运动舒张早期产生Ea峰，心房收缩期产生Aa峰，心室收缩期产生Sa峰。因为心肌运动在整个心动周期朝向不同的方向，因此同一个多普勒组织信号既包括收缩期相也包括舒张期相。舒张期波形（Ea和Aa）在基线以上，右室游离壁朝着探头方向伸展；收缩期波形（Sa）在基线以下，右室游离壁随心脏收缩背离探头方向运动

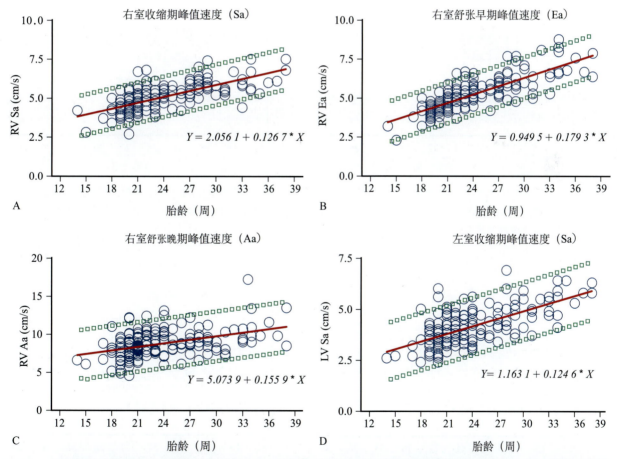

图3-41　从费城儿童医院胎儿心脏中心获得的150个正常胎儿多普勒组织成像速度随孕周变化趋势。右室信号来自于三尖瓣环下方右心室游离壁心肌。左心室信号来自于二尖瓣环下方左心室游离壁。所有的速度随着孕周增加而增高。红线代表是平均值，绿色虚线为95%的置信区间上下限。A.右室壁收缩期峰值速度（Sa）随孕周变化；B.右室壁舒张早期峰值速度（Ea）随孕周变化；C.右室壁舒张晚期、心房收缩期峰值速度随孕周变化；D.左室收缩期（Sa）随孕周变化

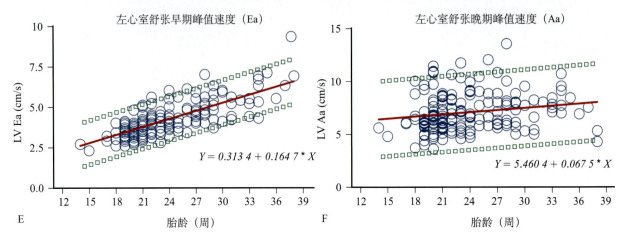

图3-41续　E.左室舒张期峰值速度随孕周变化；F.左室舒张末期、心房收缩期峰值速度随孕周变化

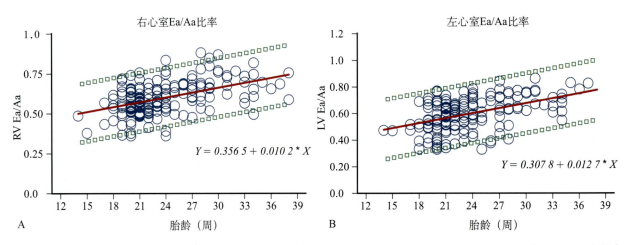

图3-42　多普勒组织成像舒张早期峰值速度（Ea波）与心房收缩期峰值速度（Aa波）比值随孕周的变化。虽然在整个妊娠期一直以Aa峰为主，但右心室Ea与Aa的比值随孕周增加而增大。A. RV Ea/Aa比值随孕周变化；B. LV Ea/Aa比值随孕周变化

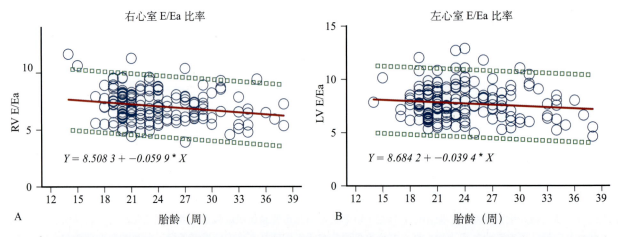

图3-43　多普勒组织成像舒张早期峰值血流速度与舒张早期心肌运动峰值速度比值（E/Ea）随孕周变化。E/Ea比值越大，心房充盈压就越高。E/Ea比值在整个妊娠期呈现轻度下降趋势。A. RV E/Ea比值随孕周变化；B. LV E/Ea比值随孕周变化

通过观察心肌运动开始和心肌运动时相，组织多普勒成像可用于分析胎儿复杂心律失常，还可评估心肌形变，例如应变和应变率（见后面）。

（二）脐动脉与大脑中动脉搏动指数比值

胎儿的血流分布取决于血管环路上相对阻力的比值。胎盘血流（体现在脐动脉）与大脑血流（体现在大脑中动脉）的相对阻力比值，即脐动脉搏动指数与大脑中动脉搏动指数比值（UA-PI/MCA-PI ratio），是反映胎儿整体健康的一个重要指标。在胎儿健康状态下，胎盘阻力远低于脑血管阻力，脐动脉搏动指数低于大脑中动脉搏动指数，因此，通常两者比值小于1.0。这说明在健康状态下血流优先流向胎盘。当出现疾病状态，则机体会启动代偿机制，向重要器官如大脑供血增加（图3-44），此时UA-PI/MCA PI比值发生变化。当脑血管阻力降到一定水平低于胎盘阻力时（UA-PI/MCA-PI比值＞1.0），将会出现盗血现象，大量的血液将流向头部而不是胎盘。这个血流分布变化的过程被称为脑保护效应。重要的是，要认识到这些指标反映的是阻力而不是血流，因为当血管床阻力下降时，血流在一定程度上增加。因此，UA-PI/MCA-PI比值的改变表明机体调节系统试图使其适应一个新的状态，并增加血流。这样的机体反应可能或不可能充分代偿使其灌注恢复正常。不管怎样，UA-PI/MCA-PI比值的变化提示胎儿可能要适应一个新的情况，这会使胎儿面临风险，因此，这个比值可以用作胎儿状况不佳的标志。

在胎盘阻力增加或是脑血管阻力下降的情况下，

UA-PI/MCA-PI比值会异常增大（图3-45）。宫内生长受限、胎盘脐带异常或者双胎输血综合征时会使脐动脉搏动指数增大，从而导致UA-PI/MCA-PI比值增大。由于心室功能障碍、心肌疾病或是心律失常等低心输出量状态时，MCA-PI会下降，从而使UA-PI/MCA-PI比值增大。连续监测UA-PI/MCA-PI比值对于监测某特定疾病发生发展过程或评估治疗效果帮助较大（如：若心排血量随治疗或随时间自然增加，UA-PI/MCA-PI比值可能下降或正常＜1.0）。

先天性心脏畸形改变了血流到达脑血管的路径，由此可能影响了大脑中动脉的搏动指数（MCA-PI），导致了UA-PI/MCA-PI比值发生改变。在我们的一项研究中，Kaltman和同事比较了左心发育不良综合征（HLHS）胎儿、右心系统疾病胎儿、左心系统疾病胎儿及正常胎儿的MCA-PI（图3-46）。与正常胎儿相比，左心发育不良综合征（HLHS）胎儿MCA-PI值明显降低，右心系统疾病胎儿MCA-PI值明显增高。这在结构解剖学基础上也能讲通。左心发育不良综合征（HLHS）胎儿左心前向血流受损，发育细小的主动脉弓血流完全反向，由动脉导管供血。在这个解剖基础上，脑血流明显减少，机体启动调节机制试图通过使脑血管扩张增加脑血流，表现为MCA-PI值降低。同样地，右心系统疾病胎儿，如三尖瓣闭锁或肺动脉闭锁，整个心排血量导向左心，并且所有回心血量射入大的主动脉。因此，为了避免脑血流过多，机体通过调节机制会使脑血管阻力增大，表现为大脑中动脉搏动指数（MCA-PI）增加（图3-47）。

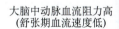
大脑中动脉血流阻力高
（舒张期血流速度低）

大脑中动脉血流阻力低
（舒张期血流速度增大）

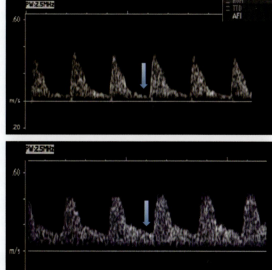

图3-44　大脑中动脉多普勒频谱。上图：为正常血流模式，血流阻力高，舒张期血流速度低（箭头）；下图：舒张期血流增加（箭头），说明阻力降低，脑血流灌注倾向于增加

这一现象表明，先天性心脏疾病胎儿心脏结构上的差异通过改变对各种脏器的供血模式而影响远端和心脏外结构的发育。这些血流模式的改变对出生后胎儿器官功能如神经认知的影响，还有待进一步深入研究。

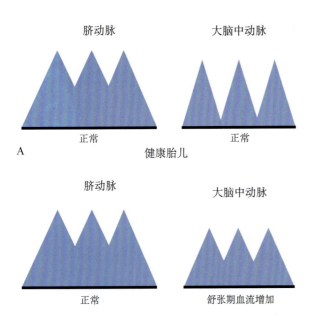

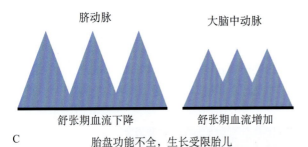

图3-45　脐动脉和大脑中动脉多普勒血流频谱模式比较。通过对频谱快速浏览，根据收缩期峰值速度和舒张期血流速度相对大小，即可知这两个血管床的阻力状态，为胎儿心血管健康状态提供重要信息。A.正常健康状态，脐动脉舒张期血流速度远高于大脑中动脉舒张期血流速度，或大脑中动脉最低峰远低于脐动脉最低峰。B.在脑血管受损和脑缺氧的情况下，例如心肌病低心排血量状态，或是脑血管结构障碍如主动脉弓发育不良，大脑中动脉舒张期血流速度增加，导致脐动脉和大脑中动脉最低峰速度相当。C.胎盘功能不全或是宫内生长受限的胎儿，脐动脉舒张期最低峰低于大脑中动脉舒张期最低峰，这与脐动脉阻力增高、机体通过降低大脑中动脉阻力试图增加脑血流相一致

（三）母体吸氧后肺血管反应性

胎儿肺动脉多普勒频谱表现为"尖的"非常快速的射血峰，收缩时间间隔较短，没有或是只有很少的舒张期血流（图3-48）。这反映了胎儿在出生第一次呼吸肺扩张之前，肺血管阻力较大，而这是正常表现。研究者发现，在怀孕中期的最后阶段及怀孕晚期，正常的胎儿肺血管对母体吸氧后的反应为血管舒张，表现为肺动脉血流频谱搏动指数（PI）降低（图3-49）；若血管不舒张，则说明胎儿肺血管异常。因此，在先天性膈疝或房间隔完整的左心发育不良胎儿，可以用

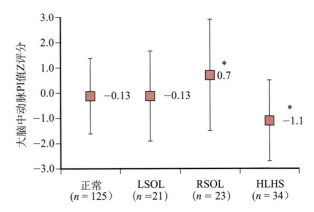

图3-46　胎儿解剖完全正常时（n=125），左心梗阻性病变、双心室（LSOLs）（如主动脉缩窄）（n=21），右心梗阻性病变、双心室（RSOLs）（如法洛四联症）（n=23），左心发育不良综合征（HLHS）、主动脉弓血流反向从动脉导管逆行供血（n=34）时的大脑中动脉搏动指数Z值和标准差。注意，虽然正常胎儿的平均Z值接近0（-0.13），与LSOLs的（-0.13）接近，但后者标准差更大些。在这些胎儿中，由于其解剖特点大脑血流模式没有受到影响，颈动脉的血流是正常范围内的代偿。然而，在RSOL胎儿，MCA PI Z值为0.7，明显高于正常值，在HLHS这一组，平均PI的Z值为-1.1，明显低于正常值。这种改变可以做如下解释：如在法洛四联症这样的病变中，更多的血量被分流到主动脉，因此意味着颈动脉要携带更多的血流到大脑。大脑为了保证正常血流灌注，会通过收缩脑血管增加血管阻力，调节血流量，阻止过多的血液流向大脑。因此在此类病变中，MCA PI值高于正常值。相反地，在HLHS中，由于血流从导管逆向流入发育不良的主动脉弓，主动脉的血流量很少，由于解剖原因流向颈动脉的血流也受限。因此，脑血管会松弛，从而减小阻力，弥补由于解剖原因造成的大脑血流受限，增加脑灌注，由此导致MCA PI值明显低于正常值（*P<0.01）

母体吸氧后胎儿肺血管是否舒张评估胎儿肺血管异常风险。

（四）心功能：心肌功能指数

分析心动周期中多普勒频谱时间间隔可以帮助了

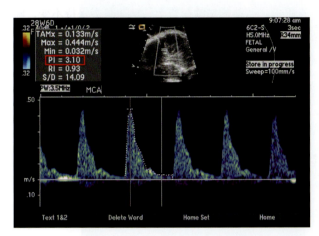

图 3-47　伴随有严重肺动脉狭窄的法洛四联症胎儿大脑中动脉多普勒频谱。因为所有静脉回流至右心室和左心室血均流入主动脉，每次心跳射入主动脉的血量都远高于正常。因此，大脑会通过增大阻力试图自动调节血流，以避免过多血液涌入大脑，表现为收缩期峰值速度相对于舒张期速度明显增快，搏动指数 PI 值明显增大。该现象常多见于右心系统疾病且心排血量充足的胎儿

解心脏功能。Tei 及其同事建立了一个相关的有效指标，称为心肌功能指数（MPI），该指数同时包含了收缩期和舒张期信息，反映心脏整体功能。MPI 的优点之一是它从多普勒血流参数获得，不依赖于心脏的几何形状。在各种先天性心脏病中均可以用于右心室、左心室或者单心室的评估。

心肌功能指数（MPI）是通过测量房室瓣关闭至开放之间的时间间隔及所关注心室的射血时间获得的（图 3-50）。房室瓣开放和关闭之间的时间间隔不仅包括射血时间，而且还包括房室瓣关闭和半月瓣开放之间的时间，或者说还包括等容收缩时间（ICT）及等容舒张时间（IRT）。将房室瓣开放至关闭的时间间期（A）减去射血时间（B），即为等容收缩期和等容舒张期时间的总和。ICT 和 IRT 相加所获得的等容时间间隔除以射血时间 $[(A-B)/B]$ 就可得出心肌功能指数（MPI）。该公式很简单，是测量整体心肌功能的一个直观方法，实质上是等容收缩活动时间相对于射血或容量变化的比值。等容收缩期可以被认为是心室射血需要准备的时间，射血时间则反映心排血量和心脏灌注。等容时间越短，射血时间越长，MPI 值就越低，说明整体心肌功能越好。相反，等容时间越长，射血时间越短，MPI 值就越高，整体心肌功能就越差。

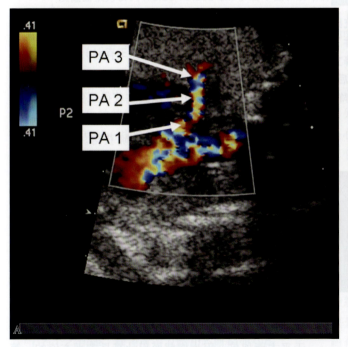

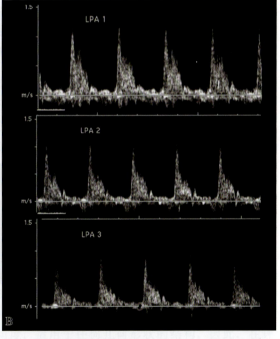

图 3-48　左心发育不良综合征（HLHS）胎儿主肺动脉彩色血流成像。A.右肺动脉分支单独显示，可分为三段，分别为：肺动脉 1（PA1），最接近肺动脉分叉的部分；肺动脉 2（PA2），右肺动脉中间部分；肺动脉 3（PA3），右肺动脉肺实质部分。每一部分多普勒血流模式有轻微不同。B.PA1、PA2 及 PA3 三个位置的多普勒频谱。注意，当多普勒取样容积从最接近的分支（PA1 位置）移至肺实质部位（PA3 位置）时，舒张期血流更少，并且波形更窄。LPA.左肺动脉

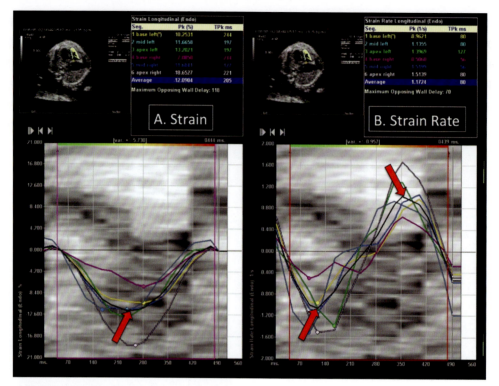

图3-52 应用速度向量成像软件（西门子）进行心肌应变分析。将心内膜进行描记，通过斑点追踪技术可以生成左心室和右心室纵向心肌应变及应变率参数。左图：应变，右图：应变率。在这个应用程序中，心肌边界跟踪描记后，右心室或左心室心肌就会自动分为六个部分（基底段左，中间段左，心尖段左，基底段右，中间段右，心尖部右）。心肌区域是跟踪标记的，一个心动周期内，可获得每个节段的应变或应变率曲线。一个总的、将所有节段总和或平均的曲线也可生成，如图中黑色曲线（箭头）。峰值应变、收缩期应变及舒张期应变率均可获得和记录。心肌形变分析技术目前仍然是帮助理解复杂病理生理学的处于实验研究阶段的工具。应变为负数百分比，收缩期应变率是负数，舒张期应变率是正数。Strain.应变；Strain Rate.应变率

切面动态图像进行长轴方向应变分析。该软件也可以用于某一特定心肌区域的应变分析；然而，因为胎儿心脏大小相对于成人心脏太小，获取整个右心室或左心室的平均纵向形变的数据的重复性会更好（图3-52）。

（七）心功能：心血管整体评分

已有成熟的综合心血管整体评分表（CPS），它是将许多参数结合在一起评估胎儿心血管状况的综合图表。评分的五要素为：①是否存在水肿；②脐静脉和静脉导管的静脉多普勒评估；③心脏大小；④心室小轴缩短率（收缩功能）或单峰还是双峰流入血流（舒张功能）；⑤脐动脉多普勒血流模式（图3-53）。如果以上每项都是正常的则获得10分，出现哪个异常就相应扣除分数。综合心血管整体评分提供了胎儿心血管健康的整体情况，该评分与心肌功能指数异常具有相关性，是复杂先天性心脏病和胎儿生长发育受限等的预后指标。

五、胎儿心血管成像时间选择：早期扫查

产科超声检查要在怀孕不同阶段和不同时间间隔仔细进行。目前，通常在妊娠第一阶段头3个月（妊娠期小于13周）主要对胎儿数量和大小进行初步基本超声评估。颈项透明层厚度的评估通常也在头3个月进行。更详细的产科解剖结构超声评估在妊娠第二阶段的中期，通常是妊娠18周到22周进行。胎儿超声心动图和详细的心血管系统评估主要在18周之后，当在妊娠第二阶段超声解剖扫查时可疑心脏有问题或是有各种危险因素存在时进行。然而，目前超声检查技术的进步，使得妊娠11周到13周即可获得胎儿相关解剖和功能信息。许多研究报道了此孕周时的胎儿心血管成像的准确性，指出了其日益增加的临床应用价值。早期胎儿心血管超声在将来会发挥更大的作用，因为之前提到的很多技术和方法大多数都可能用于早孕中，使得胎儿健康管理可以更加提前进行。

心血管整体评分（10分=正常）

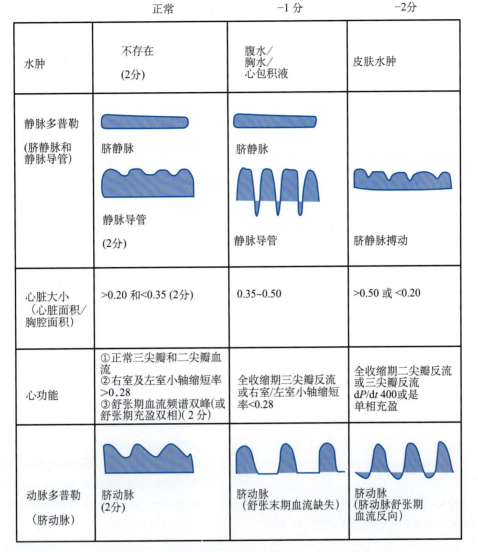

	正常	−1分	−2分
水肿	不存在 （2分）	腹水/ 胸水/ 心包积液	皮肤水肿
静脉多普勒 （脐静脉和 静脉导管）	脐静脉 静脉导管 （2分）	脐静脉 静脉导管	脐静脉搏动
心脏大小 （心脏面积/ 胸腔面积）	>0.20 和<0.35 (2分)	0.35~0.50	>0.50 或 <0.20
心功能	①正常三尖瓣和二尖瓣血流 ②右室及左室小轴缩短率>0.28 ③舒张期血流频谱双峰（或舒张期充盈双相）(2分)	全收缩期三尖瓣反流或右室/左室小轴缩短率<0.28	全收缩期二尖瓣反流或三尖瓣反流 dP/dt 400或是单相充盈
动脉多普勒 （脐动脉）	脐动脉 （2分）	脐动脉 （舒张末期血流缺失）	脐动脉 （脐动脉舒张期血流反向）

图3-53 心血管功能评分（来自：Huhta JC. Fetal congestive heart failure. Semin Fetal Neonatal Med, 2005,10: 542–552.）

参考文献

[1] Rychik J, Ayres N, Cuneo B, et al. American Society of Echocardiography guidelines and standards for performance of the fetal echocardiogram. J Am Soc Echocardiogr. 2004; 17: 803-10.

[2] Lee W, Allan L, Carvalho JS, et al. ISUOG consensus statement: what constitutes a fetal echocardiogram? Ultrasound Obstet Gynecol.2008; 32: 239-242.

[3] Allan LD, Joseph MC, Boyd EG, Campbell S, Tynan M. M-mode echocardiography in the developing human fetus. Br Heart J. 1982; 47: 573-583.

[4] Yagel S, Arbel R, Anteby EY, Raveh D, Achiron R. The three vessels and trachea view (3VT) in fetal cardiac scanning. Ultrasound Obstet Gynecol. 2002; 20: 340-345.

[5] Zalel Y, Wiener Y, Gamzu R, Herman A, Schiff E, Achiron R. The three-vessel and tracheal view of the fetal heart: an in utero sonographic evaluation. Prenat Diagn. 2004; 24: 174-178.

[6] Borenstein M, Minekawa R, Zidere V, Nicolaides KH, Allan LD.Aberrant right subclavian artery at 16 to 23+6 weeks of gestation: a marker for chromosomal abnormality. Ultrasound Obstet Gynecol.2010; 36: 548-552.

[7] Barrea C, Yoo SJ, Chitayat D, et al. Assessment of the thymus at echocardiography in fetuses at risk for 22q11.2 deletion. Prenat Diagn. 2003; 23: 9-15.

［8］ Tan J, Silverman NH, Hoffman JI, Villegas M, Schmidt KG. Cardiac dimensions determined by cross-sectional echocardiography in the normal human fetus from 18 weeks to term. Am J Cardiol. 1992; 70: 1459-1467.

［9］ Firpo C, Hoffman JI, Silverman NH. Evaluation of fetal heart dimensions from 12 weeks to term. Am J Cardiol. 2001; 87: 594-600.

［10］ Steed RD, Strickland DM, Swanson MS, et al. Normal fetal cardiac dimensions obtained by perpendicular imaging. Am J Cardiol.1998; 81: 1059-1062.

［11］ Schneider C, McCrindle BW, Carvalho JS, Hornberger LK, McCarthy KP, Daubeney PE. Development of Z-scores for fetal cardiac dimensions from echocardiography. Ultrasound Obstet Gynecol. 2005; 26: 599-605.

［12］ Lee W, Riggs T, Amula V, et al. Fetal echocardiography: Z-score reference ranges for a large patient population. Ultrasound Obstet Gynecol. 2010; 35: 28-34.

［13］ Hecher K, Campbell S, Doyle P, Harrington K, Nicolaides K. Assessment of fetal compromise by Doppler ultrasound investigation of the fetal circulation. Arterial, intracardiac, and venous blood flow velocity studies. Circulation. 1995; 91: 129-138.

［14］ Rychik J. Fetal cardiovascular physiology. Pediatr Cardiol. 2004; 25: 201-209.

［15］ Szwast A, Rychik J. Current concepts in fetal cardiovascular disease.Clin Perinatol. 2005; 32: 857-875, viii.

［16］ Kiserud T, Eik-Nes SH, Blaas HG, Hellevik LR. Ultrasonographic velocimetry of the fetal ductus venosus. Lancet. 1991; 338: 1412-1414.

［17］ Kiserud T. In a different vein: the ductus venosus could yield much valuable information. Ultrasound Obstet Gynecol. 1997; 9: 369-372.

［18］ Kiserud T. The ductus venosus. Semin Perinatol. 2001; 25: 11-20.

［19］ Kessler J, Rasmussen S, Hanson M, Kiserud T. Longitudinal reference ranges for ductus venosus flow velocities and waveform indices. Ultrasound Obstet Gynecol. 2006; 28: 890-898.

［20］ Tchirikov M, Schroder HJ, Hecher K. Ductus venosus shunting in the fetal venous circulation: regulatory mechanisms, diagnostic methods and medical importance. Ultrasound Obstet Gynecol. 2006; 27: 452-461.

［21］ Kiserud T, Kessler J, Ebbing C, Rasmussen S. Ductus venosus shunting in growth-restricted fetuses and the effect of umbilical circulatory compromise. Ultrasound Obstet Gynecol. 2006; 28: 143-149.

［22］ Baschat AA, Harman CR. Venous Doppler in the assessment of fetal cardiovascular status. Curr Opin Obstet Gynecol. 2006; 18: 156-163.

［23］ Arduini D, Rizzo G. Normal values of pulsatility index from fetal vessels: a cross-sectional study on 1556 healthy fetuses. J Perinat Med. 1990; 18: 165-172.

［24］ Meise C, Germer U, Gembruch U. Arterial Doppler ultrasound in 115 second-and third-trimester fetuses with congenital heart disease. Ultrasound Obstet Gynecol. 2001; 17: 398-402.

［25］ Harman CR, Baschat AA. Comprehensive assessment of fetal well-being: which Doppler tests should be performed? Curr Opin Obstet Gynecol. 2003; 15: 147-157.

［26］ Mari G, Hanif F. Fetal Doppler: umbilical artery, middle cerebral artery, and venous system. Semin Perinatol. 2008; 32: 253-257.

［27］ Sciscione AC, Hayes EJ. Uterine artery Doppler flow studies in obstetric practice. Am J Obstet Gynecol. 2009; 201: 121-126.

［28］ Smith GC, Yu CK, Papageorghiou AT, Cacho AM, Nicolaides KH.Maternal uterine artery Doppler flow velocimetry and the risk of stillbirth. Obstet Gynecol. 2007; 109: 144-151.

［29］ Dugoff L, Lynch AM, Cioffi-Ragan D, et al. First trimester uterine artery Doppler abnormalities predict subsequent intrauterine growth restriction. Am J Obstet Gynecol. 2005; 193: 1208-1212.

［30］ Mielke G, Benda N. Blood flow velocity waveforms of the fetal pulmonary artery and the ductus arteriosus: reference ranges from13 weeks to term. Ultrasound Obstet Gynecol. 2000; 15: 213-218.

［31］ Fouron JC. The unrecognized physiological and clinical significance of the fetal aortic isthmus. Ultrasound Obstet Gynecol. 2003; 22: 441-447.

［32］ Sonesson SE, Fouron JC. Doppler velocimetry of the aortic isthmus in human fetuses with abnormal velocity waveforms in the umbilical artery. Ultrasound Obstet Gynecol. 1997; 10: 107-111.

［33］ Fouron JC, Gosselin J, Amiel-Tison C, et al. Correlation between prenatal velocity waveforms in the aortic isthmus and neurodevelopmental outcome between the ages of 2 and 4 years. Am J Obstet Gynecol. 2001; 184: 630-636.

[34] Lenz F, Chaoui R. Reference ranges for Doppler-assessed pulmonary venous blood flow velocities and pulsatility indices in normal human fetuses. Prenat Diagn. 2002; 22: 786-791.

[35] Lenz F, Chaoui R. Changes in pulmonary venous Doppler parameters in fetal cardiac defects. Ultrasound Obstet Gynecol. 2006; 28: 63-70.

[36] Chintala K, Tian Z, Du W, Donaghue D, Rychik J. Fetal pulmonary venous Doppler patterns in hypoplastic left heart syndrome: relationship to atrial septal restriction. Heart. 2008; 94: 1446-1449.

[37] Nii M, Roman KS, Kingdom J, Redington AN, Jaeggi ET. Assessment of the evolution of normal fetal diastolic function during mid and late gestation by spectral Doppler tissue echocardiography. J Am Soc Echocardiogr. 2006; 19: 1431-1437.

[38] Gardiner HM, Pasquini L, Wolfenden J, et al. Myocardial tissue Doppler and long axis function in the fetal heart. Int J Cardiol.2006; 113: 39-47.

[39] Aoki M, Harada K, Ogawa M, Tanaka T. Quantitative assessment of right ventricular function using Doppler tissue imaging in fetuses with and without heart failure. J Am Soc Echocardiogr. 2004; 17: 28-35.

[40] Rein AJ, O'Donnell C, Geva T, et al. Use of tissue velocity imaging in the diagnosis of fetal cardiac arrhythmias. Circulation. 2002; 106: 1827-1833.

[41] Baschat AA, Gembruch U. The cerebroplacental Doppler ratio revisited. Ultrasound Obstet Gynecol. 2003; 21: 124-127.

[42] Ebbing C, Rasmussen S, Kiserud T. Middle cerebral artery blood flow velocities and pulsatility index and the cerebroplacental pulsatility ratio: longitudinal reference ranges and terms for serial measurements. Ultrasound Obstet Gynecol. 2007; 30: 287-296.

[43] Kaltman JR, Di H, Tian Z, Rychik J. Impact of congenital heart disease on cerebrovascular blood flow dynamics in the fetus. Ultrasound Obstet Gynecol. 2005; 25: 32-36.

[44] Guorong L, Shaohui L, Peng J, et al. Cerebrovascular blood flow dynamic changes in fetuses with congenital heart disease. Fetal Diagn Ther. 2009; 25: 167-172.

[45] Rasanen J, Wood DC, Debbs RH, Cohen J, Weiner S, Huhta JC.Reactivity of the human fetal pulmonary circulation to maternal hyperoxygenation increases

during the second half of pregnancy: a randomized study. Circulation. 1998; 97: 257-262.

[46] Done E, Allegaert K, Lewi P, et al. Maternal hyperoxygenation test in fetuses undergoing FETO for severe isolated congenital diaphragmatic hernia. Ultrasound Obstet Gynecol. 2011; 37: 264-271.

[47] Szwast A, Tian Z, McCann M, Donaghue D, Rychik J. Vasoreactive response to maternal hyperoxygenation in the fetus with hypoplastic left heart syndrome. Circ Cardiovasc Imaging. 2010; 3: 172-178.

[48] Eidem BW, Edwards JM, Cetta F. Quantitative assessment of fetal ventricular function: establishing normal values of the myocardial performance index in the fetus. Echocardiography. 2001; 18: 9-13.

[49] Hernandez-Andrade E, Figueroa-Diesel H, Kottman C, et al.Gestational-age-adjusted reference values for the modified myocardial performance index for evaluation of fetal left cardiac function. Ultrasound Obstet Gynecol. 2007; 29: 321-325.

[50] Friedman D, Buyon J, Kim M, Glickstein JS. Fetal cardiac function assessed by Doppler myocardial performance index (Tei index). Ultrasound Obstet Gynecol. 2003; 21: 33-36.

[51] Szwast A, Tian Z, McCann M, et al. Impact of altered loading conditions on ventricular performance in fetuses with congenital cystic adenomatoid malformation and twin-twin transfusion syndrome. Ultrasound Obstet Gynecol. 2007; 30: 40-46.

[52] Szwast A, Tian Z, McCann M, Donaghue D, Rychik J. Right ventricular performance in the fetus with hypoplastic left heart syndrome. Ann Thorac Surg. 2009; 87: 1214-1219.

[53] Vimpeli T, Huhtala H, Wilsgaard T, Acharya G. Fetal cardiac output and its distribution to the placenta at 11-20 weeks of gestation. Ultrasound Obstet Gynecol. 2009; 33: 265-271.

[54] Kiserud T, Ebbing C, Kessler J, Rasmussen S. Fetal cardiac output, distribution to the placenta and impact of placental compromise. Ultrasound Obstet Gynecol. 2006; 28: 126-136.

[55] Mielke G, Benda N. Cardiac output and central distribution of blood flow in the human fetus. Circulation. 2001; 103: 1662-1668.

[56] Younoszai AK, Saudek DE, Emery SP, Thomas JD. Evaluation of myocardial mechanics in the fetus by velocity vector imaging. J Am Soc Echocardiogr. 2008;

21: 470-474.

［57］DiSalvo G, Russo MG, Paladini D, et al. Two-dimensional strain to assess regional left and right ventricular longitudinal function in 100 normal foetuses. Eur J Echocardiogr. 2008; 9: 754-756.

［58］Peng QH, Zhou QC, Zeng S, et al. Evaluation of regional left ventricular longitudinal function in 151 normal fetuses using velocity vector imaging. Prenat Diagn. 2009; 29: 1149-1155.

［59］Pu DR, Zhou QC, Zhang M, Peng QH, Zeng S, Xu GQ. Assessment of regional right ventricular longitudinal functions in fetus using velocity vector imaging technology. Prenat Diagn. 2010; 30: 1057-1063.

［60］Huhta JC. Fetal congestive heart failure. Semin Fetal Neonatal Med.2005; 10: 542-552.

［61］Falkensammer CB, Paul J, Huhta JC. Fetal congestive heart failure: correlation of Tei-index and cardiovascular-score. J Perinat Med.2001; 29: 390-398.

［62］Makikallio K, Rasanen J, Makikallio T, Vuolteenaho O, Huhta JC.Human fetal cardiovascular profile score and neonatal outcome in intrauterine growth restriction. Ultrasound Obstet Gynecol. 2008; 1: 48-54.

［63］McAuliffe FM, Trines J, Nield LE, Chitayat D, Jaeggi E, Hornberger LK. Early fetal echocardiography—a reliable prenatal diagnosis tool. Am J Obstet Gynecol. 2005; 193: 1253-1259.

［64］Carvalho JS. Fetal heart scanning in the first trimester. Prenat Diagn.2004; 24: 1060-1067.

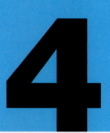

胎儿超声心动图——三维及四维成像

Simcha Yagel, Sarah M. Cohen, and Ori Shen

一、引言

近年来，三维胎儿超声成像的文献大量涌现。由于在三维空间对动态目标进行成像较为困难，胎儿心脏的三维超声成像面临着特殊挑战。随着技术和数据处理能力的提高，出现了门控和图像关联方法，得以应对这些挑战并实现了胎儿心脏的近乎实时的三维超声成像。2003年提出的时间-空间相关（STIC）成像技术，为三维胎儿超声心动图加入了第四个维度（时间）。如今，习惯上将其统称为胎儿心脏的三维/四维超声成像，包括了多种现行的采集与后处理方式和技术的组合。

本章中，我们将扼要地介绍这些技术（感兴趣的读者可以参阅由卖方提供的技术材料），从采集模式开始，继而是后处理模式，然后是实际应用及需要避免的错误，最后会讲到在何时何地使用何种胎儿超声心动图方法最适当。

国际妇产超声协会（SUOG）已经出版了关于"基础"和"基础拓展"胎儿心脏扫描操作指南。这些指南包括了所有的完整的胎儿超声心动图检查所必需的心脏参数。胎儿心脏病学的节段分析法将心脏分成三个基本部分，心房、心室、大动脉。房室瓣和心室-动脉连接将其分为几个节段。通过采用胎儿超声心动图方法学中的五个平面（基于二维超声的、从胎儿上腹部到上纵隔的扫查），可以观察胎儿心脏的五个短轴切面，进而为检查者提供节段分析法中的所有结构及国际妇产超声协会指南中提到的所有参数。

二、容积采集

三维/四维超声扫查是以一个由无数体素［容积展示单元（容积像素）］组成的容积数据块为基础的。一旦被采集和保存，这个数据块就可以被处理和分析。一些切面几乎可以是即刻显示的，能够在病人正在进行检查时同时显示，然而其他一些图像则需要相当的时间和精力，而且常常是在病人离开后才能获得。

（一）时空相关成像

时空相关成像（STIC）采集是胎儿心脏三维/四维超声成像的主要支持技术。该模式已有详细描述，且基于此已经有很多资料出版发行。时空相关成像技术是一个间接的、脱机的、运动门控的扫查模式。操作者在一次扫查中，扫查兴趣区（在胎儿心脏中，指的是从四腔切面的尾侧向头侧扫查至上纵隔）。探头中的芯片使这种自动匹配的容积采集成为可能。芯片执行一个单一的持续7.5s到大约30s的慢扫，扫描角度为20°～40°（取决于胎儿的大小），帧频达每秒150帧。因此，10s和25°的采集将包括约1500幅连续的B型图像。采集扫描之后，STIC程序采用数理算法来处理容积数据。它通过识别收缩峰来计算胎儿心率。这些峰起到触发器的作用，使每幅B型图像的空间时间位置关联起来。STIC采集模式是模仿传统二维超声的腹部到纵隔的扫查，一个操作良好的STIC容积采集会包括胎儿超声心动图所需的全部五个短轴切面，以及ISUOG指南中提到的胎儿心脏检查所需的全部数据。在实际操作中，由于胎儿呼吸运动和其他因素的影响，一次完整的心脏扫描常常需要2次或2次以上采集。

（二）B-Flow

B-Flow是一种不依赖多普勒频移、能够使血流在血管内成像的技术。B-Flow技术是通过数字编码将一束超声束分成两个子声束：一束提供B型结构显示，另一束呈现包括血流的B型显示，并显示部分管腔。这种血流显示可被增强，来弥补血细胞反射产生的微弱信号。B-Flow技术使用比彩色多普勒图像更快的帧频，可以提供更好的空间分辨力。因为它不基于多普勒频移，所以B-Flow没有角度依赖性，并且避免了直角扫描时的回声失落。B-Flow技术有更好的敏感度，使它成为测量血管直径的极好工具。当B-Flow与STIC联合起来进行胎儿心脏成像时，通过设定高阈值以消除周围组织的影响，来显示增强的、高强度的B-Flow信号，就可显示心脏和大血管中血液流动的三维动态图像。我们已经发现，其对正常心脏和大动脉异常（如大动脉转位等）成像都具有极好的敏感性（图4-1）。

（三）多普勒应用

多普勒技术，包括彩色多普勒、能量多普勒和高清能量血流多普勒（HDPD）已经广泛同三维/四维超声成像联合使用。静态三维超声采集优先用于三维能量多普勒（3DPD），STIC采集可以同彩色多普勒或HDPD相结合。HDPD是一种在比标准彩色多普勒和能量多普勒都低的速度下，进行的双向彩色多普勒模式。但尽管能量多普勒是单向的，HDPD却具有方向性的优势。其具有更高的敏感性，并且较常规多普勒和能量多普勒更少溢出，因此提供了更加干净的图像（图4-2）。

三、后处理应用

一旦容积块被采集和存储到超声仪器中，就可以

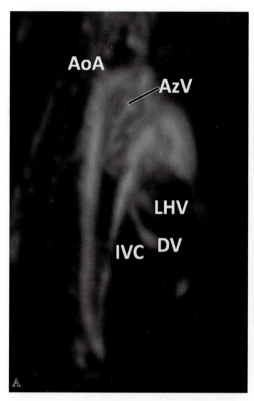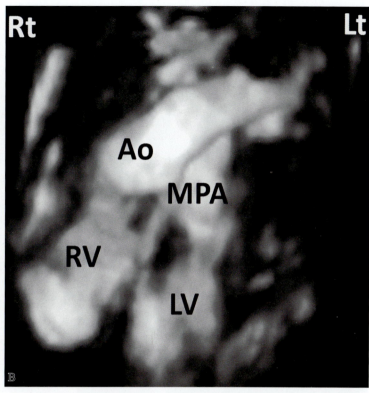

图4-1　A. B-flow技术对正常心脏和大血管的成像。这是由B-flow和时空相关技术共同采集的容积。此切面显示了心脏和主动脉弓（AoA）、奇静脉（AzV）、下腔静脉（IVC）及左肝静脉（LHV）和静脉导管（DV）。与B图比较。B. 一例B-flow技术显示大动脉转位。此容积同样是由B-flow和时空相关成像技术获得的，显示了左右心室（LV、RV）分别与主肺动脉（MPA）和主动脉（Ao）颠倒相连的结构

进行大量的后处理操作和分析。每种应用都可以从容积数据不同方面进行操作，多种应用还可以按顺序结合起来从一个特定存储的容积中提取计量生物学和功能学参数。

（一）多维重建

为了高效分析采集到的容积块，需要将其分割成二维平面。多维重建（MPR）应用可显示从容积块中提取的三个正交的平面，并允许操作者沿着容积内的三个方向进行操作（图4-3A）。三个平面的交点固定在一个导航点，来协助操作者在容积内进行取向。对于包含了时间信息的存储STIC容积块，还可以在时间上向前或向后滚动，来观察虚拟视频回放中的每一个心动周期的心脏的循环跳动。

（二）三维渲染

三维渲染与胎儿面部、躯干、四肢的表面渲染成像相似。其应用于胎儿心脏时，三维渲染应用于后处理中的多维重建显示。当从多维重建中得到想要的平面时，用界框框住感兴趣区，然后渲染的图像就会出现在展示板的第四幅上（图4-3B）。渲染图像可显示深度，可以反映容积块切片的厚度（也就是界框的宽

度）。比如，当对室间隔成像时，右室典型的小梁结构可以显示得很清晰。如果原始采集是同STIC和（或）彩色多普勒相结合的，在渲染的图像上就可以得到这些参数。

（三）断层超声成像

尽管多维重建可以显示容积的三个正交平面，三维描绘可以为多维重建中选取的一个平面加上深度，但断层超声成像（TUI）可以显示一系列连续的平行平面。这种性能可展示在阵列中心的参考平面，以及邻近的有序排列在其周围的切片。在胎儿超声心动图中，无论是正常还是异常心脏都已经开始使用这个性能，它可以同步显示胎儿超声心动图五个平面中的几个或全部（图4-4）。同多维重建和描绘的情况一样，当使用STIC采集后，TUI中就可以显示时间信息，如果同多普勒成像结合，也可以进行彩色成像。

（四）模拟器官计算机辅助分析

模拟器官计算机辅助分析（VOCAL）是在后处理中用来测量目标器官的体积。这个应用对体积进行旋转测量，围绕着一个固定的中轴，通过预设的基于旋

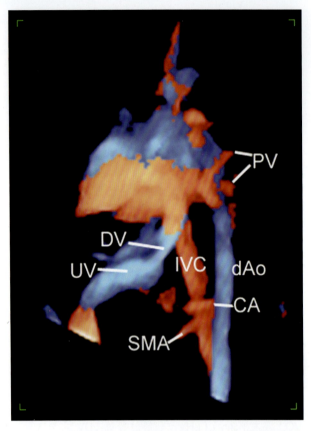

图4-2 由时空图像关联技术与高分辨力能量血流多普勒采集容积所成的胎儿心脏与血管的图像。除下腔静脉（IVC）和降主动脉（dAo），还显示了脐静脉（UV）、静脉导管（DV），肠系膜上动脉（SMA）、腹腔干（CA）和肺静脉（PV）（Reproduced with permission from Yagel S, Cohen SM, Shapiro I, Valsky DV. 3D and 4D ultrasound in fetal cardiac scanning: a new look at the fetal heart. Ultrasound Obstet Gynecol, 2007, 29: 81-95.）

转角度（即分6步，每步30°，比如，对于一个常规形状的物体，必要时可用12步，每步15°）的多个旋转步骤，数据组被旋转180°。如此，每个平面上的轮廓就按顺序被手动或自动描记下来，然后系统重建轮廓模型，进行容积测量。

（五）反转模式

反转模式，如同它的名字，这是一种将采集到的体素颜色反转的后处理应用，从而使实质区呈黑色，而液体充盈区显示为灰色。这种模式已经使用在胎儿心脏中来创建胎儿心室和大血管的数字投影，但B-Flow技术更为有效。

四、三维/四维胎儿超声心动图的方法学

如上所述，STIC是胎儿心脏三维/四维成像的主要支持技术。其他资料中对最佳采集技术已经有了详细的描述。简单地说，胎儿应该为仰卧位并处于没有呼吸运动的安静状态。操作者确认四腔切面，开启STIC应用，从上腹部向上纵隔扫查胎儿的身体。理想中，采集到的容积将包括胎儿心脏全部检查所必需的所有图像。实际操作中，部分容积会由于母亲或胎儿的运动或呼吸而被影响，就需要再一次容积采集。由于超声仪器执行的最初处理阶段只需要几秒钟，病人受检时就可以回顾采集到的容积，还可以反复回顾，并没有麻烦的延迟。我们发现大部分常规扫描需要两个容积，从中提取可用的部分就可以提供所有的必需平面。当然，如果遇到可疑的或者已知的胎儿畸形，操作将集中在病变区以进一步优化显示，也可能需要多个容积。

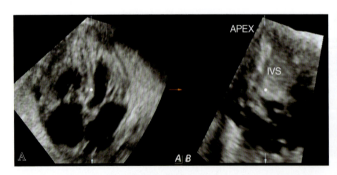

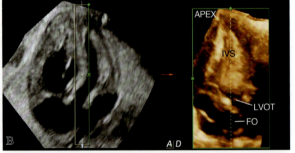

图4-3 A.（左）时空图像关联技术采集到的一个四腔切面，显示在多维重建屏幕的A平面，导航点定位在室间隔上。（右）多维重建平面的正交B平面显示了室间隔（IVS）的正面切面。标出了心尖。B.（左）同一个容积数据组中的另一个四腔切面。界框紧围在室间隔上，将可操纵目标线放在左室上。（右）从左室内侧面描绘的室间隔图像出现在描绘屏幕的D平面上，同时显示了左室流出道（LVOT）和卵圆孔（FO）。注意室壁的平滑度。（A and B, Reproduced with permission from Yagel S, Cohen SM, Valsky DV, Messing B. 3D and 4D ultrasound in fetal cardiac screening and the evaluation of congenital heart defects. Expert Rev Obstet Gynecol, 2009, 4: 261-271.）

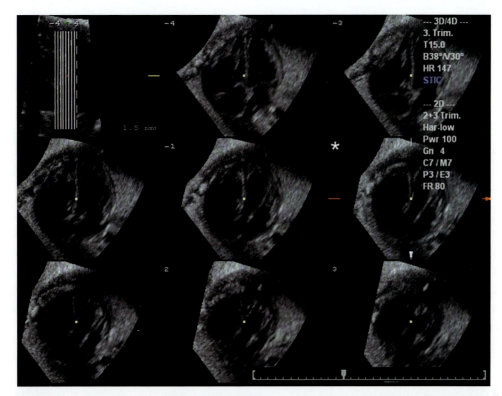

图4-4　断层超声成像。(顶端中部) −4平面显示了四腔切面;(*,中层右图) 零平面显示了流出道切面;(底端右图) +3平面显示了大血管(Reproduced with permission from Yagel S, Cohen SM, Shapiro I, Valsky DV. 3D and 4D ultrasound in fetal cardiac scanning: a new look at the fetal heart. Ultrasound Obstet Gynecol, 2007, 29: 81– 95.)

胎儿超声心动图中的平面和虚拟平面

二维超声既可以对胎儿超声心动图的五个平面进行优质成像,也可以获取很多其他切面。但仍然有很多平面无法用二维超声取得。三维/四维超声的一个强项就是可以对从容积块中采集到的虚拟切面进行成像,并且通过后处理运算进行图像分析。例如,可以对室间隔进行评估,以证实或排除室间隔缺损。在评估开始时,操作者旋转容积块在多维重建的A平面获得四腔切面。将导航点定位在室间隔上,正交的B平面将显示室间隔的正面,该切面在二维超声上通常不可能显示的。通过使用三维渲染并将界框紧紧框住室间隔,凭借界框提供的深度优势,右下角的D画幅将显示室间隔的正面和卵圆孔(图4-3)。在其他情况下,STIC容积中的时间信息可以显示目标平面在心动周期中的运动,这就可以评价心动周期中卵圆孔的运动或者过室间隔的血流。

同样的正交面可以用来对冠状房室瓣平面进行成像。将导航点定位在心脏十字交叉处,从四腔切面开始,冠状C平面将显示心脏的冠状房室瓣平面。在渲染模式下,将界框紧紧框在房室瓣水平,D平面将显示冠状房室瓣平面。这个平面可以对房室瓣和动脉瓣的关闭不全进行评价(图4-5)。

五、三维/四维超声成像技术用于胎儿心脏超声检查

每一种三维/四维的超声成像模式对于胎儿心脏超声检查都各有优势。下面举例说明各种不同模式在胎儿心脏畸形诊断中的应用。

(一)多平面重建(MPR)和断层超声成像

多平面重建是对采集容积进行分析的首选方法,操作者可以同时观察三个正交平面。在导航点的帮助下,操作者可以在三个相互垂直的平面中,在空间中比较同一个点。图4-6在A平面显示了一处可疑点,经正交的B平面观察证实,是一个异常血管,被认定是全肺静脉异位连接的特征性垂直血管,从而做出了最后诊断。

TUI是对MPR的扩展,因其是将选定的MPR画面作为一系列平行平面的中心平面。这有助于同时在多个平面评价心脏结构。组织结构的相对位置和方向因此得以评价。图4-7在一屏面里显示了大动脉转位伴肺动脉闭锁胎儿的三组图像,分别为主动脉、右心室和肺动脉。

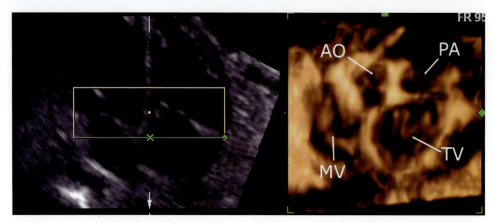

图4-5　房室瓣平面正常超声冠状切面图像。（左）渲染框（rendering box）紧紧框在房室瓣水平，然后微调，选择X轴方向旋转（X-rotation），对大血管瓣膜的开放和闭合进行成像。（右）舒张末期冠状房室瓣平面的渲染图像：三尖瓣（TV）和二尖瓣（MV）闭合，主动脉瓣和肺动脉瓣开始开放。注意刚好在瓣口内可见主动脉瓣。AO. 主动脉；PA. 肺动脉（Reproduced with permission from Yagel S, Benachi A, Bonnet D, et al. Rendering in fetal cardiac scanning: the intracardiac septa and the coronal atrioventricular valve planes. Ultrasound Obstet Gynecol, 2006, 28: 266–274.）

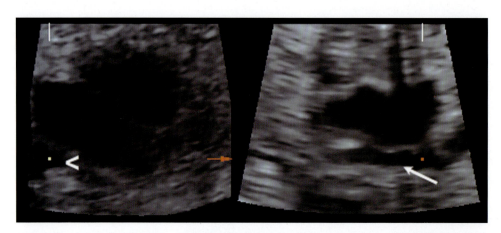

图4-6　MPR正交平面。（左）在A平面中，可看到一个可疑环形结构（箭头所示）。（右）导航点定位在此结构上，当从90°角观察时，B平面显示其为一根血管（箭头所示）。这就是完全型肺静脉异位连接的特征性垂直血管（Reproduced with permission from Yagel S, Cohen SM, Shapiro I, Valsky DV. 3D and 4D ultrasound in fetal cardiac scanning: a new look at the fetal heart. Ultrasound Obstet Gynecol, 2007, 29: 81–95.）

　　图4-8显示了多平面重建彩色多普勒图像。在此肺动脉-肺静脉异常分流病例中，二维灰阶四腔切面显示了左房异常扩大，并可见一支肺静脉。二维及彩色多普勒显示射流血入肺静脉。应用彩色四维超声后，多平面重建后处理清晰显示了两个不同方向的血流，在冠状C平面上可见一股朝向左房的射流和动静脉分流。

　　图4-9为TUI模式显示法洛四联症，三个病理性改变一并得以显示：肺动脉狭窄、主动脉骑跨、膜周部室间隔缺损。

（二）三维渲染

　　三维渲染（Rendering）技术为多平面重建成像模式加入了深度和质地的显示，在某些情况下这种显示是有重要意义的。例如，在大动脉转位中，卵圆孔的限制程度将影响产后护理与预后。在这些病例中，对卵圆孔的评价能为术前咨询提供有用信息。如图4-10所示，三维渲染模式房间隔平面显示了卵圆孔，由于STIC容积包含了时间信息，操作者可以评价整个心动周期中卵圆孔的活动范围。

　　众所周知，最常见且最容易忽略的心脏畸形是室间隔缺损。通过应用三维渲染模式，显示室间隔平面，可以从正面观察室间隔，并且通过调整界框的宽度，对图像的深度进行微调。例如，操作者可以识别右室壁的特征性小梁结构。在室间隔缺损中，可以显示缺口并进行测量。如果是用彩色多普勒采集的容积，可显示过隔血流并对其方向进行评价（图4-11）。

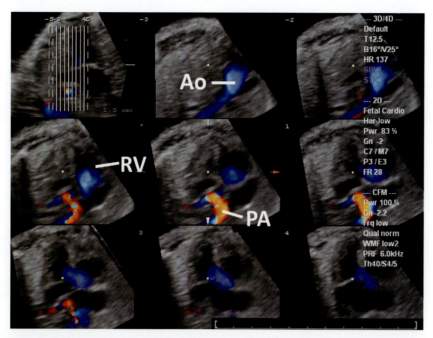

图 4-7 　能量血流多普勒显示的TUI图像。大动脉转位伴肺动脉闭锁。TUI成像模式可使主动脉（Ao）、右心室（RV）及肺动脉（PA）中的血流一次显示。（左上）显示成像的切面及其间的距离。中心平面及相应的帧幅（此例中为肺动脉平面）有*标记

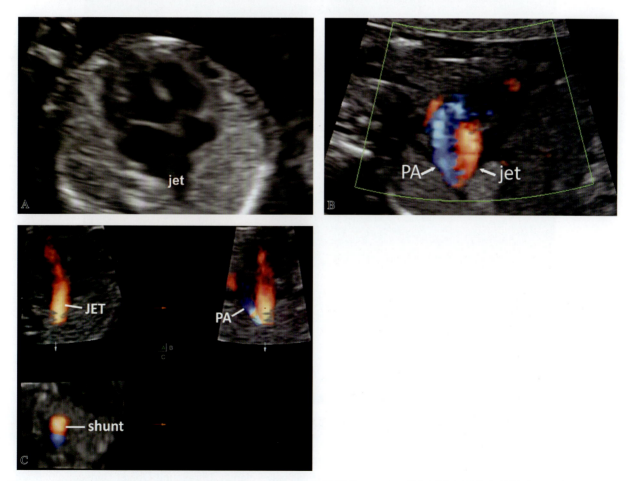

图 4-8 　A.灰阶四腔切面显示了左房口异常扩大，并可见一支肺静脉。B.在二维切面应用彩色多普勒后显示肺动脉（PA）和肺静脉内明显的射流。C.通过STIC和HDPD技术采集容积图像。在多平面重建显示中，三个正交平面分别显示了肺静脉射流（jet）（A平面），射流和肺动脉内的血流（PA）（B平面），C平面显示了分流（shunt）交界处

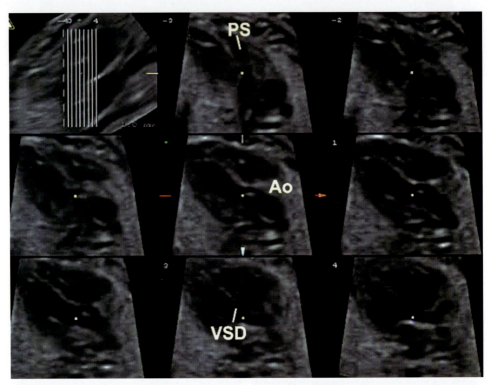

图4-9 TUI模式在一次成像中显示了法洛四联症的三个特征性病理改变。肺动脉狭窄（PS；顶端中间）；骑跨的主动脉（Ao；中部中间）；室间隔缺损（VSD；底部中间）。注意锚定在所有平面中的导航点，都是放在主动脉瓣上；在室间隔图幅中，导航点直接放在缺损上，证实了骑跨的主动脉

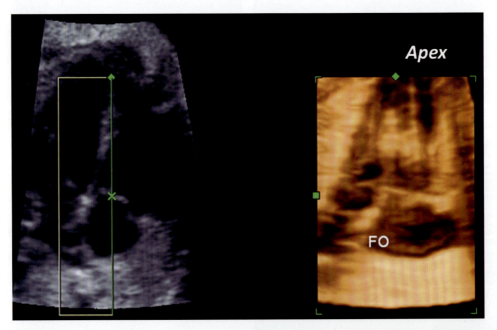

图4-10 应用三维渲染评价限制型卵圆孔。左图显示多平面重建的A平面，为心脏四腔切面，界框紧围在房间隔和室间隔上。右图为房间隔和卵圆孔（FO）的正面渲染图像。在回放中观察容积运动时，可对卵圆孔运动进行评价（Reproduced with permission from Yagel S, Benachi A, Bonnet D, et al. Rendering in fetal cardiac scanning: the intracardiac septa and the coronal atrioventricular valve planes. Ultrasound Obstet Gynecol, 2006, 28: 266-274.）

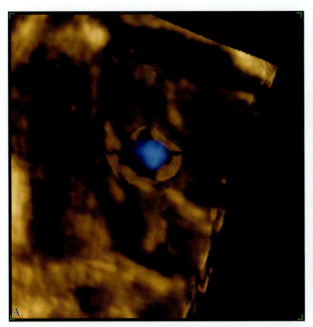 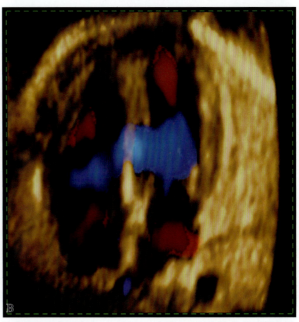

图4-11 虚拟平面辅助评价室间隔。A平面中所示四腔切面，界框紧围在室间隔上。A.相应的渲染图像显示了室间隔的正面切面，清晰地显示了这个大的室间隔缺损；B.加上彩色多普勒后，可以评价过隔分流的程度（A and B, Reproduced with permission from Yagel S, Valsky DV, Messing B. Detailed assessment of fetal ventricular septal defect with 4D color Doppler ultrasound using spatio–temporal image correlation technology. Ultrasound Obstet Gynecol, 2005, 25: 97–98. ）

与室间隔平面相似，可以获得冠状房室瓣平面，但是界框要放在心脏十字水平，紧框住房室瓣区（图4-5）。得到的渲染图像可显示瓣环瓣叶的相对位置和它们的活动范围。如果使用彩色多普勒，还可以评价跨瓣血流方向。在肺动脉狭窄中，冠状房室瓣平面可清晰显示肺动脉中反向的、微弱的血流（图4-12）。

通过HDPD采集到的STIC容积也适用于三维渲染后处理。HDPD是一个双向的、非常敏感的多普勒模式。图4-13显示了右锁骨下动脉迷走的心脏和大血管。在三血管和气管切面，可以看到起自升主动脉的迷走动脉。此处显示的是三维渲染的彩色模式，此模式突出了剔除周围组织信号的血流信息。尽管HDPD对小血管非常敏感（比如，应用于静脉导管时，它可以显示收缩期与舒张期的血流），比常规多普勒彩色溢出少，但它对血管直径测量并不理想。

在后处理中应用VOCAL容积测量工具，可以对异常发现进行容积测量。图4-14是一例右心室壁瘤。MPR显示右心室膨出，边界清晰，B-Flow成像显示了进出此区域的血流。在VOCAL的帮助下，可以对室壁瘤的容积进行测量。

（三）B-Flow

B-Flow技术在三维/四维扫描中还未被充分利

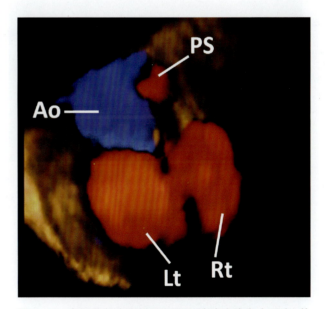

图4-12 虚拟冠状房室瓣平面显示肺动脉狭窄（PS）。从A平面中的四腔切面开始，界框紧围在房室瓣水平。相应的渲染图像显示了冠状房室瓣平面。加上彩色多普勒，可显示通过狭窄瓣反向的、少量血流。Lt. 左侧；Rt. 右侧（Reproduced with permission from Yagel S, Benachi A, Bonnet D, et al. Rendering in fetal cardiac scanning: the intracardiac septa and the coronal atrioventricular valve planes. Ultrasound Obstet Gynecol, 2006, 28: 266–274. ）

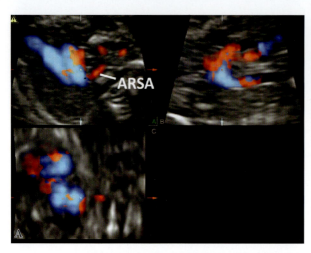
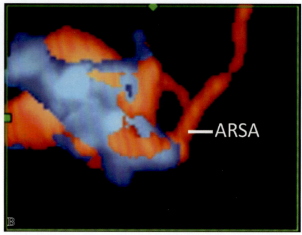

图4-13 HDPD下采集的STIC技术显示了异常的迷走右锁骨下动脉（ARSA）。A.多平面重建显示三血管和气管平面起自升主动脉的迷走右锁骨下动脉；B.玻璃透明模式显示心脏和大血管，此模式剔除了周围组织信号，突出显示多普勒血流

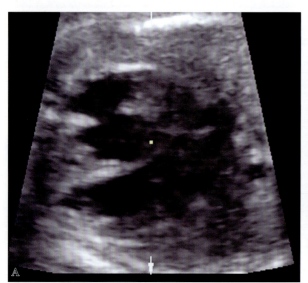
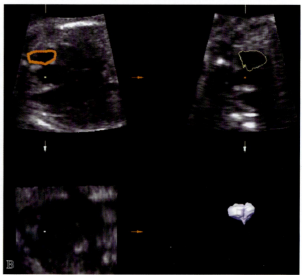

图4-14 右心室室壁瘤（A）。A平面中多平面重建四腔切面显示了一个进入右室的异常结构。B.应用虚拟器官计算机辅助分析模式对瘤体容积进行测量。A平面显示了对感兴趣区的手动描记，渲染D平面显示了测量容积的一个三维模型

用起来。然而，它是一个对心血管血流成像高度敏感的工具，因此对胎儿超声心动图有不可估量的价值。B-Flow图像对扫描目标产生一个数字投影。它还可以对如静脉导管的小血管和大血管异常进行辅助诊断。右位主动脉弓是一种少见的胚胎变异。Kommerell憩室可以呈现为一个从主动脉弓动脉韧带（残余的左主动脉弓）处进入左锁骨下动脉的小隆起。右主动脉弓的心脏及大血管的B-Flow成像可显示源自主动脉弓的特征性的四条血管及微小的Kommerell憩室（图4-15）。

另外一个细微的胚胎变异是下腔静脉离断。在胚胎时期，下腔静脉由四部分组成，肝段形成失败会导致下腔静脉离断。这种情况下，身体下部分的血流通过奇静脉和半奇静脉回流到右心房。B-Flow可清晰显示离断的下腔静脉和与上腔静脉相连的奇静脉。

前面提到的发育异常通常是没有临床症状的，人群中很多病例未得到诊断。然而，静脉导管发育不良可能对胎儿期和新生儿期的发育有重大影响。很多学者报道这些胎儿的结局迥异，原因主要是由于脐静脉引流位置不同，可以肝内或者肝外引流（也许是后一种情况），其结局可能取决于肝外分流的直径。只要怀疑是静脉导管发育不良，就要对胎儿心血管系统进行系统观察，特别还需要对胎儿门静脉系统进行检查。

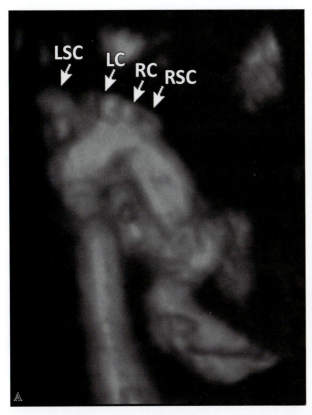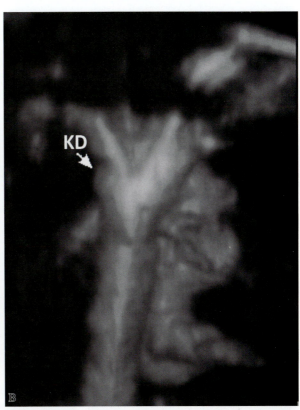

图4-15　右主动脉弓伴Kommerrell憩室。B-Flow可很敏感地对心脏和大血管成像。A.异常的右主动脉弓，有四条血管从主动脉弓上发出：右侧锁骨下动脉（RSC）、右侧颈动脉（RC）、左侧颈动脉（LC）和左侧锁骨下动脉（LSC）；B.后方切面显示了微小的Kommerrell憩室（KD）

图4-16显示了一例经B-Flow诊断的静脉导管发育不良，该静脉导管引流至右房。

（四）三维/四维超声成像对胎儿心脏功能的评价

超声不仅可对胎儿进行解剖学评价，还可对胎儿整体健康状态尤其是心脏功能进行评价，是一个必不可少的工具。三维/四维超声为胎儿心脏功能评价提供了新的手段。对胎儿宫内发育迟缓、心脏损害或先天性心脏病评价不在本章所述之列。

三维/四维超声可以对心室容积及心室肌层质量进行定量测量。通过使用VOCAL和IM模式，我们和其他研究者已经证实了其对于定量测量胎儿心室容积和心室肌层质量的可行性。这些应用有助于对胎儿心脏功能异常和进行性心脏发育不良进行评价。其他资料中对应用VOCAL和IM定量测量心室容积及质量已经有详细的描述；简要地说，就是在STIC采集之后，操作者初始化IM应用以滤除心室的液性区，然后应用VOCAL，按顺序描记每个心室的轮廓。系统对这些连续的描记进行编译，产生心室内的图像并计算容积。为了测量质量，描记必须包括整个心室，包括室间隔，从总容积中减去心室内容积（由IM测得）。结果乘以

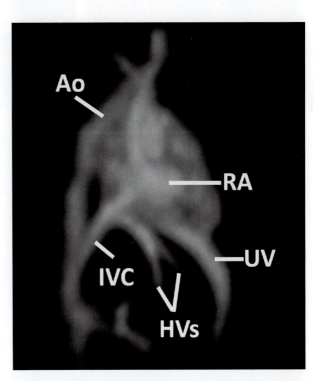

图4-16　B-Flow扫描示静脉导管发育不良伴脐静脉（UV）引流至右房（RA）。图中显示了心脏和大血管，包括肝静脉（HVs）引流入下腔静脉（IVC），主动脉（Ao）

1.050g/cm³（心肌密度）。图4-17显示胎儿心室容积和质量测量。

（五）最低发射模式

渲染算法最低发射模式，或最低渲染模式使用了非常高的透射度；因此无回声结构，如心脏或胃，同周围回声强的结构对比，就得以突出显示。这在显示图像位置异常或者膈疝的时候非常有用。

六、注意事项和局限性

三维/四维超声成像也具有同二维超声一样的问题，包括声影，多普勒信号溢出，以及深部扫描时的分辨力降低。另外，三维/四维超声成像还存在二维成像不曾遇到的问题。一个三维超声容积数据库仅达到其前的二维超声图像一样的水平。在采集之前必须对任何可以提高图像质量的方面进行优化。三维渲染形成的是虚拟图像。平滑这些图像的算法可能是掩盖了这些不足。

STIC采集易受由母亲呼吸、胎儿躯体运动、胎儿呼吸运动等运动产生的伪像的影响。理想情况下，胎儿应处于安静状态，在采集的几秒钟内母亲应屏住呼吸。得到容积后可以快速回放，如果看到运动伪像可进行重新采集。从广义上讲，如果在MPR屏幕上右上B平面是完好的，那么所得容积图像就是可以接受的。

在二维扫描时，声影是很明显的。当采集到三维容积时，容积块可能包括一些在二维图像上显示不明显的声影。随后在对容积进行后处理操作时，这些可能会显示为缺损。因此，当遇到可疑缺损时，应当通过重复扫查来排除声影伪像。

方向性的多普勒成像是胎儿心动图中的一个重要部分，STIC容积采集可以有多普勒模式的，并可以进行后处理操作。该操作常常包括沿轴的容积旋转：彩色多普勒血流方向可能被误判。与声影一样，可疑的病变需要进一步验证。可通过检查初始采集时血流是朝向还是背离探头来进行证实，必要时重复

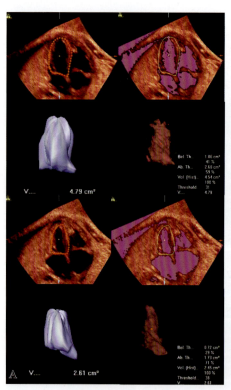
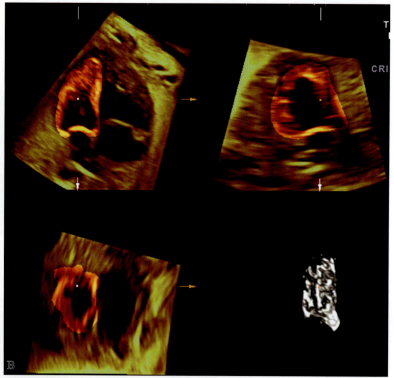

图4-17　A.心室容积测量。舒张末期（上图）和收缩末期（下图）对左心室容积后处理定量。各图分别示，舒张和收缩期，A平面中上端左图显示了四腔切面的描记，上端右图显示上述同一帧图像反转模式；底部左图显示由VOCAL创建的三维模型，包括了所有描记的容积；底部右图显示了最终室间隔容积模型。B.心室心肌质量测量。应用同样的方法可以测量心室心肌质量。进行VOCAL描记将全部心室包括进去。通过应用反转模式隔离出来的室间隔容积从整体中减去，结果乘以1.050得到质量（A, Reproduced with permission from Messing B, Cohen SM, Valsky DV, et al. Fetal cardiac ventricle volumetry in the second half of gestation assessed by 4D ultrasound using STIC combined with inversion mode. Ultrasound Obstet Gynecol, 2007, 30: 142–151. ）

扫查。

七、胎儿超声心动图中三维/四维超声成像的准确性

三维/四维超声自引入以来，在胎儿心脏超声检查中做出了重要贡献。然而，将三维/四维超声加到胎儿超声心动图检查中是否提高了诊断准确性尚不可知。在我们一个三级转诊中心一个包括低风险和转诊病人超过11 000例的总结中，发现了155例先天性心脏病，只在11例中三维/四维为做出诊断提供了额外有益价值。在所有病例中，二维超声扫查中的其他异常或发现提示需要进行细致心血管评价。三维/四维超声成像模式在胎儿超声心动图筛查准确性方面的附加价值尚需要具有说服力的前瞻性研究进行证实。

图像特征和要点

- 三维/四维超声容积与先前二维扫查质量一样好。
- 一个做的好的STIC容积包括完整胎儿超声心动图所需要的全部标准平面。
- 带有导航点的多平面重建对容积内导航和正交平面结构比较是必不可少的。
- 胎儿心脏的虚拟"平面"可以在保存的容积中取得，这在二维超声中通常是不可能的。
- TUI拓展了多平面重建的空间，可以显示连续的平行平面；在做的好的STIC采集中，多平面重建可以同时显示胎儿超声心动图中经典的全部五个平面。
- B-Flow不会像HDPD那样"溢出"，所以当需要测量时，B-Flow对血管成像更加敏感。
- 由于对图像进行了平滑处理，渲染成像算法可能掩盖缺损。
- 从四维超声容积中取得的彩色多普勒，其方向必须经由二维超声扫查再次确认，以此来避免后处理中由于容积旋转造成的血流方向混淆。

参考文献

[1] International Society for Ultrasound in Obstetrics and Gynecology.Cardiac screening examination of the fetus: guidelines for performing the "basic" and "extended basic" cardiac scan. Ultrasound Obstet Gynecol. 2006; 27: 107-113.

[2] Carvalho JS, Ho SY, Shinebourne EA. Sequential segmental analysis in complex fetal cardiac abnormalities: a logical approach to diagnosis. Ultrasound Obstet Gynecol. 2005; 26: 105-111.

[3] Yagel S, Arbel R, Anteby EY, Raveh D, Achiron R. The three vessels and trachea view (3VT) in fetal cardiac scanning. Ultrasound Obstet Gynecol. 2002; 20: 340-345.

[4] Yagel S, Cohen SM, Achiron R. Examination of the fetal heart by five short-axis views: a proposed screening method for comprehensive cardiac evaluation. Ultrasound Obstet Gynecol. 2001; 17: 367-369.

[5] Deng J, Rodeck CH. Current applications of fetal cardiac imaging technology. Curr Opin Obstet Gynecol. 2006; 18: 177-184.

[6] Volpe P, Campobasso G, Stanziano A, et al. Novel application of 4D sonography with B-flow imaging and spatio-temporal image correlation (STIC) in the assessment of the anatomy of pulmonary arteries in fetuses with pulmonary atresia and ventricular septal defect. Ultrasound Obstet Gynecol. 2006; 28: 40-46.

[7] Bord A, Valsky DV, Messing B, Rosenak D, Cohen SM, Yagel S. B-Flow modality combined with STIC in the normal fetal echocardiography examination. Ultrasound Obstet Gynecol. 2006; 28: 447.

[8] Bord A, Valsky DV, Rosenak D, Cohen SM, Yagel S. B-Flow modality combined with STIC in the evaluation of malalignment of the great vessels. Ultrasound Obstet Gynecol. 2006; 28: 447.

[9] Bord A, Rosenak D, Valsky DV, Cohen SM, Yagel S. B-Flow modality combined with STIC in the evaluation of fetal venous anomalies. Ultrasound Obstet Gynecol. 2006; 28: 556-557.

[10] Chaoui R, Hoffmann J, Heling KS. Three-dimensional (3D) and 4D color Doppler fetal echocardiography using spatio-temporal image correlation (STIC). Ultrasound Obstet Gynecol. 2004; 23: 535-545.

[11] Chaoui R, Kalache KD. Three-dimensional power Doppler ultrasound of the fetal great vessels. Ultrasound Obstet Gynecol. 2001; 17: 455-456.

[12] Chaoui R, Kalache KD, Hartung J. Application of three-dimensional power Doppler ultrasound in prenatal diagnosis. Ultrasound Obstet Gynecol. 2001; 17: 22-29.

[13] Sciaky-Tamir Y, Cohen SM, Hochner-Celnikier D, Valsky DV, Messing B, Yagel S. Three-dimensional

power Doppler (3DPD) ultrasound in the diagnosis and follow-up of fetal vascular anomalies. Am J Obstet Gynecol. 2006; 194: 274-281.

［14］ Yagel S, Cohen SM, Shapiro I, Valsky DV. 3D and 4D ultrasound in fetal cardiac scanning: a new look at the fetal heart. Ultrasound Obstet Gynecol. 2007; 29: 81-95.

［15］ Goncalves LF, Romero R, Espinoza J, et al. Four-dimensional ultrasonography of the fetal heart using color Doppler spatiotemporal image correlation. J Ultrasound Med. 2004; 23: 473-481.

［16］ Yagel S, Cohen SM, Valsky DV, Messing B. 3D and 4D ultrasound in fetal cardiac screening and the evaluation of congenital heart defects. Expert Rev Obstet Gynecol. 2009; 4: 261-271.

［17］ Yagel S, Benachi A, Bonnet D, et al. Rendering in fetal cardiac scanning: the intracardiac septa and the coronal atrioventricular valve planes. Ultrasound Obstet Gynecol. 2006; 28: 266-274.

［18］ Yagel S, Valsky DV, Messing B. Detailed assessment of fetal ventricular septal defect with 4D color Doppler ultrasound using spatio-temporal image correlation technology. Ultrasound Obstet Gynecol.2005; 25: 97-98.

［19］ Espinoza J, Kusanovic JP, Goncalves LF, et al. A novel algorithm for comprehensive fetal echocardiography using 4-dimensional ultrasonography and tomographic imaging. J Ultrasound Med. 2006; 25: 947-956.

［20］ Goncalves LF, Espinoza J, Lee W, et al. A new approach to fetal echocardiography: digital casts of the fetal cardiac chambers and great vessels for detection of congenital heart disease. J Ultrasound Med. 2005; 24: 415-424.

［21］ Goncalves LF, Lee W, Espinoza J, Romero R. Examination of the fetal heart by four-dimensional (4D) ultrasound with spatio-temporal image correlation (STIC). Ultrasound Obstet Gynecol. 2006; 27: 336-348.

［22］ Yagel S, Kivilevitch Z, Valsky DV, Achiron R. The fetal venous system: normal embryology, anatomy, and physiology and the development and appearance of anomalies. In Yagel S, Silverman N, Gembruch U, eds. Fetal Cardiology. 2nd ed. New York: Informa; 2009.

［23］ Berg C, Kamil D, Geipel A, et al. Absence of ductus venosus-importance of umbilical venous drainage site. Ultrasound Obstet Gynecol. 2006; 28: 275-281.

［24］ Sothinathan U, Pollina E, Huggon I, Patel S, Greenough A. Absence of the ductus venosus. Acta Paediatr. 2006; 95: 620-621.

［25］ Messing B, Cohen SM, Valsky DV, et al. Fetal cardiac ventricle volumetry in the second half of gestation assessed by 4D ultrasound using STIC combined with inversion mode. Ultrasound Obstet Gynecol. 2007; 30: 142-151.

［26］ Bhat AH, Corbett VN, Liu R, et al. Validation of volume and mass assessments for human fetal heart imaging by 4-dimensional spatiotemporal image correlation echocardiography: in vitro balloon model experiments. J Ultrasound Med. 2004; 23: 1151-1159.

［27］ Bhat AH, Corbett V, Carpenter N, et al. Fetal ventricular mass determination on three-dimensional echocardiography: studies in normal fetuses and validation experiments. Circulation. 2004; 110: 1054-1060.

［28］ Messing B, Valsky DV, Rosenak D, Cohen SM, Yagel S. 3D/4D ultrasound for fetal cardiac ventricle mass measurement in the second half of gestation in normal and anomalous cases. Ultrasound Obstet Gynecol. 2008; 32: 335.

［29］ Achiron R, Gindes L, Zalel Y, Lipitz S, Weisz B. Three-and four-dimensional ultrasound: new methods for evaluating fetal thoracic anomalies. Ultrasound Obstet Gynecol. 2008; 32: 36-43.

［30］ Yagel S, Cohen SM, Rosenak D, Messing B, Lipschuetz M, Valsky DV. Does 3D/4DUS improve diagnostic accuracy in congenital heart malformations? Ultrasound Obstet Gynecol. 2009; 34: 170.

5

产前治疗及实践模型和心血管疾病胎儿的分娩
Jack Rychik

心血管疾病胎儿的治疗及实践模型（Practice care models）是不同的，变化中的，可持续改进的。通过有目的性的超声检查和胎儿超声心动图检查，胎儿心血管疾病的诊断能力在不断提高。胎儿心血管健康是多学科关注的焦点，包括主要的孕产妇看护人员（产科医师、围产期医师、母胎医学专家），主要的新生儿看护人员（胎儿心脏病专家，新生儿学专家），以及医学影像医师（超声医师，放射线医师）。无论儿科心脏病学还是围产期学/母-胎医学，其目的都是相同的：

1. 精确诊断。

2. 给予关爱、专业的建议和家庭教育。

3. 制订对产妇安全并且能优化新生儿出生状况的分娩计划，从而促使胎儿向新生儿的安全过渡。

医护工作者通过各种方式达到这些目的，重要的是，必须指出，护理这些患者没有一种绝对正确的方法。在本章中，将讨论一些我们为胎儿心血管疾病创建的胎儿、母亲及家庭保健操作程序和策略及向产后过渡时的护理方法。上述所有工作均在同一儿童心脏中心完成。

一、胎儿心脏中心产前治疗及实践模型

2001年，我们意识到在临床中建立一个专注胎儿心脏疾病的、独立的、专业的部门的重要性，于是启动了我们的"胎儿心脏中心"。胎儿超声心动图可以在普通儿科超声检查室中进行；然而，图像采集、患者咨询需要投入时间和精力，以及为患者提供真正的综合性的适当的保健需要后勤保障，这些都提示我们要建立一个独立的"临床病区"专注胎儿心脏疾病。建立一个独立的胎儿心脏中心，可使该中心集中精力做相关事情，如创建独立的成人为主的门诊病人候诊区、购买理想的专业胎儿成像设备及招募专门受过孕妇护理培训的工作人员等。

自成立以来，我们的胎儿心脏中心规模不断扩大，目前由一名病区主任和具有胎儿心血管成像和产前管理经验的、训练有素的主治医师组成。训练有素的护理人员协助处理相关工作，每一名患者单独配一名护士，对维护整个过程的连续性起了非常重要的作用。护士在最初的咨询环节也起着关键作用，并且在整个妊娠期一直对患者进行持续的健康教育，对家庭进行指导直到分娩。我们会分配一个社工参与咨询环节，帮助家庭提供任何所需的后勤保障。社工对每一个患者进行心理评估，并且在患者非常紧张的时候提供帮助和心理咨询。我们为每一个患者制订了图表，以便保持检查记录，记录的内容包括一份综合的母亲和家族史，即"录入问卷"（框表5-1），转诊医生的记录（产科或小儿心脏病科），胎儿心脏超声报告，检验数据结果（血液或羊膜穿刺），以及就医小结。整个妊娠期的护士的记录及社工的评估也记录在案。这些图表建立了有关产前护理信息的连续记录，会一直跟随着胎儿进入到重症监护室的产后管理环节。

框表5-1　为可能有先天性心脏病患儿家庭制订的录入问卷内容示例

- 母亲的流行病学信息
- 配偶的流行病学信息
- 转诊医师的信息
- 母亲过敏史
- 慢性病
- 处方药服用情况
- 非处方药服用情况
- 自我修复
- 家族病史和遗传病史
- 产科病史
- 既往妊娠史
- 本次妊娠情况：自然怀孕？
  辅助生殖技术？如果是，哪一种？
- 心理及社会交往史
- 暴露史（例如烟草、酒精、辐射、有毒物质、发热性/病毒性疾病）

二、衡量胎儿心脏缺陷所产生的影响：胎儿心血管疾病严重程度分级标准

先天性心脏病产前咨询的一个必要内容是对胎儿心脏异常的严重性的评估和告知。产前咨询通常包括详细解释发现了什么，可能需要什么样的干预和手术，以及胎儿期、婴儿期、儿童期和之后的整体预后及生活质量情况。我们提供给心胸外科医师一份先天性心脏病复杂性评估量表，主要是关于手术的复杂性和手术预后。产前严重程度评价标准在很多方面都有重要价值。它可以使各中心在严重程度评估方面掌握统一标准，有助于咨询，还可以作为科研的实用工具。这样的一个"胎儿心血管严重程度评估表"需要包括手术的复杂性，因为其与生存率相关，也要包括其他很

多可能影响疾病严重性的因素，例如：①胎儿死亡的可能性；②出生后在给予任何干预前，潜在的血流动力学不稳定性；③一生中预期要进行的干预/手术的数量；④干预和手术后的功能状态及生活质量。

为了建立一个标准的共识，我们建立了一套"胎儿心血管严重程度分级标准"。这是一个"7级"标准，从1级：极轻度病变、预后较好，到7级：非常严重、围产期生存困难。这套标准正在被全美儿科心脏

病专家进行验证，并通过不断修改进而更加完善。表5-1列出了当前版本的分级系统（2011年）及各级的标准。表5-2列举了常见的先天性心脏缺陷，以及利用现行的分级标准所建议的严重程度分级。需要注意的是，这些分级适用于单纯的心脏疾病，而不考虑其他因素的存在，如早产，额外的心外畸形，基因异常，以及染色体异常或综合征，这些都会增加心血管的严重性。

表5-1 胎儿心血管疾病严重程度分级标准

分级	定义	治疗	预后/预期结果	简短的总结描述	双心室	单心室
1级	对健康有极小的影响或没有影响的心血管改变	不需要治疗	良好/正常的生活质量	没有明显的疾病	✓	×
2级	可能需要治疗的心血管异常。需要产后随访	孕期或出生后可能需要医学处理。有可能是手术或导管治疗，但需要进行产后评估才能确定	良好/正常的生活质量	轻度病变，可能需要干预（手术/导管）	✓	×
3级	心血管异常/单纯型先天性心脏病（双心室）	确定需要手术或导管治疗	良好/正常的生活质量	需要干预（手术/导管），预后良好	✓	×
4级	心血管异常/复杂型先天性心脏病（双心室）	需要手术。在将来某些时候可能需要进一步干预或手术	良好/接近正常的生活质量	需要一种干预，将来可能需要多重干预（手术/导管）；预后良好	✓	×
5级	心血管异常/复杂型先天性心脏病（单心室或双心室型）	单心室型患者需要Fontan姑息手术治疗；双心室型患者必须通过手术修复且将来需要进一步干预和手术	预后介于一般到良好之间，婴儿往往能挺过手术，生活质量可能降低，寿命可能受到限制	单心室治疗策略风险较低，双心室的治疗在将来一定需要再次干预；总体预后一般到正常	✓	✓
6级	心血管异常/复杂型先天性心脏病（单心室或双心室型）	需要Fontan姑息治疗，但风险高；或双心室修复但风险高	预后较差到正常。可能会有死亡风险，长期并发症可能性高，儿童期后生存率低	单心室策略，风险高。双心室策略，预后多变，寿命有限	✓	✓
7级	心血管异常/预后极差的复杂型先天性心脏病	可给予干预，但预后差	干预后仍可能发生胎儿或围产期死亡	预后差，预计早期夭折	✓	✓

表5-2　胎儿心血管疾病常见类型举例及其建议的严重程度

胎儿心血管病	严重程度分级
左心室强光点	1
小的肌部室间隔缺损	1
房性期前收缩	1
主动脉瓣狭窄或肺动脉瓣狭窄，中度	2
大室间隔缺损	3
肺动脉瓣狭窄，重度	3
大动脉转位，单纯性	3或4
法洛四联症	3或4
永存动脉干	5
三尖瓣闭锁，轻度肺动脉瓣狭窄	5
左心发育不全综合征，房间隔缺损	5
法洛四联症，肺动脉闭锁伴体肺侧支	5或6
左心发育不全综合征，房间隔完整	6或7
内脏异位综合征，单心室，完全性肺静脉异常连接	6或7
Ebstein畸形伴水肿	7

三、从胎儿到新生儿的过渡：分娩分级系统

　　产前诊断先天性心脏病，使得胎儿监护小组能够在分娩前制订出合适的分娩策略和产后保健计划。绝大多数先天性心脏病的分娩方式取决于产妇的要求。经阴道分娩是安全的，而且甚至可能在大多数病例中都是合适的。我们对出生在我们中心的、产前诊断为左心发育不良综合征胎儿进行回顾分析发现，以观察血流动力学稳定性和健康状况的替代指标（如血气分析、血清乳酸、血清肌酐）（表5-3）为标准，我们没有发现剖宫产分娩相对阴道分娩有何优势。事实上，与阴道分娩和紧急剖宫产的胎儿相比，选择性剖宫产胎儿的脐血血气还要稍微低一些。进一步比较新生儿首次产房血气分析和首次重症监护室血气分析，也没有发现剖宫产有任何优势。在决定分娩方式时，很多因素，如家与护理中心的远近，产妇的不同情况和需求都应该考虑在内。我们的数据显示，单心室，体循环靠动脉导管供血，阴式分娩是安全的，胎儿耐受很好。

　　通常，先天性心脏病胎儿出生所需要的产房护理是很少的，因为很多疾病预期出生情况都是稳定的。很多时候，为了输注前列腺素或注射液体和强心药，都会建立血管通路。平时，动脉血气分析和实时血压测量也很有价值，所以会放置一条脐动脉通路。较少情况下，根据胎儿评估能明确知道新生儿出生时情况会不稳定，一旦脱离了胎盘母体支持，就需要进行紧急复苏。这些新生儿则需要不同级别的准备和产后紧急护理。

　　我们设计了一个方案，通过分级来帮助了解产前诊断心血管疾病的婴儿其新生儿期护理需求情况（表5-4）。我们的"分娩分级量表"是标注心脏病胎儿是否特殊分娩、与其他相关医护团队交流新生儿预期不稳定程度和告知产房分娩时新生儿所需的一种手段。

　　标准包括四级：

　　1级：预期分娩时不需要特殊护理的胎儿。例如一个单纯的大室间隔缺损，均衡型完全性房室管畸形和（或）动脉干瓣膜功能正常的永存动脉干。

　　2级：预期出生时情况比较稳定的胎儿，然而，体循环或肺循环血流需要依赖动脉导管开放，需要吸入前列腺素。需要放置静脉通路，通常为脐静脉导管。脐动脉通路为选择性的，通常并不放置，交由新生儿复苏团队来决定。这一级的病例包括肺动脉闭锁的血流动力学稳定新生儿或伴房间隔缺损的左心发育不良综合征。

　　3级：患有可能出现或易出现不稳定血流动力学变化的心脏病胎儿。可能出现低氧、低血压或酸中毒，并且除了前列腺素输注，还可能需要其他药物如液体或强心药。通过脐静脉建立静脉通路及动脉通路，是有意义的。为了达到血流动力学稳定，这些胎儿出生时可能需要来自新生儿科和心脏科的联合产房内护理。这方面的病例包括大动脉转位，其卵圆孔开放可能是限制性的，需要紧急施行球囊房隔造口术；或者是完全性肺静脉异位引流伴梗阻，可能需要快速稳定其血流动力学，并转运至手术室进行紧急修复。

　　4级：IMPACT（immediate postpartum access to cardiac therapy）（产后立即心脏治疗）流程：一旦与胎盘血流分离，即可出现血流动力学明显不稳定的胎儿。这些都是一些少见的疾病，如果出生时没有立即采取行动，呼吸系统或循环系统可能会迅速衰竭。这其中的病例可能包括房间隔完整的左心发育不良综合征或伴有明显心动过缓的完全性房室传导阻滞。对这类疾病的每一个患儿来说，及时干预可以是救命的，方法分别是紧急开放房间隔和心脏同步化。IMPACT分娩是根据疾病需要精心策划的。婴儿足月时在可进行心脏手术的中心（手术室或导管室）通过剖宫产娩出，新生儿被带到隔壁房间进行快速评估、复苏，采取任何必要措施。该类患儿的IMPACT处理需要心脏外科医师、心脏导管介入医师、麻醉医师和心脏影像学医师。为了提高效率，分娩之前相关参与人员要开会讨论，分工协作。

表5-3　79名左心发育不全综合征胎儿血气测量[*†]

	总人数	阴道分娩	选择性剖宫产	UCD/OVD	P 值
人数	79	49 (62.0%)	18 (22.8%)	12 (15.2%)	
胎龄（周）	38.6±1.2	38.8±1.0	37.9±1.3	39.1±1.3	0.01
出生体重 (g)	3148±567	3168±539	2993±734	3320±280	0.3
脐带动脉血气分析					
pH	7.28±0.08	7.29±0.08	7.23±0.07	7.24±0.07	0.03
PO_2（mmHg）	25.3±9.6	26.5±10.5	23.6±9.3	23.5±6.8	0.61
PCO_2（mmHg）	54.2±15.1	49.9±12.7	63.6±19.1	56.2±11.1	0.007
碱缺失（mmol/L）	2.8±3.5	2.8±3.7	2.0±3.2	4.0±3.0	0.38
pH≤7.1的婴儿（百分数）	0 (0)	0 (0)	0 (0)	0 (0)	1
首次产房动脉血气分析					
pH	7.20±1.0	7.30±0.1	7.20±0.1	7.20±0.0	0.016
PO_2（mmHg）	45.2±14.2	46.4±16.9	43.1±7.2	43.7±9.5	0.922
PCO_2（mmHg）	43.1±9.6	40.9±7.9	50.0±10.2	34.3±6.7	0.006
碱缺失（mmol/L）	8.5±3.9	7.6±3.9	9.3±3.5	12.7±2.9	0.066
pH≤7.1的婴儿（百分数）	4 (5.7%)	1 (2.4%)	3 (17.6%)	0 (0)	0.06
首次ICU动脉血气分析					
pH	7.33±0.05	7.34±0.05	7.28±0.05	7.34±0.04	0.000 2
PO_2（mmHg）	42.48±9.86	43.3±10.3	40.8±10.4	41.8±7.1	0.81
PCO_2（mmHg）	41.8±7.3	40.7±5.6	46.4±10.1	39.3±6.0	0.01
碱缺失（mmol/L）	3.87±2.53	3.4±2.4	4.9±2.8	4.3±2.5	0.09
pH≤7.1的婴儿（百分数）	0 (0)	0 (0)	0 (0)	0 (0)	1
首个24小时					
血清乳酸峰值(mmol/L)	4.2±2.7	4.0±2.8	3.5±1.5	5.5±3.5	0.14
血清肌酐峰值 (mg/dl)	0.9±0.2	0.9±0.1	0.8±0.1	0.9±0.2	0.06

注：*.样本通过脐带、在产房以及初次进入ICU获得；†.所有数据均以人数（%）或平均值±标准差显示；ICU.重症监护室；PCO_2.二氧化碳分压；PO_2.氧分压；UCD/OVD.紧急剖宫产或阴道手术助产（计划阴道分娩，但情况不允许）

表5-4　胎儿先天性心脏病分娩分级量表

	定义	实例	措施	人员
1级	无血流动力学不稳定	室间隔缺损、房室管畸形，永存动脉干	评估和检测	新生儿科
2级	动脉导管依赖性疾病，预计血流动力学稳定	肺动脉闭锁，严重主动脉缩窄或狭窄，左心发育不良综合征	建立血管通路、输注前列腺素、±动脉通路	新生儿科
3级	可能的血流动力学不稳定	大动脉转位、完全性肺静脉异位引流	建立血管通路、输注前列腺素、动脉通路	新生儿科+心脏内科
IMPACT	预计与胎盘循环分离后会出现血流动力学不稳定	左心发育不全综合征+完整房间隔、Ebstein畸形、完全性心脏传导阻滞、胎儿水肿	在心脏科进行剖宫手术（手术室或导管室），隔壁心脏房间进行新生儿复苏	必要时心脏重症监护、导管插入、心脏麻醉、心脏手术

注：IMPACT.产后立即心脏治疗

分娩分级量表指出了分娩时的复杂性及新生儿即刻阶段所需的护理需求，与胎儿心血管疾病严重程度分级标准不同，后者是对整体疾病严重程度和预后进行分级。例如，有些异常在分娩过程中可能会很危险，但远期预后却很好。其中一个例子就是大动脉转位，该病的胎儿分娩时会出现明显的低氧血症，需要密切的新生儿期监护和治疗（例如可能需要紧急球囊房隔造口术），但术后的远期预后确实不错。

在包括胎儿心脏病学、母-胎医学、产科学、心脏外科及新生儿科的多学科例行会议上，所有的心脏病胎儿都会被讨论，并对分娩进行分级。这促进了多学科的交流，是心血管疾病胎儿分娩一种有效和明确的管理方式。

我们制订了很多制度来辅助先天性心脏病胎儿的管理。这些制度对其他中心可能有价值，也可能没有价值。因为不同的设备、不同的行医风格及不同机构间跨学科的关系都可能会影响对分娩的管理。我们应该不断改进操作手段、临床保健模式及管理策略，为这些特殊患者提供量身定制的最佳护理。

参考文献

［1］ Peterson AL，Quartermain MD，Ades A，Khalek N，Johnson MP，Rychik J.Impact of mode of delivery on markers of perinatal hemodynamics in infants with hypoplastic left heart syndrome. J Pediatr. 2011；159：64-69.

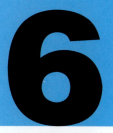

心血管疾病胎儿家庭的咨询与支持服务
Jack Rychik and Denise Donaghue

胎儿心血管疾病产前咨询服务的原则
产前咨询：基于护士和社会服务者的视角
体现多学科咨询服务价值的两个病案

对于患有先天性心脏病（CHD）胎儿家庭的咨询服务或许是胎儿医学领域所要求的最有难度和挑战性的专业技术工作之一。凭借综合复杂的信息确立一个医护人员可以理解并以此采取措施的合理诊断是一回事；以一种能够使人信服的，又是可以让人理解的方式来向患者和家庭传达相关信息，解释医疗措施的选择又是完全不同的另外一回事。

尽管可供专业人员学习如何解释超声图像和理解胎儿心血管疾病病理生理学和其他科学知识的资源很多，却极少有如何有效地与患者家庭谈话，传达发现及"咨询服务"的相关指导。"咨询服务"这个词本身就有一个有趣的内涵，从中可以推测出来的是简单、直率地传达事实信息是不够的，这一点毋庸置疑。相反，必须要对这些事实进行解释进而传达这些信息的实质意思，并给予如何行动的建议。这一点，当然是有意义的，因为患者家庭仅靠他们自己是很难理解疾病评估中所发现的医学信息会带来什么样的影响。没有专业医疗人员综合所有信息给出仔细认真、周到体贴的解释，很少有家庭能够理解一个特殊结构的异常或者一个异常多普勒血流频谱的含义与影响。

当患者处于因眼下的情形所导致的一种极高的压力和焦虑中时，咨询服务就会变得非常困难。怀孕和妊娠往往给人带来期盼和希望。从得知怀孕的那一刻起，整个家庭便开始构筑他们未来生活的图景。想到一朝分娩，护理婴儿、抚养子女诸事便会接踵而至，所有的想法和行动都集中在为新生命的准备上。婴儿降生之前常常是数月的心理准备。所有这些形成了一种期望的认知模型并被深深置入到所有父母们的脑海中。一个胎儿异常的诊断所带来的破坏性影响能够使人的心理崩溃，犹如千万个不可遏制的想法一下子冲进人的大脑。一个共同的即时反应就是陷入预想未来丧子的悲痛中。当一些复杂的信息提供给他们时，他们的认知功能却一时间被伤痛的汹涌洪水所阻断。这怎么会发生在我身上？为什么要发生在我身上？我做过什么才导致了这些？这样的问题就会涌现，使任何试着去聆听和理解他们的人心头布满阴郁。带有情绪的病人和需要传达复杂信息的医学专业人员，两者都面临挑战，彼此都希望能够做出有效的决策。

胎儿咨询服务的理想目标是，使病人和家庭脱离这些遭遇，并使其达到：①对超声发现的全面理解；②充分理解（胎儿疾病）对围产期和产后护理的影响和要求；③对于预后有一个科学健康的认识，不管是长期还是短期；④了解所有可能的处理策略和选择；⑤获得一个平衡、健康的心态，并对治疗和可能的结局有一个合理预期。必须承认，首次随访便能达到所有这些目标是很罕见的，或许多次随访能够达到，或许永远也不能。

如果医务人员不能全部达到这些目标，是否至少能达到其中一部分呢？在以下几段，作者将描述他们所认识到的产前咨询服务的原则和基本要素。我们必须承认，这样做还是有一些惶恐，因为我们发现，这是医务人员和他/她的病人之间分享的最具个人色彩的内容之一。每一个人都有自己的主观方法和技术，我们也猜想会有很多种不同的正确方法来做这件事。一些读者或许会不同意我们将提出的这些建议或推荐做法。或许，还有很多另外的可以更好地达到这些目标的想法，或者一个人可能完全不同意我们提出的这些需要实现的目标。然而，关于这个主题的文献是极其缺乏，而且对于如何执行这一非常重要又是十分困难的工作却几乎没有建议性的指南可以依从。在对数百个有着复杂心血管疾病胎儿的家庭提供了产前咨询服务之后，我们才鼓起勇气试图解决这个问题。以下就是我们从中学到的。

一、胎儿心血管疾病产前咨询服务的原则

（一）环境因素

对于儿科心脏病医师来说，绝大多数的胎儿超声心动图检查是在儿科的超声心动图室进行的。然而，这里不是进行产前护理和咨询服务的最佳地点。对于那些准备着获得有关他们未出生孩子重要信息的家庭来说，在别的婴儿或者儿童等着进行超声心动图检查的环境下进行其胎儿的医学评估是很尴尬的，也让人心里感觉不舒服。因为将要进行的产前咨询服务很有可能导致家属对胎儿的情况很失望，当看着其他在等候室玩耍的孩子可能会更进一步强化其某种错误的期盼。当一些家庭看到别的异常的孩子时，担心他们的怀孕是否也会有这样的结果，这也可能会带来一些不必要的压力。从这个角度来看，围产期医师和母婴专家最能胜任胎儿咨询这个工作。然而，儿科心脏病医师和专业的"胎儿中心"可以通过为产前评估和咨询创建一个单独的地点和环境，来弥补这个问题。

最好是能有一个胎儿超声心动图检查和产前咨询服务的一个独立的专用区域。等候室的环境和设计应该以成年人为中心，适当提供一些有关妊娠的可读性资料和文献信息。咨询服务应该在超声心动图检查之

后随即进行。但是根据我们的观点，却不应该安排在做超声检查的那个房间进行。要避免病人躺在检查床上，身上还涂着超声耦合剂时，医师却进入检查室立即要与病人讨论检查所见。这种不必要的行为会造成一种"医师比病人优越"的感觉，还会妨碍询问的顺畅与效率。理想的做法是，医师等检查全部完成，待患者清理整装后，必要时还需要等患者盥洗完毕后，选定一个单独的、安静的房间进行产前咨询服务。病人也许还有别的家庭成员在等候区，他们也希望能够和病人一起参与咨询过程。理想的做法是，每个人应该被安排就坐在一个圆桌旁，所有这些成员视线处于同一水平。这就提供了一个开放的、具有启发性的讨论和交流的氛围。尽管这些看起来似乎有点不足为道，但是我们相信，这些微妙的做法将对完成产前咨询服务目标发挥至关重要的作用。

（二）人员因素

进行咨询服务的医务人员可能包括解释超声心动图的主治医师、支持人员例如护士或社会服务人员等。在我们中心，已有一个标准方案，即一个医师和一个专职胎儿心脏护士协调员会参与每一个患者的咨询服务。通过这种方式，病人与产前咨询服务小组的两个成员——即一个医师和一个护士联系在一起。这确实使我们所能提供的护理和建议的范围扩大了。我们发现，即便不考虑性别因素，有很多的问题病人还是会选择向护士咨询，而一般不会向医师咨询。另外，在咨询服务期间，进入房间的医务人员的总数应注意限制。由于咨询服务很多是在教学医院开展的，实习生会经常被安排在产前咨询服务过程中。咨询服务小组的每一个成员应该向患者介绍自己；要尊重患者的愿望，即便是患者不希望有实习生参与咨询服务过程，也应该得到尊重。根据我们的经验，极少有家庭会抱怨实习生的参与，但如果有，应尊重家庭的意见。还有，应该意识到，如果有相对于患者及其家庭过多的医务人员参与咨询服务，则会产生"我们、他们"这样的心理问题。因此，在进行咨询服务前应该判断和确定参与的医务人员的人数。

超声检查工作者是咨询服务小组的成员之一，为病人提供总体服务。有时，一个焦虑的病人会在行胎儿超声心动图检查的过程中直接向超声检查医师询问见到了什么，有什么意义。这时，我们的超声检查医师应被训练成特意说一些鼓励的话来支持患者，而不是直接向病人报告检查中一些特殊的发现。超声检查医师要告诉患者及家人，所有的信息将会在咨询服务时提供，所有的问题也将在那时给予回答，咨询服务

小组会将超声心动图发现与其他医学信息结合综合评估，从而打消他们的疑虑。尽管还是有些焦虑，但大多数的家庭还是会对这种做法感到满意的。

（三）讨论内容

我们把主导讨论的人称为"顾问"，他们要在整个咨询服务中表现出自信和诚实。讨论不能匆匆了事，要留有足够的时间进行问答。我们通常认为新诊断的心脏疾病的产前咨询需要大约1小时。随访病人的咨询服务时间可以不定。心脏疾病的复杂程度、患者或家庭方面的因素例如女性患者的性情、压力程度、心理状态和认知能力等，会影响咨询服务的时间长短。下面是一些相关技巧和建议：

- 首先从介绍开始。咨询服务谈话一开始，介绍一下不同工作人员的职责（例如护士、社会服务人员等）。我们经常以提问病人对"心脏先天缺陷"发生的可能性了解多少作为咨询谈话的开始。这使我们能够评估一下病人到目前为止，对怀孕知识的掌握情况，综述医师的发现及她们的反应，也就是病人对这一问题是怎样理解的。
- 在上述介绍之后，说明并确认胎儿的心脏有问题。概要地向病人/家庭说明一下你接下来要做什么。一般情况下，我们会告诉他们，我们会先讨论一下正常胎儿心脏的表现，再描述他们的胎儿与正常情况的差别，最后谈一下这对怀孕、分娩、新生儿护理及之后的影响（框表6-1）。
- 在讨论中不要故意美化数据，要做到诚实。尽管向病人传达不好的信息对我们来说是一件困难的事情，但是我们作为专业人员的职责就是要以尽量清晰、敏锐的方式去做。如同做其他事情一样，反复实践和积累经验是十分有用的。产前咨询服务的技巧也会随着时间不断提升，日益娴熟。
- 如果诊断是确定无疑的，就要肯定地告诉患者。如果不确定，并且还有很多不清楚的地方，就要向病人坦然承认这一点，还要说明这些不清楚的地方会在多大程度上影响总体的干预和诊断。
- 说明超声的发现及基于这些发现是如何得出目前的诊断的。给病人写下诊断的确切名称，以方便她们通过别的途径，如网络或者图书馆，来寻求更多的信息。
- 说明这一诊断对于以后妊娠的影响，如果对母体健康有潜在影响的话，这一点还要具体说明。
- 说明产前和产后护理的操作方法。

- 根据最近发生在你身边的一些畸形或疾病的药物或手术治疗的结果情况，说明该疾病的预后和结局。做到这一点需要掌握目前先天性心脏病治疗策略和结果的最新知识（希望本书或别的资料有助于你达到这一要求）。

- 有些家庭会出现恐惧和极度悲伤等情绪的突然爆发。痛哭是比较常见的，也是我们希望出现的。还有一些家庭通过愤怒甚至狂怒来表达他们的沮丧与失望。为病人和他们所处的困境创造一个充满尊重、有尊严的环境是极端重要的，而不要去管他们是谁或者他们对你传达的信息有着什么样的反应。他们通常会在事后表达他们的歉意。

1. 介绍咨询服务小组成员
2. 与病人谈话，掌握她对疑似异常的了解程度，回顾本次怀孕史、家族先天性心脏病病史、危险因素及其他因素
3. 告诉患者、家庭胎儿超声心动图证实了异常的存在
4. 概要说明接下来要做什么，给病人及家庭提供一个总体框架（例如可以这样说："我先说一下正常心脏的情况，再说你们胎儿的不同之处，然后是对怀孕及后续的影响。如果你们有不明白的地方就请随时打断我，另外，我也会不时停下来看看你们有没有问题。"）
5. 描述和说明正常心脏的超声表现
6. 从解剖和生理的角度描述和说明病人的胎儿心脏与正常心脏的不同之处
7. 讨论胎儿的这个诊断对于以后妊娠的影响（例如，回访的频率，行羊膜穿刺术、进一步产科影像学检查等其他检查的必要性等）
8. 讨论对分娩的影响（例如分娩方式、必要的监测等）
9. 讨论对新生儿护理的影响（需要什么样的护理类型及护理地点，例如专业设备、新生儿重症监护室、心脏重症监护室等）
10. 讨论治疗方案的选择，包括药物治疗、外科手术，以及治疗的时间安排和治疗的复杂程度
11. 讨论长期和短期的可能预后情况
12. 结合清晰的时间限制节点，讨论终止妊娠这一选择（根据法律规范和胎龄的大小酌情考虑）

- 用足够的打印材料如图形、插图、图表等来帮助你先解释正常的解剖结构，再解释异常的发现。允许病人家庭花时间来消化和理解正常和异常结构的差别。进行并排的解剖结构对比往往是很有用的。采用画在电脑屏幕上或者演示板上的图形也很有用，它能帮助你在咨询服务过程中进行解释说明。然而，对于那些没有能力将这些教育资料带回家继续学习和复习的家庭，这些做法的作用是有限的。

- 解释，解释，还是解释——但还要及时停下来，让病人家庭提问题，并问问他们是否听懂了。如果你怀疑病人家属没有很好地理解，一个技巧就是让他们重复刚才你所讲的内容，并用他们自己的话向你解释一遍。

- 对于患者家庭理解的检测和评价要适可而止。在首次得知诊断的震惊之余，很多家庭很难理解和吸收如此一堆庞大的信息。咨询顾问要提高察言观色的能力。有时，患者及家庭还是希望你能对诊断和预后的相关要点做一个简要总结。例如，当已经很明显地可以看出患者的情绪即将爆发，或者因哭泣而全身颤抖时，这时再谈"左室发育不良综合征姑息手术第二阶段解除容量负荷后所带来的生理益处"等是没有任何意义的。此时病人根本不可能去理解你所解释的东西，而且作为咨询顾问，我们要能够读懂患者/家庭对于所传达内容的反应。

- 有些情况下，需要暂停休息一段时间。这对患者和咨询顾问都是有好处的。利用这段时间，我们可以重新归拢和组织一些想法和目的。在这段时间里，还可以向患者家庭集中简要介绍一些零碎的信息，在之后的咨询服务过程中再详细解释。

- 向患者家庭提供一次额外咨询服务的机会。下一次他们可以带上被邀请的其他家庭成员参加，也可以再把内容从头到尾听一遍。这样的额外咨询服务尽量安排在第一次过后不久。

- 在第一次咨询服务之后，把联系方式留给患者家庭，方便他们以后联系。在我们的临床实践中，指定的护士协调员的功能就是与患者保持联系，解答他们的大部分疑问或者根据需要带他们去见主治医师。

- 明确后续的随访评估和咨询服务是必要的。这有助于监测胎儿解剖和生理上的变化，同时也使患者家庭有进一步学习和咨询的机会。经过了先前

的咨询服务，很多患者家庭在随访时往往会提出很好的问题。在后续的随访过程中，通过更多集中、专注的咨询可以轻而易举地确定患者家庭知识上的欠缺之处。从第一次咨询服务之后一直到胎儿的出生，我们通常每隔4周见一次有心血管疾病胎儿的患者，目的是进一步为她们咨询和进行评估。

（四）最难的谈话：终止妊娠

应当告知每一位病人，她们可以选择终止妊娠，但必须符合各州和当地政府的法律规范。在现今的美国大部分地区，24周以前终止妊娠是允许的。每个患者都有权利被告知终止妊娠及相关的法律规范，这也是每一个咨询顾问的义务。我们认为，不管所患的疾病有多严重，积极地去建议患者终止妊娠的行为都不是产前咨询顾问的职责范围。例如，患有极其严重的且没有合理、有效救治方法的胎儿疾病（如18号染色体三体合并复杂心脏疾病、单心脏连体儿、单心室型的先天性心脏病合并巨大膈疝等），咨询顾问的工作就是尽可能有效地传达给患者寻求治疗极有可能是徒劳的。如果患者家庭在经过了一段时间仔细考虑他们面临的处境，也确实对于预后有了一个确切的理解，还是拒绝终止妊娠的选择，那么，在出生时不进行干涉或许也是一种选择。

我们认为，我们所要做的就是尽可能多地向患者家庭提供信息，以帮助他们自己得出结论，制订对他们来说正确的决策。对患者家庭想要终止妊娠进行批评，或者故意不告诉孕龄小于24周的患者关于终止妊娠的问题，都是不正确的。作为健康守护者和医疗工作实践者，我们都会把我们的观点、经验及人生观带到咨询服务中去。然而，应当注意克制不要把我们的个人的信仰和价值观，不管是文化的、政治的还是宗教的，强加给我们的患者。一旦终止妊娠或者继续妊娠的决定已经做出，我们就要支持这个决策，因为它对于患者家庭来说是正确的。

"医生，你会怎么做呢？"，这是一个患者经常问的问题，可以有很多种不同的方式进行回答。应该诚恳地向患者表明，一个病人的选择不一定适合另一个病人，因为在决定终止妊娠还是继续妊娠时会有很多可变因素需要考虑。医师或者护士的情况与咨询的患者家庭有着很大不同，这一点要向患者及家庭解释清楚。因此，在被问及"我们会怎么做"的这种特殊情况时，医师或者护士个人的选择可能不适合那些往往有着不同处境的家庭。总之，咨询顾问们要避免那种认为自己是"最权威的"的傲慢思想，避免家长式的

作风。仔细地向患者解释实情，告诉患者关于预后的最新资料，或者是对于一些罕见病例，讲述一些类似患者的结果或经验，尽管这些都是很艰苦的工作，但对于患者家庭做出他们自己的判断和决策都是很有帮助的。

另一个经常被提出来的要求就是，患者家庭的部分成员想要和另外一些和他们有着相似诊断且已经历过相同的产前处置和产后护理过程的家庭进行谈话。表面上看，这好像是一个好主意。然而，这一点并不是我们强烈鼓励的做法，因为担心产生一些不经意的差错。那些愿意分享他们的做法和故事的家庭，自然是那些有着成功过程和完满结果的家庭。那些采取了很多积极措施但是结果不好的家庭自然不愿意参加这样的会面。选择那些愿意分享的家庭就可能会传达给患者家庭一个不全面的观点。然而，如果已经邀请了这样的家庭，我们也一定会促成这样的会面，同时也告诫他们这样的交流有可能产生有偏差的观点和结论。

在产前咨询服务过程中，我们发现传达给患者家庭"预后可能是可变的"的观念是很有价值的。当描述一个先天异常或胎儿功能障碍者的预后，尤其是远期结局时，咨询顾问会讨论病人现在该如何做，到目前为止有什么资料可以提供。但是，患者家庭应该懂得，心血管疾病的护理和治疗技术是不断提升的。那些可以存活时间较长者在当下胎儿咨询服务时所面临的问题或许在10到20年以后就会有办法解决了。如同在20年以前，不可能与患者家庭坐在一起，对一个孕龄20周的胎儿进行复杂先天性心脏病的确切诊断。而就在20年以后，患儿不管有多么复杂的病情，也一样可以有效地治疗甚至治愈。希望和乐观是人性不可或缺的部分，如果是基于事实的或者是很有可能实现的，就要毫无保留地在产前咨询服务中告诉给患者及家庭。

二、产前咨询：基于护士和社会服务者的视角

考虑到大多数先天性心脏病的产前诊断都在第18至28孕周之间进行，因此，患者家庭就会有12～22周的时间来尽可能多地学习有关他们孩子的诊断方面的知识，来寻求外科的治疗办法和预期结果，以及制订决策。在20世纪90年代后期，先天性心脏病的产前诊断患者不断增加，这促使我们开始审视应该如何把这些患者家庭介绍到我们在费城儿童医院的心脏病中心。特别是，对于患者家庭何时开始面对这一系

列复杂的护理程序，我们还需要做出一些调整。对此，我们成立了胎儿心脏中心，主要目的是在妊娠更早期提供帮助，利用从产前到出生的这一段时间帮助患者家庭更充分地为先天性心脏病患儿的出生做好准备。我们的胎儿心脏中心2001年开始展开工作，现已发展成为有着专职胎儿心脏病专家、超声检查医师、护士、社会服务人员及行政助理人员的多学科领域中心。下面讲述的是遇到怀疑或已发现有胎儿心血管疾病患者时的具体运作情况。尽管在我们中心，负责人是胎儿心脏病学专家，但下面所描述的这一角色也可以由母婴医学专家或者经验娴熟的围产期医师来担任。

（一）首次来访

患者首次前来进行胎儿心脏病评估时，要求填写一份新入调查问卷，以提供给我们关于本次妊娠、患者及其父母的健康史、家族史、文化/语言差异等项目的基本信息。胎儿超声心动图检查由一个娴熟的超声检查医师来进行，并由一名胎儿心脏病专家来负责解释。胎儿超声心动图检查完后，被诊断有先天性心脏病的患者家庭立即与一个多专业组织的小组会面进行咨询。这个小组包括一名胎儿心脏病专家、一名护士协调员及一名社会服务人员。这名心脏病专家负责本次咨询服务，回顾并解释胎儿超声心动图的发现，并向患者/家庭提供诊断（见前述）。心脏病专家会讲解正常心脏的图形，并表明患者孩子的心脏与此相比有着怎样的不同，这样也就能帮助患者家庭理解所诊断的先天性心脏病的具体类型。他们还会讨论诊断、外科手术的选择、结果、住院时间、预期的生活质量及终生随访的必要性。如果是在24周孕龄之前诊断的，选择终止妊娠也要进行讨论。因为这是一个敏感的话题，我们承认，以一种不带偏见的态度将其纳入咨询服务是很重要的。根据我们的经验，10%～15%的患者家庭在首次进行先天性心脏病产前诊断咨询时选择了终止妊娠。

了解到自己未出生的孩子有先天性的心脏缺陷对于所有家庭来说是一种极有压力的，且经常是毁灭性的经历。多专业组成的小组在传达一些坏消息的时候，组内的非医师成员要能够给患者/家庭提供足够的支持，而心脏病专家则主要关注诊断的细节和影响等重要临床信息的传达。在过去的数年中，我们从病人和家庭身上学到了很多东西，而且也更加深刻地认识到，产前诊断仅仅是一段漫长征程的开始。先天性心脏病的诊断一旦确定，咨询服务也就同时提供给患者和家庭，然而他们在离开时，依然带着很多的问题。一些

问题关乎临床，一些问题则更加实际，例如后勤保障、随访安排、资金支持、住处问题等。当你设身处地去想这个问题时，的确是这样的。家属会说："头脑里充满着各种新的担忧和问题。"关注的问题从住院时间长短到母乳喂养，直到怎么告诉他们别的孩子。患者们对于分娩有着更多的疑问，经常问到"我需要剖宫产吗？我会在哪里生小孩？我能抱我的孩子吗？我还能母乳喂养吗？"所以，家属们很容易接受与来自多学科的一组人进行交流，而这个组每个人在其各自的领域都有着渊博的知识。这给患者和家庭提供了综合性的知识，从而满足他们从临床到协调等很多方面的知识需求，向他们提供持续的教育、情感和社会心理方面的支持，以及一些财力、物力来帮助他们应对之后的事情。

（二）患者家庭如何联系我们

大多数的患者/家庭会依赖他们的首诊医师（围产期医师、产科医师或者是儿科心脏病医师），并会委托他们进行进一步的胎儿心脏评估。先天性心脏病的诊断一旦确立，很多的家庭就会进入所谓的"消费行为模式"。很多人就会数个小时地在网上寻找关于孩子诊断有关的信息，寻找在儿科心脏病治疗方面有专长的医师或者机构。一般地，他们关注的焦点是病例数和手术结果方面的信息，以及别的任何能帮助他们更好地理解所面临的问题及如何为他们有先天性心脏病的孩子做好准备的信息。一个患者透露说，当她知道她未出生的孩子有心脏上的缺陷时，"她感觉自己正在被纳入一个她从来也不知道其存在，也不打算成为会员的一个高级俱乐部。"令她感到惊讶的是，她所见过的或在网上认识的很多人，也都认识一些其孩子有着先天性心脏病的人。相反，我们也有很多患者说，她们感到难以置信的孤立和孤独。当一些家庭感到极度孤立和绝望时，网络有时会成为能够找到一些信息或者与其他先天性心脏病患儿的父母进行联系交流的唯一地方。但我们也担心网络上一些信息是不可靠、不准确的。患者家庭和医学专业人员都在一个问题上达成了共识，即网络和当今世界的社交媒体是一把双刃剑。一旦患者进入胎儿心脏中心进行评估，我们会鼓励她们把胎儿心脏中心小组作为信息的源泉，好好加以利用。有趣的是，为了讨论他们提出的一些别的问题或关注点，绝大多数病人会通过电话或电子邮件，在他们上一次会面之后的7到10天与我们联系，最经常联系的人是护士协调员和社会服务人员。这些断断续续的联系有助于建立一种密切的关系，并使患者更加深刻地理解她们正处在一个相当复杂的情形中，同时这

也是我们来陪伴她们的原因所在。首要的主题就是做好准备。我们发现，在前期（胎儿出生之前那段时间）提供给患者/家庭易于理解、持续不断的教育和支持，在他们和孩子进入重症监护室后取得了巨大的回报。重症监护室里，孩子的父母和我们的同事都承认，在胎儿心脏中心时所做的那些准备，使得产前护理向产后护理的转变更加顺利。

（三）咨询服务前的"碰头"

在我们的实践中，咨询服务开始前，还要和心脏病专家、超声检查医师、护士和社会服务人员进行一个非正式的会议，或叫"碰头"，目的是讨论患者新入调查问卷表所透露出的任何相关信息，心脏病专家做出的诊断，有关患者家属对于咨询目的的理解，他们的行为举止及别的问题。他们来的时候是怀疑还是已经知道了他们的孩子被诊断有先天性心脏病？或者这对他们来说是新信息吗？如果护士或者社会服务人员在咨询服务前电话联系过患者家庭，谈一下对他们的印象是很重要的。听一下超声检查医师对检查过程中患者/家庭的行为举止的印象是很有用的。他们很容易哭吗？会经常提问吗？焦虑吗？会笑吗？所有这些信息有助于我们在咨询服务中有充足的准备，同时也让我们认识到患者家属在情感上、心理上处于一个什么样的状态。

（四）咨询服务

那些想要对疑似先天性心脏病进行咨询的患者可以分为很多种类型。第一种类型的患者到达咨询会议室显得很有条理，而且情绪也控制得很好。她们已经对围产期医生或儿科心脏病医师提供给她们的可疑诊断和可能性最大的诊断进行了研究调查，还经常带上活页夹，里面全是她们收集的信息及为咨询准备的成页的问题。如果她们之前曾在别处咨询过相关问题，她们通常会在整个咨询服务中显得很镇定。经常地，当向医师咨询过后，单独面对护士和社会服务人员时，这些患者往往会抑制不住她们的情感。一些医师把这种情况比作"好警察-坏警察"现象。医师们负责向患者描述检查发现并传达所得出的诊断，而护士/社会服务人员则会向患者做出解释，进一步提供更多的内容。患者和医师们在一起时的缺乏情感交流，不能"放松警惕"的状态，或许说明他们想要尽可能控制一下情绪。当医师离开后，由护士/社会服务人员主持的第二轮咨询或小结开始了。这是一个情绪释放的阶段，各种情绪便会如潮水般涌现。如果患者和家属在与心脏病专家的咨询过程中坚持住没有痛哭的话，那么在整个咨询服务的最后一个阶段，他们的情绪几乎无一例

外地喷涌而出。根据我们的经验，这种现象发生的比率是60%。

我们经常会看到，第二种类型的患者往往看起来更脆弱一些，她们从一开始就显得很情绪化和不知所措。然而她们对先天性心脏病的诊断既没有做充分的准备，也不会在知道这样做是非常错误的时候表现出特别的惊讶。这样的一个群体在和医师的咨询过程中会很情绪化，她们从一开始就满面忧虑。另一种类型的患者从不担心或者怀疑有任何的问题存在，她们怀着这样的心态来进行胎儿超声心动图检查和参加咨询服务。她们经常是一个人来，计划咨询完后立即投入到工作中去。当她们得知胎儿有先天性心脏病时，会感到万分震惊。可以理解，她们的反应会更加剧烈，也更加原始。她们有的歇斯底里地痛哭，有的满含强烈的愤怒和否认，甚至有一些患者在咨询还没有结束时便夺门而出。

对所有的家庭来说，这是他们最脆弱的一段时间。不管他们的状态如何，我们有提供咨询服务的一套标准做法，以使患者/家庭对超声发现和其影响有一个全面的了解。这套标准做法给我们提供了一个基础和框架，我们可以客观地、有逻辑地介绍相关的临床信息。很多的家庭心烦意乱，急需要得到鼓励和给予希望。我们会经常遇到患者在咨询的过程中用2~3种不同的方式问一个相同的问题，目的是想得到一个会让她们充满希望的回应。会让患者和家庭感到更有压力的是不能确定孩子出生后的情况（例如，孩子到底需要单心室的还是双心室的手术方式），与此不同的是，有些家庭已经确定孩子是单心室，并且他们的孩子要在早期的几年里接受三次手术。在实践中，我们都会很谨慎，因为想要安慰患者家庭并告诉他们"一切都会好起来的"是人性的本质。在传达不好的消息时，我们也想缓和其对患者的打击，只要能将消息传达清楚，这样做是可以的。我们要避免那种家长式的作风和过分自我保护的方法，因为这是患者和她们家庭的生活，他们需要知道正在面对的困境的一切细节。

我们这种有条不紊的咨询服务已经成为一项常规工作，而且根据我们的经验，它能很自然地促进讨论和激励患者家庭提出问题。一旦我们进入咨询服务的讨论/提问阶段，家庭成员往往开放地表达他们正在思考的问题。他们经常问："我们可以问一些别的问题吗？"其实，他们想要告诉我们的就是，他们愿意信赖我们，以及他们需要信赖我们。他们身处一个未知的领域，而且很脆弱。我们有责任填补他们在信息上

的空缺，确保他们不要错过和遗漏任何信息，从而帮助他们找回生活的方向。

（五）多学科咨询服务的好处

多学科咨询服务的一个主要好处就是，每一个学科都会提供一种不同的方法。作为一个团队，我们就有能力评估每一个家庭成员的反应及他们对诊断、诊疗计划的理解。尽管让3到4个人参与到咨询服务小组中来看起来让患者觉得有点不祥之感或者气势逼人，但是，我们发现这可以让氛围更加顺畅，并且能自然地增加讨论的机会，使患者家庭有机会讨论那些他们需要和想要咨询的任何问题。一开始我们就对我们的"团队"作以介绍，这使我们能够更好地与患者家庭进行合作。在咨询服务的结尾，护士和社会服务人员留下来与患者家庭在一起。护士会问患者和家庭是否听懂了刚才某某医师讨论的内容。这就有了一个很好的机会来告诉患者家庭这样的经历是多么难以应对，在一次会议上理解所有的信息是多么困难。我们要继续让他们感觉到他们并不孤单，并告诉他们我们的目的就是提供信息，而且还提供额外的机会进行进一步的面对面或电话交流。患者和家庭常常想要再看一下那些图表，以便弄清楚解剖关系，并回顾核实一下他们对后续计划的理解是否有误。患者常常想讨论一些他们认为不是很重要的事情，并且他们会说："不想去因此去打扰医师，但是……"。这些问题有可能是关于术后住院过程、药物方面的临床问题，也有可能是类似关于哺乳、医院探访这样的疑问，甚至是在哪里可以停车这样简单的小事。有时候，当患者和家庭被问及是否还有疑问时，他们会感到为难或者很有压力，于是他们就没有再提问。我们通常不知道这其实意味着他们没有理解刚才讨论的内容，相反地，他们会说"明白了"。他们很多时候仅仅是因为已经讨论的足够多而感到疲惫了。我们的社会服务人员会在咨询服务的最后，引导患者家庭进行一个正式的社会心理学评估。这为患者家庭制订他们的计划提供了一组完全不同的数据参考。

（六）事后小结

作为常规，我们会在每项咨询服务结束后站在每个人各自的角度对本次咨询服务的效果做一次非正式的总结。这是一个与同事们在事后进行的小结，因为这些咨询会议经常是饱含着各种情感，很值得做一些简要的分析。有趣的是，这是一段彰显医师、护士和社会服务人员对患者家庭不同评价的时间。每一学科的人员都有自己的视角和优势，这对每个人都是很有价值的交流。我们不断地从我们的同事身上，从我们

的患者家庭身上，学习如何把咨询服务做到最佳。不得不承认，这些咨询服务工作不管对专业人员还是对患者/家庭都是一个巨大的消耗。这次小组成员们的集会可以帮助我们恢复状态，并做好进行下一次咨询服务的准备。

三、体现多学科咨询服务价值的两个病案

病案A：G1/P0，28孕周，诊断：法洛四联症，羊膜腔穿刺结果正常：46XY

这个患者和她的丈夫在经过与心脏病专家、护士和社会服务人员一个小时的咨询后，看起来对心脏的解剖有了很好的理解，也能够说清楚他们对法洛四联症的理解，他们最后决定将孩子生下来并在出生后进行手术治疗。他们对于长期和短期的预后和希望出现的结果提出了很多深入的问题。在没有更进一步的问题咨询医师后，他们就去找护士和社会服务人员进行进一步的讨论。患者的丈夫在医师在的时候显得非常平静，然而，就在医生离开房间的那一刻，他瞬间就崩溃地大哭起来。虽然我们的咨询服务小组竭力给咨询和讨论过程以一个积极的氛围，但是他的反应还是出乎我们的意料。我们也知道这样的经历对每个家庭来说有着巨大的压力，尤其是当我们在相对很短的时间内传达给他们如此大量的信息。社会服务人员也很惊讶患者丈夫的反应，并问道："你怎么了？……你现在在想什么？"他泪流满面地说："那么我能把我的篮球赛奖杯从地下室拿出来吗？"我们完全不理解他在想什么，于是我们就等着。过了一分钟，他深吸了一口气，笑了起来，说道："原来，我的儿子以后还能够和我一起投篮啊！"原来事情是这样的：48小时以前，他们的产科医师说他们的孩子疑似患有先天性心脏病，而且极有可能需要做开胸手术，于是他就以为他的儿子以后再也不能参加任何体力活动了，他一回家就把他的奖杯收在一个盒子里，塞进了地下室，这样他的儿子以后永远也不会知道他会错失的东西。

每次咨询服务过程中需要来自医师、护士和社会服务人员的三个层次的支持和教育，我们认为这就是"咨询服务的层次"。每一个专业人员咨询的时间比例主要取决于患者家庭的咨询需求。首先，对于涉及所有三个学科的初次临床咨询服务环节，是由医师负责主持的。但让咨询服务小组的所有成员都参加这个环节是很有好处的，因为护士和社会服务人员可以知道患者家庭说了什么，同时对其接受和处理信息的

能力进行评估。当患者家庭没有足够的时间来消化某些信息时，我们还要想一想哪些内容是应该向他们重复介绍的。患者和家庭曾反复向我们这样反馈，他们说："一旦听到孩子的心脏出问题了，剩下的就听不进去了，意识开始模糊起来，你尽量试图去听医师说些什么，但是那太难了，那些信息多得难以应对。"因此，我们提供了第二层面的咨询服务，使患者家庭在第一环节的咨询结束后有机会继续咨询、讨论。当患者家庭向护士问完问题后，他们就去见我们的社会服务人员进行一对一的咨询，这就是最后第三层面的咨询。一般地，首次全面咨询大约是90分钟。对于患者家庭后来的每一次来访，我们都采用这种三层面咨询方式，每次的时间会稍微少一点，常常接近60分钟。这一个小时的时间怎么分配给小组成员取决于患者/家庭本次来访的问题及需求。有些事情最好由医师来传达，有些则最好由护士或社会服务人员来传达。然而常常是一些非临床的问题能够带来更深入的讨论，能更好地让我们理解患者/家庭的感情、心理状态。这反过来有助于整个团队以更加人性化、更加有意义、更加有效的方式来为患者家庭提供支持和服务。

病案B：G3/P1，24孕周，诊断：左心发育不全综合征并房间隔完整，拒绝羊水穿刺。超声示：胎儿心脏显示不佳，请排除先天性心脏病

这对夫妻看起来比较放松，一点都没有想到过他们的孩子心脏会有任何问题。心脏病医师诊断出他们的孩子患有复杂先天性心脏病（左心发育不全综合征并房间隔完整）。超声检查医师的印象是，这位患者完全不知道医师为什么让她来做胎儿心脏的超声检查。这名患者当时还告诉超声检查医师，她说"想到她的丈夫坚持要来看医师，她都要疯了，因为她还计划出去旅游一下然后立即回来工作呢。"超声检查完后，这对夫妻被护送到咨询室。护士进来向他们打招呼，并告诉他们过几分钟咨询小组会来这里见他们。这时，患者明显地焦虑起来，并问道："是不是有很严重的问题？"护士证实了她的猜测，同时告诉她咨询小组马上就来，届时会提供给他们详细的信息。在这种情况下，小组成员意识到，咨询服务开始前患者家庭的焦虑和压力是很大的。所以，在进行咨询服务之前的"碰头"是我们一致认同的，有助于在进入咨询室后抓住要点、有的放矢。然而，这个患者来的时候完全没有想到会出什么问题，于是她渐渐焦虑、紧张起来，根本不清楚到底是哪里出了问题。

听到这样悲伤的消息，意识到她之前想象的那个健康完美的孩子将不复存在了，患者一下子陷入悲痛之中。她会变得不知所措，感到害怕甚至满含愤恨，这些都是可以理解的。她急切地想知道"怎么会这样？"，以及"为什么一个月以前没有人告诉我这些呢？"经过我们的咨询，这对夫妇依然震惊不已，为这个诊断而心碎，沉浸在其不良的预后所带来的巨大悲痛之中。我们主动提出先暂时离开一下，留给他们一些私人时间。15分钟以后，尽管这对夫妇依然很难受，但他们已经能够集中精力来向我们询问他们该怎么做了。他们非常集中精力，听了孩子可以出生后立即治疗，或不采取任何干预/姑息治疗，或者是打开房间隔试验性治疗等可供的临床选择。就在他们即将离开的时候，患者心烦意乱、疲惫不堪，愤怒地冲进了大厅。

护士10天后给他们打电话但是没人接，过了几周，患者给我们回了电话。她在电话里把她来医院的那个"黑色的一天"说了很久。她哭着对当时在医院里表现出来的愤怒表示道歉，她说那样的行为令她很惭愧，尤其是当时每个人都是那么耐心和富有同情心。我们安慰她说，她的行为是正常的、真实的，同时当然也是可以理解的。遗憾的是，在那种情况下，我们也无法向他们提供太多的希望。最后，他们选择了在出生时不进行任何干预的姑息疗法。对话结束前，患者说："值得一提的是，那天不光对我，对你们来说也是黑色的一天，不知道是怎么回事，你们却更加人性化，让我备感安慰。"一年后，这个家庭来做早孕期的胎儿心血管影像学检查，结果显示胎儿正常，心脏结构也未见异常。他们对我们先前提供的服务表达了极大的感激，并高兴地和我们的工作人员分享再一次怀孕的喜悦。

结论

我们实践的主要内容就是依靠我们多学科专业人员组成的团队开展广泛的咨询服务。患者及其家庭的反馈意见极大地促进了我们不断改进服务。我们仍将不断努力改进咨询服务的方法，同时也将不断地对这样的做法能给患者及其家庭带来什么加深理解。对咨询服务和其对家庭影响的分析，而且可以应该用一个严格的方法来进行研究，就像用来评估胎儿心血管疾病医学相关问题的方法一样。我们希望这样做可以更好地理解父母们在这段脆弱时期内的压力，并找到可以缓解压力、提高整体效果的策略和措施。

参考文献

［1］ Allan LD, Huggon IC. Counselling following a diagnosis of congenital heart disease. Prenat Diagn. 2004; 24: 1136-1142.

［2］ Bijma HH, van der Heide A, Wildschut HI. Decision-making after ultrasound diagnosis of fetal abnormality. Reprod Health Matters. 2008; 16: 82-89.

［3］ Menahem S, Grimwade J. Counselling strategies in the prenatal diagnosis of major heart abnormality. Heart Lung Circ. 2004; 13: 261-265.

［4］ Menahem S, Grimwade J. Effective counselling of prenatal diagnosis of serious heart disease—an aid to maternal bonding? Fetal Diagn Ther. 2004; 19: 470-474.

［5］ Menahem S, Grimwade J. Pregnancy termination following prenatal diagnosis of serious heart disease in the fetus. Early Hum Dev. 2003; 73: 71-78.

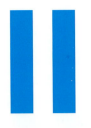

先天性心脏病：
房室间隔缺损

7

室间隔缺损

Deepika Thacker and David J. Goldberg

一、解剖及解剖相关知识

室间隔是一个分隔左、右心室的螺旋形结构。它不是一个单纯的分隔壁，而是由许多不同成分组成的复杂的结构，主要是由一个小的薄膜状间隔和一个较大的肌性间隔组成。膜状间隔紧邻主动脉瓣（右冠瓣和无冠瓣交界处）的上方及肌性间隔下方，介于两者之间。肌性间隔进一步分成流入道后上间隔（分开二尖瓣和三尖瓣）、小梁间隔（位于中间并延伸至心尖）和圆锥间隔（位于前上管壁光滑的流出道）。心内膜垫组织进一步组成两个房室瓣之间的室间隔（房室管间隔）。观察其解剖位置会发现，邻近房室瓣的流入道部室间隔是由房室管间隔和后肌性间隔组成；而流出道部室间隔是由肌性的圆锥部间隔组成。室间隔缺损（ventricular septal defect，VSD）是由于心室间隔缺损而造成的左右心室之间的交通。

新生儿中最常见的室间隔缺损是位于膜部，通常延伸至周围结构，被称为膜周部VSD（图7-1），80%的VSD是属于这种类型。从左心室这边看时，这种缺损位于主动脉瓣的下方；而从右心室这边看时，它位于三尖瓣隔瓣下面。三尖瓣组织的覆盖可以使缺损一部分或完全封闭。膜周部VSD可以见于其他先天性心脏病。此外，可能伴有主动脉瓣下隔膜、主动脉瓣脱垂及关闭不全、右室肌束肥大，但很少在出生后才出现，如果有，出生前就可以看到。

室间隔肌部缺损，占所有VSD的5%～20%，根据其解剖位置，又可进一步分为：心尖部、中部、后部和前部肌部缺损，而其中心尖部缺损是最常见的亚型。位于肌小梁的多个缺损会有一个"瑞士奶酪"样的外观，这使得出生后治疗的难度加大了。肌部缺损的发病率在胎儿期明显较高，而在出生后下降，这是由于小的肌部缺损在母体内的自然闭合率很高。其实，有些人认为胎儿期的肌部缺损很普遍，可以被看作是一种正常变异，因为它们很多在随访检查时都不见

了，而被认为是自发性关闭了。然而，这里有一个问题，是否原先的诊断存在很高的"假阳性率"。彩色多普勒图像上沿着间隔的小射流束可能被怀疑是微小的肌部缺损。流入道部室间隔缺损位于两个房室瓣之间、在膜部间隔的下方和肌小梁间隔的后上方。这种缺损通常被称为流入道型或房室管型室间隔缺损，占所有VSD患者的5%～8%。流出道或圆锥部室间隔缺损位于肌小梁间隔前上方和主动脉及肺动脉的下方。圆锥部位于肺动脉瓣下方支撑肺动脉使其高于其他三个心脏瓣膜的水平。圆锥部间隔使右室流出道部分（其右侧）和主动瓣下区域（其左侧）分开。这个部位的缺损可以是圆锥部间隔对位不良型，也可以是真正圆锥部组织的缺损（被称作是圆锥间隔发育不良类型）。圆锥部室间隔缺损占所有VSD的5%～7%。圆锥部对位不良型VSD包括相对于其余室间隔不同程度的圆锥部间隔移位或对位不良。圆锥部间隔前向对位不良可引起肺动脉瓣下梗阻。这种类型的VSD是法洛四联症的典型表现，并与主动脉骑跨有关。圆锥部间隔后向对位不良可引起主动脉瓣下狭窄，并与主动脉缩窄或主动脉弓离断有关。

二、发病率、遗传学及发育

除二叶式主动脉瓣畸形，VSD是最常见的先天性心脏病。据报道，在活产婴儿中有1%～2%的发病率。但是VSD在胎儿超声心动图诊断中只是第5位最常见先天性心脏病。这些年来，可能由于诊断技术的改进，儿童VSD的检出率呈上升趋势。

在母体内，原始心管的分化从怀孕第4周开始并于第8周完成。原始心室和心球的分隔形成了左、右心室（第2章）。最初，肌性间隔开始形成时有如原始心室底部的一个小嵴。嵴的游离壁是凹形的，并通过一个月牙形的室间孔从心内膜垫的后上方及原始心球的前上方与其分离。同时，心球壁内左右侧球嵴及心内膜垫上间充质细胞增殖活跃。室间隔的膜部是心内膜垫组织的延伸。室间孔的闭合及膜部间隔的完整性取决于心内膜垫、心球嵴及肌性间隔组织的融合。VSD的发病机制可以是其中任何一个部位的发育不良或融合失败，也可以是肌性间隔中肌小梁形成时心肌组织的过度吸收。

虽然大多数VSD是孤立性病变，但它们与18%的其他胎儿心脏畸形及多达47%的心外和染色体异常（例如，21、13、或18-三体综合征）有关。VSD也是最常见的致畸物相关先天性心脏病之一，和产前服用酒精和大麻有关。然而VSD确切的发病机制并不

遵从固定的遗传模式，而被认为是多因素的。父母有一方患VSD，其胎儿发病的风险增加到3%～4%；当前面有一个同胞患VSD时，此胎儿的发病风险增加到2%～5%；而当前面有两个同胞患VSD时，此胎儿的发病风险则增加到10%～15%。

三、胎儿生理学

在胎儿，右心室泵血进入高阻力的肺部血管床，并同时通过未关闭的动脉导管进入体循环。这样，整个胎儿期的左右心室压力是相等的。孤立性VSD通常不会在胎儿期造成明显的血流动力学影响，在胎儿超声心动图上的彩色多普勒可能不会表现出较大的分流束。然而，由于通常左心室比右心室要提前几毫秒收缩，这时可能会在VSD上看到一个收缩期左向右的分流束。

四、胎儿期策略

正常情况下，孤立性VSD在产前并不需要任何治

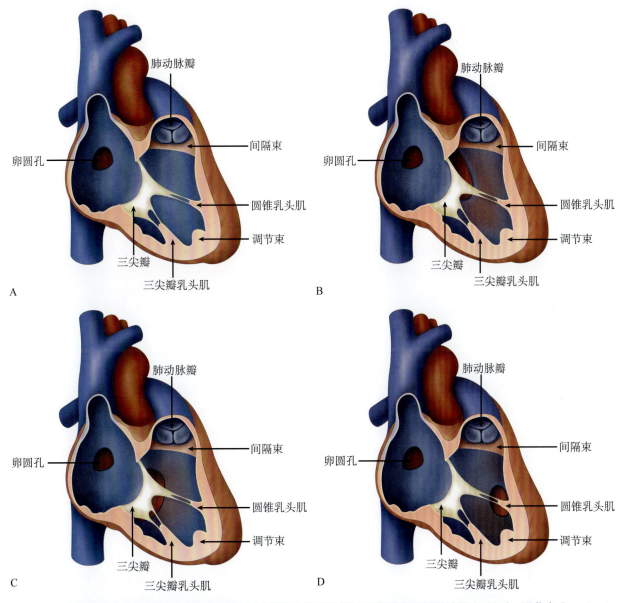

图7-1　A.从室间隔右室面识别不同的解剖标志以帮助定位及标记不同类型的室间隔缺损（VSD）。调节束（moderator band，MB）是一束沿右心室心尖前方走行并延续成右室乳头肌的肌肉组织。间隔束（septal band，SB）把圆锥部（漏斗部）和右室窦部（流入道部）分开。B.大的膜周部VSD。缺损位于三尖瓣隔瓣下方并延伸至主动脉瓣左室侧下方。C.房室管型（流入道型）VSD沿着三尖瓣并入室间隔的流入道缘。注意：SB下面流出道部分是完整的。D.前肌部VSD位于MB的前方

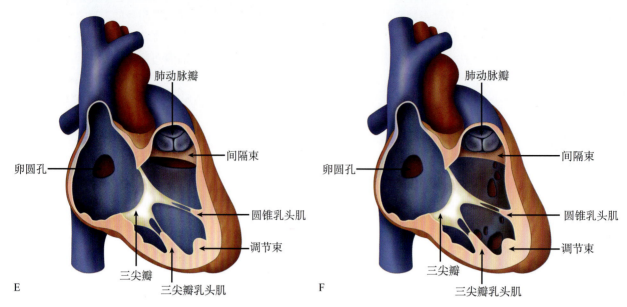

图7-1续 E.对位不良型（干下型）VSD完全位于圆锥间隔束（SB）的下方。圆锥部（漏斗部）室间隔通常是前向对位不良累及肺动脉流出道，或者是后向对位不良而累及主动脉流出道。圆锥部（漏斗部）室间隔与室间隔的其余部分对位不良被定义为室间隔缺损的极限。这种缺损通常较大，被称作是"流出道型"VSD。F.位于右心室心尖前方的多个肌部缺损，这种常被称作是"瑞士奶酪"样间隔

疗，建议出生后做心脏病评估。

然而，产前超声心动图如发现VSD，则应继续仔细检查有无相关的心脏及心外畸形，包括染色体异常。有研究报道，由于VSD胎儿合并心外及染色体异常，多达15% ～ 41%的患者终止了妊娠。

五、出生后生理学

由于孤立性VSD在刚初生的几天时肺血管床阻力（PVR）仍然很高，所以不太会造成严重问题。而在最初的几周内，由于PVR下降，通过VSD的左向右分流则逐步增加。中度或大面积的VSD患者在出生后2周就可出现充血性心力衰竭的征象，如呼吸急促、心动过速、肝大、拒食及体重增加缓慢等，但更常见于出后1 ～ 6个月。如果VSD不及时治疗，大的VSD患者可在2岁时就并发肺血管疾病。小的VSD患者通常无症状，唯一的病理征象就是听诊时存在一个粗糙的全收缩期杂音。

六、出生后策略

胎儿超声心动图诊断的VSD需要在出生时进行重新评估，包括全面的心脏检查及心外和染色体异常的筛查。小的VSD不大需要任何药物或手术治疗。对于中等或大的VSD，应密切关注当PVR下降时患儿所出

现的充血性心力衰竭的征象，其中某些患儿需要服用地高辛或利尿药抗心衰，甚至进行外科手术来封堵缺损。现在更新的技术已经可以通过心导管来封堵某些肌部缺损，从而减少了某些情况下对外科手术治疗的需求。

七、预后

以往研究表明，孤立性VSD在母体内的自发闭合率高达74%；最近的研究显示，所有VSD在母体内的自发关闭率只有约32%。如果按亚型来分，则约有30%的肌部VSD和50%的膜部VSD会在母体内自发闭合。肌部VSD在出生后有较高的自发闭合率，在1岁时，肌部VSD和膜部VSD的自发闭合率几乎不相上下。较小的缺损往往比较大的缺损容易自发闭合。对位不良型（干下型）VSD几乎都很大而不太容易自发闭合。

孤立型小VSD的患儿预后良好。出生后，40%以上的VSD能自发闭合，且大多数发生在2岁以内。然而，即使没有完全闭合，这些缺损也不会引起明显的血流动力学紊乱。肌部VSD的闭合要靠周围心肌组织的增生；膜周部VSD的闭合要靠周围三尖瓣附属组织的填充，这样可能会形成室间隔膜部瘤。在极少数情况下，膜周部VSD可能会由于主动脉瓣的脱垂而闭合，但同时可能会导致主动脉瓣关闭不全，从而需要手术

治疗。

中等大小的VSD，通常可以进行药物治疗而不需要手术干预。因为这种VSD大部分会在出生后几年内变小甚至闭合。在青春期结束后，持续的小到中等大小的VSD只有6%～10%的自发闭合率。这种病人患感染性心内膜炎、主动脉瓣脱垂或晚期心律失常的风险将增加，从而需要持续监测病情。

药物治疗可以缓解大面积VSD患者的病情。如果持续出现充血性心力衰竭的征象，则应进行手术或导管介入（有适应证时）封堵，以防止肺血管疾病的加重。大面积VSD应在1岁内封堵，以阻止肺血管病变的发展。

无论原先缺损面积是大还是小，绝大多数孤立性VSD患者在进行恰当的治疗后，其寿命及活动水平都将无异于正常人。VSD患者当伴随其他心脏畸形时预后就较差些。

图像特征和要点

- 为了确定是否存在VSD，应通过二维和彩色多普勒成像仔细扫查室间隔。
- 推荐围绕室间隔进行局部有序的扫查，一般从四腔心切面和流入道间隔开始，然后移动到心尖部间隔，最后斜切观察流出道。
- 小VSD通常较难诊断，它们容易被漏诊或误诊。尤其是较薄的膜部间隔会造成二维图像上假性回声失落，从而被误诊为VSD。
- 为了减少VSD诊断的假阳性率，在做出诊断前，应该至少在两个正交的切面上证实存在VSD。
- 在彩色多普勒图像上，彩色射流束必须起源于左室间隔面，才能被称为是真正的VSD。而如果彩色射流束只局限于右室侧而不是起源于左室间隔面，则它很可能仅仅是右室肌小梁间的血流束，而不应该误诊为是真VSD。
- 当发现VSD时，应继续扫查有无相关的其他心脏畸形如主动脉缩窄。
- 测量VSD（特别是肌部VSD）的大小有时并不容易。视觉评估VSD大小的一个快捷方法是比较它与主动脉的大小，等于或接近的的主动脉大小的VSD是大VSD。而仅能在彩色多普勒图像上发现或者任何胎儿期测量直径只有1～2mm时，被认为是小VSD。然而，在早期妊娠（20周以前）发现的小VSD应定期进行胎儿超声心动图评估以确定这些VSD是真正小VSD。

参考文献

［1］ McDaniel N, Gutgesell HP. Ventricular septal defects. In Allen HD, Driscoll DJ, Shaddy RE, Feltes TF, eds. Moss and Adams' Heart Disease in Infants, Children, and Adolescents including the Fetus and Young Adult. Philadelphia: Lippincott Williams & Wilkins; 2008: 667-682.

［2］ Pieroni DR, Nishimura RA, Bierman FZ, et al. Second natural history study of congenital heart defects. Ventricular septal defect: echocardiography. Circulation. 1993; 87(2 suppl): I80-I88.

［3］ Persutte W. Ventricular septal defects. In Drose JA, ed. Fetal Echocardiography. Philadelphia: Saunders; 1998: 91-104.

［4］ Axt-Fliedner R, Schwarze A, Smrcek J, Germer U, Krapp M, Gembruch U. Isolated ventricular septal defects detected by color Doppler imaging: evolution during fetal and first year of postnatal life. Ultrasound Obstet Gynecol. 2006; 27: 266-273.

［5］ Hiraishi S, Agata Y, Nowatari M, et al. Incidence and natural course of trabecular ventricular septal defect: two-dimensional echocardiography and color Doppler flow imaging study. J Pediatr. 1992; 120: 409-415.

［6］ Meberg A, Otterstad JE, Froland G, Sorland S, Nitter-Hauge S.Increasing incidence of ventricular septal defects caused by improved detection rate. Acta Paediatr. 1994; 83: 653-657.

［7］ Allan LD, Sharland GK, Milburn A, et al. Prospective diagnosis of 1,006 consecutive cases of congenital heart disease in the fetus. J Am Coll Cardiol. 1994; 23: 1452-1458.

［8］ Martin GR, Perry LW, Ferencz C. Increased prevalence of ventricular septal defect: epidemic or improved diagnosis. Pediatrics. 1989; 83: 200-203.

［9］ Moore KL, Persaud TVN. The cardiovascular system. In Moore KL, Persaud TVN, eds. The Developing Human: Clinically Oriented Embryology. Philadelphia: Elsevier Saunders; 2008: 285-337.

［10］ Meberg A, Hals J, Thaulow E. Congenital heart defects— chromosomal anomalies, syndromes and extracardiac malformations. Acta Paediatr. 2007; 96: 1142-1145.

［11］ Paladini D, Palmieri S, Lamberti A, Teodoro A, Martinelli P, Nappi C. Characterization and natural history of ventricular septal defects in the fetus.

Ultrasound Obstet Gynecol. 2000; 16: 118-122.

[12] Jenkins KJ, Correa A, Feinstein JA, et al. Noninherited risk factors and congenital cardiovascular defects: current knowledge: a scientific statement from the American Heart Association Council on Cardiovascular Disease in the Young: endorsed by the American Academy of Pediatrics. Circulation. 2007; 115: 2995-3014.

[13] Williams LJ, Correa A, Rasmussen S. Maternal lifestyle factors and risk for ventricular septal defects. Birth Defects Res A Clin Mol Teratol.2004; 70: 59-64.

[14] Driscoll DJ, Michels VV, Gersony WM, et al. Occurrence risk for congenital heart defects in relatives of patients with aortic stenosis, pulmonary stenosis, or ventricular septal defect. Circulation.1993; 87(2 suppl): I114-I120.

[15] Nora JJ, Nora AH. Recurrence risks in children having one parent with a congenital heart disease. Circulation. 1976; 53: 701-702.

[16] Rice MJ, McDonald RW, Pilu G, Chaoui R. Cardiac malformations.In Nyberg DA, McGahan JP, Pretorius DH, Pilu G, eds. Diagnostic Imaging of Fetal Anomalies. Philadelphia: Lippincott Williams & Wilkins; 2002: 451-506.

[17] Gabriel HM, Heger M, Innerhofer P, et al. Long-term outcome of patients with ventricular septal defect considered not to require surgical closure during childhood. J Am Coll Cardiol. 2002; 39: 1066-1071.

[18] Neumayer U, Stone S, Somerville J. Small ventricular septal defects in adults. Eur Heart J. 1998; 19: 1573-1582.

病例

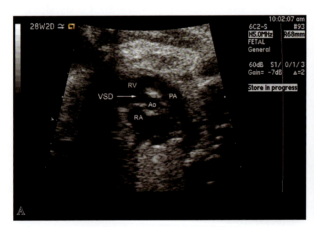 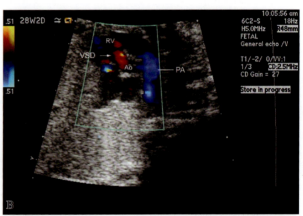

病例7-1　A.主动脉（Ao，aorta）短轴和肺动脉（pulmonary artery，PA）水平。箭头所指为一个大的膜部室间隔缺损（ventricular septal defect，VSD）。右心室在前方包绕心脏。这个VSD被认为是大的，因为其与主动脉瓣环的大小相等。RA. 右心房。B.彩色多普勒超声显示穿过大的膜周部VSD的左向右分流束

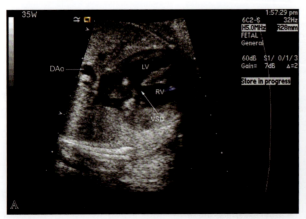 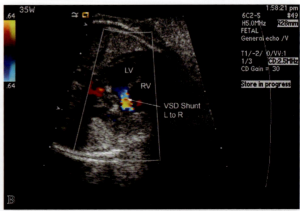

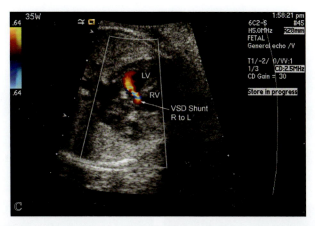

病例7-2 A.大VSD的长轴切面观。注意：左室（LV）间隔壁表面是光滑的，没有任何肌小梁。而在右室（RV）肌部室间隔表面则可以看到调节束。箭头指向的是大VSD。降主动脉（descending aorta，DAo）。B.彩色多普勒超声显示左向右的分流束（shunt L to R）。C.在心动周期的某一个时刻分流是右向左的（shunt R to L）

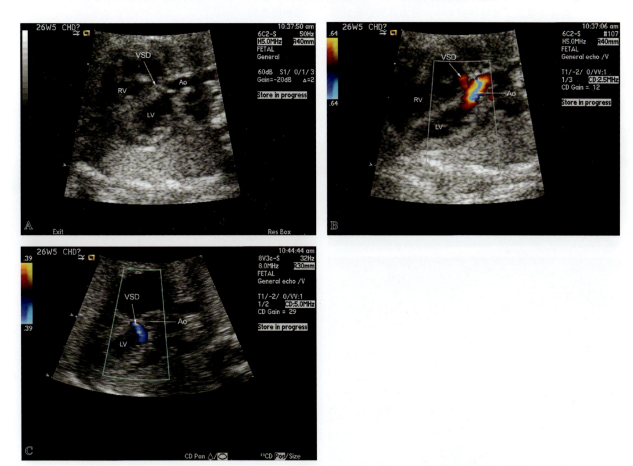

病例7-3 A.左室（LV）及左室流出道切面。箭头指向膜部瘤组织的"突起"，这种二维图像提示可能存在VSD。这时很难判断是否存在分流束或缺损是否有意义。B.彩色多普勒血流图像上可以看到收缩期左向右的分流。这时主动脉瓣有前向血流，表明这个图像是在心动周期的收缩期采集的。因此，我们可以推断，在心动周期的部分时间段有左向右分流束穿过这个小而局限性的膜周部VSD。C.在心动周期的另一个时间段上可以发现一个小的射流束斜行进入左室（蓝色）。这时升主动脉内没有彩色血流，因此可以推断是发生在舒张期

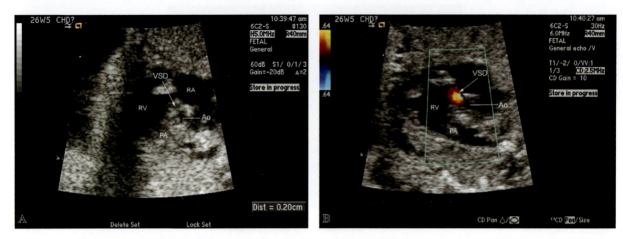

病例7–4 A.主动脉正下方左室流出道水平短轴切面。箭头指向一个小的膜周部室间隔缺损。能看见膜部瘤组织覆盖了部分缺损。B.彩色多普勒超声显示穿过小VSD的左向右分流束。二维图像上测量缺损的直径大约为2mm,然而,这并不能真正反映缺损大小,因为其部分是被膜部瘤组织覆盖的

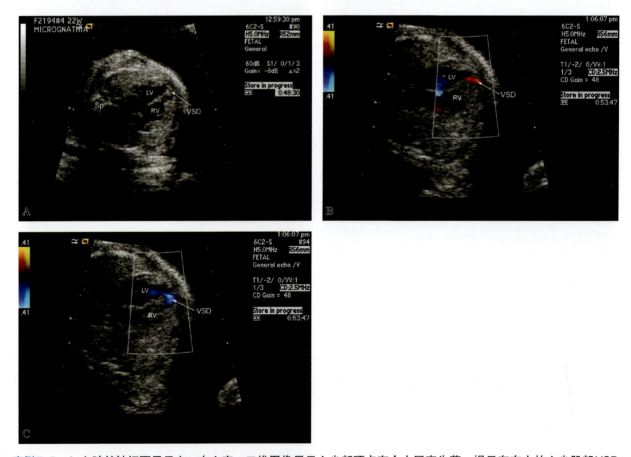

病例7–5 A.心脏长轴切面显示左、右心室,二维图像显示心尖部顶点有个小回声失落,提示存在小的心尖肌部VSD。B.只有通过彩色多普勒成像,我们才能肯定心尖肌部是否存在VSD。红色射流束提示穿过心尖肌部小VSD的右向左分流束。C.在心动周期中的另一个时间段会发现有蓝色射流束穿过这个小缺损,提示左向右分流

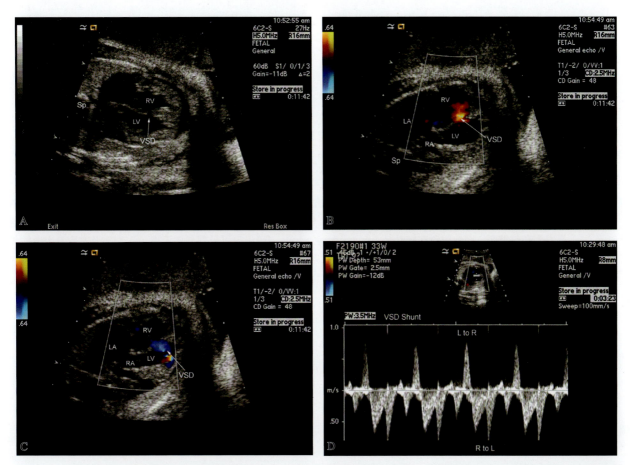

病例7-6 A.左、右心室长轴切面，室间隔呈水平位。在室间隔肌部的中段有一个间隙。这是一个肌部VSD。B.彩色图像显示穿过中段肌部VSD的左向右分流。C.在心动周期的某一时刻发现一个蓝色射流束穿过这个中段肌部VSD，反映了右向左的分流束。D.通过脉冲多普勒观察穿过该缺损的血流频谱，基线上方是朝向探头的血流，提示左向右分流，而基线下方的血流则是右向左的分流束。右向左的分流频谱图与房室瓣的血流频谱图非常相似，是双峰型的。这表明右向左分流可能发生在舒张期，受舒张早期充盈和舒张晚期心房收缩的影响。右向左的分流多反映的是左、右心室顺应性的差异，而左向右的分流则多反映的是收缩力量将血液从左室推到右室

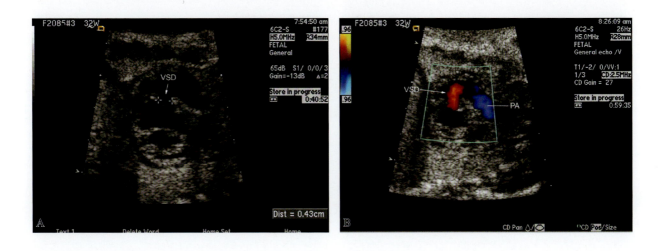

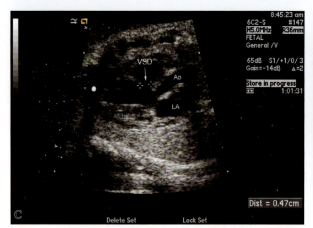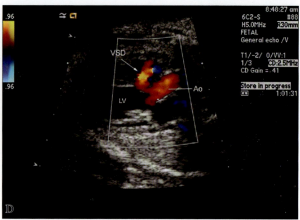

病例7-7 A.心脏短轴切面显示二尖瓣的前、后叶。在其前方可见室间隔中部有一个相当大的回声失落，这是一个大的前肌部VSD，二维图像上测得其直径为4～5mm。B.彩色多普勒图像上的红色射流束提示为左向右分流束。这是发生在收缩期，因为同时在肺动脉（pulmonary artery，PA）内可见前向血流束。C.左室及左室流出道的长轴切面观。这显示了肌部缺损与主动脉之间的关系。D.彩色多普勒超声显示穿过VSD的左向右分流束，同时主动脉内可见红色血流束，表明是发生在收缩期

8

房间隔缺损
David J. Goldberg

一、解剖及解剖相关知识

房间隔，是心脏中分割左右心房的部分，并不是一个单独的结构。它由不同的胚胎组件组成，这些组件在胎儿期及出生后融合以完全分隔左右心房。除了卵圆孔未闭（PFO），任何出生之后残留的跨房间隔通道都被认为是房间隔缺损（ASD）。

房间隔缺损分四个亚型，每一种都根据其胚胎起源和在房间隔上的解剖位置而命名。继发孔型房间隔缺损是位于卵圆窝处的残留通道（图8-1）。原发孔型房缺（见第9章）被视为心内膜垫缺损或房室管缺陷类疾病的一部分。静脉窦型房间隔缺损分为上腔静脉型和下腔静脉型，其缺损部分包括房间隔静脉窦部分。冠状窦房缺位于冠状窦进入右心房的入口处，类似于无顶型冠状静脉窦。

房缺的亚型可以单发或作为更复杂先心病的一部分。冠状窦型房缺可能与左上腔静脉存在有关。

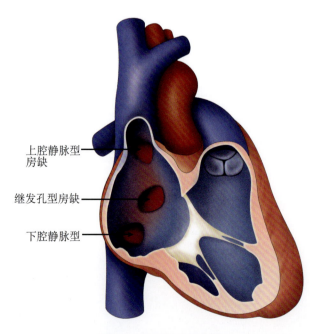

图 8-1　房间隔缺损分型

上腔静脉型房缺

继发孔型房缺

下腔静脉型

二、发病率、遗传学及发育

房间隔缺损是最常见的先天性心脏缺陷，出现率在活产儿中为1/1500。孤立的继发型房缺占儿科先天性心脏病人群的6%～10%。对于孤立的房间隔缺损，女性与男性的比例是大约2：1。

房间隔发育于妊娠第4周到第8周。原发隔是一层薄膜，从原始心房的顶部向心内膜垫生长。原发孔是存在于原发隔残端与心内膜垫之间的通道，当原发隔与心内膜垫融合时关闭。同时，原发隔更靠后的部分发生程序性细胞凋亡，形成继发孔，使得左、右心房相通。继发隔，是原始心房腹侧壁肌组织的一个皱褶，形成于原发隔的右侧。经过8周的发育，原发隔和继发隔的融合一般会使得卵圆孔成为分隔的心房之间残存的唯一相通之处，即由原发隔黏附在继发隔上形成的一个活瓣。从右房侧看，卵圆窝是卵圆孔被覆盖的区域。随着原发隔和继发隔的形成，原始心房中一个单一的部分，静脉窦，分隔成左右两个脚。右侧部分较大，最终形成上腔静脉和下腔静脉汇入右心房的流入部分；左侧部分与原发隔融合形成冠状窦的开口。

继发孔型房间隔缺损被认为是在程序性细胞坏死阶段原发隔异常或过度吸收引起的。这可以发生在任何部位，但是主要发生在卵圆孔和卵圆窝处。

静脉窦房缺是由进入右心房的静脉窦右脚未被完全融合至右房和继发隔结构异常造成的。这些缺损常伴有肺静脉异位引流，在出生后产生明显的左向右分流。冠状窦房间隔缺损是静脉窦的左侧脚与原发隔的不完全融合造成的。

孤立性房缺通常不是某种综合征中的一部分，也一般没有遗传基因异常，但也有例外。霍尔特奥拉姆综合征（Holt-Oram syndrome）是一个独特的综合征，包括上肢畸形和心脏间隔缺损，主要是室缺和继发孔型房缺。这种综合征是由于转录因子 TBX5 的突变。其他遗传因素包括 NKX2-5 基因和 GATA4 基因的突变。此外，编码肌球蛋白重链的染色体14q12的错义突变经证实与遗传性房缺有关。

三、胎儿生理学

正常胎儿循环包括血流从右心房经卵圆孔进入左心房。氧含量丰富的血液由胎盘经脐静脉回流，经欧氏瓣优先引导过房间隔入左房，然后血液经二尖瓣，从左心室射出，使胎儿体内氧含量最高的血液到达最重要器官，如发育中的胎儿大脑。房缺的存在不影响正常分流，因此没有血流动力学的影响。在不合并其他心脏疾病时，孤立性房缺不会明显的影响胎儿生理。

四、胎儿期策略

由于正常胎儿心脏的血液流经房间隔，胎儿期孤立性房缺非常难以诊断。然而，由于胎儿循环的特点，孤立性房缺并不影响胎儿生理功能。因此，产前诊断并不重要。

五、出生后生理学

从胎儿到新生儿，动脉导管闭合，肺循环和体循环分离。左房完全由增加的肺静脉回流充盈，大多数情况下，卵圆孔活瓣在出生后几天内关闭。新生儿期之后，存在过房间隔血流就表示有ASD。

在新生儿期及以后，房缺的分流是由左、右心房的相对顺应性决定的，也反映了左、右心室的顺应性。刚出生的新生儿的左、右心室的顺应性是近似的，房缺分流很小。然而，从儿童到成年，因为右心室向肺泵血的压力较低，引起胎儿期心室肥厚逆转，使得右心室顺应性增强，而左心室顺应性随时间降低。在房缺存在的情况下，这将导致左向右分流。患有房缺的儿童通常是无症状的，但如果左向右的分流过大，他们早在婴儿期就可能表现出生长发育障碍。最常见的情况是，在常规儿科体检中偶然听诊到肺动脉瓣狭窄样杂音，从而诊断房间隔缺损。这个杂音并不是真正的肺动脉瓣异常引起的，是由于心房水平左向右分流，使流经正常肺动脉瓣的血流量增加，从而产生血流-结构不匹配，导致肺动脉相对狭窄而形成的。

六、出生后策略

出生后最初几年，房缺通常不引起血流动力学损害。然而，通常会在学龄前对儿童进行治疗，关闭缺损。在过去是由外科手术一期缝合或补片修复。然而，自20世纪90年代以来，大多数继发型房缺都经导管进行封堵。这种方法首先在1976年被报道，继而被作为新一代有效治疗房缺的技术加以改进。不需要开胸手术，疗效很好。

七、预后

在出生后的20～30年内，房缺很少导致显著的血流动力学异常或心律失常。事实上，一些小的继发型房缺可能会自行闭合。然而，大面积房缺的患儿因为大量的左向右分流，引起右心室容量超负荷和扩张，继而肺血流量增加，导致发育障碍。20岁以后，若房缺未修补，并发症越加频繁。分流明显的房缺病人有充血性心衰、房性心律失常及肺动脉高压的风险。另一个潜在的危险是反向栓塞，可能导致脑卒中，这也是房缺封堵的理由。事实上，在正常状态下，未修补房缺患者预期寿命要低于普通人群。从目前房缺治疗的良好预后来看，风险收益比表明，所有房间隔缺损都应该尽早封闭。

图像特征和要点

- 因为心房通道是胎儿血液循环的一个正常部分，所以孤立性房缺的诊断可能存在困难。本质上，它归结为是否能够区分正常卵圆孔和一个比正常卵圆孔要大的通道。

- 观察房间隔上的卵圆孔瓣。在房间隔大面积缺失的情况下，如果在左房侧没有卵圆孔瓣，应高度怀疑继发孔型房缺。

- 产前诊断静脉窦型房缺非常困难。四腔切面中，在房间隔最靠前的部分发现缺损可以怀疑存在静脉窦型房缺。上腔静脉似乎"骑跨"在房间隔上，其入口横跨左右心房，提示上腔静脉型的静脉窦房缺。

- 产前确诊孤立性冠状窦型房缺是极其罕见的。如果房间隔的缺损的位置是在房室瓣水平之上，但靠近心脏的后方，则提示冠状窦型房缺存在。

- 正常胎儿的房间隔水平分流是右向左的。存在胎儿期房缺时，也一样是右向左分流。如果出现从左到右分流，应及时检查是否存在左心疾病，如二尖瓣疾病或左心发育不良综合征。当患有心肌病或由于肺动静脉畸形导致肺静脉回流剧增时，可以引发左心室的顺应性异常，从而出现心房水平的左到右分流。

- 小房缺在出生之前不能被可靠地检出。我们已在胎儿超声心动图的报告中注明此点。如果由于严重的家族病史或其他一些原因而高度怀疑存在房间隔缺损时，那么需要在出生后几周等待卵圆孔闭合后做一个新生儿超声心动图检查以明确诊断。

参考文献

［1］ Samanek M. Children with congenital heart disease: probability of natural survival. Pediatr Cardiol. 1992; 13: 152-158.

［2］ Porter BJ, Edwards WD. Moss and Adams' Heart Disease in Infants, Children, and Adolescents: Including the Fetus and Young Adult. 7th ed. Philadelphia: Wolters Kluwer Health/Lippincott Williams & Wilkins; 2008: 632-645.

［3］ Holt M, Oram S. Familial heart disease with skeletal malformations. Br Heart J. 1960; 22: 236-242.

［4］ Li QY, Newbury-Ecob RA, Terrett JA, et al. Holt-Oram syndrome is caused by mutations in TBX5, a member of the Brachyury (T) gene family. Nat Genet. 1997; 15: 21-29.

［5］ Srivastava D, Olson EN. A genetic blueprint for cardiac development. Nature. 2000; 407: 221-226.

［6］ Ching YH, Ghosh TK, Cross SJ, et al. Mutation in myosin heavy chain 6 causes atrial septal defect. Nat Genet. 2005; 37: 423-428.

［7］ Sideris EB, Sideris SE, Thanopoulos BD, Ehly RL, Fowlkes JP. Transvenous atrial septal defect occlusion by the buttoned device. Am J Cardiol. 1990; 66: 1524-1526.

［8］ Hausdorf G, Schneider M, Franzbach B, Kampmann C, Kargus K, Goeldner B. Transcatheter closure of secundum atrial septal defects with the atrial septal defect occlusion system (ASDOS): initial experience in children. Heart. 1996; 75: 83-88.

［9］ Chan KC, Godman MJ, Walsh K, Wilson N, Redington A, Gibbs JL. Transcatheter closure of atrial septal defect and interatrial communications with a new self expanding nitinol double disc device(Amplatzer septal occluder): multicentre UK experience. Heart. 1999; 82: 300-306.

［10］ King TD, Thompson SL, Steiner C, Mills NL. Secundum atrial septal defect. Nonoperative closure during cardiac catheterization. JAMA. 1976; 235: 2506-2509.

［11］ Radzik D, Davignon A, van Doesburg N, Fournier A, Marchand T, Ducharme G. Predictive factors for spontaneous closure of atrial septal defects diagnosed in the first 3 months of life. J Am Coll Cardiol. 1993; 22: 851-853.

［12］ Helgason H, Jonsdottir G. Spontaneous closure of atrial septal defects. Pediatr Cardiol. 1999; 20: 195-199.

［13］ Lammers A, Hager A, Eicken A, Lange R, Hauser M, Hess J. Need for closure of secundum atrial septal defect in infancy. J Thorac Cardiovasc Surg. 2005; 129: 1353-1357.

［14］ Murphy JG, Gersh BJ, McGoon MD, et al. Long-term outcome after surgical repair of isolated atrial septal defect. Follow-up at 27 to 32 years. N Engl J Med. 1990; 323: 1645-1650.

［15］ Shah D, Azhar M, Oakley CM, Cleland JG, Nihoyannopoulos P. Natural history of secundum atrial septal defect in adults after medical or surgical treatment: a historical prospective study. Br Heart J. 1994; 71: 224-227; discussion 228.

［16］ Steele PM, Fuster V, Cohen M, Ritter DG, McGoon DC. Isolated atrial septal defect with pulmonary vascular obstructive disease— long-term follow-up and prediction of outcome after surgical correction. Circulation. 1987; 76: 1037-1042.

［17］ Campbell M. Natural history of atrial septal defect. Br Heart J. 1970; 32: 820-826.

病例

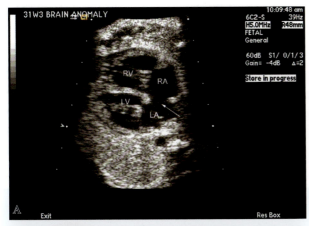
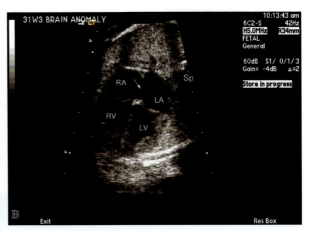
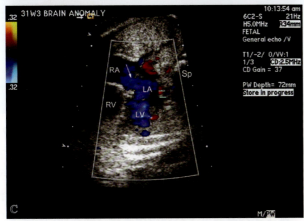

病例8-1　A.胎儿在子宫内时，辨认胎儿房间隔缺损(ASD)是非常具有挑战性的，因为所有的正常胎儿心房之间都会通过卵圆孔相通。然而，卵圆窝扩大并间隔组织缺失，提示存在出生后房间隔缺损的可能。此例胎儿，卵圆窝很大（箭头所指），但仅有一很薄的瘤样原发隔。出生后检测发现一个大的继发型房缺。LA.左房；LV.左室；RA.右房；RV.右室。B.心尖四腔切面显示了一个巨大的心房间交通（箭头所指），卵圆窝很大，有一薄膜突入左房。C.妊娠31周时，彩色血流显示宽大的跨房间隔血流，表明存在大的心房间交通（箭头所指）。出生后检查，是一个大的继发孔型房缺

的头几天内足月产的AVC胎儿通常没有任何症状。实际上，左向右的分流很少，体检可能完全正常。一些新生儿，尤其是唐氏综合征患儿，当肺血管阻力持续较高，由于心室水平的双向分流可以表现为中心性青紫。一些儿童，尤其是没有唐氏综合征的儿童，可能会被认为没有任何畸形而出院回家，除非是产前做出了AVC诊断。

唐氏综合征患儿表现有肌张力低下、关节过度反射、短头并枕骨较平、内眦赘皮、虹膜布鲁士菲尔德（Brushfield）斑、舌体宽厚、短颈伴后颈部皱褶松弛、通贯手、第5指小指缺少一个关节并向内弯曲、第1和第2趾间距增大。虽然并不是所有这些表现都出现，但发现任何这些表型的组合都应马上进行基因评估，确定有否21-三体综合征，并进行心脏病方面的咨询，因一半以上的婴儿会有心脏疾病。很多这些畸形，包括短头、后颈部皱褶松弛和第1及第2足趾间距增大等产科超声检查即可诊断。

完全型AVC婴儿，从第4到第8周开始可能会出现症状。心室水平左向右分流的量几乎均由肺血管阻力所决定。缺损通常较大，肺动脉压接近体循环压力。随着生后的前2个月肺血管阻力的下降，室间隔水平的分流增多，肺血管血流增多，左房室容量负荷增大。最终结果是发生高排血量充血性心衰。如果发生了具有血流动力学意义的共同瓣的反流，则第4周到第8周前即可出现症状，还可能会更严重。AVC患儿同时有主动脉弓缩窄时则症状出现得也较早。由于主动脉窄导致的体循环阻力的增加，使得心室水平左向右的分流增大。

完全型AVC的婴儿开始时会有喂奶时出汗、呼吸急促和心动过速等症状，由于心脏的代谢需要很高，即使有足够的热量摄入，也很难增加体重。在严重病例，肺血流太高以至于体循环开始受累。这些婴儿会有昏睡、外周血灌注不足及代谢性酸中毒。

部分型AVC婴儿通常在新生儿期无症状。实际上，该型AVC在孩童早期甚至到成年才被发现。其病理生理学表现类似于房间隔缺损。房间隔水平的分流取决于左室和右室的相对顺应性。生后，右室的顺应性和松弛性改善，使得心房水平左向右的分流增加，右心扩大。大多数婴儿病理生理过程良好，无症状，但一些病例会有呼吸困难和（或）生长障碍。同完全型一样，严重的瓣膜反流可以使症状和体征较早出现。

过渡型AVC的临床表现各种各样，取决于室间隔缺损的大小。该类型的AVC相对来说容易被发现，因为由于受限的室间隔缺损的存在，患儿去看儿科医师时通常会被听到有较大的杂音。VSD越大，婴儿越容易发生高排血量的充血性心衰。VSD较小者，与部分型的AVC表现相似。

部分型AVC通常在生后很快会有症状。右室为主型AVC通常有左心的梗阻，包括主动脉瓣下狭窄和（或）主动脉弓阻塞。如果非均衡性很严重，左室发育严重不良，婴儿则依赖动脉导管以维持足够的体循环灌注。在这些病例，导管的狭窄或关闭会导致心排血量严重下降。这些婴儿皮肤灰白带有斑点，外周脉搏减弱。呼吸异常急促，从而代偿下心排血量的降低。如果前列环素治疗不及时，可能会导致死亡。左室型为主的非均衡性AVC通常症状严重程度会轻些。如果有右室流出道梗阻则会在新生儿期闻及杂音。

六、出生后策略

任何类型的AVC最基本的治疗方法就是手术修补。这些缺损不会自然愈合，目前也无法进行导管下的介入治疗。修改方式和手术时间取决于AVC类型及缺损是均衡还是不均衡的。

任何依赖导管循环的患儿均需要在新生儿期手术。该类患者几乎均为右室型为主、伴有严重的主动脉弓阻塞的非均衡性AVC。出生后必须马上进行前列腺素E_1吸入以维持导管开放。常常很难判断主动脉弓修补（双室修补）后是否能够阻断心房和心室水平的分流及是否需要单心室手术。左心结构的测量和解剖通常有助于做出判断，并且已有研究。如果选择了单心室手术方案，通常进行Norwood手术，然后在4～6个月时进行双向的Glenn手术（上腔静脉-肺动脉吻合），最后在2—4岁时进行Fontan手术。

在多数均衡性AVC，可以进行选择性修补。完全性AVC儿童在术前通常需要抗充血性药物治疗。此时使用的药物通常包括呋塞米（速尿）或者相似的利尿药、地高辛（钠-钾-ATP酶泵阻滞药）和（或）血管紧张素转化酶（ACE）抑制药。利尿药可有效降低肺充血和液体积聚。地高辛在高心排血量心力衰竭（如虽然心室功能正常但表现为充血性心衰）中的作用还不十分清楚，然而经验显示该药物治疗有效。ACE抑制药可降低体循环阻力。其作用机制可能是使有较大VSD的或者房室瓣反流较多患者的主动脉前向血流增加。

完全型AVC患儿体重增长通常很困难，一般在肺血管床阻力开始下降（4～8周）后开始增重困难。一些病例需要高能量配方甚至需要鼻饲管进行喂养，以维持足够的营养。这些都主要是满足手术前的营养状态准备。如果体重增长仍然很困难，则是尽早进行手术干预的指征。

通常在患儿2～6个月大小、肺血管阻力自然下降后进行完全型AVC选择性手术治疗。合并有唐氏综合征患儿，肺血管阻力此时可能不会降至正常；这些婴儿通常还会有上呼吸道梗阻，这可能是导致肺阻力持续升高的原因。在这些患儿，由于肺血管阻力还会升高，因此手术应推迟到患儿6～9个月大小；这类患儿的整体预后差些。

手术治疗包括闭合室间隔缺损。用补片关闭房间隔之间的交通也是必不可少的。关闭室间隔的技术方法较多，包括补片（如1～2个补片）或者直接缝闭（Nunn修复）。除了关闭间隔之间的交通外，大多数AVC修补包括将共同房室瓣分为右和左两部分，至少部分缝合左侧房室瓣的上和下桥瓣的近端部分（如瓣叶裂的缝补）。

不完全型AVC可在最初几年内进行选择性的手术修补。如果房室瓣反流较多，则可以早些手术。手术过程与完全型者相似，只是不需要进行室间隔修补并且房室瓣已经是分开的。左侧房室瓣叶裂通常还是要进行修补的。在过渡型AVC，由于室间隔缺损很小不易为外科手术医师看见（常常被房室瓣腱索组织遮挡），闭合起来更加困难些。通常缝合修补即足够，而不需要补片修补。

七、预后

如果在生命早期不进行手术，AVC患儿5年以上生存率只有4%。通常情况下，进行AVC手术的儿童存活率较高，远期发病率较低。修复后的监测包括残余心房和心室交通的评估和（或）剩余房室瓣反流的评估。残余的房间隔缺损很少见，但由于补片漏或补片裂开也可能发生。残余的小的室间隔缺损是很常见的。直径小于2mm的缺损通常会自然闭合或是从血流动力学上来说没有意义。修补处可能会裂开，这很少见，此时需要再次进行修复手术。

到目前为止，AVC修复之后再次进行手术最常见的原因是出现了残余的或是手术后新的房室瓣反流。当瓣膜被提起与室间隔补片相连时瓣膜会形变。如果手术前通过超声心动图发现了严重的房室瓣反流，那么手术后存在严重反流的可能性就会增大。术后左房室瓣反流通常发生在上下两桥瓣叶的接触面，但也可能发生在其他联合处。AVC患者需要进行长期评估检查，以确保瓣膜反流不再进展。如果反流程度严重，那么就需要进行瓣膜成形术甚至是瓣膜置换。

大多数AVC修复成功的孩子可以正常参加体育活动并且能够拥有正常的寿命。患者一生均需要到心脏病医师处随访。不同于先前的外科时代（20世纪80年代之前），AVC合并21-三体综合征婴儿几乎都可以外科手术了。许多没有进行修复手术和不能手术的患有唐氏综合征的AVC成人患者仍然存活着，忍受着肺血管疾病及艾森曼格综合征的折磨，导致他们的预期寿命明显缩短。那些合并有唐氏综合征患者成功进行AVC修复手术的，与那些没有结构上的心脏疾病的唐氏综合征成人患者的寿命是相同的。

图像特征和要点

- 一定要区分完全型、过渡型和不完全型AVC，因为每种类型需要不同的治疗策略，并且预后也各不相同（完全型=大型室间隔缺损；过渡型=小的限制性室间隔缺损；不完全型=没有室间隔缺损）。
- 短轴切面共同房室瓣水平可以显示瓣叶相对于室间隔的位置关系。
- 左室和主动脉长轴切面可显示拉长的左室流出道呈"鹅颈"样表现，此为AVC的典型表现。
- 评估共同房室瓣与每个心室的"平衡"程度。共同房室瓣一般较多地与右室相连，大约60%。任何超过60%的房室瓣与右室相连都称为右室为主型非均衡性AVC。
- 在右室为主型非均衡性AVC，可能会存在左侧结构的梗阻性病变，如左侧房室瓣入口血流梗阻、左室腔发育不良、主动脉瓣下狭窄、主动脉瓣狭窄、升主动脉发育不良、横弓发育不良和主动脉弓缩窄等。应当仔细寻找。
- 共同房室瓣均一地与两心室相连或者50%以上与左室相连，则说明是左室为主的非均衡性AVC。
- 在左室为主的非均衡性AVC，右侧病变，如右室发育不良、肺动脉狭窄、肺动脉分支狭窄等容易发生，应当仔细查找。
- AVC可与法洛四联症并存，通常合并有唐氏综合征。
- 非均衡性AVC和圆锥间隔异常，如法洛四联症或右室双出口合并存在时，通常有无脾型的内脏反位综合征。
- 在宫内可见AVC缺损处的共同房室瓣反流。如果反流容积在轻度以上，则除了AVC缺损外还可能存在瓣膜结构异常。在出生后由于负荷的改变，使得肺静脉回流增加、胎盘分离后后负荷增加，共同房室瓣的反流会变得严重。

参考文献

［1］ Barrea C, Levasseur S, Roman K et al. Three-dimensional echocar-diography improves the understanding of left atrioventricular valve morphology and function in atrioventricular septal defects under-going patch augmentation. J Thorac Cardiovasc Surg. 2005; 129: 746-753.

［2］ Anderson RH, Ho SY, Falcao S, Daliento L, Rigby ML. The diagnostic features of atrioventricular septal defect with common atrioventricular junction. Cardiol Young. 1998; 8: 33-49.

［3］ Rastelli GC, Ongley PA, Kirklin JW, McGoon DC. Surgical repair of complete form of persistent common atrioventricular canal.J Thorac Cardiovasc Surg. 1968; 55: 299-308 .

［4］ Mahle WT, Shirali GS, Anderson RH. Echo-morphological correlates in patients with atrioventricular septal defect and common atrioventricular junction. Cardiol Young. 2006; 16(suppl 3): 43-51.

［5］ Chin AJ, Bierman FZ, Sanders SP, Williams RG, Norwood WI, Castaneda AR. Subxyphoid 2-dimensional echocardiographic identification of left ventricular papillary muscle anomalies in complete common atrioventricular canal. Am J Cardiol. 1983; 51: 1695-1699.

［6］ Cohen MS, Jacobs ML, Weinberg PM, Rychik J. Morphometric analysis of unbalanced common atrioventricular canal using two-dimensional echocardiography. J Am Coll Cardiol. 1996; 28: 1017-1023.

［7］ Bharati S, Lev M. The spectrum of common atrioventricular orifice (canal). Am Heart J. 1973; 86: 553-561.

［8］ Gatzoulis MA, Shore D, Yacoub M, Shinebourne EA. Complete atrioventricular septal defect with tetralogy of Fallot: diagnosis and management. Heart. 1994; 71: 579-583.

［9］ Hoffman JI, Kaplan S. The incidence of congenital heart disease. J Am Coll Cardiol. 2002; 39: 1890-1900.

［10］ Barlow GM, Chen XN, Shi ZY, et al. Down syndrome and congenital heart disease: a narrowed region and a candidate gene. Genet Med. 2001; 3: 91-101.

［11］ Loewy KM. Endocardium, Cardiac Cushions, and Valve Development in Cardiac Development. New York: Oxford University Press; 2007: 119-131.

［12］ Berning RA, Silverman NH, Villegas M, Sahn DJ, Martin GR, Rice MJ. Reversed shunting across the ductus arteriosus or atrial septum in utero heralds severe congenital heart disease. J Am Coll Cardiol. 1996; 27: 481-486.

［13］ Cohen MS. Clarifying anatomical complexity: diagnosing heterotaxy syndrome in the fetus. Progr Pediatr Cardiol. (Rychik J, ed). 2006; 22: 61-70.

［14］ Makrydimas G, Sotiriadis A, Huggon IC, et al. Nuchal translucency and fetal cardiac defects: a pooled analysis of major fetal echocar-diography centers. Am J Obstet Gynecol. 2005; 192: 89-95.

［15］ McAuliffe FM, Hansberger LK, Winsor S, Chitayat D, Chong K, Johnson JA. Fetal cardiac defects and increased nuchal translucency thickness: a prospective study. Am J Obstet Gynecol. 2004; 191: 1486-1490.

［16］ Jones KL. Down syndrome. In: Smith's Recognizable Patterns of Human Malformation. 4th ed. Philadelphia: WB Saunders; 1988: 10-15.

［17］ Weinberg M Jr, Miller RA, Hastreiter AR, Raffensperger JG, Fell EH, Bucheleres HG. Congestive heart failure in children with atrial septal defect. J Thorac Cardiovasc Surg. 1966; 51: 81-87.

［18］ Cohen MS, Spray TL. Surgical management of unbalanced atrioventricular canal. Semin Thorac Cardiovasc Surg Pediatr Card Surg Annu 2005; 8: 135-144.

［19］ Berger TJ, Blackstone EH, Kirklin JW, et al. Survival and probability of cure without and with operation in complete atrioventricular canal. Ann Thorac Surg. 1979; 27: 104-111.

［20］ Yang SG, Novello R, Nicolson SC, et al. Evaluation of ventricular septal defect repair using intraoperative transesophageal echocar-diography: frequency and significance of residual defects in infants and children. Echocardiography. 2000; 17: 681-684.

［21］ Ten Harkel AD, Cromme-Dijkhuis AH, Heinerman BC, Hop WC, Bogers AJ. Development of left atrioventricular valve regurgitation after correction of atrioventricular septal defect. Ann Thorac Surg. 2005; 79: 607-612.

［22］ Daliento L, Somerville J, Presbitero P, et al. Eisenmenger syndrome. Factors relating to deterioration and death. Eur Heart J. 1998; 19: 1845-1855.

病例

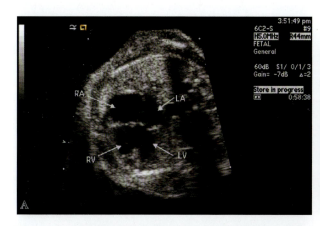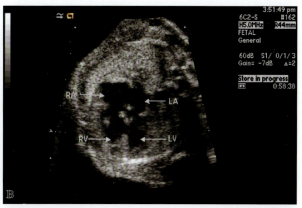

病例9-1　A.心尖四腔观。箭头指向是心脏的四个腔室，包括右心房（RA）、左心房（LA）、右心室（RV）和左心室（LV）。注意心房之间和心室之间均存在缺口，说明同时存在房间隔缺损（ASD）和一个大的室间隔缺损（VSD）。另外，有一个连续的房室瓣连线横越穿过心脏的中间，将两心房与两心室分开。这是共同房室瓣平面。当前的心动周期是收缩期，因为共同房室瓣是闭合的。B.在舒张期，共同房室瓣是开放的，开向右心室和左心室

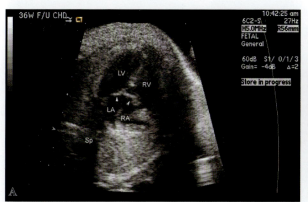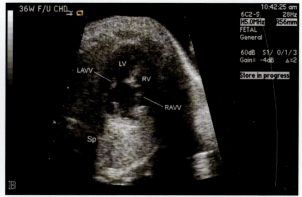

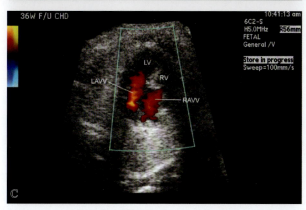

病例9-2　A.心尖向上的心脏四腔（观）切面图像。箭头指向的是共同房室瓣。该胎儿似乎为过渡型房室管畸形，因室间隔缺损存在一定限制性。当前图像为心室收缩期，因为房室瓣是闭合的。LA.左心房；LV.左心室；RA.右心房；RV.右心室；Sp.脊柱。B.在舒张期，共同房室瓣是开放的。在房间隔可以看到一个大的缺口，为原发孔型房间隔缺损。请再次注意，尽管这里确实显示室间隔较薄，怀疑是否为过渡型房室管畸形，但几乎是看不到任何室间隔缺损。LAVV.左房室瓣；RAVV.右房室瓣。C.心室舒张期彩色多普勒成像显示共同房室瓣的左房室瓣部分和右房室瓣部分均有血流。心室间隔未见明显分流

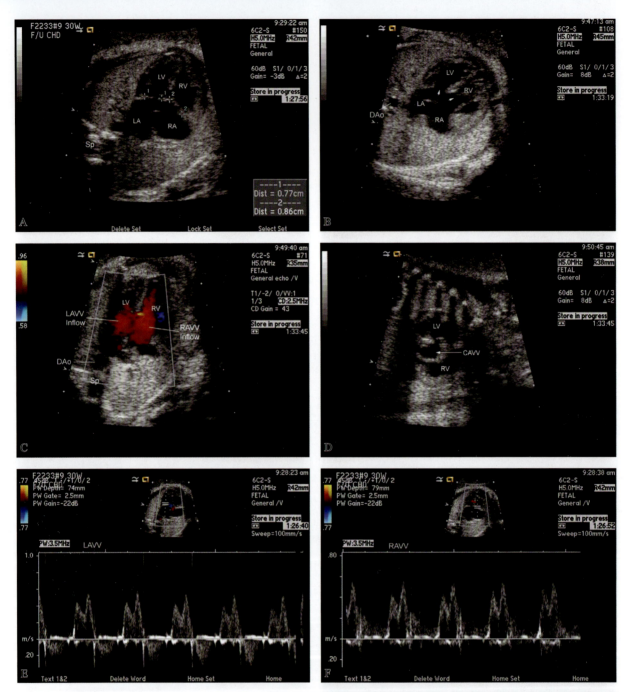

病例9-3 A.原发孔型房间隔缺损的心尖四腔观。这是共同房室管畸形中的一种类型，有房间隔缺损，无室间隔缺损。十字星数字1和2分别表示对共同房室瓣左侧部分和右侧部分的直径测量。如果共同房室瓣已经发育并且分化成正常的两组瓣膜心脏，那么这些测值反映了"二尖瓣"和"三尖瓣"的组成。注意该病例三尖瓣环（十字星数字2）大于二尖瓣环（十字星数字1）。正如图中所见，在共同房室管畸形中，右室（RV）三尖瓣流入部应当较左房室瓣成分大。这与正常心脏相似，三尖瓣环大于二尖瓣环。LA.左心房；LV.左心室；RA.右心房。B.心室舒张期，共同房室瓣开放，显示为左心房和右心室流入道血流。降主动脉（DAo）位置正常，在心脏左边，左房后方。C.心脏舒张期彩色多普勒显示右心室和左心室流入道（inflow）。无室间隔缺损。LAVV.左房室瓣；RAVV.右房室瓣。D.右心室和左心室水平心脏短轴切面。箭头所指为共同房室瓣（CAVV），可见其骑跨于左心室和右心室两个腔室。该图展示了心内膜垫缺损胎儿单一共同房室瓣情况。E.脉冲多普勒左房室瓣血流，显示正常的E、A峰。F.脉冲多普勒右房室瓣血流，显示正常E、A峰

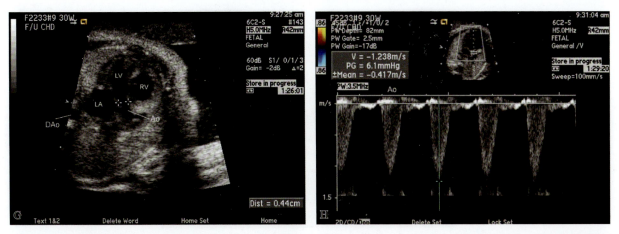

病例9-3续 G.部分型或不完全型房室管畸形。探头略向前倾斜，显示左心室流出道，图像显示该胎儿没有明显的流出道狭窄。LV.左心室，LA.左心房，RV.右心室，DAo.降主动脉，Ao.主动脉。H.脉冲多普勒左心室流出道血流速度轻度增快，但仍为层流。因为房室管畸形患者可能存在流出道梗阻，因此在心内膜型缺损胎儿应同时进行左室流出道的二维及多普勒评估

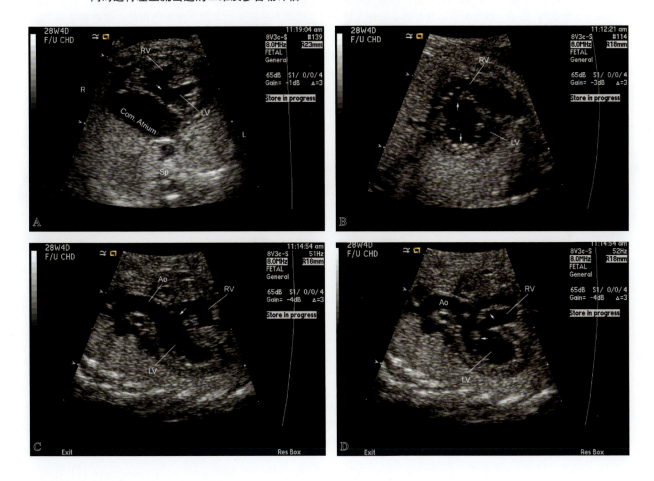

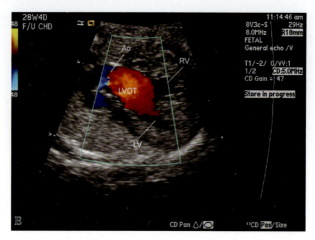

病例9-4　A.完全性房室管畸形胎儿心脏四腔切面。可见一个大的室间隔缺损（箭头所指）及一个大的房间隔缺损［几乎是一个共同心房（Com. Atrium）］。B.胎儿心脏短轴切面显示共同房室瓣膜骑跨于右心室和左心室。共同房室瓣较均衡地分布于两个心室。箭头所指为位于上方的左房室瓣和位于下方的左房室瓣。该切面为心室舒张期，因共同房室瓣是开放的。C.一完全房室管畸形胎儿心脏长轴切面。注意：主动脉起源于左心室。其形态类似"鹅颈"，即于主动脉发出心室处成S形弯曲状，这主要是由于巨大的共同房室通道导致左室流出道呈"鹅颈样"改变。箭头所指为室间隔缺损。D.心脏舒张时期左心室长轴切面上，可以看到瓣膜阻碍左心室流出道。然而，这是在心脏舒张期，是左心室和右心室充盈时期。在心室收缩期，共同房室瓣会移出左心室流出道的"鹅颈"畸形平面，左室流出道无梗阻。E.心脏收缩时期彩色多普勒显示左心室流出道（LVOT）较宽大红色射流，表明胎儿左心室流出道无梗阻。RV.右心室，LV.左心室，Ao.主动脉，Sp.脊柱

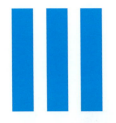

先天性心脏病：动脉圆锥干畸形

10 法洛四联症

Amanda Shillingford

超声心动图检查要点

- 辨认圆锥间隔的对位不良，是否前移至右室流出道。
- 肺动脉瓣环的大小等于或小于主动脉瓣环内径。
- 主动脉瓣下大的室间隔缺损。
- 宽大的主动脉骑跨于室间隔上，与双侧心室连接。
- 右室流出道梗阻（肺动脉瓣下、瓣膜本身、肺动脉瓣上的狭窄）。
- 肺动脉分支的连续性和汇合处。
- 确定动脉导管的位置、起源及与肺动脉分支的连接。
- 确定通过动脉导管血流的方向。
- 寻找除了大的对位不良的室间隔缺损外，是否有另外的肌部室缺。
- 主动脉弓的位置（左或是右）。

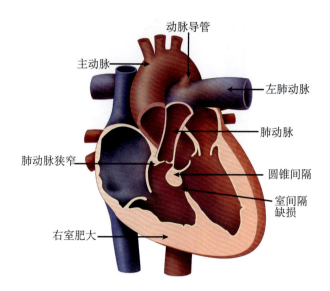

图 10-1　法洛四联症

一、解剖及解剖相关知识

　　法洛四联症（tetralogy of Fallot，TOF）是一种圆锥动脉干发育畸形。圆锥动脉干包括肌性圆锥（或圆锥间隔，即分割了紧邻大血管之下区域的肌性室间隔）和紧邻的动脉干（最终分化为自心脏发出的大血管，即肺动脉和主动脉）。在心脏发育的早期，圆锥动脉干起源于原始右心室，之后向左移位，跨过正在形成中的室间隔。为了完成正常的发育，动脉干开始分隔及旋转，最终形成了右室-肺动脉和左室-主动脉的关系。在法洛四联症中，圆锥间隔向前、向右移位，同时大血管旋转不全，主动脉与正常位置相比非常靠前。这会导致一系列结构上的改变，包括：大的前移型对位不良的室间隔缺损（VSD），主动脉骑跨于室间隔缺损上，不同程度的右室流出道（RVOT）梗阻（包括肺动脉瓣及瓣下水平）和右室肥厚（图 10-1）。法洛四联症的联合病变是 1672 年由 Neils Stenson 第一次描述的，但是在 1888 年由 Etienne Fallot 医师将法洛四联症的临床表现和解剖结构关联起来。实际上，直到 20 世纪早期，法洛四联症这个词才普及起来。

　　法洛四联症存在很多结构上的变异。肺动脉瓣及瓣下区域可能仅是轻度发育不良，代表轻度的肺动脉狭窄。相比之下，瓣膜可能有严重的发育不良或是完全的肺动脉瓣和主肺动脉段的闭锁。如果肺动脉闭锁，就没有通过肺动脉瓣的前向血流。肺动脉的分支可起源自动脉导管（DA），或是由起源于主动脉的侧支血管即大的主-肺侧支动脉供应肺部血流。此外，肺动脉的分支可能有不同程度的发育不良，可影

响远期肺功能。在另一种变异中，法洛四联症伴肺动脉瓣缺如综合征，发生于肺动脉瓣严重发育不良或不发育的情况，导致严重的肺动脉瓣关闭不全和肺动脉扩张。伴发的畸形包括右位的主动脉弓，在 TOF 病人中发生率达 25%。动脉导管可纤曲或缺如。还可能出现冠状动脉结构上的变异。在 1% 到 2% 的病例中，会发生冠状动脉左前降支走行异常，其起自右冠状动脉，穿过右室流出道，这是重要的手术指征。从发育上来说，冠状动脉起源于心室区域，并向主动脉移行。在法洛四联症中，主动脉转位，并且位置比正常靠前；因此右冠状动脉位置偏左，导致左冠脉系统易连于右侧。报道称 11% 的病例合并永存左上腔静脉。也可以合并肌部的室缺，法洛四联症合并房室管缺损时，强烈提示与 21-三体综合征密切相关。

二、发病率、遗传学及发育

　　法洛四联症占所有先天性心脏病的 7%，是最常见的发绀性心脏病，每 10 000 名活产儿中会出现 3 ～ 4 名。法洛四联症几乎有三分之一伴发心外畸形或是染色体异常。90% 的 DiGeorge 综合征患者有 22q11 染色体微缺失。DiGeorge 综合征是一种伴有多种心外畸形的染色体异常，包括上腭畸形，进食及语言障碍，胸腺发育不良导致的免疫缺乏和低血钙，不同程度的发育、认知、心理缺陷，面部畸形，肾脏和骨骼异常。据推测，75% ～ 80% 伴有 22q11 微缺失的患者都有先天性心脏病，最常见的心脏缺陷是圆锥动脉干结构异

常，包括法洛四联症、主动脉弓离断和永存动脉干。相反，在法洛四联症患者中，经检测有16%～18%伴有22q11微缺失，在这其中有50%的患者伴有右位主动脉弓。其他与法洛四联症有关的遗传性疾病包括Alagille综合征，VACTERL联合病变（椎骨异常、肛门闭锁、心脏异常、气管食管瘘伴或不伴食管闭锁、肾发育不全和肢体缺陷），CHARGE（眼缺损、心脏病、鼻后孔闭锁、生长和发育迟缓伴或者不伴有中枢神经系统的异常、生殖器发育不全、耳畸形伴或者不伴有耳聋），和猫眼综合征，除此之外还有13-三体、18-三体和21-三体综合征（特别是在法洛四联症合并房室管畸形时）。

我们对这种先天性畸形的遗传和分子机制的了解尽管远不完整，但已知之不少。许多研究关注于转录因子作为特殊调控因子在心脏发育中的作用。基因突变与法洛四联症的发生发展有关，包括*NKX2-5*，*Tbx1*（与DiGeorge综合征相关），*NOTCH 1*和2，和*JAG1*（与Alagille综合征相关）。

三、胎儿生理学

从心血管角度来说，TOF胎儿的表现是相当稳定的。结构异常包括：①从右室流出道至肺动脉的梗阻；②一个大的心室间交通（VSD），改变了胎儿血流动力学。在法洛四联症中，右房的回心血量没有改变。血液进入右室，会推动分流从阻力最小的通路穿过，当出现右室流出道梗阻时，经过室间隔缺损的血液会发生右向左分流。因此，在法洛四联症中，每一个心动周期都有与正常相比更多的血液射入主动脉（每搏量增大），而更少的血液射入主肺动脉。这可以部分解释为什么在法洛四联症中主动脉内径远大于正常。

在正常胎儿循环中，仅有15%～20%的右室心排血量进入肺循环。右室射出的血液大部分绕过肺，经动脉导管进入降主动脉。因此，在TOF中出现的宫内右室流出道梗阻可以显著影响通过动脉导管的血流量。如果存在轻度的右室流出道梗阻，通过动脉导管的前向血流会进一步减少（从肺动脉到主动脉）。通常，在TOF中，动脉导管内径小于正常。在严重的肺动脉狭窄或是肺动脉闭锁中，在出生前可以直观看见动脉导管血流反向（从主动脉到肺动脉）。动脉导管常来源于靠近主动脉弓下方的偏垂直方向或者纡曲走行，很可能是由于血流动力学改变所造成的结果。罕见地，动脉导管可完全缺失。

右室流出道梗阻的程度将影响到达肺循环血流减少的程度。在重度狭窄的病例中，肺循环的血流灌注通过两条途径获得，前向的通过右室流出道的血流和反向的由动脉导管供应的血流。在TOF中，肺部血管的发育可能异常。肺动脉近端分支小于正常，常见狭窄。在一些病例中，小的肺部血管可以异常，并且肺血管横断面积的总和会减少。这是否由于在宫内继发于胎儿血流模式的改变和血流改道离开发育中的肺所造成，还是解剖上右室流出道持续梗阻后所形成的早期表现，尚不清楚。

在TOF中，经证实胎儿的脑血流是异常的。这一定程度上和主动脉的血流动力学改变有关。患有TOF的新生儿体格测量值偏小，包括头围。在缺乏心外畸形或基因/染色体异常的情况下，TOF患者的胎盘功能认为是正常的。

四、胎儿期策略

如果不伴有心外的畸形，TOF胎儿从血流动力学角度来说典型者是稳定的。出生后，低氧血症的程度与右室流出道梗阻程度相关。因为在出生前肺部血流的需求有限，所以很难从胎儿超声心动图准确预测出生后低氧血症的程度。除此之外，即使是在孕20周时诊断为肺动脉的轻度狭窄，到了晚孕期可以发展为重度的狭窄或是闭锁，所以要强调胎儿超声心动图随访的重要性。一般来说，如果在胎儿期肺动脉瓣瓣环的内径小于主动脉瓣环的内径的一半，出生后就有可能出现严重的低氧血症。另外，动脉导管反向供血是右室流出道前向血流不足的一个标志。

由于伴发心外畸形的概率很高，所以必须进行全面系统的产科超声检查。出现胸腺或右位主动脉弓将增加22q11缺失的风险。在TOF的胎儿中几乎有一半都有颈部透明层的增厚。推荐每一个怀有TOF胎儿的母亲做羊水穿刺，因为总体预后和进行家庭咨询的基调都与是否伴有心外畸形和基因、染色体异常密切相关。

五、出生后生理学

在TOF中，右室到肺循环的前向血流受阻。一旦胎儿脱离母体，肺血管阻力下降，肺血流量大幅上升。然而，TOF近心端血流梗阻，血流会从阻力小的旁路通过，即可能由室间隔缺损到达左室。在胎儿期，这种分流并不影响供氧。一旦胎儿出生后，脱离胎盘，独立生存，任何未经肺部的血液都是低氧血，供应至主动脉，导致发绀。

如果患者梗阻程度较轻，将仅发生轻度低氧血症，此时血氧仪测得的血氧饱和度大于90%。但如果患者梗阻程度更加严重，将会导致肺部血流减少，发展成严重的低氧血症。动脉导管的存在，允许左向右的分流（主动脉到肺动脉），增加肺部的血流。因此，一些伴有严重右室流出道梗阻的新生儿由于动脉导管的开放，仍然有氧供充分，氧饱和度大于90%。

患有TOF的新生儿体格检查时，可以从胸骨左缘听到粗糙的递增递减型的收缩期杂音，杂音的强度与右室流出道梗阻的程度成反比（杂音越粗糙，通过梗阻部位的血流越多；杂音越轻柔，通过梗阻部位的血流越少）。低氧血症的程度取决于肺部血流的总量。杵状指一般不会在新生儿期表现出来，但是可能出现在较大的未做修补的婴儿及儿童。

患有TOF的婴儿也可能有间歇性严重低氧血症的风险，又叫做高度发绀发作（hypercyanotic spell）。肺-体循环血管阻力之比急性改变使得通过室间隔缺损的右向左分流增加可能是其原因。尽管提高体循环血管阻力在短期内可能暂时增加肺血流量，但高度发绀发作是需要进行手术修复的一项指征。

六、出生后策略

出生后TOF的处理策略取决于新生儿期低氧血症的程度。首先需要决定干预的时间点。在新生儿期具有轻到中度的低氧血症（动脉血氧饱和度>80%～85%），手术可以延迟到婴儿发育成熟后。所有被诊断为TOF的胎儿在产后都需要立即进行心脏评估。动脉血氧饱和度作为评价绝对肺血流量的一项指标，比通过右室流出道的压力梯度更加可靠。在建立足够的前向肺动脉血流前，要确保不存在反向的动脉导管血流，这一点至关重要。若血氧饱和度在可接受的范围内，且双亲都已经接受了辅导，婴儿可出院回家，但需有儿科心脏专家进行密切的门诊随访，计划择期手术。TOF修补的时间和手术路径变异很大，有很多好的思路可选择。在我们中心，患有轻度肺动脉狭窄的病人常选择进行彻底的早期手术修补。理想情况是，这种择期手术在孩子2～6个月大小进行，如果低氧血症更加严重，时间可提前。如果新生儿期伴有严重的低氧血症，一出生就需要进行前列腺素灌注，以保证动脉导管的开放，增加肺部血流。这样可以使婴儿在进行新生儿期的干预前，保持稳定。新生儿期

的外科修复包括保留分流的姑息性治疗，或早期彻底修复。在心导管室给右室流出道放入支架也是一个增加肺血流量的有效、姑息措施。

TOF的外科干预最早是由Blalock、Taussig和Thomas作为先驱者于1945年实施的。原始的Blalock-Taussig分流术是做右锁骨下动脉和右肺动脉的吻合。如今改良的Blalock-Taussig分流术可在不牺牲锁骨下动脉的情况下，将锁骨下动脉或无名动脉基底部通过3.5～4mm Gore-Tex移植体与肺动脉连接起来。首例完整修复术是在1954年由Lillehei完成的，自此之后发展出众多改良的外科术式。完整的修复包括室间隔缺损补片封闭，扩大右室流出道以建立无梗阻循环，使血液顺利进入分支肺动脉。后者可通过多种技术来实现，选取哪种技术取决于梗阻部位的解剖、性质和严重程度，如果有足够大小的肺动脉瓣瓣环，可以在右室流出道放置补片，不必处置肺动脉瓣环。如果需要缓解瓣膜的狭窄，则可以打开肺动脉瓣。如果瓣环小，补片可能延伸至跨过肺动脉瓣瓣环（跨环的补片），这样肺动脉瓣功能就不全了。若存在肺动脉瓣严重发育不良或是冠脉左前降支越过右室流出道，限制了从流出道做切口，也可以从右室到肺动脉放置一个导管。从历史上来说，实施Blalock-Taussig分流术进行缓解是作为后期彻底修复的初期措施。但是如今，婴儿期彻底的手术修复可以带来良好的预后。当彻底进行初期修复风险较高时，早期的姑息性分流或右室流出道支架放置比起彻底修复来说更为可取。对于彻底修复术来说，可能增加其风险的因素包括早产、出生低体重、冠状动脉异常及严重心外畸形。

七、预后

总体来说，TOF的外科预后都很不错。所有类型TOF进行新生儿期彻底外科修复后，医院病死率很低，为1%～2%，无症状胎儿的远期存活也很好。由于早期解除流出道梗阻导致肺动脉关闭不全是很常见的。在儿童期，这种程度的肺动脉关闭不全是可以很好耐受的。但是，在老年病人长期的肺动脉关闭不全会导致右室扩张、功能不全、劳力耐受差、心律失常。现在许多青少年与年轻人再做进一步手术，植入肺动脉瓣。在TOF修复后，肺动脉瓣置换的时机选择问题依然没有解决，早期瓣膜植入也许可以更好地保护右室的长期功能。当前，肺动脉瓣导管植入的新技术仍在发展，将非常有利于有需要的

病人。

心导管术和再次手术是很常见的，这是为了修复肺动脉瓣的功能及替换过度生长的管道。新生儿期进行修复术的，再次介入治疗率高于婴儿晚期进行修补术的，因此一些中心主张对TOF采用阶段性处理办法，但是对于最佳术式依旧有很大的分歧。从本质上来说，不同的模式所得到的预后都很好，由于全世界不同中心模式不同，无法规定一个单一的术式。

图像特征和要点

- 在TOF中，主动脉一般宽于肺动脉。事实上，这是TOF一个特异性表现，因为一般来说正常情况下胎儿期肺动脉要宽于主动脉。
- 评价肺动脉内径与主动脉内径的关系。如果肺动脉内径小于主动脉内径的50%，这些胎儿右室流出道梗阻可能比较严重，出生后需要前列腺素灌注保持动脉导管的开放，并且很可能需要在新生儿期进行修复手术。
- 确定大的室间隔缺损和主动脉骑跨于室间隔。
- 评价右室流出道梗阻的程度、范围和性质，是起始于肺动脉瓣环、瓣膜本身还是瓣下区域，是起源于圆锥缺失区域、主肺动脉还是肺动脉近端分叉。
- 利用彩色多普勒显像确定是否存在肺动脉瓣前向血流。
- 辨认动脉导管并确认血流方向。通过动脉导管的是正常前向血流（肺动脉到主动脉），说明右室流出道梗阻较轻。结合动脉导管的前向血流及肺动脉瓣瓣环内径大于主动脉瓣瓣环内径的50%来看，可以给家庭咨询的时候说，新生儿会相对不那么紫，不需要新生儿早期手术。
- 除了大的对位不良型的室间隔缺损，可能还有肌部室缺的存在，需要沿着室间隔长轴仔细寻找，确保不遗漏。
- 左冠状动脉异常起源于右侧，在胎儿期无法得到可靠的诊断，需要在出生后评估。
- 确定主动脉弓的方向是否异常，以及是否存在其他任何主动脉弓的畸形，这些在TOF中很常见。
- 鉴定胸腺的存在很重要，如果缺失表明可能有22q11缺失（DiGeorge综合征）。中纵隔中大血管与前胸壁的接近程度间接反映了胸腺是否缺失。如果大血管紧贴前胸壁，说明胸腺组织缺失。
- TOF的动态评价是非常关键的，因为右室流出道梗阻的程度随着孕周的增加是可以进展的。动脉导管的血流方向及肺动脉与主动脉的比例随着孕周都是可以变化的，必将对出生后的处理产生影响。

一些研究表明，一些年长的进行过TOF修补术的儿童可能会出现神经发育缺陷和学习能力障碍，尽管这些跟特定的手术方法没有特殊的联系。最后要强调的是，TOF是一个需要终身治疗的疾病，尽管在早期大部分就进行了彻底的外科修复，但是还是要有额外的心脏介入干预的准备。我们看到许多健康的、状态良好的、进行过TOF修补的母亲成功怀孕并且前来为她们胎儿做检查，这意味着TOF治疗取得了巨大进展。胎儿超声心动图评价是必需的，而且这类孕妇仍被认为是高危妊娠，需要密切观察是否有心衰发展的可能。总体来说，这些病人的预期寿命和生活质量是很好的。

参考文献

[1] Evans WN. "Tetralogy of Fallot" and Etienne-Louis Arthur Fallot. Pediatr Cardiol . 2008; 29: 637-640.

[2] Siwik ES, Patel CR, Zahka KC, Goldmuntz E. Tetralogy of Fallot. In: Moss and Adams' Heart Disease in Infants, Children, and Adolescents. 6th ed. Philadelphia: Lippincott Williams & Williams; 2001.

[3] Ferencz C, Rubin JD, McCarter RJ, et al. Congenital heart disease: prevalence at livebirth. The Baltimore-Washington Infant Study. Am J Epidemiol . 1985; 121: 31-36.

[4] Goldmuntz E. DiGeorge syndrome: new insights. Clin Perinatol. 2005; 32: 963-978.

[5] Kaguelidou F, Fermont L, Boudjemline Y, Le BJ, Batisse A, Bonnet D. Foetal echocardiographic assessment of tetralogy of Fallot and postnatal outcome. Eur Heart J. 2008; 29: 1432-1438.

[6] Bruneau BG. The developmental genetics of congenital heart disease. Nature. 2008; 451: 943-948.

[7] Artman M, Mahoney L, Teitel DF. Neonatal Cardiology. New York: McGraw-Hill Medical Publishing Division; 2002: 39-51.

[8] Kaltman JR, Di H, Tian Z, Rychik J. Impact of congenital heart disease on cerebrovascular blood flow dynamics in the fetus. Ultra-sound Obstet Gynecol. 2005; 25: 32-36.

[9] Rosenthal GL. Patterns of prenatal growth among infants with cardiovascular malformations: possible fetal hemodynamic effects. Am J Epidemiol. 1996; 143: 505-513.

[10] Pepas LP, Savis A, Jones A, Sharland GK, Tulloh RM, Simpson JM. An echocardiographic study of tetralogy

of Fallot in the fetus and infant. Cardiol Young . 2003; 13: 240-247.

[11] Hornberger LK, Sanders SP, Sahn DJ, et al. In utero pulmonary artery and aortic growth and potential for progression of pulmo-nary outflow tract obstruction in tetralogy of Fallot. J Am Coll Cardiol. 1995; 25: 739-745.

[12] Poon LC, Huggon IC, Zidere V, Allan LD. Tetralogy of Fallot in the fetus in the current era. Ultrasound Obstet Gynecol. 2007; 29: 625-627.

[13] Dohler G, Chaturvedi RR, Benson LN, et al. Stenting of the right ventricular outflow tract in the symptomatic infant with tetralogy of Fallot. Heart. 2009; 95: 142-147.

[14] Sarris GE. Questions remaining about the surgical correction of tetralogy of Fallot . Hellenic J Cardiol. 2005; 46: 263-267.

[15] Hirsch JC, Mosca RS, Bove EL. Complete repair of tetralogy of Fallot in the neonate: results in the modern era. Ann Surg. 2000; 232: 508-514.

[16] Transberger MI, Lechner E, Mair R, et al. Early primary repair of tetralogy of Fallot in neonates and infants less than four months of age. Ann Thorac Surg.

2008; 86: 1928-1935.

[17] Michielon G, Marino B, Formigari R, et al. Genetic syndromes and outcome after surgical correction of tetralogy of Fallot. Ann Thorac Surg. 2006; 81: 968-975.

[18] Samman A, Schwerzmann M, Balint OH, et al. Exercise capacity and biventricular function in adult patients with repaired tetralogy of Fallot. Am Heart J. 2008; 156: 100-105.

[19] Gatzoulis MA, Balaji S, Webber SA, et al. Risk factors for arrhythmia and sudden cardiac death late after repair of tetralogy of Fallot: a multicentre study. Lancet. 2000; 356: 975-981.

[20] Fraser CD Jr, McKenzie ED, Cooley DA. Tetralogy of Fallot: surgical management individualized to the patient. Ann Thorac Surg. 2001; 71: 1556-1561.

[21] Hovels-Gurich HH, Konrad K, Skorzenski D, et al. Long-term neu-rodevelopmental outcome and exercise capacity after corrective surgery for tetralogy of Fallot or ventricular septal defect in infancy. Ann Thorac Surg. 2006; 81: 958-966.

病例

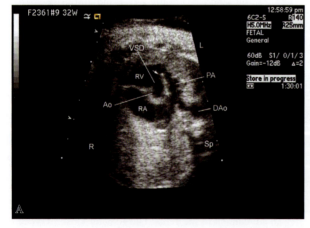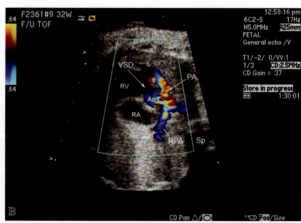

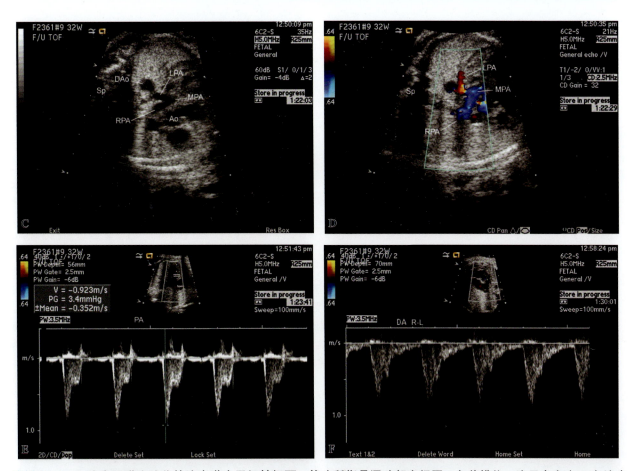

病例 10-1　A.法洛四联症胎儿的流出道水平短轴切面。箭头所指是漏斗部室间隔，向前错位，连于右室（RV）流出道。右室到肺动脉的通路–右室流出道有狭窄。对位不良、前移的动脉圆锥偏离了残余的室间隔，导致了室间隔缺损（VSD）。Ao.主动脉；DAo.降主动脉；PA.肺动脉；RA.右房；Sp.脊柱。B.通过狭窄的右室流出道的彩色血流成像。由于前移的对位不良的圆锥间隔造成了右室流出道的湍流。肺动脉分叉可以看到。特别是右肺动脉显示良好。C.可以看到小的主肺动脉（MPA）和肺动脉的分支——右肺动脉（RPA）和左肺动脉（LPA）。D.彩色多普勒显像显示了左肺动脉小于右肺动脉，这在TOF的胎儿中很常见。E.主肺动脉的血流频谱在收缩期出现了一个上升支，紧接着在第二峰之前出现一个快速的下降支。这种双峰的频谱可以在右室流出道梗阻的时候动态观察到，非常典型。第一个峰代表最开始进入肺动脉的血流。在收缩期，右室流出道的进一步收紧，肌性漏斗部动态的狭窄造成了第二个峰。F.动脉导管（DA）的血流频谱。在确定TOF胎儿出生以后是否需要动脉导管保持开放非常重要。这张图我们可以看见右向左的分流，也就是说从肺动脉到降主动脉的分流，这是正常的，说明有足够的前向血流进入主肺动脉，然后流入动脉导管。如果方向相反，是左向右的分流，也就是主动脉到肺动脉的分流，说明了主肺动脉和右室流出道严重狭窄，出生后可能需要前列腺素的灌注，保持动脉导管的开放，保证肺部的血流

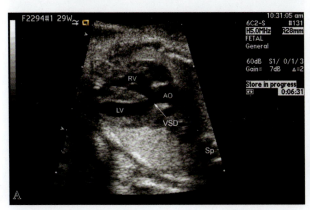

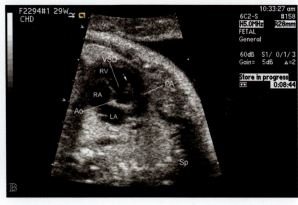

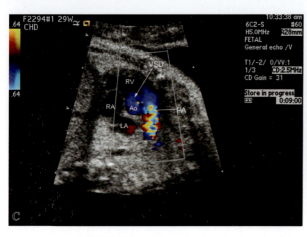
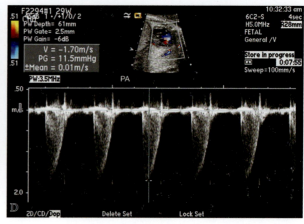

病例10-2　A.长轴切面显示了右心室（RV）、左心室（LV）、主动脉（Ao）骑跨、室间隔缺损（VSD）。B.短轴切面示拇指样的漏斗部或是圆锥间隔增厚肥大。间隔前移，对位不良，靠近右室流出道。可以看见室间隔缺损。LA.左房；PA.肺动脉；RA.右房；Sp.脊柱。C.彩色多普勒显示通过室间隔缺损的蓝色血流束，表明是从右室到左室流出道及主动脉的方向。分流发生在收缩期。因为流入肺动脉的前向血流及主肺动脉的湍流都是在收缩期，所以分流同样也在收缩期。因为主肺动脉前向血流束显示相对较好，所以仅为中度的肺动脉狭窄。D.多普勒示主肺动脉湍流，血流速度增加，达1.7m/s。典型的、正常主肺动脉速度应该大约不超过1m/s。在TOF胎儿中，很少见到显著的压力梯度和2m/s以上的速度，这是由于动脉导管开放及大室缺的存在，导致左右心室及大血管压力相等。由此，在胎儿中没有始动因素或生理性原因使肺动脉产生大的压力梯度

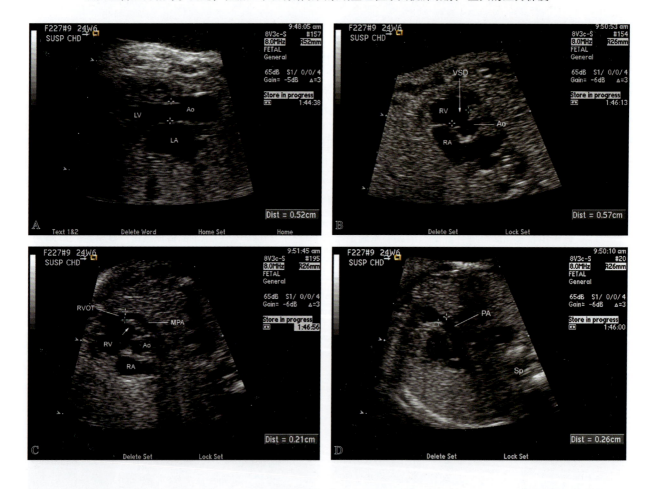

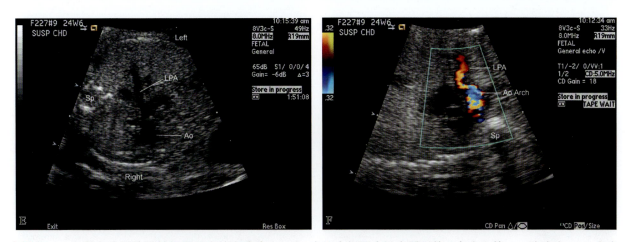

病例10-3 A.朝向头侧的长轴切面示大的主动脉（Ao），在这个切面中没有看到第二条大血管——肺动脉。LA.左房；LV.左室。B.短轴切面示大的室间隔缺损（VSD）。漏斗部间隔非常厚，而且前移，对位不良。RA.右房；RV.右室。C.探头向前倾斜一个小的角度，显示非常小的右室流出道（RVOT）和一个紧邻的非常厚的圆锥或漏斗间隔。从心脏发出的是小的主肺动脉（MPA）。D.进一步向头侧显示小的主肺动脉和右肺动脉的起始。PA.肺动脉；Sp.脊柱。E.左肺动脉（LPA）起源于从主动脉弓下方发出的动脉导管。这是动脉导管起源水平的胸部横断面。在这个横断面中，可以看到降主动脉，还可以看到动脉导管与进入左肺的左肺动脉相延续。F.这幅图像显示主动脉弓（Ao Arch）发出动脉导管，灌注孤立的左肺动脉（LPA）

11

肺动脉闭锁的法洛四联症

Amanda Shillingford

一、解剖及解剖相关知识

肺动脉闭锁的法洛四联症（TOF/PA）是法洛四联症中的一种严重类型。在这种类型中，从右室到达肺动脉瓣的通道完全密闭（闭锁）（图 11-1）。虽然在很多方面，它与肺动脉狭窄的法洛四联症很相似，但是这种亚型的法洛四联症是特殊的，因其产前表现、治疗和预后是很不同的。解剖上来说，有一个大的、对位不良型的室间隔缺损，与主动脉相连，骑跨在室间隔上。闭锁可以是膜状的（platelike），瓣膜本身是融合的；或者是漏斗部闭锁，整个瓣下区域完全封闭。主肺动脉段可以存在或者缺失，一般主肺动脉仅表现为线样较强回声。肺动脉分支和肺动脉末梢血管床常常是异常的。主动脉异常增宽。

出生后，肺动脉的分布与起源常存在大量变异。

左、右肺动脉可能仅靠单一动脉导管供血。在大多数病例中，它们汇合在一起。有一种非常罕见的情况，就是有双导管，左、右肺动脉分别由其中的一个导管供血，而左、右肺动脉间的联系中断。主、肺动脉间的交通动脉，即主动脉-肺动脉间侧支血管（MAPCAs），典型者起源于主动脉弓远端或者是胸主动脉，也可以起源于主动脉弓血管及腹主动脉（图 11-2）。不同数目的侧支血管以各种形式分布于肺脏（一般是 2 ~ 6 根）。每一个病人的不同侧支血管大小也存在不同。此外，主-肺动脉的侧支血管是心脏发育的残存结构，不能起到与真正肺动脉一样的作用，导致这些血管严重畸形，包括普遍的发育不良和多处狭窄。在同一病人，可以同时存在导管依赖的肺动脉供血及主-肺动脉侧支血管。肺动脉闭锁的法洛四联症可以伴有其他心脏畸形，包括冠状动脉异常、共同房室间隔缺损和内脏异位综合征。

二、发病率、遗传学及发育

肺动脉闭锁的 TOF 占 TOF 所有类型的 20%，在活产胎儿中占 7/100 000。心外畸形在伴肺动脉闭锁的 TOF 中占到 1/4 ~ 1/2，22 号染色体 q11 段微缺失是最常伴有的一种染色体畸形。在患 DiGeorge 综合征的病人中，90% 都存在 22q11 区域微缺失。DiGeorge 综合征是一种伴随多种心外畸形的染色体疾病，包括腭裂、进食与语言障碍、胸腺发育不良导致的免疫缺陷及低钙血症、不同程度的发育缺陷、认知及心理缺

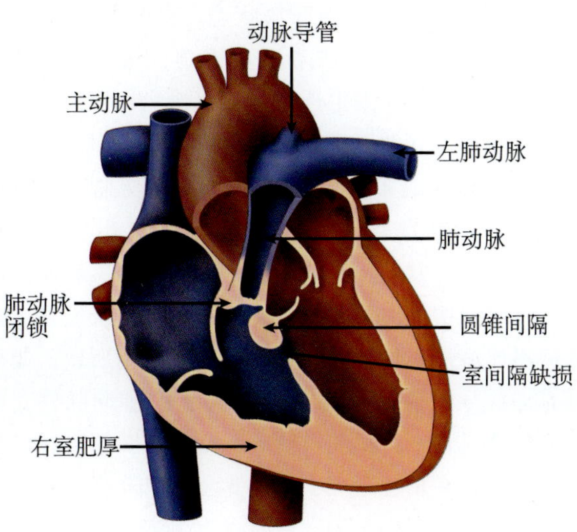

肺动脉闭锁
动脉导管
主动脉
左肺动脉
肺动脉
圆锥间隔
室间隔缺损
右室肥厚

图 11-1 肺动脉闭锁的法洛四联症

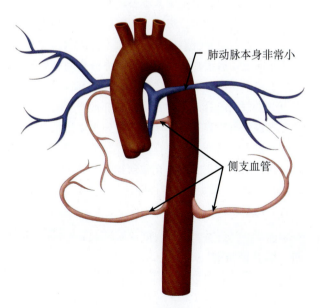

肺动脉本身非常小
侧支血管

图 11-2 供应肺循环的侧支血管

陷、面容异常和肾脏畸形。据报道，在肺动脉闭锁的TOF中，22q11区域的缺失高达40%，在伴有主-肺动脉侧支血管及左、右肺动脉发育不良的病例中，发生率更高。伴有胸腺发育不良或是右位主动脉弓增加了有22q11区域缺失的可能性。其他可能伴发的遗传异常包括VACTERL联合病变（椎骨异常、肛门闭锁、心脏异常、气管食管瘘伴或者不伴有食管闭锁、肾缺如或者发育不良和肢体缺失），CHARGE联合病变（眼缺损、心脏病、鼻孔闭锁、生长发育迟缓伴或者不伴有神经系统发育异常、生殖器官发育不全、耳畸形伴或者不伴有耳聋），Alagille综合征和21-三体综合征。TOF伴肺动脉闭锁准确的遗传病因学尚不明确，且目前为止，很多类似的变异都出现伴肺动脉闭锁的TOF中。

侧支血管的建立及异常的肺血管系统使伴肺动脉闭锁的TOF极具特点。除了存在TOF的心脏畸形外，还存在肺发育上的显著变化——本质上就是伴发先天性肺血管异常。在心脏发育早期，肺通常有两套血液供应系统，分别是背主动脉的分支和第六主动脉弓的分支。随着正常心脏发育的过程，背主动脉分支退化，第六主动脉弓扩张并发育出主肺动脉及肺动脉分支。在伴肺动脉闭锁的TOF中，通过肺动脉瓣的前向血流缺失，正常的肺血管发育中止，从而导致肺部异常的血液循环模式建立，即从动脉导管及主-肺动脉侧支血管供血。

三、胎儿生理学

肺动脉闭锁的TOF胎儿不会伴有威胁胎儿安全的大的血流动力学问题。房水平的右向左分流和正常没有区别。大的室缺使右向左的分流不受限制，左右心室合并向主动脉射血。肺部血管的血液靠动脉导管或起源于主动脉的侧支血管供应。胎儿肺部仅接受15%～20%的联合心排血量，所以在胎儿期严重的肺血管发育不良及狭窄表现并不明显，直到出生后，由于肺部血流量大幅增加才会表现出来。其他生理学特征与肺动脉狭窄的TOF相同。在肺动脉闭锁的法洛四联症联合22q11区域缺失的病例中经常可以见到羊水过多和宫内生长受限。

四、胎儿期策略

一些研究表明，在中孕期观察到的右室流出道梗阻的程度到晚孕期会加重，表现为从中度的狭窄进展

为肺动脉闭锁。因此，推荐对这类胎儿连续进行超声心动图随访观察。虽然主-肺动脉间侧支血管的起源及其终止于肺部的位置很难精确定位，但鉴别肺部血流是来自动脉导管还是侧支血管是很重要的。

TOF/PA可以概括为两大亚型。第一种亚型包括肺动脉瓣膜状闭锁，动脉圆锥及主肺动脉发育良好。在此种类型中，左、右肺动脉分支如同典型的伴肺动脉狭窄法洛四联症所见，发育相对较好；主-肺动脉侧支血管则不常见，肺部靠动脉导管供血。第二种亚型中，右室流出道闭锁更严重，表现为漏斗部及肌部闭锁。在这种类型中，主肺动脉可以很小或者缺如。主-肺动脉侧支血管经常存在，且需要在胎儿超声心动图检查时细心寻找，可应用彩色多普勒超声仔细在升主动脉、降主动脉直至横膈膜水平寻找，寻找从主动脉发出，进入肺实质的异常血管。这些血管的脉冲多普勒信号显示为动脉频谱。

由于伴发心外畸形率很高，所以每个患病胎儿需要全面的产科超声检查。就如在TOF中一样，胸腺缺如和右位主动脉弓会增加22q11区域缺失的可能性。强烈推荐经由绒膜绒毛取样或是羊水穿刺进行染色体组型分析。如果伴有心外畸形，要进行预后预测及咨询。

五、出生后生理学

TOF/PA新生儿表现可以非常不同，主要取决于肺部血流的来源。临床表现也很多样。胎儿出生后肺循环血管阻力下降，从而导致了肺血流量的增加。当出生后第一次自主呼吸，动脉导管受一系列因素影响将关闭，这一过程需要几个小时或者几周。胎儿刚出生后，动脉导管尚处于开放状态，TOF/PA新生儿可表现正常而没有发绀或者呼吸窘迫。但是，一旦动脉导管关闭，就会发生严重的低氧血症，特别是在没有侧支血管建立的亚型中。严重的低氧血症还可以出现在动脉导管缺如而伴有主-肺动脉侧支血管严重狭窄或是弥漫性发育不良的患儿。此外，出生时仅有中度侧支血管发育不良或狭窄的婴儿，出生后发绀可能会随时间增加而加重，这是因为随着生长发育，肺部所需血流量增加，肺部血流供需不平衡所致。如果具有动脉导管持续开放或者大量的主-肺动脉侧支血管两种情况之一，即使有肺动脉闭锁，肺部也有过量血流供应，在出生后第1个月就会出现进行性的心衰症状。

在患有TOF/PA的新生儿中，听诊时可以发现第二

心音只有单一成分，这是因为没有肺动脉瓣膜。存在动脉导管未闭时，可听到连续的杂音；存在MAPCAs时，可在全肺区听诊到多重的连续性杂音。

六、出生后策略

在TOF/PA中，起源于主动脉弓下方的灌注肺动脉的血管可能是动脉导管或者是侧支血管。对两者进行鉴别比较困难，前者通过输入前列腺素可以保持开放，而后者则不能。由于鉴别困难，推荐每一个患有TOF/PA的胎儿，在一出生就开始进行前列腺素的灌注，直到出生后的所有评估完成。经胸超声心动图是一种很好的确定心内解剖和主动脉弓及近端肺动脉分支（如果存在的话）情况的手段。但准确辨认主-肺动脉侧支血管的起源和走行非常困难，特别是当这些血管从远端胸主动脉或是腹主动脉发出时。一些研究表明，在超声心动图中看到肺动脉分支越小，就提示存在侧支血管的可能性就越大。在我们中心，实践证明，当出现肌性肺动脉闭锁或是肺动脉分支很小时，需要超声心动图和更多的成像方法联合评价肺动脉血流的来源。心导管检查是金标准，CT血管造影技术及MRI同样可获得可靠的影像。如果闭锁的瓣膜为膜状的，肺动脉分支大小相对尚可，单靠超声心动图就足以进行评价。然而，即使是在此种亚型中，侧支血管也很少能被发现。此时就需要进一步采用超声心动图以外的影像学方法。因为一个侧支血管的存在，可能提示有更多侧支血管存在，需要仔细检查。

在弄清楚肺动脉血流起始和来源之前，要持续进行前列腺素注入。如果肺动脉血流主要起源于侧支血管，则可停止灌注。对由于肺动脉血流过多，导致充血性心力衰竭时，需要进行处理，但是在刚一出生的几天中并不经常出现此种情况。

TOF/PA的外科治疗方案是在不断发展中的，对于何种是最佳方案尚有很大争议。对于TOF/PA患者，如果肺动脉分叉汇合处大小适当，且没有发现显著侧支血供，则可以手术修复，包括关闭室间隔缺损，建立右室到肺动脉的连接，可以采用肺动脉狭窄法洛四联症中所应用的跨瓣环补片技术，或者采用自体或是无生长能力的人工合成材料导管进行。报道称，采用这种方案可取得与肺动脉狭窄法洛四联症同样好的治疗效果。一些研究提倡早期采用Blalock-Taussig分流术姑息治疗，6～12个月以后再进行完全的修补。在心导管术中，给动脉导管放置支架作为一种姑息治疗也可取得不错的预后。若在儿童早期放置右室-肺动脉管道，则由于儿童在不断生长，需增大管道尺寸，因此至少需要再进行一次手术（也许不止一次）。

由于侧支血管变异极多，对于有主-肺动脉间侧支血管的TOF/PA的手术处理方式也变得很复杂。侧支血管一般来说纤曲走行入肺，甚至连接于真正的肺动脉，从而导致肺段双重供血。所以外科手术治疗最基本的是，了解侧支血管的分布和解剖，以及是否有真的肺动脉的存在。总的理念是，通过手术尽可能把繁多的侧支血管向邻近的肺段动脉集中以合流到一处。该手术可以是多步骤的，也可以是单步骤的。将管道放置于右室到汇合部，并封闭室间隔缺损，以将体、肺循环分开。有时，由于真肺动脉非常小，因此多步骤的手术，比如说通过分流，小的管道或是与主动脉建立直接连接使血流增加，促进肺动脉增长，对患者是有益的。这样后期就可进行前述的将血管集中的手术治疗，之后再放置管道并封闭室间隔缺损。由于侧支血管先天性的异常及迟发狭窄的可能性，一些中心现在推荐即使严重发育不良也只采用自然的肺动脉，因为这些血管有很强的生长潜力。在手术后进行狭窄肺动脉的球囊血管成形术和放置支架等的导管治疗是非常常见的。在一些病例中，主-肺动脉间的侧支血管可使肺循环平衡，或者血管分布太过异常以至于手术根本没有任何作用。报道称，这些病人在儿童期和成人期的早期症状很轻，但是他们一般活不到30岁。

七、预后

一般而言，肺动脉闭锁法洛四联症的手术预后没有肺动脉狭窄的法洛四联症的预后好，但是很大程度上还是取决于肺部血供的来源情况。肺动脉瓣盘状闭锁，肺动脉构型良好，没有主-肺动脉间的侧支血管的病人预后很好，几乎和肺动脉狭窄的法洛四联症的病人一样。有主-肺动脉间侧支血管的病人预后较差，这一组中变异很大。近期的报道称有MAPCAs的TOF/PA病人3年生存率为80%，10年生存率为71%。需要再次进行干预治疗的概率很大，5年内有超过一半的病人需要导管或手术的再次治疗。肺动脉狭窄的法洛四联症病人经常碰到和导管或是慢性肺动脉关闭不全相关的长期问题，比如运动耐受差，心衰导致的右室扩张及心律失常。

图像特征和要点

- 确定有大的室间隔缺损和骑跨于室间隔的扩张的主动脉。
- 利用彩色及脉冲多普勒血流成像,确定是否存在通过肺动脉流出部的前向血流。
- 评估右室流出道梗阻情况,注意观察漏斗部室腔是否缺失,瓣膜的闭锁和主肺动脉节段情况。
- 评估肺动脉分支的大小,确定是否汇合。
- 如果主肺动脉存在,需要确定其内是否为来自未闭动脉导管的反向血流。动脉导管通常插入左、右肺动脉分支处。在左位主动脉弓的胎儿中,左侧动脉导管起源于主动脉弓的下方,右侧动脉导管起源于左无名动脉的根部。在右位主动脉弓的胎儿中,左侧动脉导管起源于左无名动脉的根部,右侧动脉导管起源于主动脉弓的下方。
- 评价是否有起源于主动脉弓的侧支血管(MAPCAs)。沿着降主动脉横断面扫查,直到横膈以下。记着肺动脉分支越小,发现MAPCAs的可能性越大。
- 评价主动脉弓的朝向。
- 评价是否存在胸腺组织。

参考文献

［1］ O'Leary PW, Mair DD, Edwards WD, Julsrud PR, Puga FJ, Goldmuntz E. Pulmonary atresia and ventricular septal defect. In Allen HD, Gutsegal HD, Clark EB, Driscoll DJ, eds. Moss and Adams' Heart Disease in Infants, Children, and Adolescents. 6th ed. Philadel-phia: Lippincott Williams & Wilkins; 2001: 864-879.

［2］ Ferencz C, Rubin JD, McCarter RJ, et al. Congenital heart disease: prevalence at livebirth. The Baltimore-Washington Infant Study. Am J Epidemiol. 1985; 121: 31-36.

［3］ Kaguelidou F, Fermont L, Boudjemline Y, Le BJ, Batisse A, Bonnet D. Foetal echocardiographic assessment of tetralogy of Fallot and postnatal outcome. Eur Heart J. 2008; 29: 1432-1438.

［4］ Goldmuntz E. DiGeorge syndrome: new insights. Clin Perinatol. 2005; 32: 963-978.

［5］ Chessa M, Butera G, Bonhoeffer P, et al. Relation of genotype 22q11 deletion to phenotype of pulmonary vessels in tetralogy of Fallot and pulmonary atresia–ventricular septal defect. Heart. 1998; 79: 186-190.

［6］ Bruneau BG. The developmental genetics of congenital heart disease. Nature. 2008; 451: 943-948.

［7］ Hornberger LK, Sanders SP, Sahn DJ, et al. In utero pulmonary artery and aortic growth and potential for progression of pulmo-nary outflow tract obstruction in tetralogy of Fallot. J Am Coll Cardiol. 1995; 25: 739-745.

［8］ Mackie AS, Gauvreau K, Perry SB, del Nido PJ, Geva T. Echocardio-graphic predictors of aortopulmonary collaterals in infants with tetralogy of Fallot and pulmonary atresia. J Am Coll Cardiol. 2003; 41: 852-857.

［9］ Boshoff D, Gewillig M. A review of the options for treatment of major aortopulmonary collateral arteries in the setting of tetral-ogy of Fallot with pulmonary atresia. Cardiol Young. 2006; 16: 212-220.

［10］ Hirsch JC, Mosca RS, Bove EL. Complete repair of tetralogy of Fallot in the neonate: results in the modern era. Ann Surg. 2000; 232: 508-514.

［11］ Fraser CD Jr, McKenzie ED, Cooley DA. Tetralogy of Fallot: surgical management individualized to the patient. Ann Thorac Surg. 2001; 71: 1556-1561.

［12］ Gewillig M, Boshoff DE, Dens J, et al. Stenting the neonatal arterial duct in duct-dependent pulmonary circulation: New techniques, better results. J Am Coll Cardiol. 2004; 43: 107-112.

［13］ Amark KM, Karamlou T, O'Carroll A, et al. Independent factors associated with mortality, reintervention, and achievement of com-plete repair in children with pulmonary atresia with ventricular septal defect. J Am Coll Cardiol. 2006; 47: 1448-1456.

［14］ Reddy VM, McElhinney DB, Amin Z, et al. Early and intermediate outcomes after repair of pulmonary atresia with ventricular septal defect and major aortopulmonary collateral arteries: experience with 85 patients. Circulation. 2000; 101: 1826-1832.

［15］ Brizard CP, Liava'a M, d'Udekem Y. Pulmonary atresia, VSD and MAPCAs: Repari without unifocalization. Semin Thorac Cardiovasc Surg Pediatr Card Surg Ann. 2009; 12: 139-144.

［16］ Marelli AJ, Perloff JK, Child JS, Laks H. Pulmonary atresia with ventricular septal defect in adults. Circulation. 1994; 89: 243-251.

［17］ Samman A, Schwerzmann M, Balint OH, et al.

Exercise capacity and biventricular function in adult patients with repaired tetralogy of Fallot. Am Heart J. 2008; 156: 100-105.

[18] Gatzoulis MA, Balaji S, Webber SA, et al. Risk factors for arrhythmia and sudden cardiac death late after repair of tetralogy of Fallot: a multicentre study. Lancet. 2000; 356: 975-981.

病例

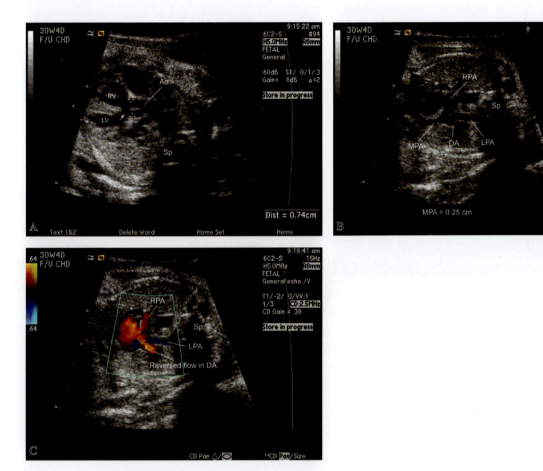

病例 11-1　A. 心脏长轴切面示大的室间隔缺损（箭头所指）。主动脉（Ao）非常宽，孕 30 周的胎儿超过 7mm。可以看见主动脉骑跨于双侧心室（RV、LV）。Sp. 脊柱。B. 朝向大血管方向倾斜探头，显示主肺动脉（MPA）相对较小。这是一例肺动脉闭锁，但可见从心底发出的主肺动脉，还可看到左肺动脉（LPA）、右肺动脉（RPA）和动脉导管（DA）。C. 彩色多普勒显像示右肺动脉、左肺动脉及动脉导管的血流。没有通过主肺动脉的前向血流。在这个病例中，所有肺部的血流都依靠动脉导管的反向血流（reversed flow in DA）供应。注意动脉导管的血流是朝向探头的红色血流，左肺动脉的血流由动脉导管反向血流供应，为蓝色。右肺动脉的血流朝向探头，为红色

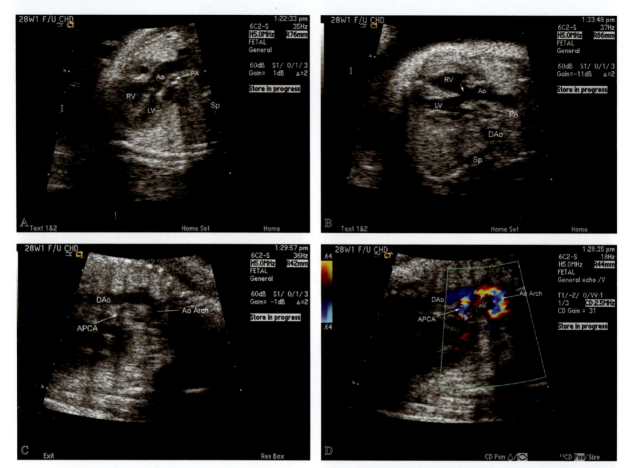

病例11-2　A.心尖切面向上倾斜，显示一条大的血管。这是主动脉（Ao），骑跨于室间隔。有一个大的室间隔缺损。箭头提示紧邻主动脉左侧的小的肺动脉（PA）。B.长轴切面示大的室间隔缺损，主动脉骑跨，紧邻主动脉的小的肺动脉（PA），后者并没有开口连接于心脏。C.远端主动脉弓（Ao Arch）与降主动脉（DAo）切面显示有主-肺动脉间侧支血管（APCA）。与动脉导管相比，侧支血管起源于主动脉弓的更远端。D.彩色多普勒显示大的主-肺动脉间侧支血管起源于降主动脉，供应肺

12

法洛四联症合并肺动脉瓣缺如综合征

Amanda Shillingford

一、解剖及解剖相关知识

法洛四联症合并肺动脉瓣缺失综合征（TOF/APVS）是法洛四联症（TOF）的一种少见变异，其肺动脉瓣极度发育不良，导致肺动脉瓣严重关闭不全，主—肺动脉及肺动脉分支瘤样扩张。肺动脉瓣缺如综合征的病例可以拥有完整的室间隔，但不在此讨论。在TOF/APVS，表现有大的对位不良型的室间隔缺损（VSD），骑跨的主动脉和一定程度的肺动脉狭窄。圆锥间隔对位不良可能会由于右室、右室流出道、漏斗部及肺动脉的扩张而很难被发现。在肺动脉瓣环的位置上有一个增厚的环状组织，发出非常原始的、发育不良的异常瓣叶。这种情况下，肺动脉瓣环往往发育不良，但不如标准法洛四联症严重。肺动脉瓣完全功能不全，导致肺动脉瓣严重反流。肺动脉主干及其分支明显扩张（图12-1）。由于肺动脉分支离气道较近，这些血管可压迫气管。另外，研究表明，除了盘绕以外，TOF/APVS具有特殊的分支模式，表现为近端肺动脉扩张，远端肺动脉发育不良。异常的血管进一步压迫实质内气管，抑制肺泡生长。右室显著扩张，瓣环的扩大使得三尖瓣反流很常见。在TOF/APVS患者中，几乎所有都有动脉导管缺如，除了在一些罕见的情况下，肺动脉间不连接，动脉导管与左肺动脉相连。

TOF/APVS也可合并其他畸形，包括肺动脉分支起源异常、主动脉弓缩窄和完全型肺静脉异位引流。

二、发病率、遗传学及发育

在法洛四联症的患者中，有3% ~ 6%合并有肺动脉瓣缺如综合征。关于该病的遗传学病因文献报道较

少。染色体22q11微缺失，见于90%的DiGeorge综合征患者，也可见于21% ~ 38%的TOF/APVS患者，与主动脉弓在哪一侧没有任何特别关系。文献中还有其他一些染色体异常的散在相关病例报道，但这些病例几乎都是肺动脉瓣缺如、室间隔完整的病例。

关于如何导致TOF/APVS发育异常有两种理论。第一种理论认为，由于该疾病总是有肺动脉瓣结构极度不正常，因此可能从根本上就存在信号异常使肺动脉瓣形成异常伴严重肺动脉瓣反流。根据这个理论，如果有导管存在的话，胎儿不可能存活。在严重肺动脉瓣反流胎儿如果有导管存在，则会严重影响体循环灌注，因为此时导管将从体循环盗血，血流反向，并成为肺动脉瓣反流的一部分。在此种情况下，胎儿会很早死亡，这也就能解释为什么TOF/APVS胎儿几乎总是没有动脉导管存在。第二种理论认为先天性动脉导管发育异常在先，是主要原因，可见于在法洛四联症的一组易患人群，导致肺动脉血流动力学发生改变，影响了肺动脉瓣和肺动脉的正常发育。

有报道在早孕期，40%的TOF/APVS胎儿颈项透明层增厚，但并没有特异的染色体异常。

三、胎儿生理学

无论何种原因引起肺动脉瓣异常及动脉导管缺失，TOF/APVS生前表现均为严重的肺动脉瓣关闭不全、右室扩大及极度扩张的肺动脉。严重肺动脉瓣关闭不全时，右心室每搏量增加，久而久之会导致右心室功能障碍。而且，由于动脉导管缺失，右心室输出的血

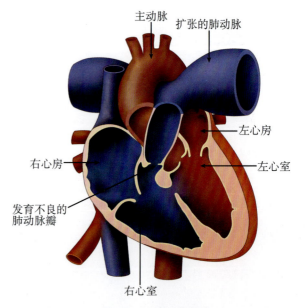

图12-1　无动脉导管

液完全被输送入肺动脉，使得肺动脉必须承载显著增加的血容量。从中孕到晚孕可见肺动脉进行性扩张，说明此种异常是一个动态的血管重构过程。基于对心脏收缩功能及心肌工作能力定性检测和脐动脉多普勒血流的反向的观察，可以判定胎儿左、右室功能均受损。胎儿生前病情并不是由肺循环方面决定，而是主要由于心性原因，即严重的肺动脉瓣反流导致右室功能下降。由于存在大的室间隔缺损，右心室的容量负荷过重最终也会影响到左心室。TOF/APVS胎儿病死率较高，可能与其发生胎儿水肿有关。

胎儿期肺脏内气管和血管的发育异常，其原因可能是两方面的：一方面可能是由于过度扩张的肺动脉及右心室压迫支气管而引起的，另一方面可能是细支气管的异常分支模式导致肺泡不能适当增加所致。

四、胎儿期策略

TOF/APVS死亡风险较高，但到目前为止，尚没有很有效的生前干预方法来改善预后。所有胎儿均需要进行系列的超声心动图检查来评估有无心衰及水肿。选择非常有限，除非胎儿到了预产期，可以安全分娩。对病人家属应告知胎儿有死亡的风险及可能有肺发育异常和气道不畅等这些会影响胎儿预后的因素。遗憾的是，不论是肺动脉瓣关闭不全的严重程度还是其他一些指标都无法定量TOF/APVS胎儿肺脏疾病的严重程度。每个胎儿都必须进行产科超声检查以明确胎儿解剖结构，并强烈建议进行染色体检查。

五、出生后生理学

临床上可见到TOF/APVS胎儿存活到分娩。分娩后，婴儿第一次吸气导致肺血管阻力下降。肺血管阻力的下降，会促进血液向前流入肺动脉，获取足够的氧气。肺动脉瓣环的发育不良通常不至于引起严重的右室流出道的梗阻。如果患儿没有与肺相关的呼吸系统症状，则这些婴儿的临床表现类似于标准的TOF，在6岁前可以进行选择性外科手术。然而，大约有50%TOF/APVS新生儿由于扩张的肺动脉压迫支气管或者肺泡发育异常出现严重的呼吸症状。这些婴儿的病情很重，可能需要紧急手术治疗。

体检时往往有不同程度的低氧血症，通常有呼吸急促和呼吸窘迫。左侧胸骨缘可以听到明显的"来回"杂音，代表血流流过发育不全的肺动脉环（还有增加的每搏输出量）的粗糙的收缩期成分，还可以听到代表反流的低调的舒张期成分。右心室功能不全时，可以出现肝大。

六、出生后策略

任何患有TOF/APVS的胎儿都应该被送往拥有重症监护室的三级护理中心降生，因为这些胎儿生后临床表现严重程度往往难以预料，这主要取决于支气管被压迫和肺疾病的严重程度。由于典型病例通常出生后没有动脉导管未闭，因此也不需要进行前列腺素吸入。法洛四联症合并肺动脉瓣缺如综合征的病人极容易表现为过度青紫，这主要是因为全身血管阻力的增加及突然增加的右向左分流。婴儿需要插管或者使用镇静药来稳定其生理状况。一些用于提高全身血管阻力、降低肺血管阻力的药物可能也是必要的。使婴儿采取仰卧位可以缓解呼吸道症状，此时扩张的肺动脉可以与气管分开，从而减轻肺动脉对支气管的压力。婴儿出生后的头几天必须要密切观察，因为随着肺动脉阻力的下降，其生理上会发生明显的变化。CT和MRI可以用来评估气道受压和实质受累的范围。

如果胎儿在医院经过儿科心脏病医师一段时间的观察和随访后，拥有稳定的可以接受的血氧饱和度，而且没有呼吸窘迫后，就可以出院了。手术矫正TOF/APVS的指导原则是封堵室间隔缺损，增大右室流出道，一定程度上减小肺动脉的体积或者悬提肺动脉以减轻肺动脉对气管的压迫。每所医院TOF/APVS患者的手术时机选择与其所采用的标准TOF的手术原则一致。另一种从根本上解决问题的办法是切除原来的肺动脉主干及近端肺动脉分支，并代之以自身移植组织。最近，有一种名为"勒孔特法"的修补技术，这种方法主要是将肺动脉分离并移位到主动脉的前方，从而使其远离支气管。

七、预后

TOF/APVS患者的预后普遍不如其他类型的法洛四联症，但这主要取决于气管压迫及肺疾病的严重程度。这类疾病具有较高的胎儿病死率。尤其是心室扩张、心功能障碍胎儿，出生后一半的新生儿都有显著的呼吸道受损。出现呼吸道症状的患者手术死亡率可高达50%。总体来说，10年生存率为79%～87%。TOF/APVS患者和普通的法洛四联症患者一样，都要面临长期患病的状态，包括慢性的肺动脉瓣关闭不全、右心衰竭及运动耐力的下降。

图像特征和要点

- 可见较大的室间隔缺损和对位不良的圆锥间隔。
- 二维超声显示肺动脉瓣原始瓣叶为发育不良的很小瓣叶，不能很好合合。有些时候，可能根本就没有瓣叶，在肺动脉环原本应该有肺动脉瓣的位置仅仅有一个薄膜式的狭窄。
- 尽管肺动脉瓣环比主动脉瓣环要小，但是TOF/APVS患者却没有明显的肺动脉瓣下或者漏斗部的狭窄。
- 右心室流出道彩色多普勒成像会显示严重的肺动脉瓣关闭不全。流经肺动脉瓣的血流峰值速度会因为血流量的增加而升高，后者是反流分数显著升高所致。
- 肺动脉分支可能会相当粗大，甚至与其右心房直径一样。极度扩张的左右肺动脉分支位于被压迫心脏的上方，被称为"米奇鼠耳征"。
- 寻找动脉导管。但是在很多病例中，动脉导管是缺失的，除非肺动脉分支连续性中断。此时，导管会灌注孤立的肺动脉。
- 判断主动脉弓位。
- 寻找胸腺组织。
- 评估整体心脏的大小、每个心室腔大小及心脏收缩功能非常重要，这些数据对胎儿存活预后判断有重要作用。
- TOF/APVS胎儿，其肺血管或气道疾病的严重程度很难确定。因此，诊断后对孕妇进行咨询是一个巨大的挑战。目前为止，那些心排血量较好，与标准的法洛四联症相似但是对气管有轻微损害的胎儿，仅仅依靠胎儿超声心动图，是很难与那些呼吸衰竭并预后较差的胎儿相鉴别的。

参考文献

[1] Zucker N, Rozin I, Levitas A, Zalzstein E. Clinical presentation, natural history, and outcome of patients with the absent pulmonary valve syndrome. Cardiol Young. 2004; 14: 402-408.

[2] Rabinovitch M, Grady S, David I, et al. Compression of intra-pulmonary bronchi by abnormally branching pulmonary arteries associated with absent pulmonary valves. Am J Cardiol. 1982; 50: 804-813.

[3] Emmanoulides GC, Thanopoulos B, Siassi B, Fishbein M. "Agene-sis" of ductus arteriosus associated with the syndrome of tetralogy of Fallot and absent pulmonary valve. Am J Cardiol. 1976; 37: 403-409.

[4] Jeewa A, Mann GS, Hosking MC. Tetralogy of Fallot with absent pulmonary valve and obstructed totally anomalous pulmonary venous connection. Cardiol Young. 2007; 17: 551-553.

[5] Gutgesell HP, Goldmuntz E. Congenital absence of the pulmonary valve. In Allen HD, Gutsegall HP, Clark EB, Driscoll DJ, eds. Moss and Adams' Heart Disease in Infants, Children, and Adolescents. 6th ed. Philadelphia: Lippincott Williams & Wilkins; 2001: 903-909.

[6] Rao BN, Anderson RC, Edwards JE. Anatomic variations in the tetralogy of Fallot. Am Heart J. 1971; 81: 361-371.

[7] Lev M, Eckner FA. The pathologic anatomy of tetralogy of Fallot and its variations. Dis Chest. 1964; 45: 251-261.

[8] Goldmuntz E. DiGeorge syndrome: new insights. Clin Perinatol. 2005; 32: 963-978.

[9] Galindo A, Gutierrez-Larraya F, Martinez JM, et al. Prenatal diagno-sis and outcome for fetuses with congenital absence of the pulmo-nary valve. Ultrasound Obstet Gynecol. 2006; 28: 32-39.

[10] Boudjemline Y, Fermont L, Le Bidois J, Lyonnet S, Sidi D, Bonnet D. Prevalence of 22q11 deletion in fetuses with conotruncal cardiac defects: a 6 year prospective study. J Pediatr. 2001; 138: 520-524.

[11] Tansatit M, Kongruttanachok N, Kongnak W, et al. Tetralogy of Fallot with absent pulmonary valve in a de novo derivative chromo-some 9 with duplication of 9p13 → 9pter and deletion of 9q34.3. Am J Med Genet A. 2006; 140: 1981-1987.

[12] Inamura N, Kado Y, Nakajima T, Kayatani F. Left and right ventricu-lar function in fetal tetralogy of Fallot with absent pulmonary valve. Am J Perinatol. 2005; 22: 199-204.

[13] Moon-Grady AJ, Teitel DF, Hanley FL, Moore P. Ductus-associated proximal pulmonary artery stenosis in patients with right heart obstruction. Int J Cardiol. 2007; 114: 41-45.

[14] Kirshbom PM, Kogon BE. Tetralogy of Fallot with absent pulmo-nary valve syndrome. Semin Thorac Cardiovasc Surg Pediatr Card Surg Annu. 2004; 7: 65-71.

[15] Alsoufi B, Williams WG, Hua Z, et al. Surgical outcomes in the treatment of patients with tetralogy of

Fallot and absent pulmonary valve. Eur J Cardiothorac Surg. 2007; 31: 354-359.

[16] Kirshbom PM, Jaggers JJ, Ungerleider RM. Tetralogy of Fallot with absent pulmonary valve: simplified technique for homograft repair.J Thorac Cardiovasc Surg. 1999; 118: 1125-1127.

[17] Hraska V, Kantorova A, Kunovsky P, Haviar D.

Intermediate results with correction of tetralogy of Fallot with absent pulmonary valve using a new approach. Eur J Cardiothorac Surg. 2002; 21: 711-714.

[18] Norgaard MA, Alphonso N, Newcomb AE, Brizard CP, Cochrane AD. Absent pulmonary valve syndrome. Surgical and clinical outcome with long-term follow-up. Eur J Cardiothorac Surg. 2006; 29(5): 682-687.

病例

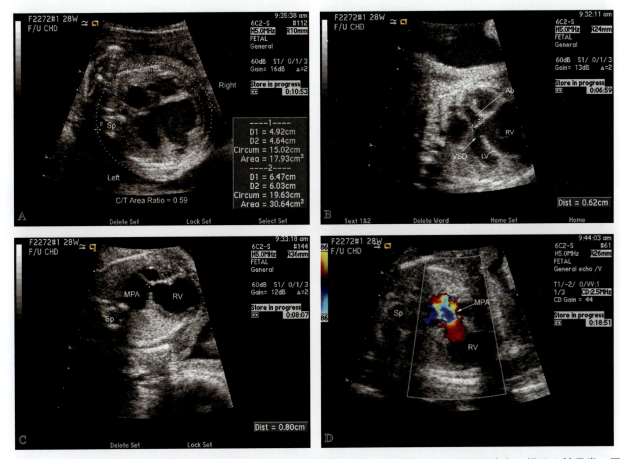

病例12-1　A.心脏四腔心切面显示心脏显著扩大。心尖明显指向左侧，与脊柱（Sp）平面呈直角，提示心轴异常。同时，相比左心室，右心室显著扩大。整体心胸面积比例大约是60%。B.右心室扩大，左、右心室的大小明显不一致，右心室明显扩大，主要是由于严重的反流导致其显著扩张和功能下降。箭头所指为对位不良型的室间隔缺损（VSD）。主动脉（Ao）骑跨在室间隔上。C.右室流出道长轴切面。右心室（RV）的漏斗部和肺动脉瓣下部分明显扩张。肺动脉瓣环没有明显的发育异常，因为28孕周时的测量值为8mm。可见发育不良的、没有功能的肺动脉瓣叶结构。主肺动脉（MPA）显著扩张。D.心脏收缩时，主肺动脉内血流显示为湍流

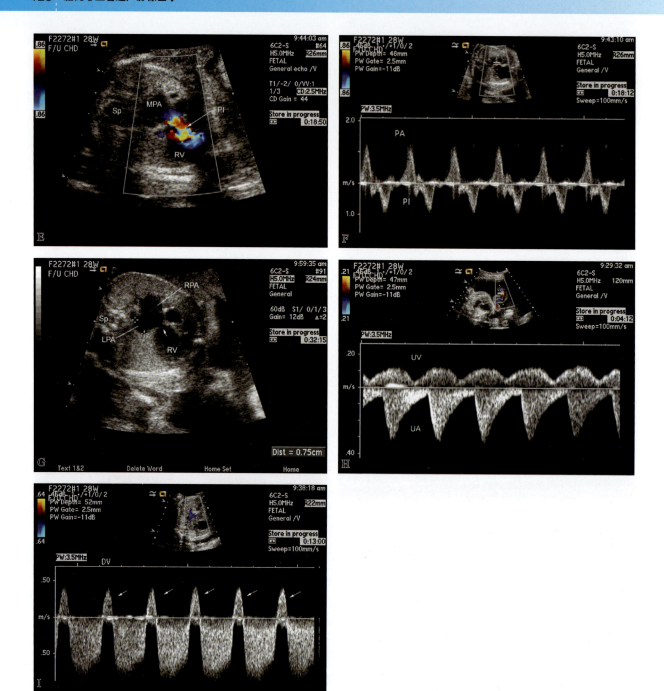

病例12-1续　E.心脏舒张期，血液从异常的肺动脉瓣膜反流到扩张的右室流出道。这也说明存在严重的肺动脉瓣关闭不全（PI）。F.多普勒频谱显示主肺动脉心脏收缩期和舒张期的血流。基线下方的血流为肺动脉瓣反流。G.二维图像显示肺动脉近端分支显著扩张，箭头所指为肺动脉瓣环和发育不全的肺动脉瓣叶组织。肺动脉瓣叶的远端肺动脉主干及其分支均显著扩张。在该病例，反流程度很严重，并主要朝向右室方向，导致右室扩张和右室功能不全。LPA.左肺动脉；RPA.右肺动脉。H.频谱多普勒可以看出基线上方的脐静脉血流呈搏动性。舒张期脐静脉（UV）正向血流减少，这主要是通过脐动脉在收缩期的血流时相来判断的。脐静脉前向血流的减低主要是由于右心室的顺应性下降，也可能是由于严重肺动脉瓣关闭不全时，舒张期三尖瓣开放，前向血流受阻压力传递所致。I.彩色多普勒图像箭头所指为心房收缩期静脉导管血流反向。说明了右室严重异常的顺应性和舒张功能，这可能与严重的肺动脉瓣反流有关

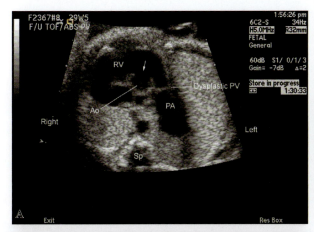

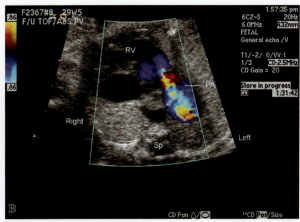

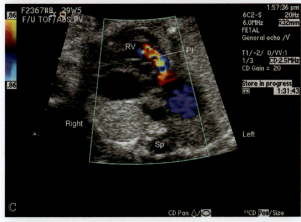

病例 12-2　A. 法洛四联症合并肺动脉瓣（PV）发育不良胎儿的短轴切面。注意经典的法洛四联症表现为漏斗部间隔显著向前对位不良和一个大的室间隔缺损。可见发育不良的肺动脉瓣（dysplastic PV）。肺动脉（PA）显著扩张。Ao. 主动脉；RV. 右心室；Sp. 脊柱。B. 收缩期彩色多普勒血流成像显示右室流出道的湍流及扩张的肺动脉主干。C. 舒张期彩色血流显示肺动脉瓣关闭不全（PI），血流反流到漏斗部及右心腔

13

圆锥间隔对位不良合并主动脉弓狭窄
Shobha Natarajan

超声心动图检查要点

- 圆锥间隔与室间隔的位置关系及室间隔缺损大小。
- 圆锥间隔位置后移程度及左室流出道大小。
- 主动脉瓣环内径，有无主动脉瓣狭窄。
- 左室大小（通常正常）。
- 二尖瓣大小和解剖（通常正常）。
- 升主动脉、主动脉弓横部和主动脉弓峡部大小和内径。
- 有无主动脉弓缩窄或主动脉弓离断。
- 主动脉弓分支，上肢和头部血管发出情况。
- 前纵隔内有无胸腺组织。

一、解剖及解剖相关知识

圆锥或漏斗部间隔是室间隔的前上部分，它将主动脉和肺动脉出口分隔开。当圆锥间隔相对于肌部间隔向后移位时，则导致发育异常。这种向后对位不良导致圆锥室间隔占据了左室流出道的位置。伴随圆锥间隔向后移位，产生室间隔缺损（VSD）（图13-1）。VSD可以位于膜部、流出部或肌部间隔，称为向后对位不良型室间隔缺损（PMVSD）。这类VSD通常较大，不会自然闭合。大血管关系正常者，VSD与肺动脉关系可能更密切，在某种程度肺动脉可骑跨于室间隔上。

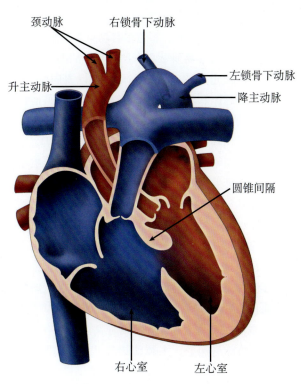

图13-1　**圆锥间隔向后移位，B型主动脉弓离断**

（图中标注：颈动脉、右锁骨下动脉、升主动脉、左锁骨下动脉、降主动脉、圆锥间隔、右心室、左心室）

随圆锥间隔移位至左室流出道程度不同，PMVSD可以导致主动脉瓣下区域狭窄、主动脉瓣发育不良。即狭窄可位于主动脉瓣下或主动脉瓣水平。在少见病例，圆锥间隔的向后移位可以引起主动脉闭锁。另外，PMVSD也可导致不同程度的主动脉弓受阻，包括主动脉弓发育不良、主动脉缩窄和主动脉弓离断（IAA）。

主动脉弓离断是指升主动脉与降主动脉之间的连接完全中断。离断部位从主动脉弓远端到主动脉弓近端。根据离断部位不同，IAA可分为以下几种类型。

- A型：离断位于左锁骨下动脉远端。
- B型：离断位于左颈总动脉和左锁骨下动脉之间。
- C型：离断位于无名动脉和左颈总动脉之间。

A型可与主-肺动脉窗并存，C型很少见。

B型离断较A型常见，通常合并有PMVSD和主动脉瓣下狭窄，且常合并二叶主动脉瓣畸形。主动脉弓位置异常和主动脉弓分支血管异常，如右位主动脉弓伴右锁骨下动脉走行异常等也可与PMVSD同在，此时可有或无主动脉弓受阻。这些患者染色体22q11缺失可能性较大。

二、发病率、遗传学及发育

PMVSD较主动脉弓缩窄相比，更容易发生主动脉弓离断（47% vs. 93%）。24%PMVSD患者主动脉弓正常。主动脉弓离断的发生率为每1000个存活婴儿中发生0.019，占所有先天性心脏病的1%。

PMVSD合并B型主动脉弓离断与遗传有关。B型主动脉弓离断被认为是一种圆锥结构缺陷，因为其除室间隔发育异常外，还有主动脉弓形成异常。与其他圆锥间隔缺损，如法洛四联症和共同动脉干一样，B型主动脉弓离断也可见于22q11染色体缺失患者。实际上，57%的B型主动脉弓离断患者和33%的PMVSD患者可见22q11染色体相关缺失。有趣的是，22q11缺失更常见于右位主动脉弓、右或左锁骨下动脉走行异常、主肺动脉交通或肺动脉分支缺如/中断等血管异常患者。DiGeorge综合征、腭心面综合征和间隔结构异常-面部综合征均有22q11染色体缺失。这些综合征的心外畸形包括胸腺发育不良/未发育和（或）甲状旁腺异常、低钙血症、腭异常、学习不能和面部畸形等。PMVSD合并主动脉弓离断与染色体异常关系密切，这有力地说明漏斗部和圆锥动脉干畸形可能与遗传有关。B型主动脉弓离断的22q11染色体缺失发生率高说明该病与其他类型的主动脉弓离断及单纯的主动脉弓缩窄发病机制是不同的。

胚胎因素也可以用于解释PMVSD和主动脉弓离断的发生。胚胎期，动脉分支系统在发育过程中经历了显著变化，其中一些节段退化，而另一些节段生长成主动脉和肺动脉的一部分。在所有类型的主动脉弓离断中，都是有一些分支的部分结构消失，从而未能形成相应的主动脉弓节段。

最后要说明的是，流入主动脉的血流减少也可以解释主动脉弓在发育过程中受阻。PMVSD的出现会减少流经左室流出道和主动脉的血流，从而导致主动脉弓严重梗阻。血流更多地通过动脉导管进入肺动脉瓣再导入降主动脉，从而使流经主动脉弓和峡部的血流较正常情况下减少。这种血流的减少可能限制了主动脉弓的正常发育，从而产生不同类型的主动脉弓受阻。

主动脉弓受阻的不均一性和心内畸形的多样性使得研究者很难为PMVSD合并主动脉弓梗阻找到一种单纯的致病因素。例如，90%以上的B型主动脉弓离断有PMVSD，而50%的PMVSD有A型主动脉弓离断。因此，主动脉弓离断的这些亚型可能其病因是不同的。从遗传学上看，B型主动脉弓离断可能是由于原发的发育缺陷因素所致，而不是由于PMVSD后血流异常所致。在对胎儿进行评价和对家属进行病情说明时，应全面考虑发育、遗传及生理因素。

三、胎儿生理学

PMVSD的出现，使得左室流出道显著狭窄，从而减少了流向主动脉瓣的血流。流经主动脉瓣血流的减少则会使其所占联合心排血量的比例减少。联合心排血量此时大部分被导入肺动脉瓣，经过动脉导管进入到降主动脉。由于较多的左室血液流经肺动脉瓣，使得肺动脉和降主动脉的氧含量高于正常，但该变化对肺血管发育或下肢代谢无显著影响，临床上一般不会有明显表现。

由于VSD分流不受限制，进入左室的血液可维持在一定量。因此，除非有二尖瓣梗阻，左室都会继续发育，左室大小通常正常，可继续作为体循环心室。右心室可能会由于以下原因扩大：①从VSD分流来的血流增加；②主动脉弓受阻。

在胎儿期，流经VSD的血流通常是双向的。单一的左向右分流说明左室流出道梗阻非常严重。除改变VSD的分流方向外，左室流出道梗阻还可能导致卵圆孔血流双向。然而，经过卵圆孔的连续性的左向右分流很少见，如出现，应注意有否二尖瓣异常或左室顺应性异常。

四、胎儿期策略

与其他类型的主动脉弓受阻不同，PMVSD合并主动脉弓受阻时，胎儿不会有左右室大小不对称现象，这是因为有VSD存在，使得左心室可以充盈，并有正常血流流入和流出。因此，一般情况下，四腔心切面看不到异常，除非有二尖瓣病理性改变或严重的主动脉瓣发育不良/未发育。四腔心切面向前倾斜朝向左室流出道即可显示VSD、向后移位的漏斗部间隔及圆锥间隔侵占到主动脉瓣下区域和瓣环。二维超声心动图可评估瓣下或瓣的狭窄程度。由于VSD较大，VSD水平左向右分流时，多普勒可能测不到左室流出道梗阻血流。从左室流出道切面继续向前倾斜可显示肺动脉瓣，在此两个切面可以评估两个流出道的大小不一致情况，肺动脉瓣骑跨在VSD的程度及VSD分流进入主动脉和进入肺动脉的比例可以确定。从四腔切面向上翘则可看到短轴切面的大血管，该切面可以进一步评估大血管之间的大小不对称。正常情况下，在三血管切面，肺动脉比主动脉大，主动脉比右上腔静脉（RSVC）大。PMVSD合并主动脉弓受阻时，主动脉较肺动脉及RSVC显著变小，在三血管切面非常容易显示。

在超声心动图系列长轴切面上，左室流出道、间隔后移程度及流出道梗阻情况在与四腔切面垂直的角度上较容易评估。此时，彩色多普勒声束与血流平行，VSD的分流方向容易辨认。在胎儿期，VSD为双向分流。左室流出道梗阻时，分流可能是以左向右为主。应采用二维超声和彩色多普勒超声尽可能完整地扫查室间隔看有无PMVSD之外的VSD。应引起注意，在有大的PMVSD时，可能很难探查到其余的VSD。

透声窗如果清晰，短轴切面可以显示二叶主动脉瓣。VSD则需要在另一个切面显示。二尖瓣短轴切面有助于观察二尖瓣狭窄时的二尖瓣结构异常。

出现心内异常，包括左室流出道梗阻、大的VSD（尤其是圆锥间隔向后移位时）、主动脉-肺动脉大小不一致时，应马上对主动脉弓进行全面评估。圆锥间隔向后移位应高度怀疑有无主动脉发育不良、主动脉弓缩窄或B型主动脉弓离断。一个较大的位于中部的肌部VSD或者左右室大小不一致时应高度怀疑有否A型或C型主动脉弓离断。主肺动脉窗可见于C型主动脉弓离断。

主动脉弓长轴切面可以显示主动脉弓离断位置。

在B型主动脉弓离断（位于颈总动脉和锁骨下动脉之间）患者，升主动脉向上（或头部）走行，而不弓向后方。锁骨下动脉越过导管入降主动脉处，常起源于降主动脉。此时很容易将导管弓误认为主动脉弓。因此，在确认是主动脉弓还是动脉导管弓之前，需要仔细探查头部和颈部血管发出的部位。从三血管切面向上倾斜，则可观察主动脉弓是左位还是右位。如果导管和（或）主动脉弓在脊柱右侧与降主动脉相连，则为右位主动脉弓。主动脉弓方向异常合并有胸腺组织缺如时，则高度怀疑22q11染色体缺失。

由于左室流出道梗阻可随时间呈渐进性发展，因此在整个孕期应连续进行胎儿心脏评估。产前咨询时，应提及可能的遗传综合征，包括22q11染色体缺失。应进行绒毛膜取样或羊膜腔穿刺。如果存在导管依赖性循环，必须做好应急计划，在可提供前列腺素药物的中心进行分娩，以维持导管开放，一直到可以做新生儿手术介入治疗为止。

PMVSD合并主动脉弓受阻的关键问题在于左室流出道是否能完全承载心排血量。因此，在左室长轴切面系列测量左室流出道最窄处内径非常重要。目前，尚没有不同孕周左室流出道大小为多少可以维持体循环的特定标准。不管怎样，在笔者研究中心，如果左室流出道直径4mm以上，对于一个3kg重的足月新生儿在室间隔缺损封闭和主动脉弓修补后可以生存较好。从这些经验中我们可以推论，中孕胎儿左室流出道3mm以上时，则仍可能会进一步增宽，并在出生后有足够大小的左室流出道。反过来，在晚孕期若左室流出道直径小于3mm，则可能提示左室流出道大小不够，此时除关闭室间隔及修补主动脉弓外，还需要进行其他手术（见后）。

五、出生后生理学

对于PMVSD，出生后生理取决于室间隔后移的程度和左室流出道梗阻的程度。轻度的向后移位在新生儿期通常不会产生显著的流出道梗阻。新生儿会表现为正常的出生后循环。随着肺血管阻力的下降，PMVSD表现为左向右的分流。

严重的流出道梗阻和主动脉瓣发育不良通常伴有主动脉弓受阻。在主动脉弓离断时，降主动脉灌注有赖于动脉导管。VSD较大时，肺动脉压力可达到体循环水平。主动脉弓受阻和主动脉瓣或主动脉瓣下梗阻合并存在时，使左室后负荷增大。因为血液总是通过室间隔缺损向低阻的肺循环流动，此时VSD水平为左

向右分流。虽然通过动脉导管下肢得到足够的灌注，但左向右分流的容量负荷加上左室的压力负荷使得很早就会发生心力衰竭。由于心内的左向右分流增加，下肢（导管后）氧含量和氧饱和度可能只略低于上肢（导管前）。

在出生后最初几小时到几天，随着动脉导管的收缩，肺血管阻力下降，有更多血液相对下肢来说流向肺循环。增加的肺静脉回流使左房压增高，产生严重的心衰、呼吸困难和肝大。另外，动脉导管收缩使得流向下肢的血液减少。体循环氧供的减少导致代谢性酸中毒。如未进行药物或手术干预，则PMVSD和主动脉弓离断新生儿仅能存活几周。

六、出生后策略

如果系列产前影像学检查显示有严重的左室流出道狭窄或主动脉弓离断，则在出生后应进行前列腺素治疗，保持动脉导管通畅，维持足够的体循环灌注。

PMVSD合并主动脉弓离断时，如吸100%氧则会加重病情。氧会使得肺血管床扩张，增加分流入肺循环的血液，使心衰发展更快。增高的氧分压也会导致动脉导管收缩，而后者是体循环灌注的重要源泉。

严重主动脉弓受阻和左室流出道梗阻者需要在新生儿期进行手术干预。在过去不久，新生儿期手术方式是先修补主动脉弓，然后放一个肺动脉带限制由PMVSD分流来的肺血流，后期再修补室间隔缺损。早一些年，新生儿期进行单期手术包括主动脉弓修复和室间隔修补的早期病死率达65%。目前，随着出生前诊断水平及围术期治疗手段的提高和改进，室间隔修补和主动脉弓修复的一期手术已经可以在很多较大的中心开展，并成为标准的治疗方法，预后很好。

左室流出道梗阻会使修补变得复杂，并成为早期死亡的危险因素。进行肌肉或漏斗部切除缓解主动脉瓣梗阻有一定的风险，术后残存左室流出道狭窄使得患者发病率和病死率显著增高。术前超声心动图测量指标，包括绝对的主动脉瓣下直径、主动脉瓣下直径的Z值、体表面积校正后的主动脉瓣下直径及左室流出道横截面积等均可以预测术后有无左室流出道梗阻。但可靠性和可重复性等问题使得应用这些测量判断预后仍然极其困难。

对于那些左室流出道严重狭小以致无法满足正常心排血量，然而左室大小却正常的新生儿，可以采用一种不同的治疗方式。此时可将室间隔缺损作为一个新的左室流出道，通过采用心腔内垫片将血流引入肺动脉，将

肺动脉和主动脉吻合，重建和修复主动脉弓，在右心室到肺动脉分支间放置一个管道。该方法还需要进一步手术进行管道的置换，治疗效果还是很令人满意的。

七、预后

在一项研究中，有119例主动脉弓离断病例，在其出生后的序列研究中的30例病人，5年生存率83%。5年内不需进行主动脉弓干预者占60%。在另一个多中心研究中，包括了450例进行了主动脉弓离断修补的新生儿，16年存活率59%，参与其后序列研究的患者预后明显改善。引起死亡的危险因素有低出生体重、修补时年龄偏小、B型主动脉弓离断、室间隔缺损较小及主动脉瓣下狭窄。该研究指出操作有关的危险因素包括主动脉弓修补时没有解决左室流出道梗阻问题及采用主动脉瓣下肌肉切除方式治疗主动脉瓣下狭窄。16年之后，28%

患者进行了主动脉弓再狭窄的干预治疗。34%患者在主动脉弓修补前即进行了初步的左室流出道处理。在这组患者中，16年后37%者死亡，28%进行了二次手术。在其他一些研究报道中，出生后即进行主动脉瓣下肌肉切除的一组病例其发病率和病死率较低（13%），预后更好一些。有基因异常时预后不佳。

图像特征和要点

- 在四腔心切面评估左室流出道，向前倾斜评估室间隔缺损及圆锥间隔向后移位入左室流出道的程度。
- 在心脏长轴切面观察左室流出道，在主动脉瓣下最窄处测量左室流出道及主动脉瓣环大小。晚孕时如果≥3mm，则预示左室流出道大小可以支持手术治疗，包括关闭室间隔和修补主动脉弓。
- 根据主动脉瓣和肺动脉瓣直径比例可获得主动脉瓣发育不良严重程度信息。比值小于0.5提示主动脉发育不良。此时主动脉瓣环小则更进一步提示左室流出道过小，不支持手术治疗。
- 目前对于判断左室流出道多大可以支持手术还没有确切的数据可以参考；因此，在疾病刚刚诊断时，对患者家属的咨询很难进行。笔者的习惯通常是，如果在晚孕时左室流出道小于4mm，笔者会告诉患者家属其患儿生后可能会需要很复杂的手术。
- 检查室间隔水平的分流方向。寻找有无另外的室间隔缺损。
- 评估主动脉瓣的形态。
- 二维超声观察升主动脉、主动脉脉弓、主动脉峡部，包括直径测量、主动脉弓位置及有否分支异常。
- 多普勒超声评估主动脉弓，注意主动脉内血流是否有梗阻，如血流连续或有湍流。
- 评价左室侧其他水平有无梗阻，包括二尖瓣的解剖和大小及左心室的大小。
- 注意有无胸腺。

参考文献

［1］ Freedom RM, Bain HH, Esplugas E, Dische R, Rowe RD. Ventricular septal defect in interruption of aortic arch. Am J Cardiol. 1977; 39: 572-582.

［2］ Celoria GC, Patton RB. Congenital absence of the aortic arch. Am Heart J. 1959; 58: 407-413.

［3］ Braunlin E, Peoples WM, Freedom RM, Fyler DC, Goldblatt A, Edwards JE. Interruption of the aortic arch with aorticopulmonary septal defect. An anatomic review. Pediatr Cardiol. 1982; 3: 329-335.

［4］ Goldmuntz E, Clark BJ, Mitchell LE, et al. Frequency of 22q11 dele-tions in patients with conotruncal defects. J Am Coll Cardiol. 1998; 32: 492-498.

［5］ Kreutzer J, Van Praagh R. Comparison of left ventricular outflow tract obstruction in interruption of the aortic arch and in coarcta-tion of the aorta, with diagnostic, developmental, and surgical implications. Am J Cardiol. 2000; 86: 856-862.

［6］ Kitchiner D, Jackson M, Malaiya N, et al. Morphology of left ven-tricular outflow tract structures in patients with subaortic stenosis and a ventricular septal defect. Br Heart J. 1994; 72: 251-260.

［7］ Van Praagh R, Bernhard WF, Rosenthal A, Parisi LF, Fyler DC. Interrupted aortic arch: surgical treatment. Am J Cardiol. 1971; 27: 200-211.

［8］ Chin AJ, Jacobs ML. Morphology of the ventricular septal defect in two types of interrupted aortic arch. J Am Soc Echocardiogr. 1996; 9: 199-201.

［9］ Menahem S, Rahayoe AU, Brawn WJ, Mee RB. Interrupted aortic arch in infancy: a 10-year experience. Pediatr Cardiol. 1992; 13: 214-221.

［10］ Apfel HD, Levenbraun J, Quaegebeur JM, Allan LD. Usefulness of preoperative echocardiography in predicting left ventricular outflow obstruction after primary repair of interrupted aortic arch with ventricular septal defect. Am J Cardiol. 1998; 82: 470-473.

［11］ Geva T, Hornberger LK, Sanders SP, Jonas RA, Ott

DA, Colan SD. Echocardiographic predictors of left ventricular outflow tract obstruction after repair of interrupted aortic arch. J Am Coll Cardiol. 1993; 22: 1953-1960.

［12］ Gruber PJ, Fuller S, Cleaver KM, et al. Early results of single-stage biventricular repair of severe aortic hypoplasia or atresia with ven-tricular septal defect and normal left ventricle. J Thorac Cardiovasc Surg. 2006; 132: 260-263.

［13］ Oosterhof T, Azakie A, Freedom RM, Williams WG, McCrindle BW. Associated factors and trends in outcomes of interrupted aortic arch. Ann Thorac Surg.

2004; 78: 1696-1702.

［14］ McCrindle BW, Tchervenkov CI, Konstantinov IE, et al. Risk factors associated with mortality and interventions in 472 neonates with interrupted aortic arch: a Congenital Heart Surgeons Society study.J Thorac Cardiovasc Surg. 2005; 129: 343-350.

［15］ Suzuki T, Ohye RG, Devaney EJ, et al. Selective management of the left ventricular outflow tract for repair of interrupted aortic arch with ventricular septal defect: management of left ventricular outflow tract obstruction. J Thorac Cardiovasc Surg. 2006; 131: 779-784.

病例

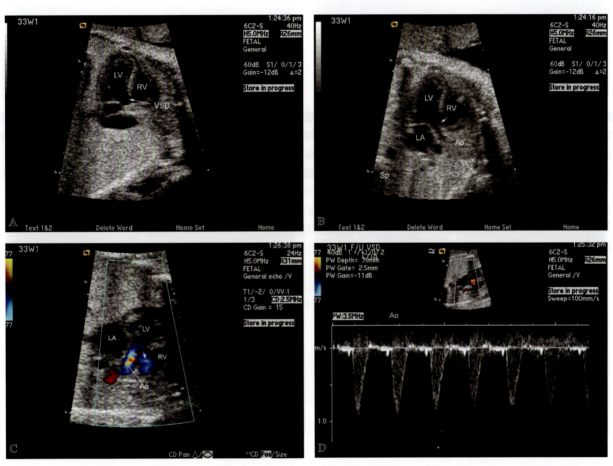

病例 13-1　A. 心尖观显示左心室（LV）和右心室（RV）及较大的室间隔缺损（VSD）。在此切面，圆锥间隔未见显示。因此无法确切区分是圆锥间隔缺损还是对位不良型的室间隔缺损。B. 向前倾斜探头后左室流出道切面显示室间隔缺损边界（箭头所示）及圆锥间隔向左向后移位。Ao. 主动脉；LA. 左房，Sp. 脊柱。C. 彩色多普勒显示血流跨过狭窄的左室流出道进入升主动脉，并显示室间隔缺损水平左向右的分流。D. 虽然由于圆锥移位，主动脉瓣下区域狭窄，主动脉内血流仍然是层流。其原因是在较大室间隔缺损时，左向右分流较大。跨越此区域的血液流量很难预测

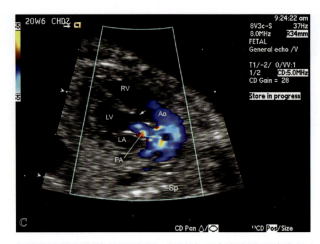

病例 14–3 A.大动脉转位胎儿合并漏斗部间隔的向后对位不良导致了肺动脉瓣下狭窄和左室流出道梗阻。箭头指向室间隔缺损（VSD），其下正好是对位不良的间隔，从左室（LV）发出的血管是肺动脉（PA），刚从心脏发出就出现了梗阻。B.向头侧移动切面，显示漏斗部间隔的向后对位不良导致了肺动脉瓣下狭窄，而主动脉发自右心室。C.彩色多普勒血流显像提示肺动脉发自左心室、主动脉（Ao）发自右心室（RV）及左室流出道狭窄血流。箭头指向 VSD

15

矫正型大动脉转位

Shobha Natarajan

一、解剖及解剖相关知识

矫正型大动脉转位（corrected transposition of the great arteries，cTGA）是一种房室连接不一致、心室大血管连接也不一致的心脏畸形。具体解释如下。

心房正位时，右心房通过二尖瓣与形态学上的左室连接，后者将血射入肺动脉；左心房通过三尖瓣与形态学上的右室连接，后者将血射入主动脉。如果将"大动脉转位"定义为主动脉从右心室发出，而肺动脉从左心室发出，那么cTGA就符合这种情况。然而，因为心室的位置变了（而不是大血管），结果导致：体循环静脉回流（氧不饱和血）进入右房，通过形态学左室进入肺动脉，肺静脉回流（氧饱和血）进入左房，通过形态学的右室进入主动脉（图15-1）。这就是"生理性矫正"，因为血液流经的是正常路径，即氧不饱和血回流入肺脏，氧饱和血维持体循环。

在cTGA中，主动脉位于肺动脉的左前方。心脏节段如下：在Van Praagh命名法里，心房正位（S），心室左襻（L），大动脉左转位（L），即SLL。cTGA也可存在心房反位，即左位心或者镜像右位心。此时，心房反位，心室右襻，大动脉右转位，即IDD。

只有接近10%的病人存在孤立性cTGA，通常都合并其他的心内发育畸形。有25%的病人存在右位心或者中位心。3%～5%的人发现有心房反位。在cTGA中，室间隔缺损是最常见的并发症，占70%～80%。cTGA中常见房室间隔对位不良导致的膜性间隔缺损。缺损通常较大，向前方延伸。

尸检证明，超过90%的cTGA都伴有三尖瓣发育

异常。约25%的cTGA病人存在类Ebstein畸形，即左侧三尖瓣的隔瓣显著下移。其他的三尖瓣发育异常包括：瓣叶发育异常，三尖瓣跨立于室间隔上。这些畸形可以导致严重的三尖瓣反流。

40%～50%的cTGA病人有右侧左室流出道或者是肺动脉流出道的梗阻，并且通常位于瓣下水平，由纤维组织突入流出道造成。15%的病人伴有肺动脉闭锁。10%的病人伴有二尖瓣发育畸形，13%的病人出现主动脉弓梗阻和右室流出道梗阻，这些均较少见。

cTGA病人还可有传导系统异常。窦房结位置正常，然而房室结及其传导束位于房间隔前方右侧。在某些病人，在正常靠后的位置可见一发育不良的房室结。已有研究报道，双房室节最常见于伴有显著房室间隔对位不良的cTGA病人。房室结位置异常，且有纤维化，这些可能是在cTGA中房室传导阻滞和其他心律失常发生率较高的原因。

心室左襻的cTGA患者，左冠状动脉主干从右前方的冠状动脉窦发出，右冠状动脉则从后方的冠状动脉窦发出。和大动脉右转位相比，cTGA病人很少发生冠状动脉异常。

二、发病率、遗传学及发育

cTGA发生于0.03‰的新生儿，占所有先天性心脏病不到1%。目前已知该病可由多种病因引起。一些病例证实，环境因素也参与其中。流行病学研究表明，患者兄弟姐妹再发生先天性心脏病的比例接近

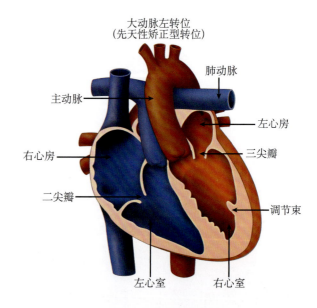

大动脉左转位
（先天性矫正型转位）

肺动脉

主动脉

左心房

三尖瓣

右心房

二尖瓣

调节束

左心室　　右心室

图15-1　大动脉左转位

1%～3%。一项对102名仅患cTGA病人的研究显示，其兄弟姐妹再发生先天性心脏病的比例为5%。更多最新的分子学研究提示，先天性心脏缺陷与基因异常有关，但与cTGA发病有关的特异基因还未见报道。

在人类胚胎发育的第15天，心场开始发育，表现为一组新月形的细胞群。21天时，心脏是一个长的管样结构，一端为静脉窦，另一端为圆锥动脉干。正常情况下，心管右襻，以保证左右心室位置正常。在cTGA中，心管左襻，打乱了心室大动脉连接的圆锥动脉干的正常分隔、扭转和旋转进程。

三、胎儿生理学

胎儿期发生 cTGA，在不合并其他畸形时，生理学上相当于一个正常胎儿血液循环。cTGA伴有室间隔缺损，其胎儿生理学改变类似一个孤立的室间隔缺损。在宫内常表现为双向分流。单向分流则表明分流方向另一侧存在流出道梗阻。在cTGA中，明显的肺动脉或主动脉流出道梗阻可以造成导管依赖性循环。只要动脉导管开放且较宽，胎儿在宫内通常可以很好耐受流出道的梗阻。

在cTGA中，左室在右侧，通过动脉导管将血射入降主动脉，承担主要灌注作用；右室在左侧，负责将血灌注到主动脉、头部和颈部血管。在胎儿期，这种心室之间的角色转换，只要主动脉瓣的功能好，胎儿能够很好地耐受。

胎儿期发生cTGA和三尖瓣Ebstein样畸形，可以导致大量的三尖瓣反流。结果是心房压增加，导致胎儿水肿伴随心脏肥大，小轴缩短率减低，心包积液和胸腔积液及心律失常。在这种情况下，严重的胎儿水肿可以导致胎儿死亡。即使这些胎儿存活，生后也容易产生严重并发症。有研究报道，胎儿期严重的三尖瓣反流可以导致通过主动脉的前向血流减少，最后发展成主动脉弓梗阻。

有高达20%的cTGA的胎儿会发生各种类型的房室传导阻滞和相关的心动过缓。心脏传导阻滞可能在第一次产检时发现或者在孕后期出现。室上性心动过速少见。

四、胎儿期策略

胎儿超声心动图可显示心脏节段性解剖结构、房室传导异常、大动脉转位及之前提到的一些相关畸形。

在确定了胎儿的左右方位之后，腹部横断面的图像将会帮助判断腹主动脉和下腔静脉在脊柱的哪一侧。如果腹主动脉在右侧，下腔静脉在脊柱的左侧，就说明存在内脏反位。

胸部横断切面显示心脏四个腔室，可以用来判断心脏在胸腔的位置（左位心，中位心，右位心）。通常在心脏的这个切面，探头在流入道水平向后倾斜，可以看见肺静脉进入左房，从而可以确定心房位。然后，可以看到左房和形态学上的右室相连（右心室的特点是存在调节束，有粗的肌小梁，室腔呈三角形，位置较靠近心尖并有直接与室间隔相连的三尖瓣），明确cTGA心室襻异常。从后向前扫查室间隔可发现严重的室间隔缺损。

在上述切面上，二维超声可显示三尖瓣形态学特征，彩色多普勒可以观察反流情况，还可以观察到详细的二尖瓣形态学特征。从四腔切面向前扫查至大血管水平，可确定心室和主动脉的连接不一致，在心房正位的情况下，显示主动脉在肺动脉的左前方，两者平行排列。在此切面上可评估流出道梗阻程度及其发生机制（瓣膜、瓣下肌肉或膜性结构、附属的房室瓣组织）。严重的流出道梗阻会导致心室发育不良。四腔切面可以显示心室大小不均等情况。

可以通过三血管切面观察大血管异常的位置关系和大血管之间的相对大小。从四腔心开始，向上向左扫查，依次显示右侧上腔静脉、主动脉和肺动脉的横断面（图15-2A）。进行同样扫查时，在cTGA胎儿先显示右侧的上腔静脉，然后是后方的肺动脉，最后是位于肺动脉左前方的主动脉（图15-2B）。通常主动脉略小于肺动脉。如果主动脉和肺动脉的大小一样或主动脉较大，提示肺动脉流出道梗阻。另外，此切面还可评价动脉导管血流方向及肺动脉分支大小。

心室短轴切面可以显示较大的室间隔缺损。彩色多普勒显示单向分流时，提示流出道梗阻。还必须确定有否房室瓣骑跨或跨立。该切面也可以判断心室位，当右室位于后方时，心室襻异常。

其他的重要细节还包括主动脉弓和导管弓切面显示，从双腔静脉切面确定体循环静脉的连接关系，并确定房间隔交通的情况。

确认了cTGA解剖结构后，应评价心律是否正常。脉冲多普勒和M型超声有助于确定心率和房室传导情况以排除心脏阻滞。

当存在严重的三尖瓣反流或者房室传导阻滞，应寻找胎儿是否存在水肿征象，包括心室缩短率异常、心包或胸腔积液、腹水、静脉导管和脐静脉血流异常、心律失常等。

正常 (S,D,S)

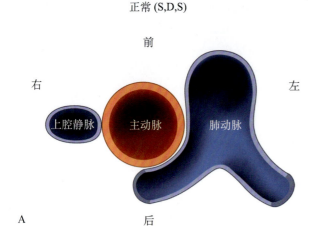

A

C-TGA (S,L,L)

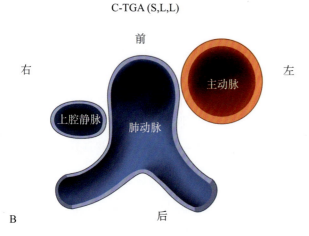

B

图15-2　A.正常心脏大血管节段关系（S，D，S），肺动脉是最靠前的血管；B.矫正型大动脉转位（C-TGA）中大血管间相互位置关系（S,L,L），最靠前的大血管是主动脉

　　进行家庭咨询时，尤其注意应告知三尖瓣反流、流出道梗阻和节律异常等问题需要进行连续性观察，以掌握其进展情况。根据相关的畸形，还可以对药物/手术治疗和远期预后问题进行预测和讨论。

五、出生后生理学

　　cTGA的出生后生理性变化取决于其他相关畸形，尽管存在心房和心室及心室和大动脉的位置异常，但体静脉血按正常方式回流入肺循环，肺静脉血也按正常方式回流入体循环。因此，单纯cTGA的病人在出生后其心血管生理相对正常。

　　cTGA伴室间隔缺损的病人，其生理学变化与心脏节段正常的孤立性室间隔缺损相似，如果缺损太大，幼儿期可因肺动脉血流增加，导致心力衰竭。

　　伴有肺动脉流出道梗阻的病人，如果梗阻很严重则动脉导管关闭时，肺动脉血流减少，病人出现发绀。如果病人有大的室间隔缺损，其生理学变化类似法洛四联症。新生儿有动脉导管依赖性的主动脉流出道梗阻或主动脉弓梗阻，则会有较低的心排血量。

　　cTGA病人中，新生儿期病情最严重的是那些伴有严重三尖瓣异常和严重反流的患儿。因为在cTGA中，三尖瓣是体循环的瓣膜，如果有严重的三尖瓣反流，这些婴幼儿可以表现为肺动脉压力升高和心排血量减低。

　　对于cTGA的胎儿，预测哪些出生后会有严重的三尖瓣反流是很困难的。如果胎儿超声心动图上瓣膜结构显示是正常的，并且没有反流，该瓣膜在出生后功能可能就良好。然而，瓣膜结构异常，胎儿期仅有轻度反流的患儿，在生后可表现为严重的血流动力学意义上的反流。出生后，由于肺静脉回流的增加，前负荷增加，且低阻力胎盘循环消失，后负荷增加，继发于及由于低阻力胎盘的消除引起的后负荷增加对存在结构异常的承担体循环的三尖瓣造成了不利影响。

六、出生后策略

　　导管依赖性的肺循环和体循环病人，在出生后就要开始使用前列腺素治疗。依据肺动脉流出道梗阻程度不同，可能需要进行经导管或外科瓣膜切开术、左室-肺动脉管道置入或主动脉-肺动脉分流术。同样，体循环流出道的梗阻也要减轻。如果一个心室发育不全或者房室瓣跨立于缺损的室间隔之上，则可能需要进行单心室姑息治疗。

　　严重的三尖瓣（体循环）反流，起初可以用药物治疗，减少后负荷来提高通过右室射入主动脉的前向血流，用利尿药来减少由于左房压升高引起的肺水肿。如果这种治疗不能改善反流，一些病人就要进行肺动脉环扎术。环扎术是通过改变室间隔的几何形态来改变三尖瓣的力学特性，进而减少体循环房室瓣的反流。也可以通过减少肺动脉的血流量从而减少右室容量来减少反流。

　　病人还可能因不同程度的房室传导阻滞导致病死率增加。一些新生儿心动过缓非常严重或者处于很不稳定的状态，不得不早早放置起搏器。

　　从长远来看，室缺的病人，如果有症状就要做肺动脉环扎术或者是常规外科室间隔修补术，让右室来支持整个循环系统。从长远来看，cTGA的病人还需要做三尖瓣成形术或者换瓣术。

　　另外，最新治疗cTGA的手术方法是进行"解剖学"修复，也有称为"双调转术"。在该手术中，进行心房调转术及动脉调转术或 Rastelli 术（当存显著肺动脉或左心室流出道梗阻的情况下，通过放置右室-肺动脉管道来关闭室间隔缺损，阻挡通过室间隔到主动脉的血流）。这种修复方式两次改变了血流路径，使左室得以接收肺静脉的血并将其射入体循环系统。偶尔，在进行这个术式之前先进行肺动脉环扎术，以训练左室能够对抗较高阻力进行泵血。

七、预后

有研究报道，cTGA 的病人可以存活到成年。然而，预后差异会很大，取决于相关缺陷的严重程度。心脏传导阻滞可发生在胎儿期，但出生后在任何时间点都可能自然发生，甚至是在成年之后。cTGA 病人中，心脏传导阻滞发病率为 20%～30%，在室间隔完好的病人中发病率更高。cTGA 病人中，自然发生的房室传导阻滞每年发病率接近 2%。即使在没有严重的伴发畸形和前期干预的情况下，自然病程研究结果表明，远期发生体循环右心室功能不全概率仍较高。导致体循环性的右心功能异常的因素有：三尖瓣反流、心脏传导阻滞伴有严重的心动过缓、心室起搏伴心室收缩不协调等。此外，据报道，未经手术的 cTGA 病人会出现心肌血流受损，即使是无症状的病人。

一项报道显示，123 例 cTGA 病人，其中 119 例病人进行了心内修补术（室缺封堵术、三尖瓣手术、Fontan 手术）。术后 1 年、5 年、10 年和 15 年存活率分别为 84%、75%、68% 和 61%。结局的最差的是三尖瓣手术组病人，最好的是 Fontan 手术组病人。从远期效果来看，几乎 50% 的心内修补术病人出现了体循环性右心功能不全，接近 25% 的病人术后发生心脏传导阻滞。

由于右心室支持整个循环系统存在问题，且体循环瓣膜（三尖瓣）反流会进行性增加，需要考虑到从解剖学角度来进行修复（双调转术），这样就可以让左室来支持整个体循环系统。一些研究已经证明，双调转术患儿预后较好。也有研究表明，其长期预后与传统手术途径的预后并没有什么不同。有报道显示，解剖学修复后，尽管右心室的功能和三尖瓣反流得到改善，但可能导致进行性左心室功能异常，尤其是那些依靠起搏器的病人和那些需要做肺动脉环扎术来训练左室功能的病人。对于确定哪些病人适合双调转术，何时对这些病人进行干预治疗及进行随访还需要进一步研究。

图像特征和要点

- cTGA 胎儿可能存在左位心或者右位心；因此，认真判断心脏的位置和方位非常关键。
- 可以根据心室的形态学特征和其在胸腔的位置来判断心室襻。
- 在 cTGA 中，心房正位时，主动脉位于左前方。图像很难采集，因其正好位于胸骨后方。
- 确定是否存在室间隔缺损和左室（肺动脉）流出道梗阻。
- 在心尖四腔切面，认真观察位于左侧的三尖瓣，因为其可能会有类似真正 Ebstein 畸形的情况，即隔瓣向心尖部下移；或更常见的，"类 Ebstein 畸形"，即包括多个腱索向心尖移位、瓣膜受牵拉、瓣叶发育不良及其他异常。
- 评估心律和心率，特别注意心房和心室收缩的同步性。
- 检查二尖瓣是否有发育异常。
- 检查主动脉瓣和主动脉弓是否有梗阻，当有肺动脉狭窄时可能不会出现上述梗阻。

参考文献

[1] Anderson RC, Lillehei CW, Lester RG. Corrected transposition of the great vessels of the heart: a review of 17 cases. Pediatrics. 1957; 20: 626-646.

[2] Allan HD, Driscoll DJ, Shaddy RE, Feltes TF. Moss and Adams' Heart Disease in Infants, Children, and Adolescents: Including the Fetus and Young Adult. Philadelphia: Lippincott Williams & Wilkins; 2008.

[3] Rutledge JM, Nihill MR, Fraser CD, Smith OE, McMahon CJ, Bezold LI. Outcome of 121 patients with congenitally corrected transposition of the great arteries. Pediatr Cardiol. 2002; 23: 137-145.

[4] Allwork SP, Bentall HH, Becker AE, et al. Congenitally corrected transposition of the great arteries: morphologic study of 32 cases. Am J Cardiol. 1976; 38: 910-923.

[5] Graham TP Jr, Bernard YD, Mellen BG, et al. Long-term outcome in congenitally corrected transposition of the great arteries: a multi-institutional study. J Am Coll Cardiol. 2000; 36: 255-261.

[6] Penny DJ, Somerville J, Redington AN. Echocardiographic demon-stration of important abnormalities of the mitral valve in congenitally

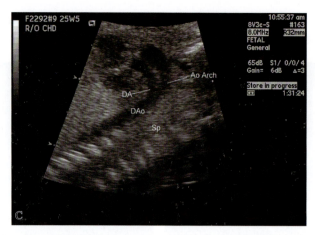

病例15-2 A.位于胎儿右侧的心室，室间隔表面比较光滑，从形态学上看起来像左心室（LV）；然而，它发出的一条血管可见肺动脉分叉。因此，这是一个矫正型大动脉转位。B.主动脉从位于左侧的右心室发出。C.主动脉弓（Ao Arch）和导管弓（DA）平行走行向降主动脉(DAo)

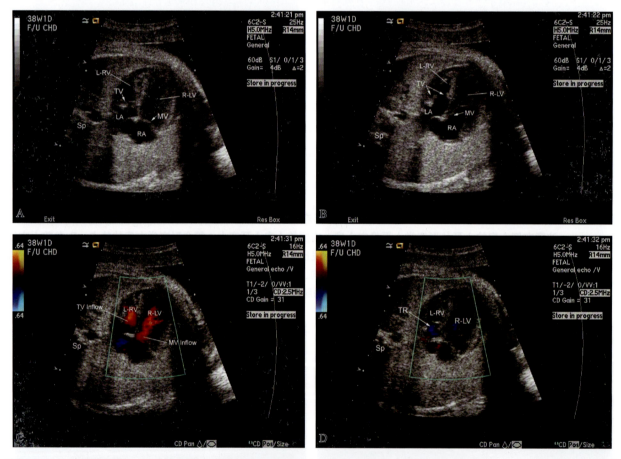

病例15-3 A.四腔切面，显示矫正型大动脉转位伴有位于左边的三尖瓣埃勃斯坦(Ebstein)畸形。心室收缩期房室瓣关闭。注意位于左侧的右室(L-RV)，室间隔表面有明显的调节束；位于右侧的左室(R-LV)，室间隔表面很光滑。瓣膜关闭时，三尖瓣(TV)平面比二尖瓣（MV）平面更靠近心尖。将左、右心房（LA，RA）分开的房间隔，从右房向左房侧突出，与正常情况一样。B.同样的切面，心室舒张，房室瓣开放。注意位于左侧的三尖瓣的隔瓣瓣叶附着点明显向心尖移位，关注其与侧壁的三尖瓣附着点位置的不平衡情况。位于左侧的三尖瓣是埃勃斯坦畸形，二尖瓣附着点正常，位于心脏十字交叉。C.舒张期心室入道彩色多普勒血流。注意左侧心室彩色血流束起始部位比右侧心室起始部位更靠近心尖，进一步证实了左侧三尖瓣存在埃勃斯坦畸形。D.位于左边的三尖瓣轻度反流。箭头指向蓝色的三尖瓣反流束。尽管目前只有轻度反流，但当产后右室生理负荷状态改变，反流可能会增加。Inflow.流入道血流

16

右心室双出口

Michael D. Quartermain

超声心动图检查要点

- 两支大血管均起源于右心室。
- 两支大血管之间的关系（典型的是主动脉位于肺动脉右侧）。
- 辨别室间隔缺损的位置与大血管之间的关系：是肺动脉瓣还是主动脉瓣下室间隔缺损。
- 确定是否存在肺动脉或主动脉流出道梗阻。
- 如果存在肺动脉流出道梗阻，鉴别动脉导管血流方向。
- 如果存在主动脉流出道梗阻，则评估有否主动脉弓缩窄或者主动脉弓离断。

一、解剖及解剖相关知识

右室双出口（DORV）是一种主动脉、肺动脉均起源于右心室的先天性心脏疾病。具体来说，是心室-动脉连接问题，主动脉和肺动脉两者都至少有50%起源于右心室，主动脉和二尖瓣半环之间纤维连接缺失。

右室双出口不是一种单一的、特定的畸形，而是包括了一系列伴随着各种生理变化的不同的先天性心脏缺陷。右室双出口通常总是伴有室间隔缺损，室间隔缺损为左心室血液的唯一出路。根据室间隔缺损的位置不同，右室双出口分为不同亚型：①右室双出口并主动脉瓣下室间隔缺损；②右室双出口并肺动脉瓣下室间隔缺损；③右室双出口伴双瓣下或是远离大动脉的室间隔缺损。在这里讨论最常见前两种亚型。伴房室管型室间隔缺损的右室双出口其室间隔缺损可能是远离大动脉类型的室间隔缺损，典型的发生在内脏反位综合征患者；此点将在其他章节内详述。右室双出口也可伴二尖瓣发育不良及相关的左室发育不良，此点将在第22章单独讨论。

室间隔平面、大血管相对于间隔的位置及大血管彼此间的相对位置，这三者的三维空间结构决定了室间隔缺损与大血管之间关系的多样性。大血管的相对位置反过来取决于其下方的肌性圆锥肌的存在及其多少。在正常心脏，没有主动脉下圆锥，只有肺动脉下圆锥。右室双出口时，可以在一条或两条大动脉下方有不同大小的圆锥结构，将室间隔抬起，使大血管位于室间隔和VSD之上，产生不同的血管-室间隔位置关系。而且，圆锥间隔的位置和它的偏移及其与肌性室间隔平面之间的对位不良造成了大动脉下狭窄的

发生（主动脉下VSD型的DORV，表现为肺动脉下狭窄；肺动脉下VSD型的DORV，表现为主动脉下狭窄）。

VSD缺损和大血管之间的关系决定了所显示缺陷的本质。VSD的位置决定了左室流出和离开左室的血液的走向（图16-1）。当VSD与主动脉瓣关系密切时，VSD被归类为主动脉瓣下型VSD。在这种情况下，左室流出的血液直接导向主动脉，常伴有肺动脉狭窄。如果不伴肺动脉狭窄，生理改变和临床表现与单纯VSD类似；如果伴有肺动脉狭窄，则与法洛四联症类似。主动脉下VSD型右室双出口常伴的心内畸形有：肺动脉狭窄、房间隔缺损、二尖瓣畸形和永存左上腔静脉引流入冠状静脉窦。

当VSD比较接近于肺动脉瓣时，其被归类为肺动脉瓣下VSD型DORV。此时，左室流出的血液直接被导向肺动脉。因为来自左室的氧饱和血射入到肺循环，所以此类型生理改变和临床表现类似于大动脉转位（TGA）。肺动脉瓣下VSD型DORV常伴的心内畸形有：主动脉弓发育不良、主动脉缩窄和永存左上腔静脉引流入冠状静脉窦。主动脉下圆锥（漏斗部）间隔可能对位不良，导致不同程度的主动脉下狭窄。DORV有一种特殊形式，称为"Taussig-Bing"畸形，表现为肺动脉下VSD，两条大血管下均有圆锥存在，主动脉与肺动脉呈并列关系，常伴有主动脉弓发育不良或主动脉缩窄。

一般情况下，DORV的主动脉与正常主动脉比较，几乎都是向右侧偏移；大血管相对排列关系与正常相比较，多为并列关系。正因为如此，可能会有冠状动脉畸形并起源异常。而且，主动脉右移常与极为罕见的左侧型心耳"并行排列"相关。在这种情况下，右心房位置正常；然而，右心耳却转位至左侧，紧邻着左心耳。

二、发病率、遗传学及发育

右室双出口在存活儿中的发病率是0.2‰，主动脉瓣下型DORV是最为常见的类型，约占DORV的50%。迄今为止，没有发现明确的与DORV有关的基因异常。DORV的发生可能与圆锥旋转异常从而使得两支大血管均发自右室有关。

三、胎儿生理学

DORV胎儿的血流动力学改变通常比较轻，可以

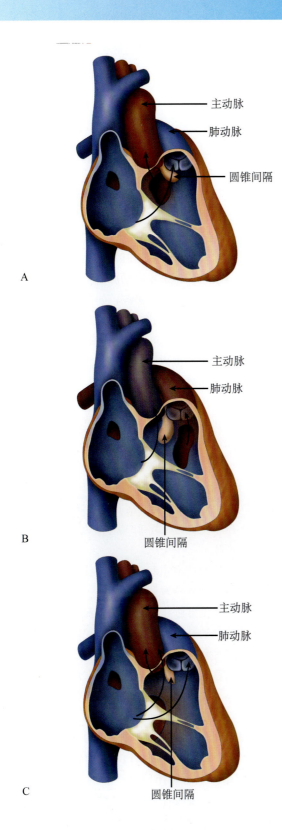

A

B

C

图16-1　室间隔缺损(VSD)与大血管之间的位置关系决定了右室双出口类型的多样性。A.主动脉瓣下型VSD。因此，左室的血液经VSD直接进入主动脉。由于圆锥间隔的偏移通常会导致肺动脉下狭窄，多为肺动脉瓣或肺动脉的狭窄。生后的生理改变与法洛四联症相似。B.肺动脉瓣下型VSD。因此，左室血液经VSD直接进入肺动脉。如此，由于主动脉瓣下圆锥间隔的偏移通常会造成主动脉下狭窄，常常伴有主动脉发育不良和主动脉缩窄。C.VSD与两条大血管均无相关性，并且两条大血管均无梗阻。来自左、右心室的大约相等容量的混合血流入到主动脉和肺动脉。生后的生理学改变类似于典型的较大VSD

图中标注：主动脉、肺动脉、圆锥间隔

重狭窄，肺发育所需的血液则由通过动脉导管来自主动脉的反向血流供应。严重的肺动脉狭窄也会使得血液很少进入肺动脉，而是由升主动脉承担更多的联合心排血量，但血氧饱和度稍低。

　　肺动脉下室间隔缺损型DORV，其生理变化类似于大动脉转位（TGA）。来自：①心房水平的右向左分流血液；②少量的肺静脉回流血通过二尖瓣然后射出左心室的联合血液通过室间隔缺损进入肺循环，其中绝大部分血液进入动脉导管和降主动脉。如果主动脉瓣下有明显的圆锥间隔移位，则流入主动脉的血流就会受到限制，这就可以解释为什么这类胎儿有主动脉弓发育不良和主动脉缩窄。

四、胎儿期策略

　　DORV影像学检查包括仔细评估大血管与心室及室间隔之间的位置关系，大血管从心脏发出，互相平行，在空间上没有交叉关系。四腔心切面，侧动探头角度向前，可探查到VSD；侧动探头进一步向前向上，可显示大血管起始处。二维图像可以确定VSD与大血管之间的关系。主动脉瓣下VSD，主动脉向右移位，但与VSD毗邻，并且恰恰在室间隔缺损上方。另一种确定主动脉瓣下VSD的办法实际上是证明在任意平面上都不见显示VSD血流与肺动脉之间相连，因为圆锥间隔阻碍了此连接，不可见。肺动脉瓣下VSD，肺动脉通常显示骑跨于室间隔上。有时很难区别肺动脉是50%骑跨在右室还是左室上，前者是DORV，后者是大动脉转位伴VSD。

　　彩色多普勒成像能进一步显示经由VSD流出左室

较好地耐受。来自胎盘的氧饱和血通过卵圆孔回到左心，如果是主动脉瓣下VSD，则经过VSD至升主动脉，如果是肺动脉瓣下VSD，则经过VSD至肺动脉。

　　主动脉瓣下室间隔缺损型DORV，当同时存在轻度肺动脉狭窄时，右室射出前向血流到肺循环，同时前向血流流经动脉导管到达降主动脉。如果肺动脉严血流的方向。常常可以在某个平面看到一股彩色血流经由VSD流出，进入主动脉或肺动脉。在四腔心切面及左室长轴切面最易显示。

伴肺动脉狭窄的主动脉瓣下VSD型DORV，必须判定是否有动脉导管依赖性肺循环，是否需要在出生后期立刻注入前列腺素（PGE）。可以遵循法洛四联症指南进行处理。如果肺循环路径最窄处内径小于主动脉内径的一半，这种情况应该高度怀疑是否需要通过导管的灌注补充肺动脉血流及是否出生时需要注入前列腺素。

肺动脉瓣下VSD型DORV，肺动脉相对较大，需要分析主动脉瓣下区域和主动脉弓。长轴切面可以显示主动脉瓣下圆锥的偏移程度。应该评估和测量主动脉瓣环、升主动脉和主动脉横部直径，因为严重的主动脉发育不良是生后外科手术的指征。

如果发现肺动脉狭窄或主动脉异常，建议应对胎儿情况的发展进行连续的监测评估。DORV属于一种圆锥动脉干畸形；因此，这种情况是需要进行胎儿染色体分析和产科超声检查，评估心外畸形。

五、出生后生理学

DORV并发主动脉瓣下VSD的新生儿，出生后的生理功能和临床表现取决于相关异常的情况，比如肺动脉狭窄及体循环动脉阻力与肺循环动脉阻力之间的关系。当患儿几乎没有肺动脉狭窄的情况时，生理功能的改变类似于VSD。患儿没有发绀，但是肺部的血流增加可以伴有轻度的呼吸系统症状，后期可出现心衰症状。伴有肺动脉狭窄时，临床表现类似法洛四联症。根据流出道梗阻严重程度不同，发绀严重程度也不同。肺动脉严重狭窄或是闭锁时，则需要保持动脉导管开放来维持足够的血氧饱和度。

肺动脉瓣下VSD型右室双出口，产后可出现大动脉转位生理改变。不论主动脉下或主动脉弓解剖如何，均需要生后即注入前列腺素。动脉导管保持开放对于主肺动脉循环间血液充分的混合很重要，对保证适度的血氧饱和度是至关重要的。有时，为了使循环血液得到最佳的混合，这种新生儿可能需要进行房间隔球囊造口术。如果患儿有明显的主动脉弓狭窄，可能会出现"差异性发绀"，即上肢发绀，下肢保持相对的粉红色。这一现象是由于含氧血液流经左室，通过肺动脉瓣下VSD进入到肺动脉引起的。由于有严重的主动脉弓梗阻，肺动脉内相对的氧含量较高的血液射入动脉导管，进入降主动脉；升主动脉接收了前向来自于右室及主动脉的氧含量较低的血液。

六、出生后策略

右室双出口的生后处置取决于存在的相关心内畸形。针对精确的解剖结构异常，可有多种手术方式。一次完整的产后经胸超声检查可进一步证实产前诊断，并且可以鉴别更细微的结构上的异常，例如不常见的冠状动脉畸形。主动脉瓣下VSD型右室双出口，确定VSD准确位置、确定能否通过补片关闭VSD，以及如果存在肺动脉狭窄的话确定肺动脉狭窄的程度和位置均是至关重要的。新生儿DORV，如果主动脉瓣下VSD无受限且不伴有肺动脉狭窄时，其临床症状与孤立性VSD类似。这些新生儿可以进行选择性的修补术，这个手术是创建一个心室内的通道，将左室血液通过VSD导入主动脉。如果VSD小于主动脉，可通过外科手术扩大VSD。当出现肺动脉狭窄和类似法洛四联症的特征时，如果动脉导管关闭后能保持足够的血氧饱和度，则产后的前几个月可以行选择性的修补术。当结构上允许，要完成彻底的修补术，其中包括了通过VSD与主动脉之间做补片，切除右室肌束，并且再建肺动脉通路以解除梗阻等。与法洛四联症修补术类似，可能需要跨环补片或建立右室-肺动脉通道可彻底缓解肺动脉瓣下的梗阻。

肺动脉瓣下VSD型右室双出口，最佳的修补方式是关闭VSD，进行动脉位置调换手术。一旦完成大动脉换位手术，左室流出血液经VSD直接流向"新"主动脉，即以前的肺动脉。如果主动脉弓梗阻，就需要实行主动脉弓扩大手术和（或）主动脉弓缩窄修补术。由于圆锥间隔偏移造成的主动脉瓣下狭窄对术者是一个挑战，这取决于狭窄严重程度。动脉换位术后，主动脉下的狭窄现在变成了肺动脉下的狭窄。此时，可以通过切除圆锥间隔组织解决；若原来的主动脉环也就是现在的"新"肺动脉环如果过小，可以应用跨环补片解决。偶尔，主动脉闭锁伴严重的主动脉发育不良。这种情况下，要实行更为复杂的手术，包括肺动脉和主动脉之间的吻合术，主动脉弓扩大术，心室内VSD与肺动脉之间做补片，以及安置右室-肺动脉管道。

七、预后

右室双出口的预后各有不同，取决于其亚型、是否有其他畸形及所接受的外科手术方式。主动脉瓣下VSD型右室双出口预后较好。通过非复杂性的带垫片褥式缝合关闭室间隔缺损，将左心室的血液引入主动脉，15年内存活率可达到95%。主动脉瓣下VSD型右室双出口并发肺动脉狭窄修补术后的存活率也较高，与法洛四联症修补术后存活率相似。由于垫片需要放在心室腔内关闭主动脉瓣下的VSD，由于室间隔缺损的边缘或是纤维物质沉积，后期可能发生补片梗阻并主动脉瓣下狭窄。主动脉瓣下VSD型右室双出口的患者，修补手术后通常会有较好的生活质量。约有1/3患者因为残存的室间隔水平分流、肺动脉狭窄、修补管道的维护或出现主动脉瓣下VSD补片梗阻而需要再次手术。如果为了减轻肺动脉狭窄，用跨环补片来扩张肺动脉瓣，长期的慢性肺动脉瓣关闭不全可能会导致右室扩张和功能障碍，此情况与法洛四联症修补术后相似。

肺动脉瓣下VSD型右室双出口预后多少有些不尽如人意，因为手术处理更复杂并且更具有不确定性。总体来说，最近的报道显示15年内的生存率可达到85%。残存圆锥间隔可造成残存的肺动脉狭窄，就如同"Taussig-Bing"畸形患者可残存主动脉弓梗阻一样。与大动脉换位术后的大动脉转位患者，自然的肺动脉瓣或"新的主动脉"瓣由于其根部的扩张可出现关闭不全。短期内存活时间依赖于监护中心的经验。对于这种复杂畸形的成年之后的长期预后情况尚不清楚。

图像特征和要点

- 确定主动脉和肺动脉都发自右室。
- 确定室间隔缺损与两条大血管的解剖学位置关系。
- 运用彩色成像帮助确定室间隔缺损与大血管之间的关系。
- 确定肺动脉或主动脉流出道有无梗阻。
- 通常根据经验，室间隔缺损及其血流朝向某一特定血管流动时，提示另一条血管可能会有问题，可能会有梗阻。例如，如果右室双出口合并主动脉瓣下VSD，将会有肺动脉梗阻；右室双出口合并肺动脉瓣下VSD，则将会有主动脉梗阻。
- 测量梗阻路径最窄处内径。肺动脉梗阻路径的直径小于主动脉环的1/2时，提示肺动脉严重梗阻，这种情况可能需要生后注射前列腺素维持导管开放以补充血流量。
- 右室双出口需要与大动脉转位鉴别：两者主动脉均发自右室，但是右室双出口肺动脉50%以上发自右室；而大动脉转位，肺动脉50%以上发自左室。
- 与大动脉转位相似，大血管呈平行关系起源于心脏，与我们看到的正常胎儿心脏不同，前者在心脏上方没有空间上的十字交叉。
- 肺动脉瓣下VSD型右室双出口生后为大动脉转位的生理改变，因此，需要照大动脉转位处理，在出生时注射前列腺素以保持动脉导管的开放和维持血液的混合。将病人送入那些能够处理可能发生的显著性发绀和不稳定血流动力学变化的监护室是有必要的。

参考文献

[1] Mahle WT, Martinez R, Silverman N, Cohen MS, Anderson RH. Anatomy, echocardiography, and surgical approach to double outlet right ventricle. Cardiol Young. 2008; 18(suppl 3): 39-51.

[2] Van Praagh R. What is the Taussig-Bing malformation? Circulation. 1968; 38: 445-449.

[3] Botto LD, Correa A, Erickson JD. Racial and temporal variations in the prevalence of heart defects. Pediatrics. 2001; 107: E32.

[4] Sridaromont S, Ritter DG, Feldt RH, Davis GD, Edwards JE. Double-outlet right ventricle. Anatomic and angiocardiographic correlations. Mayo Clin Proc. 1978; 53: 555-577.

[5] Gelehrter S, Owens ST, Russell MW, van der Velde ME, Gomez-Fifer C. Accuracy of the fetal echocardiogram in double-outlet right ventricle. Congenit Heart Dis. 2007; 2: 32-37.

[6] Allan LD. Sonographic detection of parallel great arteries in the fetus. AJR Am J Roentgenol. 1997; 168: 1283-1286.

[7] Rychik J, Murdison KA, Chin AJ, Norwood WI. Surgical management of severe aortic outflow obstruction in lesions other than the hypoplastic left heart syndrome: use of a pulmonary artery to aorta anastomosis. J Am Coll Cardiol. 1991; 18: 809-816.

[8] Brown JW, Ruzmetov M, Okada Y, Vijay P, Turrentine MW. Surgical results in patients with double outlet right ventricle: a 20-year experience. Ann Thorac Surg. 2001; 72: 1630-1635.

[9] Gomes MM, Weidman WH, McGoon DC, Danielson GK. Double-outlet right ventricle without pulmonic

stenosis. Surgical consider-ations and results of operation. Circulation. 1971; 43: I31-I36.

[10] Rodefeld MD, Ruzmetov M, Vijay P, Fiore AC, Turrentine MW, Brown JW. Surgical results of arterial switch operation for Taussig-Bing anomaly: is position of the great arteries a risk factor? Ann Thorac Surg. 2007; 83: 1451-1457.

[11] Alsoufi B, Cai S, Williams WG, et al. Improved results with single-stage total correction of Taussig-Bing anomaly. Eur J Cardiothorac Surg. 2008; 33: 244-250.

病例

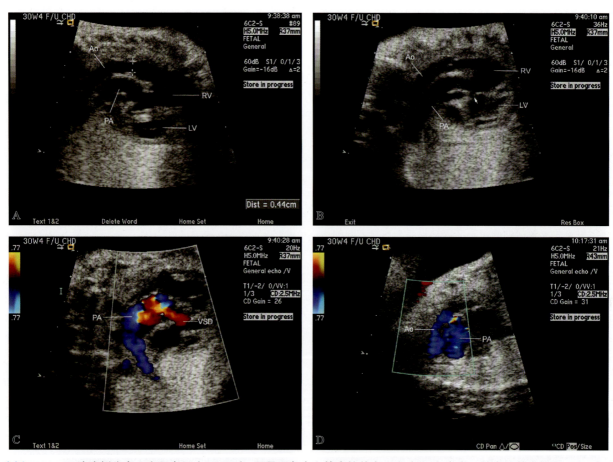

病例 16-1　A.该病例为右心室双出口（DORV），可见两条大血管直接从右心室（RV）发出，其直径基本相同。Ao.主动脉；LV.左心室；PA.肺动脉。B.探头向上倾斜，可见两条动脉从右心室发出，平行走行。主动脉更靠近右前，肺动脉更靠近左后。箭头所指为室间隔缺损。C.彩色多普勒红色射流处为室间隔缺损（VSD）。射流束来自左心室，穿过室间隔进入到肺动脉；因此，这是肺动脉下室间隔缺损型DORV。D.探头更向头侧倾斜，彩色多普勒显示两条大血管平行自心脏发出

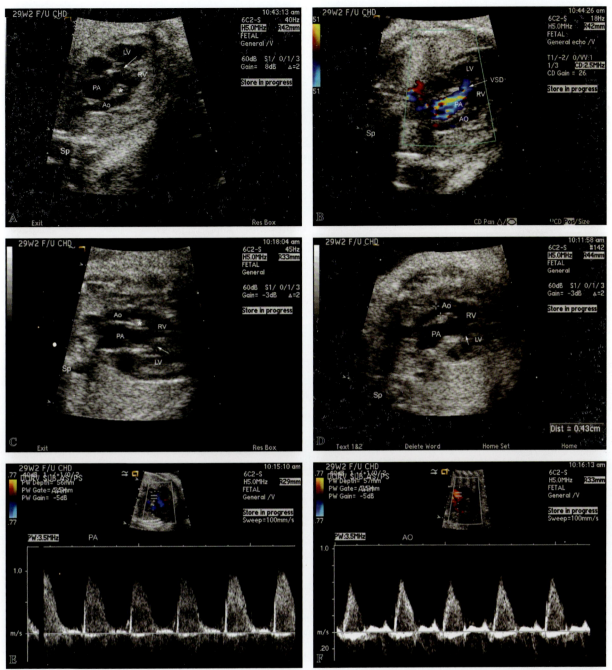

病例16-2　A.DORV胎儿图像。箭头指向为VSD。星号显示的是漏斗部/圆锥间隔，向前移位并部分阻塞了主动脉下区域。VSD正位于肺动脉（PA）下；说明是一个肺动脉下室间隔缺损型DORV。Sp.脊柱。B.彩色多普勒显示穿过室间隔的血流。可以见到血流连续地从左心室（LV）到室间隔缺损，再流入到肺动脉（PA）。这是肺动脉下室间隔缺损。注意：圆锥间隔位于主动脉下，防止室间隔缺损血流到达主动脉下及主动脉内。圆锥间隔这种特殊结构非常重要，因其对术后治疗有较大影响。DORV时，术者试图使用垫片封闭大血管下的VSD，目的是为了将左室流出道血流引入主动脉；然而，由于这种特殊的结构关系，VSD位于肺动脉下，无法直接将左室血液引入主动脉。因此，需要做动脉调换，将主动脉放置在肺动脉的位置，从而关闭室间隔缺损，使左室血流流向主动脉。C.心脏长轴切面显示肺动脉和主动脉大小差别很大。箭头所指还是VSD，为肺动脉下VSD。星号所示为圆锥间隔，造成了流向主动脉的流出道狭窄。这类患者常常还会有主动脉狭窄远端的异常，如主动脉弓缩窄或主动脉弓离断。D.该图像突出显示了主动脉下区域和VSD所在位置。E.肺动脉内多普勒血流显示为层流，但由于血流量相对正常增多，因此速度加快到1m/s。F.主动脉多普勒频谱显示血流速度有所下降。注意其上升支较陡峭，下降斜率有变化，这些表现反映了主动脉下狭窄情况，该狭窄是由于收缩期圆锥间隔的位置和肥厚造成了流出道内径减小所致

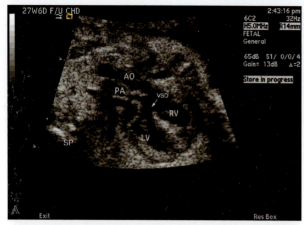

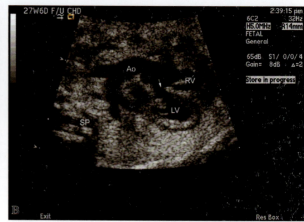

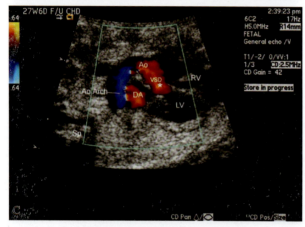

病例16-3　A. DORV合并大的VSD（箭头所指）。在此切面很难判定VSD是位于主动脉下还是肺动脉下。然而，主动脉似乎比肺动脉大，提示为主动脉下VSD。B.探头向右向上倾斜，可见VSD（箭头所示）直接位于主动脉下；因此，这是一例主动脉下VSD型DORV。Sp.脊柱。C.彩色血流显像进一步证实为主动脉下VSD，因为血流流出左室后直接进入主动脉，后者由右室发出。注意动脉导管（DA）内为反向（红色）血流信号，提示主动脉下VSD型DORV典型均有肺动脉狭窄存在。这种形式的DORV的生理和血流特征与法洛四联症相似。Ao Arch.主动脉弓

17

永存动脉干
Amanda Shillingford

- 一个大血管和一个半月瓣自心脏发出。
- 肺动脉分支起源于从动脉干发出的单一主肺动脉？或者从共同动脉干任何一侧发出？
- 通常状况下，没有动脉导管，只有在肺动脉分支不连续时，肺动脉分支不与动脉干连接，而由动脉导管供血。
- 从心脏发出的单一大动脉下方可见大的室间隔缺损。
- 动脉干的瓣膜功能——狭窄或关闭不全？
- 主动脉弓位置。
- 主动脉弓连续或离断。

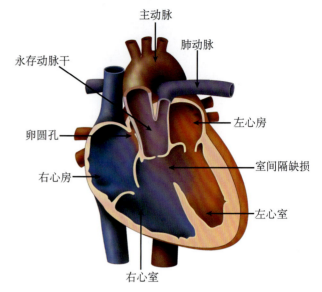

图 17-1　永存动脉干

一、解剖及解剖相关知识

永存动脉干（TA）是心脏圆锥动脉干畸形。胚胎学的圆锥动脉干包括圆锥肌组织或圆锥间隔及邻近的动脉干，后者发出流出道。发育早期，圆锥动脉起源于原始右心室，但是然后左移位于正在形成的室间隔上。为完成正常发育，动脉干必须分隔，之后流出道扭转，从而形成左心室 - 主动脉、右心室 - 肺动脉的关系。永存动脉干时分隔异常，形成从双心室发出的单一一个动脉干，由此发出主动脉弓，至少一支肺动脉和一支冠状动脉。这支动脉主干几乎总是跨在一个大的室间隔缺损（VSD）上，该缺损是由于圆锥间隔缺陷所致（图 17-1）。

TA 以多种形式发生，分为 2 种主要类型。Collett 和 Edwards 于 1949 年提出一种基于肺动脉起源的分类体系。Ⅰ型 TA：一个短的肺动脉主干起源于永存动脉干的近端，然后发出肺动脉分支。Ⅱ型 TA：肺动脉分支分别起源于动脉干，但彼此近端很靠近。Ⅲ型 TA：肺动脉分支分别起源于动脉干，但彼此距离较远。Ⅳ型 TA：肺动脉起源于降主动脉，但目前这种解剖异常被认为是一种类型的法洛四联症，合并肺动脉闭锁。Van Praagh 和 Van Praagh 于 1965 年提出了一个修正方案（图 17-2）。AⅠ型：是指主肺动脉起源于永存动脉干，这与 Collett 和 Edwards 提出的Ⅰ型 TA 是一致的。AⅡ型：包括所有的肺动脉分支分别发出动脉干的类型，不论两个肺动脉分支距离远近。AⅢ型：是指一支肺动脉分支，通常是右侧肺动脉，从动脉干近端发出，对侧肺的血供源于更远侧的肺动脉，它可以从主动脉弓发出或者从一个侧支血管发出。AⅣ型：永存动脉干合并主动脉弓离断。AⅣ型病例，一个大的共同

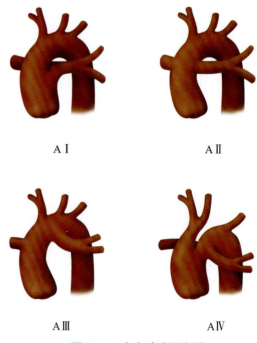

图 17-2　永存动脉干分型

动脉干发出①主肺动脉，进而分叉为两个肺动脉分支；②一个升主动脉，后者发出头颈部的血管；③一个开放的动脉导管，连接降主动脉。AⅠ和 AⅡ型是最常见的变异，然后是 AⅣ和 AⅢ。

TA 有一个单一的半月形动脉干瓣膜。这个动脉干瓣膜通常增厚，瓣叶发育不良，并与二尖瓣以纤维结构相连续。这个动脉干瓣膜可能有多个瓣叶，体现了其发育起源情况及分别形成主动脉瓣和肺动脉瓣的潜能，但未能形成。三个瓣叶的动脉干瓣膜是最常见的，接下来是四叶、两叶或二叶瓣。常有显著的瓣膜

狭窄和反流，并且可以影响临床表现和预后。根据Van Praagh的分类体系，类型AⅠ和AⅡ可以没有动脉导管，AⅣ型将永远都会有动脉导管，并且也会出现在AⅢ型中，因为肺动脉可能起源于动脉导管。冠状动脉异常很常见，单一冠脉是最常见的变异。其他心脏异常包括主动脉弓分支起源异常、右位主动脉弓、永存左上腔静脉等。心腔内的异常包括房室瓣发育不良及心室发育不良也有报道与TA有关，但非常罕见。

二、发病率、遗传学及发育

TA是一种罕见畸形，占所有类型的先天性心脏病的1%～2%。在近一半的TA患者中存在有心外解剖畸形及染色体异常。

最常见的基因异常是染色体22q11微缺失。约有90%的DiGeorge综合征的患者确定存在这种染色体异常，并与多种心外缺陷如腭异常、喂食和言语困难、胸腺发育不全导致的免疫缺陷和低钙血症、不同严重程度的认知和心理障碍、面部形态异常、肾和骨骼异常等合并存在。75%～80%的22q11染色体缺失患者可能会发生先天性心脏疾病；最常见的心脏缺陷就是圆锥动脉干形成异常，包括法洛四联症、主动脉弓中断和永存动脉干。超过1/3的TA已经确定合并有22q11染色体缺失，约有50%合并有主动脉弓离断（Van Praagh AⅣ类型）。尽管研究已经表明神经嵴细胞迁移异常可能发挥了重要的作用，但是，目前导致TA特异的分子和遗传基因仍然未知。

三、胎儿生理学

TA时，正常的胎儿循环模式被打破。在正常胎儿心脏，由于富含氧的静脉导管血流穿过房间隔从右至左分流，使得左心室和主动脉血液具有较高的氧含量。大的室间隔缺损的存在，使得心内的混合血液回流至右心，并且只能到达肺动脉，因此肺循环中的血液具有与体循环血液中相同的氧含量。一般情况下，胎儿对这种环境的耐受性较好。然而，TA时动脉干型瓣膜的显著异常可导致胎儿窘迫，这是由于共同的动脉干是唯一的出口。动脉干瓣膜狭窄和关闭不全往往在患者同时存在，尤其是在显著瓣膜发育不良时。在这种情况下，胎儿可以发展为心室扩张、心脏衰竭和水肿。

Van Praagh分类系统中的AⅢ型，肺动脉不连接，肺的血管未连于肺动脉的主干，与直接接收主干血流的肺脏相比，该肺血流就比较有限。这种肺部血流间的不匹配可能会导致后续肺脏血管发育在两侧不对称，胎儿出生后可能会有问题。

在TA胎儿中，胎儿发育迟缓普遍存在，与22q11染色体缺失可能有一定相关性。

四、胎儿期策略

胎儿超声心动图能够详细显示所有解剖结构。四腔心切面可能会表现正常，这是由于左、右心室及房室瓣结构和大小正常。可以见到一个单一的拥有半月形瓣膜的大血管起源自心脏，其下有一个大的VSD。关于TA最大的挑战就是确定肺动脉分支的起源及其走行。我们应确定每一例患者的肺动脉起源，通过对TA进行正确分类，确定是否应该进行生后前列腺素治疗。共同动脉干的基部应在长轴或短轴上显示，然后向头部进行缓慢、详细扫查，往往可以看到肺动脉起源。如果这种扫查方式无法显示肺动脉分支，从"肺脏到动脉干"反向寻找可能会有所帮助。采用彩色超声多普勒成像来确定肺实质内肺动脉分支，然后追踪肺动脉分支血管回心脏，进一步追查其起源于动脉干的情况。

TA的鉴别诊断包括法洛四联症合并肺动脉闭锁。后者即使不存在血液流动，仍然可以看到一个单独的主肺动脉主干。TA时，至少有一条肺动脉分支是由动脉干发出的，而在法洛四联症合并肺动脉闭锁时，没有肺动脉直接从主动脉发出，并且无插入的动脉导管或者侧支血管（见第11章）。

在无严重的动脉干瓣膜异常或心外畸形情况下，TA胎儿情况通常较为稳定。建议进行系列胎儿超声心动图检查描述动脉干瓣膜形态及功能，如出现异常，则密切观察胎儿有无心衰或水肿征象。彩色多普勒和脉冲波多普勒可以评估动脉干瓣膜关闭不全或狭窄程度。

鉴于在TA人群中高发心外畸形，每个胎儿均需要进行产科超声检查，并且强烈推荐进行染色体核型分析。对胎儿家属就手术方式和预后进行咨询时需要掌握这些结果。家庭成员也应该意识到如果存在有动脉干瓣膜异常，则有胎儿死亡危险。

五、出生后生理学

TA的新生儿存在明显的肺循环和体循环混合情况。由于大的室间隔缺损存在，混合静脉回流发生于心室水平，并且在血液射入动脉干时进一步混合。由于存在这样的心腔血混合，流经肺循环血量和体循环血量的比率决定于两个血管床的相对阻力。因此，在胎儿刚出生后肺血管阻力仍处于较高状态时，TA 新生儿（无显著性动脉干瓣膜异常或导管依赖性血流）可能仅伴随轻度的低氧血症，肺循环和体循环是平衡的。然而，在接下来的几周，随着肺血管阻力持续的下降，肺血流量得以增加。低氧血症将会得以缓解，婴儿则会逐渐表现出各种充血性心衰的迹象，如心动过速、呼吸急促、出汗和喂食困难等。如果问题不加以解决，相较于其他合并较大左向右分流疾病，TA 患儿会更早出现肺血管阻塞性疾病。

一些 TA 患儿在生下的几天内，会出现一种有趣但很危险状况。由于肺血管阻力急剧下降，可能会使肺血管循环血液剧增，造成从体循环盗血的现象。这样的患儿通常病情不稳定，会表现出明显增大的脉压和低血压。体循环盗血还可以导致肠系膜血液供应不足从而致使肠缺血和坏死性小肠结肠炎的发生。肾功能不全也可发生。这些并发症均可增加患儿的手术风险。

在 Van Praagh A Ⅲ型 TA 中，一支肺动脉分支可起源于未闭的动脉导管。同样，在 Van Praagh A Ⅳ型 TA 中，降主动脉由较粗大的未闭的动脉导管供血。这些婴儿当动脉导管关闭时会出现严重的血流动力学损害，因此，这些胎儿一经娩出就应立即进行前列腺素治疗以保持动脉导管开放。

显著动脉干瓣膜狭窄或关闭不全时，由于慢性容量或压力负荷过重，可以在较早期出现充血性心力衰竭症状。而且，动脉干瓣膜狭窄是导致死亡的一个危险因素。虽然很少见，但有一些 TA 患者肺血管分支狭窄，可能不会有过多的肺部循环，但表现出发绀。

TA 患者的体格检查表现取决于动脉干瓣膜的状态及肺血流量。外周循环脉搏搏动较强，脉压较高。可闻及收缩期震颤和一个单一的响亮的第二心音。在第一心音之后可以闻及喷射性喀喇音已被证实与动脉干瓣膜的最大开放状态时有关。在胸骨左缘下方闻及响亮的全舒张期杂音。由于经流二尖瓣的血流增加，在心尖部可闻及舒张期杂音。如果存在有严重的动脉干瓣膜关闭不全，则可闻及更加明显的舒张期杂音。

六、出生后策略

若不存在严重的动脉干瓣膜疾病或导管依赖性循环时，TA 婴儿出生后病情常常是平稳的。在 Van Praagh 分类的 A Ⅰ型和 A Ⅱ型 TA 中是不存在动脉导管

的，因此不需要进行前列腺素治疗。前列腺素治疗应在有动脉导管存在的病例中，例如 Van Praagh 分类中的 A Ⅲ和 A Ⅳ型 TA，前者是因为孤立肺、后者是因为体循环的灌注。

在过去，不存在导管依赖的患儿会被常规安排回家应用治疗充血性心衰的药物，进而在患儿几周或几个月大小时择期进行修补手术。然而，这一策略很快便不受推崇，特别是因为这种策略很难预测谁会发生急性的肺动脉循环过度增加及其并发症（如前所述）。如今，大多数医疗中心会在新生儿期实施修补术，取得了良好的效果。

一个完整的修补术包括以下几个方面：关闭室间隔缺损；从共同动脉干移除肺动脉分支，将共同动脉干连于左心室，在右心室和肺动脉间置一管道使其相通。Van Praagh 分类体系中 A Ⅱ型和 A Ⅲ型 TA，将肺动脉分支合成一个共同通路，在右心室和肺动脉间置一个管道。肺动脉集合为一个合流，导管位于右室和肺动脉之间。

自从 1967 年第一例 TA 修补手术起，出现了大量的手术改良技术，就像所有先天性心脏病手术一样，技术在不断向前发展。

右室-肺动脉的置管材料种类繁多，包括主动脉或肺动脉自体移植片及来自牛或猪的带瓣异体移植片。目前没有一种管道能够随着患儿生长而生长，因此，所有新生儿必须放置较大的管道，并于后期进行更换，且几乎在成人期还要再更换。这使得 TA 新生儿在一生中必须接受多次手术。另外，当共同动脉干的瓣膜经修补被用作主动脉瓣后，由于其发育异常，随时间推移会出现功能不全。

最后一点，Van Praagh 分型 A Ⅳ型患者在经历了主动脉弓离断修复术后，仍将面临后续发生狭窄的风险，不得不需要再次干预。

七、预后

总体上讲，TA 手术效果已有很大改善，一些研究中心报道新生儿早期手术其死亡率 3% ~ 5%，6 年生存率可达 93%。患有严重动脉干瓣膜疾病或主动脉弓离断的患儿死亡率较高，并发症风险也高。先天性心脏病外科手术协会总结了 33 家研究机构在 1987—1997 年对 A Ⅳ型 TA 患者实施手术的结果。在这组 50 名患者中在院生存率仅 44%。然而，另一单一中心研究显示，A Ⅳ型 TA 的 16 名患者接受修补术后，平均随访 18 年时死亡率为 12.5%。

图像特征和要点

- 一个大的室间隔缺损和一个发自心脏、位于室间隔之上大动脉。
- 真正的TA发出主动脉弓，发出至少一支肺动脉和一支冠状动脉（在胎儿期冠状动脉可能不显示）。
- 在TA中，至少有一支肺动脉发自共同动脉干近端——如果在看到主动脉弓或降主动脉后，才见到第一支肺动脉，其诊断很可能是法乐四联症合并肺动脉闭锁，而非TA。
- Van Praagh 分类体系中A Ⅰ 型TA，主肺动脉干或许很短并且发源于共同动脉干很近的位置。
- Van Praagh分类体系的A Ⅱ 型TA，肺动脉分支可能会相互靠近也可能相互远离并且更靠后，但它们始终是发自共同动脉近端。
- 动脉导管只会在 Van Praagh 分类体系A Ⅳ型或一种A Ⅲ型中看到，后者如果动脉导管发出第二个肺动脉分支。
- 评估动脉瓣膜形态及其功能不全和狭窄程度。
- 评估主动脉弓位置。
- 在严重的动脉瓣膜狭窄或功能不全时，评价胎儿有否心室功能障碍和水肿的征象。
- 在A Ⅳ型TA，离断常发生于左侧颈总动脉之后。
- 评估胸腺组织，因为胸腺组织缺如提示DiGeorge综合征(22q11 缺失)。

　　TA患者具有较高的死亡风险，而且需要接受多次干预治疗。几乎50%的新生儿将需要在5岁前、70%的幼儿在10岁前需要接受右室-肺动脉管道重新置换术。近期一项关于TA修补术的研究报道显示，1986—2003年，在5岁前需要对动脉干瓣膜进行再干预治疗的接近20%。在幼年期出现严重动脉干瓣膜功能不全表现者通常需要早期再干预治疗。最后，由于需要安置右室-肺动脉管道，与法洛四联症患者一样，有发生慢性肺动脉瓣功能不全、右室扩张和衰竭及运动不耐受和心律不齐的风险。

参考文献

[1] Collett RW, Edwards JE. Persistent truncus arteriosus: a classification according to anatomic types. Surg Clin North Am. 1949; 29: 1245-1270.

[2] Van Praagh R, Van Praagh S. The anatomy of common aorticopulmonary trunk (truncus arteriosus communis) and its embryologic implications. A study of 57 necropsy cases. Am J Cardiol. 1965; 16: 406-425.

[3] Thompson LD, McElhinney DB, Reddy M, Petrossian E, Silverman NH, Hanley FL. Neonatal repair of truncus arteriosus: continuing improvement in outcomes. Ann Thorac Surg. 2001; 72: 391-395.

[4] Mair DD, Edwards WD, Julsrud PR, Seward JB, Danielson GK, Goldmuntz E. Truncus arteriosus. In Allen HD, Gutsegall HP, Clark EB, Driscoll DJ, eds. Moss and Adams' Heart Disease in Infants, Children, and Adolescents. 6th ed. Philadelphia: Lippincott Williams & Wilkins; 2001: 910-923.

[5] Kalavrouziotis G, Purohit M, Ciotti G, Corno AF, Pozzi M. Truncus arteriosus communis: early and midterm results of early primary repair. Ann Thorac Surg. 2006; 82: 2200-2206.

[6] de la Cruz MV, Cayre R, Angelini P, Noriega-Ramos N, Sadowinski S. Coronary arteries in truncus arteriosus. Am J Cardiol. 1990; 66: 1482-1486.

[7] Ferencz C, Rubin JD, McCarter RJ, et al. Congenital heart disease: prevalence at livebirth. The Baltimore-Washington Infant Study. Am J Epidemiol. 1985; 121: 31-36.

[8] Volpe P, Paladini D, Marasini M, et al. Common arterial trunk in the fetus: characteristics, associations, and outcome in a multicentre series of 23 cases. Heart. 2003; 89: 1437-1441.

[9] Goldmuntz E. DiGeorge syndrome: new insights. Clin Perinatol. 2005; 32: 963-967.

[10] Goldmuntz E, Clark BJ, Mitchell LE, et al. Frequency of 22q11 deletions in patients with conotruncal defects. J Am Coll Cardiol. 1998; 32: 492-498.

[11] Volpe P, Marasini M, Caruso G, et al. 22q11 deletions in fetuses with malformations of the outflow tracts or interruption of the aortic arch: impact of additional ultrasound signs. Prenat Diagn. 2003; 23: 752-757.

[12] Hutson MR, Kirby ML. Neural crest and cardiovascular development: a 20-year perspective. Birth Defects Res C Embryo Today. 2003; 69: 2-13.

[13] Duke C, Sharland GK, Jones AM, Simpson JM. Echocardiographic features and outcome of truncus arteriosus diagnosed during fetal life. Am J Cardiol. 2001; 88: 1379-1384.

[14] McGoon DC, Rastelli GC, Ongley PA. An operation for the correc-tion of truncus arteriosus. JAMA. 1968; 205: 69-73.

［15］Henaine R, Azarnoush K, Belli E, et al. Fate of the truncal valve in truncus arteriosus. Ann Thorac Surg. 2008; 85: 172-178.

［16］Konstantinov IE, Karamlou T, Blackstone EH, et al. Truncus arteriosus associated with interrupted aortic arch in 50 neonates: a Congenital Heart Surgeons Society study. Ann Thorac Surg. 2006; 81: 214-222.

［17］Bohrta L, Hussein A, Fricke T, et al. Surgical repair of truncus arteriosus associated with interrupted aortic arch: long term outcomes. Ann Thorac. 2011; 91: 1473-1478.

病例

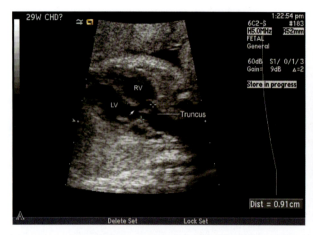 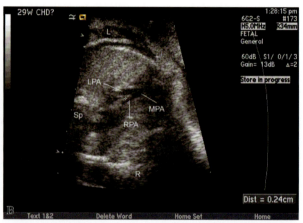

病例17-1　A.右心室（RV）和左心室（LV）长轴。从心脏可见一单一较大血管发出，为共同动脉干（Truncus）。箭头所指是室间隔缺损。B.向后向头侧倾斜，显示主肺动脉（MPA）的起源及右肺动脉（RPA）及左肺动脉（LPA）分支。由于可见主肺动脉，这是动脉干畸形类型Ⅰ。Sp.脊椎

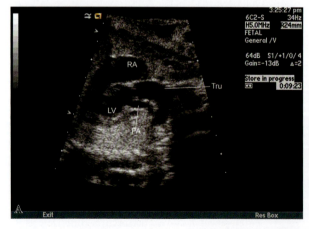 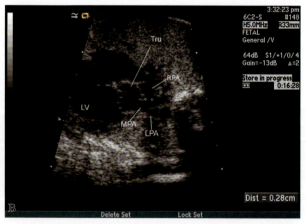

病例17-2　A.永存动脉干（Tru），肺动脉（PA）发育较好。B.轻微向后倾斜探头显示主肺动脉（MPA）及左肺动脉（LPA）和右肺动脉（RPA）的起源。LV.左心室

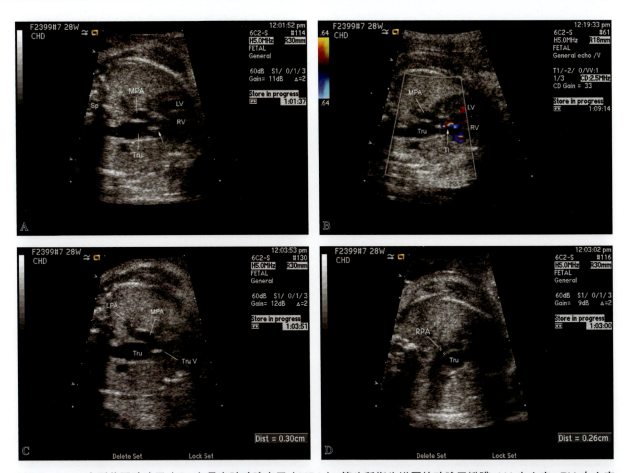

病例17-3　A. Ⅰ型共同动脉干（Tru）具有肺动脉主干（MPA）。箭头所指为增厚的动脉干瓣膜。LV. 左心室；RV. 右心室；Sp. 脊柱。B. 轻度的动脉干瓣膜功能不全（TI）。C. 左肺动脉（LPA）起源于主肺动脉和动脉干，无梗阻。左肺动脉内径 3mm，对28周胎儿来说大小正常。Tru V，动脉干瓣膜。D. 右肺动脉（RPA）内径 2.6mm

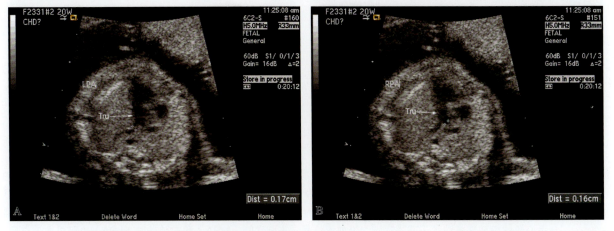

病例17-4　A. 永存动脉干（Tru）Ⅱ型，肺动脉分支直接从动脉干发出，无主肺动脉。此图显示左肺动脉（LPA）直接发自动脉干的一侧。B. 右肺动脉（RPA）起源于动脉干的一侧

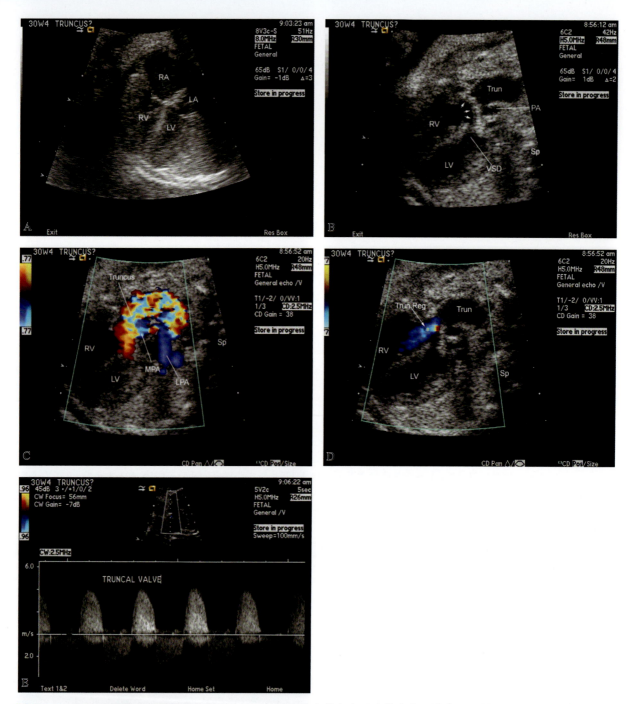

病例17-5　A.胎儿四腔心切面显示永存动脉干及畸形、狭窄并存在反流的动脉干瓣膜。注意增厚的右心室壁和扩大的右心房。LA.左心房；LV.左心室。B.箭头所指为一个呈穹窿样的，并伴有增厚、狭窄的动脉干瓣膜。肺动脉和体循环动脉均发自具有共同半月瓣（Trun）的单一大血管。Sp.脊柱；VSD.室间隔缺损。C.彩色血流图显示心脏收缩期狭窄动脉干瓣膜远端湍流血流信号，主肺动脉（MPA）和左肺动脉（LPA）也可见血流充盈。D.彩色血流图显示心脏舒张期动脉干瓣膜严重反流。反流的彩色射流束（Trun Reg）范围较宽，大于动脉干内径的50%。E.频谱多普勒显示瓣膜狭窄和反流。连续波多普勒置于瓣膜口测得收缩期峰值速度为4m/s（峰值瞬时压力阶差为64mmHg）。也可见瓣膜反流（基线下方）。Truncal valve.共干瓣膜

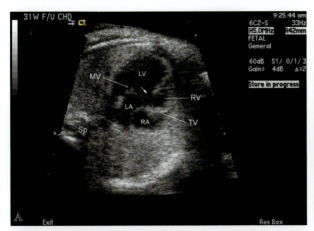
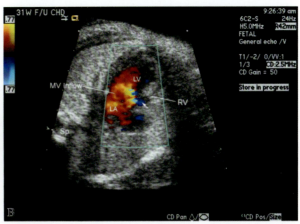
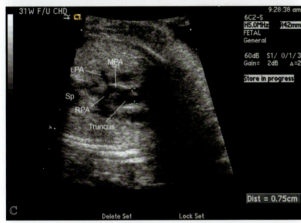

病例 17-6　A.四腔心切面显示一永存动脉干合并三尖瓣闭锁的罕见病例。右心室（RV）很小，并通过一个室间隔缺损（箭头所示）与左心室（LV）相通。三尖瓣区域（TV）是闭锁的。LA.左心房；MV.二尖瓣；RA.右心房。B.彩色图像显示流入道血流（MV Inflow）通过二尖瓣进入扩大的左心室；然而，右室却没有流入道房室瓣。箭头显示VSD血流引入发育不良的右心室。C.探头向头侧倾斜，可见共干（Truncus）及主肺动脉（MPA），后者发出肺动脉分支。LPA.左肺动脉；RPA.右肺动脉；Sp.脊柱

18

主肺动脉窗
Jennifer Glatz

一、解剖及解剖相关知识

主肺动脉窗（APW）是升主动脉和主动脉之间的交通。主肺动脉窗有两组半月瓣，是其与永存动脉干之间的主要区别。两组半月瓣位置正常（除外主肺动脉窗与其他畸形并存，如法洛四联症）。主动脉和肺动脉通常在缺损处彼此相接（图 18-1）。通常，连接处主要位于升主动脉的左侧缘和肺动脉的右侧缘。缺损处通常很大，距离半月瓣的距离不等。单纯型的主肺动脉窗是不合并其他畸形的，即使合并畸形也不需要修补（如右位主动脉弓）或者仅需要小修补或简单修补（如动脉导管未闭、房间隔缺损）。

复杂型的 APW 伴随其他复杂畸形，如主动脉弓离断、法洛四联症或是冠状动脉起源异常。根据位置不同和解剖多样性，APW 有多种分类方式。

据报道，APW 患者 47% ～ 77% 合并有其他心脏畸形。Kutsche 和 Van Mierop 对 249 例主肺动脉窗的患者进行了回顾性研究，发现 52% 的患者有相关先天

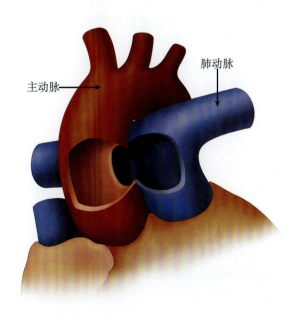

图 18-1　主肺动脉窗

主动脉

肺动脉

性心血管畸形。最常见的畸形是 A 型主动脉弓离断或严重的主动脉缩窄（13%）。其他报道的畸形还包括右位主动脉弓（9%），主动脉瓣二叶畸形，室间隔缺损（VSD），法洛四联症（6%），冠状动脉异位起源于肺动脉干（5%），房间隔缺损，肺动脉瓣狭窄，三尖瓣闭锁和主动脉瓣闭锁或狭窄。据报道，出生后永久性的动脉导管未闭有报道大约占 12%。完全性大动脉转位合并主肺动脉窗也有报道。Berry 综合征包括远端 APW，主动脉弓离断，右肺动脉起源于主动脉。其他报道的心外畸形包括肌肉骨骼、中枢神经系统、肾脏、肺和胃肠道系统的畸形。APW 患者合并 VATER 综合征（脊柱缺陷、肛门闭锁、气管食管瘘、桡骨和肾发育不良）和 VACTERL 综合征［脊柱畸形、肛门闭锁、心脏畸形、气管食管瘘和（或）食管闭锁、肾发育不全和不良、肢体缺陷］均有报道。

二、发病率、遗传学及发育

APW 是一种罕见的先天性心脏缺陷，占所有先天性心脏病的 0.2% ～ 0.6%。女性与男性之比为 1 ∶ 3。

主肺动脉窗的发生是由于圆锥动脉球嵴发育异常，后者正常将主动脉和肺动脉分开。动脉干的分隔不完全或整体缺失，导致主动脉和肺动脉之间永久的交通。

主肺动脉间隔是由两个相对的动脉干垫快速增大融合形成，将动脉干分隔为单独的主、肺动脉腔。这种分裂受到神经嵴移行细胞的影响。移除神经嵴组织会导致其他的动脉圆锥干异常，例如动脉共干和大动脉转位，但不是主肺动脉窗，提示可能是不同的组织胚胎学起源。APW 并不是染色体异常的典型标志。虽然事实是这些畸形都发生在心脏的同一区域，但 APW 的发病机制似乎与其他动脉圆锥干畸形（如动脉干）病理-遗传学不同，目前尚没有发现特定的与 APW 相关的基因异常。

三、胎儿生理学

由于胎儿期循环肺动脉阻力很高，APW 对胎儿影响不很大。这种畸形在宫内即可诊断，表现为主动脉和肺动脉之间很大的交通。主动脉血流频谱形态可能有很轻微的改变。在胎儿期，APW 与动脉导管作用相同，均使得肺动脉内血液流向主动脉方向。因为 APW 比动脉导管更接近主动脉，主动脉横部和峡部可能会显得比正常的大，因其既接收来自左心室/升主动脉的前向血流，同时也接收通过 APW 来的肺动脉血流。因为右室内的很大一部分血液通过 APW 分流至主动脉，

所以动脉导管可能会比正常的小。

四、胎儿期策略

产前诊断APW是可能的，虽然报道有限。因为主动脉和肺动脉在APW处彼此是相接触的、邻近的结构，由于组织切面很菲薄，有时很难做诊断，被怀疑的部位很容易有假性回声失落。肺动脉分叉处是观察主肺动脉窗交通的最佳位置，主、肺动脉在此位置相互接触。

APW在肺动脉分叉水平显示最佳，在可见主动脉和肺动脉相贴的切面容易显示。尤其是短轴切面对观察APW很有帮助，因其可使肺动脉和主动脉之间达到最佳显示平面。将探头从短轴切面向头部方向到纵隔方向摆动，在主动脉根部和肺动脉分叉之间可见主肺动脉间隔。

五、出生后生理学

单纯型的APW婴儿血流动力学稳定，生后早期往往无临床症状，因此不需要急诊新生儿干预手术。随着婴儿早期典型的血流动力学改变，由主动脉通过缺损处流到肺动脉的血液增多，容量负荷增加，心脏开始扩大。由于流量的增加，肺动脉可能也会扩张。

识别APW的时机基于其相关畸形的表现和类型基础之上。那些存在导管依赖性病变，如主动脉弓离断时，在婴儿早期既有表现。那些中等大小的孤立的APW患者，通常在生后几周表现出相关症状。其中包括心衰征象，如呼吸急促、多汗和发育迟缓。发绀少见，但可发生在缺损大、出现双向分流的情况下。体格检查，可能会发现呼吸急促、窒息、右心室搏动明显和洪脉（舒张期分流所致）。听诊时，第二心音增强、窄分裂。肺动脉听诊区可听到明显的肺动脉喷射"喀拉"音。

胸骨左上缘可听到响亮的收缩期杂音或是机器样杂音。触诊可能感觉到震颤。心尖部也可以听到由于二尖瓣血流量增多而导致的舒张中期隆隆音。这种畸形可能会与动脉导管未闭混淆，也需要与较大的VSD合并永存动脉干鉴别。

六、出生后策略

药物治疗对这种畸形作用有限，手术是最终的治疗方法。由于这种畸形会造成左向右的分流，为了避免引起肺血管疾病，应该早期实行手术修补。外科手术包括简单的结扎、分离和缝合、经肺动脉修补、经主肺动脉窗修补、经主动脉修补等，可在体外循环或非体外循环情况下进行。对于大多数患者，主要推荐使用体外循环下的经主动脉补片修补主肺动脉窗。采用这种术式，可以充分暴露缺损，易于矫正相关畸形，如主动脉异常。虽然结扎好像是最简单的方法，但该方法修补往往不完全、可引起冠状动脉损伤和肺动脉变形。据报道，已有数例患者经导管成功关闭主肺动脉窗。这些患者无合并其他畸形，且主动脉之间的缺损大小和位置适宜做封堵术。

七、预后

APW预后取决于相关的心脏畸形，接受手术时的年龄及术前是否存在肺血管疾病。这些风险因素在产前即可排除。未进行矫正的APW患者预后差，40%的患儿生后1年内死亡，因此早期手术修补是至关重要的。

许多治疗中心已经报道了主肺动脉窗手术修补预后的成功案例。Jansen和他的同事对其37年间治疗的18例患者进行了回顾性分析。报道称经过基本的手术治疗和补片封堵手术后，无早期及晚期死亡病例。最近Bhan和其同事的系列研究中，21名婴儿单纯APW的在院死亡率为13%，复杂者为33%。没有再次手术和晚期死亡病例。McElhinney和其同事报道了24例小于6个月的患儿，其中12例为复杂型的APW。单纯型的APW无一死亡。两名患者因为在吻合处或是补片处的肺动脉狭窄需要再次手术，复杂型主肺动脉窗患者中的4名（33%）术后早期死亡，另外一名术后4个月死亡。2名伴有主动脉弓离断的患者需要再次介入手术。Tkebuchava和其同事报道了类似的结果，总共13例APW患者，只有1例术后死亡，没有后期死亡病例，准确的存活率是90%。总之，孤立的APW患者在肺血管疾病发生之前进行经主动脉途径修补术的预后很好。

后期通常不需要再手术。大多数后期死亡病例主要是由于与没有及时进行修补造成的肺动脉高压所致。如果产前诊断明确，这种情况是不会发生的。其他可能引起发病和死亡的原因是合并其他心脏疾病，尤其是主动脉弓离断。

图像特征和要点

- 毗连右肺动脉的主动脉非正常扩张时，应高度怀疑APW。
- 近端主动脉和肺动脉干之间有大的交通时即可确诊为APW。
- 大的APW可能表现与永存动脉干相似，因两条血管的交通会给人一种只有一个大血管的感觉。APW与永存动脉干的区别是前者有两组半月瓣、主动脉瓣和肺动脉瓣，后者只有单一的一组动脉瓣。
- 获取可明确确定主、肺动脉之间纤薄组织是否存在的切面是很需要技巧的。这个区域的假性回声失落很常见。短轴切面，向头侧侧动探头，可以帮助更好地观察主动脉根部和肺动脉分叉之间的主肺动脉间隔。彩色血流成像可能帮助不大，因为穿过大缺损的血流速度相对较低。
- 与APW相关的心脏畸形很常见，应在所有病例进行仔细检查。

参考文献

［1］ Mori K, Ando M, Takao A, et al. Distal type of aortopulmonary window: report of 4 cases. Br Heart J. 1978; 40: 681-689.

［2］ Richardson JV, Doty DB, Rossi NP, Ehrenhaft JL. The spectrum of anomalies of aortopulmonary septation. J Thorac Cardiovasc Surg. 1979; 78: 21-27.

［3］ Ho SY, Gerlis LM, Anderson C, Devine WA, Smith A. The morphology of aortopulmonary window with regard to their classification and morphogenesis. Cardiol Young. 1994; 4: 146-155.

［4］ Jacobs JP, Quintessenza JA, Gaynor JW, Burke RP, Mavroudis C. Congenital Surgical Nomenclature and Database Project: aortopulmonary window. Ann Thorac Surg. 2000; 69(suppl): S44-S49.

［5］ Kutsche LM, Van Mierop LH. Anatomy and pathogenesis of aortopulmonary septal defect. Am J Cardiol. 1987; 59: 443-447.

［6］ McElhinney DB, Reddy M, Tworetzsky W, Silverman NH, Hanley FL. Early and late results after repair of aorticopulmonary septal defect and associated anomalies in infants <6 months of age. Am J Cardiol. 1998; 81: 195-201.

［7］ Tkebuchava T, von Segesser LK, Vogt PR, et al. Congenital aortopulmonary window: diagnosis, surgical technique and long-term results. Eur J Cardiothorac Surg. 1997; 11: 293-297.

［8］ Neufeld HN, Lester RG, Adams P, Anderson RC, Lillehei CW, Edwards JE. Aorticopulmonary septal defect. Am J Cardiol. 1962; 9: 12-25.

［9］ Duca V, Sulliotti G, Maggio C, Corsello G. Transposition of the great arteries and aortopulmonary window in the same patient: clinical report and follow-up. Pediatr Cardiol. 2002; 23: 474-475.

［10］ Abbruzzese PA, Merlo M, Chiappa E, Bianco R, Ferrero F, Cappone CM. Berry syndrome, a complex aortopulmonary malformation: one stage repair in a neonate. Ann Thorac Surg. 1997; 64: 1167-1169.

［11］ Bagtharia R, Freedom RM, Yoo S. Aortopulmonary window. In Freedom R, Yoo S, Mikailian H, Williams W, eds. The Natural and Modified History of Congenital Heart Disease, 1st ed. Boston: Blackwell Publishing; 2004: 237-240.

［12］ Blieden LC, Moller JH. Aorticopulmonary septal defect. An experience with 17 patients. Br Heart J. 1974; 36: 630-635.

［13］ Kirby ML, Gale TF, Stewart DE. Neural crest cells contribute to normal aorticopulmonary septation. Science. 1983; 220: 1059-1061.

［14］ Collinet P, Chatelet-Cheront C, de l'Aulnoit DH, Rey C. Prenatal diagnosis of an aorto-pulmonary window by fetal echocardiography. Fetal Diagn Ther. 2002; 17: 302-307.

［15］ Bhan A, Gupta M, Abraham S, Sharma R, Kothari S, Juneja R. Surgi-cal experience of aortopulmonary window repair in infants. Interact Cardiovasc Thorac Surg. 2007; 6: 200-203.

［16］ Backer CL, Mavroudis C. Surgical management of aortopulmonary window: a 40-year experience. Eur J Cardiothorac Surg. 2002; 21: 773-779.

［17］ Trehan V, Nigam A, Tyagi S. Percutaneous closure of nonrestrictive aortopulmonary window in three infants. Catheter Cardiovasc Interv. 2008; 71: 405-411.

［18］ Naik GD, Chandra VS, Shenoy A, et al. Transcatheter closure of aortopulmonary window using Amplatzer device. Catheter Cardiovasc Interv. 2003; 59: 402-405.

［19］ Jansen C, Hruda J, Rammeloo L, Ottenkamp J, Hazekamp MG. Surgical repair of aortopulmonary window: thirty-seven years of experience. Pediatr Cardiol. 2006; 27: 552-556.

［20］ Rice MJ, Seward JB, Hagler DJ, Mair DD, Tajik AJ. Visualization of aortopulmonary window by two-dimensional echocardiography. Mayo Clin Proc. 1982; 57: 482-487.

病例

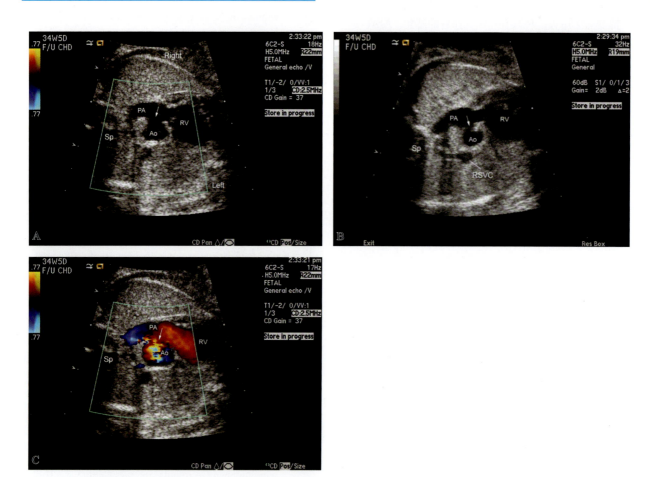

病例18-1　A.胎儿有大的主肺动脉窗。箭头所指为主肺动脉窗连接。Ao.主动脉，PA.肺动脉；RV.右心室；Sp.脊柱。B.探头向上倾斜，可显示纵隔内两条大血管之间的关系。右侧上腔静脉（RSVC）在右侧稍后，主动脉在RSVC的左侧，而肺动脉在主动脉的左侧，箭头所指为主肺动脉窗。C.箭头所指为通过主动脉窗的主动脉和肺动脉之间的交通

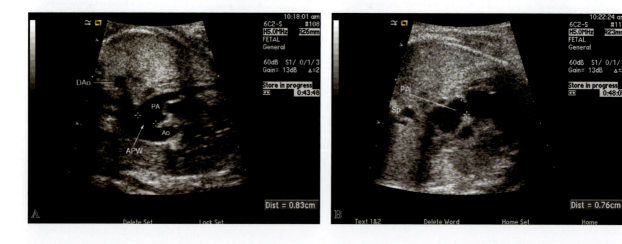

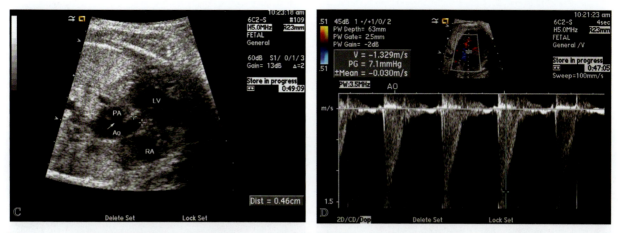

病例18-2　A.在这个特殊病例中，除可见胎儿一个大的主肺动脉窗外，还有主动脉瓣病变。Ao.主动脉；DAo.降主动脉；PA.肺动脉。B.肺动脉瓣环约7.6mm，肺动脉很宽。C.主动脉环为4～5mm，主动脉瓣狭窄。箭头所指为主肺动脉窗。LV.左心室；RA.右心房。D.脉冲多普勒主动脉瓣口血流速度增快，并有湍流。峰值速度约为1.3m/s

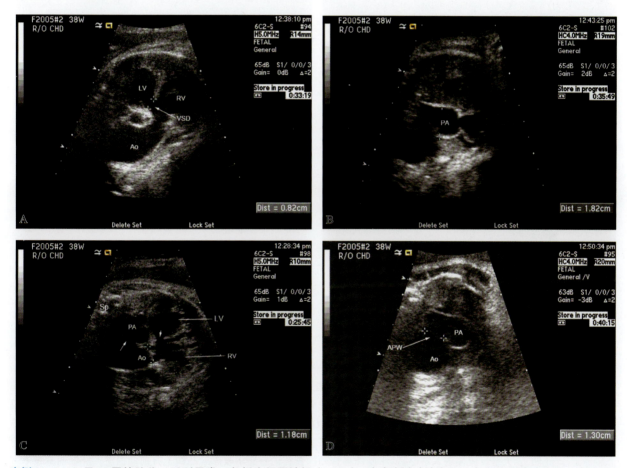

病例18-3　A.孕38周的胎儿一系列异常，包括室间隔缺损（VSD），肺动脉瓣叶缺失和一个大的主肺动脉窗，在这张图像中，我们看到一个巨大的VSD和明显增宽的升主动脉（Ao）。LV.左心室；RV.右心室。B.主肺动脉（PA）的长轴切面。证明了肺动脉瓣叶缺失。在应该是半月瓣瓣叶的区域可见向内收缩，然而此处没有瓣叶。可以经由此严重的关闭不全（反流）。C.长箭头所指为主动脉和肺动脉之间交通的主肺动脉窗。两条血管均增宽。小箭头所指处为左心室和右心室之间的室间隔缺损。心脏整体增大，并且左心室和右心室均增大并心肌增厚。Sp.脊柱。D.大血管切面证实有巨大主肺动脉窗（APW）的存在

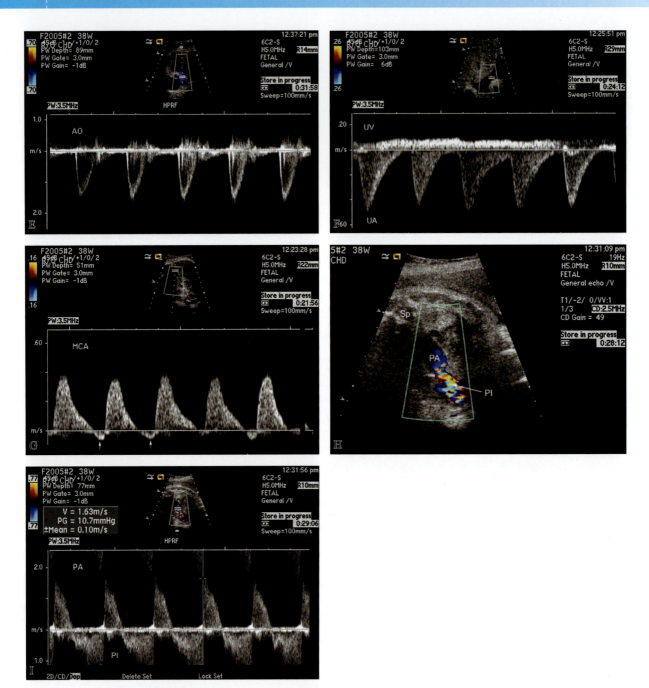

病例18-3续　E.主动脉瓣多普勒血流显示流速有些许增快，但是层流，提示没有主动脉狭窄。F.多普勒取样框放置在脐带处显示正常的脐静脉血流；然而，脐动脉血流显示舒张期血流速度减低。在该胎儿因无肺动脉瓣，此情况反映了通过APW和功能不全的伴有反流的肺动脉窃取血液到心脏。UV.脐静脉。G.取样容积置于大脑中动脉，显示舒张期反向血流。这种情况也反应发生了"血管窃血"现象。因为在舒张期，脑血管血液通过APW逆流入主动脉及肺动脉，后者由于肺动脉瓣缺如而反流。H.彩色多普勒成像显示肺动脉关闭不全（PI），大量反流血进入右心室。I.脉冲多普勒检查肺动脉显示收缩期基线上方前向血流，舒张期基线下方反向血流，表明有大量的肺动脉反流

IV

先天性心脏畸形：
左心系统发育异常

19

主动脉瓣狭窄

David J. Goldberg and Deepika Thacker

- 主动脉瓣增厚、呈穹隆状。
- 单纯主动脉瓣狭窄时，升主动脉可能扩张；然而当左心室发育异常伴有主动脉瓣狭窄时，常见主动脉发育不良。
- 测量主动脉瓣环直径。
- 评估经主动脉瓣的血流情况，寻找是否存在湍流，测量峰值速度以测定压力差。
- 评估主动脉瓣功能不全。
- 寻找合并的相关异常，如主动脉瓣瓣下狭窄、二尖瓣发育异常。
- 评估左心室内膜，观察其回声的明亮度，确定是否有心内膜弹性纤维组织增生。
- 评估左心功能。
- 根据主动脉弓的大小确定是否有主动脉缩窄。
- 房间隔是否有过隔血流（如果是从右到左，那么左房和左室顺应性正常。如果从左到右，那么左房的压力和左室的顺应性可能异常，预示着左心功能不良和发育异常）。

一、解剖及解剖相关知识

主动脉狭窄（aortic stenosis，AS）是血液从左室（LV）进入主动脉通过左室流出道（LVOT）时受阻。梗阻可以发生于三个水平，主动脉瓣下、主动脉瓣本身、主动脉瓣上。主动脉狭窄的程度和左室流出道梗阻程度有关。

孤立性的主动脉瓣水平的狭窄是左室流出道梗阻最常见原因。两个冠状瓣融合在一起的二叶主动脉瓣狭窄血流在主动脉瓣狭窄中很常见。其他引起瓣膜性主动脉瓣狭窄的原因包括，主动脉瓣瓣叶存在异常纤维组织，瓣叶自身发育异常，瓣环发育异常（图19-1）。

主动脉瓣二叶畸形，瓣可以完全融合或不完全融合，梗阻程度可能很轻微，也可能会严重影响血流动力学。主动脉瓣是由瓣叶和结合部（或连接点，即瓣叶间边界）组成。主动脉瓣有三个瓣叶，根据它们与冠状动脉起点的关系分为右冠瓣（最靠前）、左冠瓣、无冠瓣（最靠后）。

在主动脉瓣二叶畸形中，右冠瓣和左冠瓣融合几乎占85%。右冠瓣和无冠瓣的融合是次常见的，左冠瓣和无冠瓣的融合很少见。

主动脉瓣单瓣畸形，或单缝主动脉瓣，尽管远比

二瓣畸形少见，但在生命早期时更容易出现严重的梗阻。这种瓣只有一个沿着自然交界部的裂缝样开口，但却导致流出道有效横截面积严重减少。另一种机制是三个连接部都存在部分融合。在这些瓣中，没有分开的主动脉瓣瓣叶，梗阻程度与主动脉瓣中央小孔在心脏收缩时瓣口开放的大小有关。尽管并不常见，黏液瘤主动脉瓣也可能是主动脉狭窄的原因之一，因为瓣叶的先天发育异常使其无法充分开放。主动脉瓣瓣环发育不良是另一个潜在的梗阻因素，以流出道本身狭窄为基础。这种情况可以发生在瓣叶正常时，也可以伴发瓣叶异常，如结合部融合。

主动脉瓣狭窄通常单独存在，尽管20%的病例会合并其他心脏畸形。常见合并畸形包括室间隔缺损、动脉导管未闭或者主动脉缩窄。在二叶主动脉瓣的病人中，常见主动脉根部扩张。

主动脉瓣瓣下狭窄在先天性流出道异常的胎儿及儿童中占8% ~ 20%。通常同时合并漏斗部间隔向后对位不良和室间隔缺损。也可能合并二尖瓣狭窄或者左侧梗阻性病变，包括主动脉缩窄和主动脉弓离断。患有完全性房室间隔缺损的病人，可能存在由于左室流出道房室瓣附着梗阻引起的主动脉瓣下狭窄。

其他先天性心脏病也可继发主动脉瓣下狭窄。室间隔缺损的病人，由于主动脉瓣下膜性结构形成导致主动脉瓣下狭窄。这些情况在胎儿和新生儿相当少见，典型者出现在大约2、3岁时。同样的，肥厚型心肌病的病人可能由于室间隔不对称性增厚导致主动脉瓣下狭窄。

主动脉瓣上狭窄是主动脉狭窄中最少见的一种，

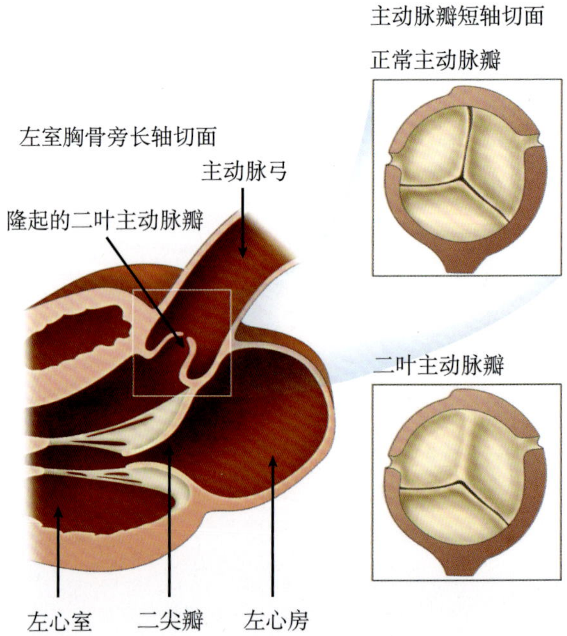

图19-1　主动脉狭窄

最常合并 Williams 综合征（在所有的病例中占 50%）。余下的主动脉瓣上狭窄病例中，大都伴有弹性蛋白缺陷的非 Williams 综合征。

二、发病率、遗传学及发育

主动脉瓣二叶畸形是人类最常见的先天性心脏发育异常，发生率接近 1.3%。大多数主动脉瓣二叶畸形在幼年或青少年时不引起梗阻，但随着成年后主动脉瓣叶增厚和钙化，主动脉狭窄的发生率显著增高。在小儿中，主动脉瓣狭窄约占先天性心脏病的 4%。单存在的主动脉瓣狭窄，男女发病率之比为 3：1。

主动脉瓣在妊娠早期进行发育。主肺动脉隔将心球和动脉干分隔为两个独立的血管，即主动脉和肺动脉时，主动脉瓣开始发育，大概在妊娠第 6 周。主动脉瓣叶是由三个靠近主动脉瓣口的心内膜下嵴向外突出形成的。心内膜下嵴经过重构过程，形成薄的、柔软的主动脉瓣瓣叶。三个主动脉瓣叶均附着在瓣环水平的纤维环上，发育正常时，各自大小相等。主动脉瓣的发育变异可以导致主动脉狭窄。

主动脉狭窄的遗传基础是多因素的，尚未完全知晓。Turner 综合征（46，XO）同其他左心系统梗阻一样（包括主动脉缩窄和左心发育不良综合征），与主动脉狭窄有关。11q 末端缺失病也和主动脉狭窄有关。其他的非综合征性质的主动脉狭窄可能是家族遗传的，有时是单一的常染色体显性突变，也可能是散发的。当一个家族中有部分人发生单纯的主动脉狭窄时，其他亲属常会发生左心系统梗阻性缺陷。NOTCH-1 基因突变已被作为引起某些主动脉畸形的特定基因异常。

三、胎儿生理学

在胎儿期，对孤立的主动脉狭窄有很好的耐受性。即使是在左心发育不良综合征的病人中（左室腔大小发育不够），胎儿的生长发育也几乎不受影响。在正常的胎儿循环中，左室负责泵出少量从肺回流的肺静脉血及通过卵圆孔分流的来自静脉导管的富氧血。这两股血流占整个心排血量的 45%，并且含氧量最高。左室泵出的血通过升主动脉进入头部和颈部血管，因此可以在胎儿期用含氧量最高的血液供应大脑和冠状动脉。在主动脉瓣狭窄的病例中，血液重新分配，进入左室的血流量减少，致使左室射血占整个心排血量的比例减小。随狭窄不同程度，可以导致部分灌注头部和颈部的血管以逆行的方式从右室通过动脉导管进入

主动脉弓。虽然不会导致胎儿宫内窘迫，但是这种供应胎儿脑部血液血氧含量的轻度改变是否对胎儿发育有影响尚不清楚。

四、胎儿期策略

依据主动脉瓣的狭窄程度，当心室肥大时，左室的顺应性可能会发生改变。心房水平右到左的分流会减少，从而降低左心室的充盈。

超声心动图可以检测房水平分流方向。在孤立性主动脉狭窄病例中，当左室的大小足够且能够承担体循环心室功能时，房水平可能会存在正常的右向左分流或者是双向分流。房水平从左向右的分流提示左心室发育异常，已经是或将要发展成为左心发育不良综合征（HLHS）。

超声心动图可以评估通过主动脉瓣的血流的性质和速度。在主动脉狭窄中，血流是湍流而不是层流。收缩期的峰值流速可能会超过 1.5m/s，但是在出生后不会达到很高的水平，因为存在主动脉瓣异常时，血流会重新分配，通过左室的血流有限。在严重的主动脉瓣狭窄的病例中，主动脉瓣的峰值血流速度会达到 3m/s，但不会比这更高。

探查到升主动脉根部扩张可以帮助诊断主动脉瓣二瓣畸形。对主动脉弓进行完整评价以寻找是否存在主动脉弓发育不良和主动脉缩窄是很重要的。

在出生前，不论左心室侧心排血量减少多少，右心室都可以代偿，而不影响胎儿的生长发育。但是，尽管主动脉狭窄没有影响胎儿整体成长，但会潜在地阻碍胎儿左心室发育。在这些病例中，某些中心采取了宫内主动脉球囊扩张术，来提高左室射血以促进左室发育（见之前对于左心发育不良综合征的讨论）。

五、出生后生理学

动脉导管通常在出生后 72 小时关闭，右室对体循环心排血量的作用就消除了。左心室独立承担起了将肺静脉回流的富氧血经主动脉泵入体循环的任务。在轻度或者中度主动脉狭窄的病例中，这种梗阻在新生儿期甚至长到幼年时都可以很好地耐受。然而，在重度或极重度主动脉瓣狭窄的病例中（极重度是指需要导管来支持整个系统的灌注），在新生儿期需要采取一些必要的干预措施来减轻梗阻。没有早期干预措施，存在重度或极重度主动脉瓣狭窄的婴儿可能会休克，并且很难活过新生儿期。经导管主动脉球囊成形术可

使婴儿度过新生儿期，从而免于手术，还可能有助于左室发育（尽管较小）。有趣的是，患有极重度主动脉狭窄的新生儿，其跨主动脉瓣压力梯度可能并不高，因为血液从左室分流，体循环灌注是通过未闭的动脉导管，收缩期从右到左（从肺动脉到主动脉）进行。

六、出生后策略

对于跨主动脉瓣压力梯度大于70mmHg或出现左心功能障碍（或心衰）症状的重度主动脉狭窄新生儿，或由动脉导管维持体循环的极重度主动脉狭窄新生儿，应进行经导管球囊瓣膜成形以缓解梗阻。球囊扩张成功率很高，但由于设备本身的特点，可能造成瓣膜变形和严重的主动脉瓣关闭不全。偶尔也需要进行外科手术治疗。对新生儿或年幼的儿童常进行Ross术式。在这个手术中，主动脉瓣被切除，由自体肺动脉瓣取代，成为新的主动脉瓣。一个自体移植导管被放在肺动脉的位置。尽管常见主动脉根部扩张和"新主动脉瓣"关闭不全，Ross术式的效果在中期还是十分令人鼓舞的。但即使在最成功的病例中，Ross术式也只能是缓解症状。很多患者会需要接受导管下的置管介入术或者再次手术，将扩张的主动脉根部折叠，进行"新主动脉瓣"置换或自体置换。

对于度过了新生儿期的主动脉狭窄患儿，经导管球囊扩张术是标准治疗的第一步。根据美国心脏病学会/美国心脏协会（ACC/AHA）的指南，如果经心导管测得峰值压力梯度大于60mmHg，就应对儿童或青少年进行干预治疗主动脉狭窄。如果病人想参加运动或者怀孕，指南中建议在压力梯度高于50mmHg时就应进行干预以做好准备。如果病人在运动试验中有症状或者心电图有改变，应在压力梯度高于50mmHg时就进行干预治疗。

球囊扩张术是一个安全有效的方法，但不总是最合适的。如果病人有严重的主动脉瓣关闭不全就不应当进行球囊扩张术。在这些病例中，就要用Ross术式或者瓣膜替换术（包括异种生物瓣膜和机械瓣膜）。对还没有到青春期的儿童，可选择的方式更加有限。目前，可用的主动脉机械瓣对于小儿的主动脉来说都太大了。对于这些小儿，Ross术式更加安全，应优先选择。一旦儿童已经接近成年人的体型，异种生物瓣膜和机械瓣膜就是更可行的选择。但这两种方式都不理想。对于儿童，异种生物瓣膜耐用性差，并且不可避免需要进行再次手术，然而机械瓣膜需要抗凝，这本身就有一定的发病率和死亡率。

七、预后

和其他复杂先天性心脏病相比，主动脉狭窄的病人生存率较高，但是与整体人群相比还是减低。一方面是由于新生儿期血流动力学受损及由重度和极重度主动脉狭窄造成的左心衰竭，另一方面是由于随时间发展的瓣叶钙化引起的主动脉瓣退行性变。主动脉狭窄病人的猝死率增加，特别是在运动时。发生机制可

图像特征和要点

- 在胎儿期，发现血流为湍流比实际测量峰值流速跨瓣压差更有助于识别主动脉狭窄。

- 主动脉的正常血流速度通常不到1m/s。正常情况下，射血量增加，速度可能轻微增高，但是很少会超过1.5m/s。因此，峰值血流速度超过1.5m/s提示主动脉瓣狭窄。然而，为了确认主动脉瓣狭窄，此处速度增加的血流应该为湍流。而通过主动脉瓣的血流速度虽增加但为层流时，就应该高度怀疑是引起左室排血量异常增加的疾病，如胎儿贫血或者动静脉畸形导致的血流速度加快。

- 对于怀疑主动脉狭窄的胎儿，实际测定瓣叶的数目和连接点的位置是很有难度的。通常，能够提示可能存在二叶瓣的情况包括收缩期瓣膜开放受限或瓣膜增厚及回声增强。

- 测量主动脉瓣环应该在长轴水平，此时声束垂直于左室流出道，获得和胎龄相匹配的Z评分，以确定是否有相关的瓣环发育不全。

- 在显著的主动脉狭窄中，经主动脉瓣的彩色多普勒将显示升主动脉湍流。在紧邻主动脉瓣上处进行脉冲多普勒测量，可获得峰值速度。在一些病例中，升主动脉和左室间隔之间呈锐角，通过一个偏心的孔跨过主动脉瓣。

- 单独的主动脉根部扩张，可能提示存在主动脉瓣二瓣畸形，而此时可能并没有显著压差。升主动脉异常扩张可能与压力差和狭窄后扩张并不相关，而更可能是与主动脉瓣瓣膜狭窄相关的升主动脉固有的病理及组织学异常。

- 左心室腔评估在主动脉狭窄是很重要的，它可以较小或扩大。左室心肌增厚或者心内膜回声增强提示存在心内膜弹力纤维增生症。

- 主动脉狭窄可以合并严重的二尖瓣发育异常，另做讨论。

- 主动脉瓣狭窄也可以合并主动脉弓发育不良或者主动脉缩窄。

能与冠状动脉灌注减少，心肌需氧量增加，导致供需不调，进而造成心肌缺血有关。根据跨瓣压力阶差可判定不同程度的主动脉狭窄，其运动强度和治疗方案在指南中均已有明确规定。

尽管初看上去，主动脉狭窄是一简单畸形，但是不可治愈。但目前以导管为基础的介入治疗和外科手术瓣膜置换术已使许多病人预后得到改善，但是还需要终身监测，并有可能需要更多次干预治疗。

参考文献

［1］ Hoffman JI, Kaplan S. The incidence of congenital heart disease. J Am Coll Cardiol. 2002; 39: 1890-1900.

［2］ Campbell M. The natural history of congenital aortic stenosis. Br Heart J. 1968; 30: 514-526.

［3］ Roberts WC. The congenitally bicuspid aortic valve. A study of 85 autopsy cases. Am J Cardiol. 1970; 26: 72-83.

［4］ Sabet HY, Edwards WD, Tazelaar HD, Daly RC. Congenitally bicuspid aortic valves: a surgical pathology study of 542 cases (1991 through 1996) and a literature review of 2,715 additional cases. Mayo Clin Proc. 1999; 74: 14-26.

［5］ Bharati S, Lev M. Congenital polyvalvular disease. Circulation. 1973; 47: 575-586.

［6］ Reeve R Jr, Robinson SJ. Hypoplastic annulus—an unusual type of aortic stenosis: a report of three cases in children. Dis Chest. 1964; 45: 99-102.

［7］ Braunwald E, Goldblatt A, Aygen MM, Rockoff SD, Morrow AG. Congenital aortic stenosis. I. Clinical and hemodynamic findings in 100 patients. II. Surgical treatment and the results of operation. Circulation. 1963; 27: 426-462.

［8］ Newfeld EA, Muster AJ, Paul MH, Idriss FS, Riker WL. Discrete subvalvular aortic stenosis in childhood. Study of 51 patients. Am J Cardiol. 1976; 38: 53-61.

［9］ Marasini M, Zannini L, Ussia GP, et al. Discrete subaortic stenosis: incidence, morphology and surgical impact of associated subaortic anomalies. Ann Thorac Surg. 2003; 75: 1763-1768.

［10］ Bruno E, Rossi N, Thuer O, Cordoba R, Alday LE. Cardiovascular findings, and clinical course, in patients with Williams syndrome. Cardiol Young. 2003; 13: 532-536.

［11］ Ewart AK, Jin W, Atkinson D, Morris CA, Keating MT. Supravalvular aortic stenosis associated with a deletion disrupting the elastin gene. J Clin Invest. 1994; 93: 1071-1077.

［12］ Ward C. Clinical significance of the bicuspid aortic valve. Heart. 2000; 83: 81-85.

［13］ Mazzanti L, Cacciari E. Congenital heart disease in patients with Turner's syndrome. Italian Study Group for Turner Syndrome (ISGTS). J Pediatr. 1998; 133: 688-692.

［14］ Grossfeld PD, Mattina T, Lai Z, et al. The 11q terminal deletion disorder: a prospective study of 110 cases. Am J Med Genet A. 2004; 129A: 51-61.

［15］ Wessels MW, Berger RM, Frohn-Mulder IM, et al. Autosomal domi-nant inheritance of left ventricular outflow tract obstruction. Am J Med Genet A. 2005; 134A: 171-179.

［16］ Garg V, Muth AN, Ransom JF, et al. Mutations in NOTCH1 cause aortic valve disease. Nature. 2005; 437: 270-274.

［17］ Kaltman JR, Di H, Tian Z, Rychik J. Impact of congenital heart disease on cerebrovascular blood flow dynamics in the fetus. Ultrasound Obstet Gynecol. 2005; 25: 32-36.

［18］ Tworetzky W, Wilkins-Haug L, Jennings RW, et al. Balloon dilation of severe aortic stenosis in the fetus: potential for prevention of hypoplastic left heart syndrome: candidate selection, technique, and results of successful intervention. Circulation. 2004; 110: 2125-2131.

［19］ McElhinney DB, Lock JE, Keane JF, Moran AM, Colan SD. Left heart growth, function, and reintervention after balloon aortic valvuloplasty for neonatal aortic stenosis. Circulation. 2005; 111: 451-458.

［20］ Pasquali SK, Shera D, Wernovsky G, et al. Midterm outcomes and predictors of reintervention after the Ross procedure in infants, children, and young adults. J Thorac Cardiovasc Surg. 2007; 133: 893-899.

［21］ Bonow RO, Carabello BA, Chatterjee K, et al. ACC/AHA 2006 guide-lines for the management of patients with valvular heart disease: a report of the American College of Cardiology/American Heart Association Task Force on Practice Guidelines (Writing Committee to Revise the 1998 guidelines for the management of patients with valvular heart disease) developed in collaboration with the Society of Cardiovascular Anesthesiologists endorsed by the Society for Cardiovascular Angiography and Interventions and the Society of Thoracic Surgeons. J Am Coll Cardiol. 2006; 48: e1-148.

［22］ Turrentine MW, Ruzmetov M, Vijay P, Bills RG, Brown JW. Biological versus mechanical aortic valve replacement in children. Ann Thorac Surg. 2001; 71(5 suppl): S356-S360.

［23］Graham TP Jr, Driscoll DJ, Gersony WM, Newburger JW, Rocchini A, Towbin JA. Task Force 2: congenital

heart disease. J Am Coll Cardiol. 2005; 45: 1326-1333.

［24］Bonow RO, Cheitlin MD, Crawford MH, Douglas PS. Task Force 3: valvular heart disease. J Am Coll Cardiol. 2005; 45: 1334-1340.

病例

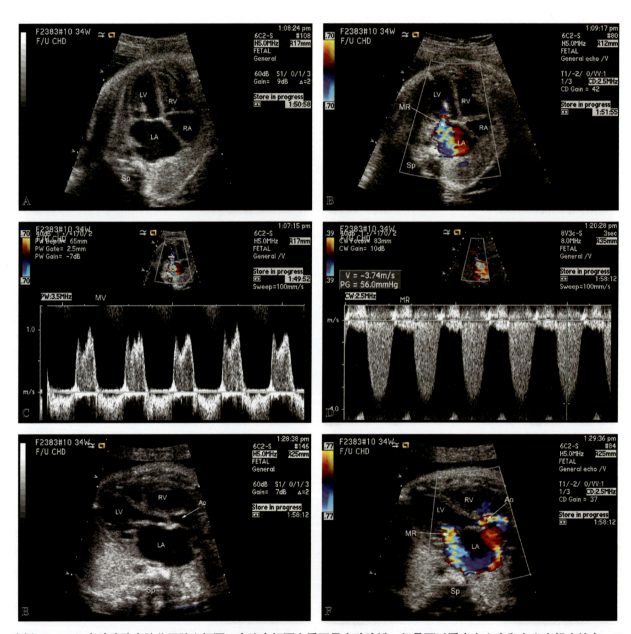

病例19-1　A.主动脉狭窄胎儿四腔心切面。在这个切面上看不见主动脉瓣，但是可以看出左心房和左心室轻度扩大。二尖瓣瓣下结构回声增强、增厚，可能会有二尖瓣发育异常。LA.左心房，LV.左心室，RA.右心房，RV.右心室，Sp.脊柱。B.彩色多普勒显示有严重的二尖瓣反流（MR）。C.脉冲多普勒显示二尖瓣血流加速，峰值流速超过1m/s。这可能反映出在心脏舒张期由于反流的存在，通过二尖瓣的血流量增加。D.连续多普勒估测二尖瓣的最大血流速度3.7m/s，由此估测左心室压力高于左心房压力约56 mmHg。E.左心室长轴切面，主动脉瓣增厚，Ao.主动脉。F.左心室长轴切面的彩色多普勒，主动脉瓣远端的血流杂乱，提示主动脉狭窄。严重的二尖瓣反流，射流束朝后进入到左心房

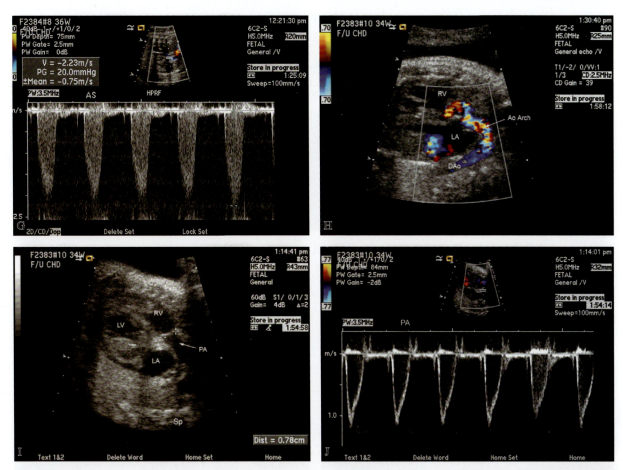

病例19-1续 G.主动脉瓣脉冲多普勒提示血流为湍流,最大血流速度2.2m/s,估测从左室到升主动脉的瞬时跨瓣压为20mmHg。AS.主动脉瓣狭窄。H.主动脉弓彩色多普勒成像。主动脉瓣狭窄导致湍流,向远端传播至主动脉弓 (Ao Arch)。DAo.降主动脉。I.向上调整角度显示右室流出道,显示肺动脉和肺动脉瓣。J.肺动脉瓣的脉冲多普勒频谱。尽管速度超过1m/s,但是为层流。这很可能是由于左心系统异常导致的房水平从右到左的分流减少,增加了右侧经肺动脉瓣的血流所致。PA.肺动脉瓣

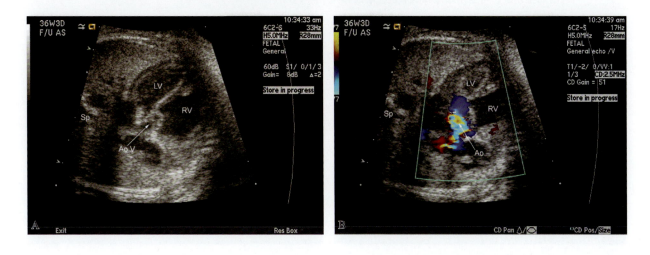

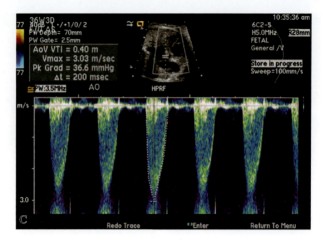

病例19-2　A.主动脉瓣增厚，狭窄。LV.左室；RV.右室；Sp.脊柱。B.经狭窄主动脉瓣的彩色血流成像，显示升主动脉内为湍流。C.经狭窄主动脉瓣的脉冲多普勒。血流为湍流，峰值血流速度超过3m/s，提示最大瞬时跨瓣压为36 mmHg

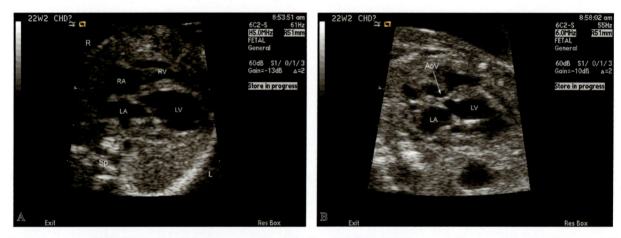

病例19-3　A.一例极重度主动脉瓣膜狭窄，左心室(LV)扩张，室间隔回声增强。LA.左房；RA.右房；RV.右室。B.轻微向前调整角度，可显示增厚和狭窄的主动脉瓣

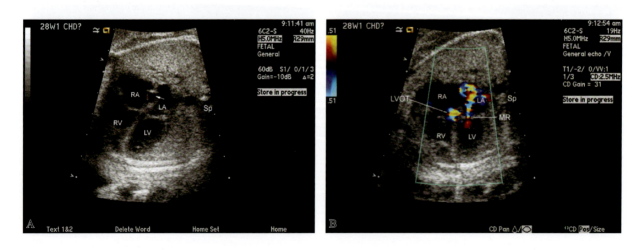

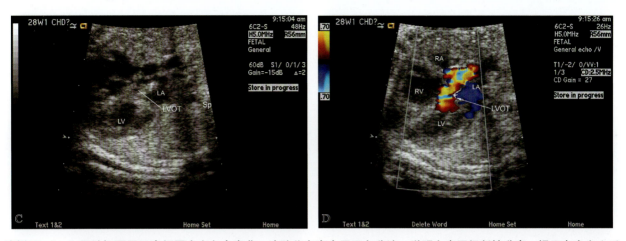

病例19-4 A.四腔切面显示房间隔由左向右弯曲。该胎儿有房水平双向分流，说明左房压间断性升高，提示存在左心系统异常。LV.左室；RA.右房；RV.右室；Sp.脊柱。B. 在心脏收缩期，彩色多普勒示二尖瓣有反流，左室流出道(LVOT)血流呈湍流。C.左室长轴切面示左室流出道烦冗和主动脉瓣下狭窄。D.彩色多普勒示该胎儿主动脉瓣瓣下狭窄，左室流出道血流呈湍流

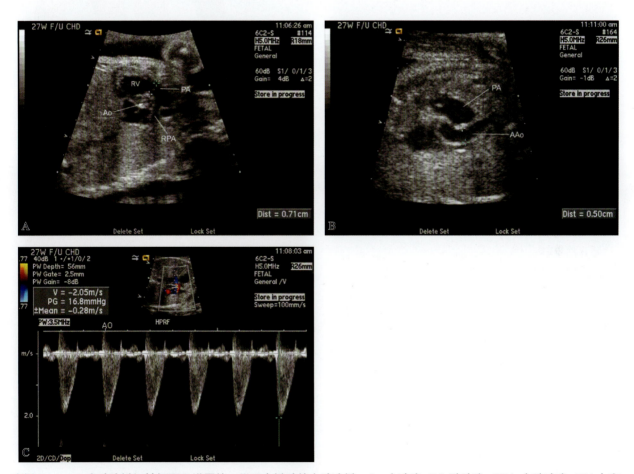

病例19-5 A.主动脉瓣短轴切面示增厚的，似两个瓣叶的主动脉瓣。Ao.主动脉；PA.肺动脉；RPA.右肺动脉；RV.右室。B.更长显示升主动脉。注意轻度扩张的升主动脉(AAo)，失去了正常的窦管关系。在主动脉瓣二叶畸形中，这种升主动脉轻度扩张和结构变化是很常见的，即使没有显著的跨瓣压。C.经二叶主动脉瓣的峰值流速轻度增加

20

主动脉缩窄
Michael D. Quartermain

超声心动图检查要点

- 动脉弓狭窄部位。
- 伴发畸形如主动脉狭窄、主动脉下狭窄、左心室发育不良或室间隔缺损。
- 二尖瓣大小和功能。

一、解剖及解剖相关知识

主动脉缩窄是指主动脉弓管腔的狭窄，分两种类型：①"成人型"缩窄，是峡部的狭窄，在主动脉弓左锁骨下动脉发出部位远端的狭窄；②"婴儿型"（或导管发育不全）缩窄。这种类型的主动脉狭窄存在长节段的横弓狭窄，并且常常伴有心内畸形。实际上，围生期见到的主动脉弓缩窄大多数都是这两种类型混合在一起的，存在峡部发育不全，随后在其延伸到导管弓的部位又存在孤立性狭窄（图20-1）。腹部动脉缩窄比较少见，是降主动脉膈肌远端的狭窄，一般位于肾动脉水平。

主动脉弓缩窄的胎儿常常伴有其他解剖学异常。左心室与右心室比例异常是最常见的提示主动脉缩窄的典型征象，此时左心室明显变小而右心室明显变大，而且无二尖瓣或者主动脉瓣疾病。

主动脉缩窄常常伴有室间隔缺损，可以表现为圆锥/漏斗部后对位不良、圆锥间隔型或者肌部型室间隔缺损。主动脉缩窄也可以发生于更复杂的心脏畸形，如左心室发育不良综合征（HLHS）、完全性房室间隔缺损及大动脉转位。

二、发病率、遗传学及发育

主动脉缩窄在活产儿的发病率为0.3/1000，占胎儿先天性心脏病的6%～8%。与其他左侧梗阻性疾病一样，主动脉缩窄男性发病率高于女性。已知与特纳（Turner）综合征（45，XO）（全身型和嵌合型）有关。特纳综合征患者有35%的人患有主动脉缩窄，明确的家族重现现象提示该病有基因因素。

主动脉弓缩窄的确切发病机制还不清楚，但是目前存在两种理论。"血流动力学理论"认为，相关畸形如主动脉二瓣畸形，或者其他原因，导致血液离开发育中的左心室，减少了升主动脉和主动脉弓内的血流。通过升主动脉弓的顺行血流减少导致局部生长减缓并形成狭窄段。实际上，主动脉峡部承受的源自胎儿心脏输出的负荷是最小的。胎儿心脏的射血有40%源自左心室，血流灌注头颈血管后只有10%～15%通过峡部并与动脉导管和降主动脉汇合。因此，即使主动脉血流有很微小的减少，也会对流经峡部的血流产生显著的影响。"导管组织学理论"认为是导管组织异常迁移至主动脉弓并在导管闭锁后挛缩导致主动脉缩窄。

三、胎儿生理学

正常胎儿循环中，占主导地位的右心室通过动脉导管将血液输送到全身。左心主要通过卵圆孔右向左分流得以充盈，左心室主要供应头颈血管，仅有10%～15%的胎儿心脏输出经过主动脉峡部。因此，正常情况下胎儿主动脉峡部常常表现为相对较小并且在导管汇入处变细。主动脉缩窄的胎儿其峡部进一步狭窄，却能够很好地耐受，因为任何狭窄区域的血流都可以从大的动脉导管通过，从而为身体提供充足的血液灌注。通常情况下，胎儿能够正常生长发育，并且能够妊娠至足月。

峡部是一个有趣的区域，它是头侧循环与膈下循环的桥接部位。Fouron详细描述了利用多普勒评估动脉峡部的重要性。分析峡部的血流特征能够提供丰富的关于胎儿身体上部与下部血流阻力的信息。胎儿身体上部与峡部血流阻力在应激和病理状态下会发生显著改变（见第3章）。

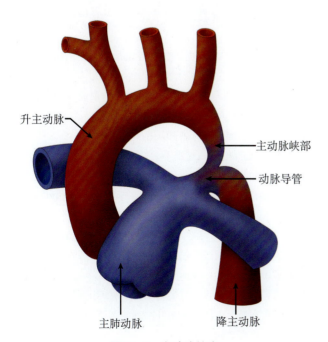

升主动脉　主动脉峡部　动脉导管　主肺动脉　降主动脉

图20-1　主动脉缩窄

四、胎儿期策略

二维图像可清楚地显示峡部发育不全时，就可以诊断主动脉缩窄。然而，由于正常情况下主动脉峡部就比较小，同时动脉导管又很粗大，因此诊断起来难度很大。左、右室比例异常可能提示主动脉缩窄；然而，检查峡部时，峡部可能会表现为等比例缩小，但是相对于左心室及升主动脉其比例却是正常的。而且，除了主动脉缩窄外，左右室比例异常还见于许多其他疾病（框表20-1）。理论上讲，流向冠状静脉窦的左上腔静脉可能通过改变左房的顺应性和减少卵圆窝的右向左分流，从而减少左心室灌注。下腔静脉离断并奇静脉连接于右侧上腔静脉时，会导致下腔静脉血流方向改变，因为此时正常经卵圆孔的来自下腔静脉进入右房的血流受阻。这种情况下，下腔静脉和上腔静脉都通过上腔静脉回流并经三尖瓣流向右心室，因此右心室扩大，表现为容量负荷过重。肺静脉引流异常，肺静脉不与左心房相连，肺静脉血液未引流入左心房，可以减少左心房的充盈从而产生左心室充盈不足。笔者还见过一些其他的情况，左右室比例异常预示某种基因异常综合征或者神经系统疾病，没有任何静脉连接异常或者出生后动脉狭窄的征象。最后还有一些情况下，左右室比例异常，但是出生后其各个方面，包括基因及心血管方面都完全正常。

胎儿期诊断主动脉缩窄非常重要，因为它关系到出生后的早期治疗和分娩地点的选择。为了更好地区分主动脉缩窄与其他原因导致的左、右室比例异常，许多学者都尝试提出预测的标准。首先，必须明确是否是另外一类完全不同的疾病，即左室发育不良综合征，此时左室没有任何功能。左室发育不良综合征患者，左心室非常小而且形状和外观都不正常，伴有心房水平持续性的左向右分流是关键性的诊断标志之一。在本章节中，我们提到的左右心室比例异常不包括这种情况。左右心室比例异常的患者左心室宽度变小并且看上去充盈不够；但是通常情况下能够达到瓣环距心尖距离的2/3，心房水平的分流也是正常的右向左分流，但是也有可能是双向的。心脏和大血管结构的相对大小及特殊的多普勒血流指标标准已经在前面介绍过了，这些参数有助于鉴别那些需要在出生后进行治疗的主动脉缩窄（框表20-2）。

Gardiner及其同事探讨了三血管气管切面在诊断该疾病中的应用价值。在该切面可以显示主动脉峡部与动脉导管的交界部，可在两者一起进入降主动脉处

进行测量。主动脉峡部Z值小于－2及主动脉峡部与动脉导管比值小于0.74能够可靠地预测主动脉缩窄，这些病例需要出生后干预治疗。该切面的正常参数值及Z值计算公式已经发表。如果观察到主动脉峡部停止生长，则是诊断主动脉缩窄更为可靠的指标。换句话说，第一次检查发现主动脉峡部Z值小于－2的左右心室比例异常的胎儿，如果妊娠晚期时主动脉峡部生长到其Z值大于－2，那么这部分胎儿出生后就不需

框表20-1　几种引起左－右室比例失调并伴左室相对较小的情况

- 主动脉缩窄
- 主动脉瓣二瓣畸形
- 引起血流受阻的二尖瓣器质性病变（如二尖瓣狭窄，瓣上二尖瓣环）
- 引流入冠状静脉窦的左上腔静脉
- 下腔静脉离断通过奇静脉引流入右侧上腔静脉
- 完全性肺静脉异位引流
- 部分性肺静脉异位引流
- 基因异常综合征（如特纳综合征）
- 中枢神经系统异常
- 正常胎儿

框表20-2　胎儿左右心室比例异常时提示主动脉缩窄的超声影像学特征

- 在插入导管弓处的主动脉峡部显示一个隔膜或孤立性狭窄
- 彩色多普勒超声在峡部看到持续存在的连续性正向血流
- 脉冲多普勒超声显示低流速持续正向血流及搏动指数降低
- 在三血管切面主动脉峡部Z值小于−2
- 主动脉峡部发育一直跟不上，同时随访系列测量均显示主动脉峡部Z值小于−2
- 在三血管切面中，峡部与动脉导管直径比值小于0.74
- 妊娠大于等于30周时，主动脉弓横径小于3mm
- 在流出道切面测量，主动脉环与肺动脉环直径比值小于0.6
- 在四腔心切面测量，二尖瓣与三尖瓣环比值小于0.6
- 在纵隔测量，主肺动脉与升主动脉直径比值大于1.6
- 房间隔水平双向分流

要进行治疗。因此，对这样的患者进行系列评估非常重要。

我们最近对一组左右心室比例异常的胎儿进行了研究，寻找可以用来检出需要出生后治疗的真正缩窄病例和其他不需要治疗病例的指标。主动脉瓣与肺动脉瓣比值变小、妊娠30周及其以后主动脉弓横径小于3mm，以及心房水平存在双向分流提示存在真正的主动脉缩窄。与Gardiner及其同事的研究结果一样，我们发现主动脉峡部停止生长也强烈提示真正的主动脉缩窄。在另外一项研究当中，主动脉与肺主动脉比值轻度升高也可以用于鉴别真正的主动脉缩窄和由于其他原因导致的左右心室比例异常。

主动脉缩窄的胎儿不存在峰值流速升高或者主动脉峡部两侧流速差异。与婴儿及儿童不同，在胎儿主动脉狭窄时，血液会离开狭窄处进行重新分配。

所以，主动脉缩窄导致血流净减少，而不会导致压力的差异。然而，某些孤立性隔膜性的重度狭窄病例主动脉峡部可能会显示持续性血流。这些病例当中，彩色多普勒上常常可以看到持续性的前向血流，整个心动周期中狭窄部位持续存在彩色信号。

与其他的先天性心脏病一样，对主动脉弓缩窄也需要分析胎儿的染色体并进行产科超声检查以评估心血管以外的异常。系列胎儿心脏超声检查非常重要，它可以明确主动脉缩窄患者其左侧疾病的进展情况，也可以预测左右心室比例异常的胎儿存在主动脉弓缩窄的可能性。

对于那些估计出生后会存在主动脉弓梗阻的胎儿，推荐孕妇在具有新生儿专家及心血管专家的接产中心进行有计划分娩。这样可以进行可控分娩，并可将新生儿转送到ICU进行临床状况的评估，开始滴注前列腺素，并进行经胸超声明确诊断。

五、出生后生理学

出生后的生理取决于狭窄的程度和伴发疾病的情况。出生后的瞬间，动脉导管通常是通畅的，因此主动脉弓没有压力阶差存在。动脉导管闭合前，上下肢血压是一样的，婴儿没有症状。出生后几小时后到几天，动脉导管从肺动脉侧开始收缩闭合。峡部水平主动脉侧动脉导管闭合需要数天至数周时间，从而可能导致管腔狭窄、血流受阻。这就可以解释为什么有的主动脉缩窄的婴儿临床症状出现得比较晚。一旦动脉导管闭合，心肌后负荷增大，导致心肌功能不全和心衰。

重度主动脉缩窄及横弓发育不良的新生儿会表现出早期发绀，因为动脉导管携带来自右心的不饱和血流灌注下肢。一旦动脉导管开始闭合，就会出现一些灌注不良、低血压及酸中毒的表现，因为这时候全部的心排血量都要流经狭窄区域。

六、出生后策略

主动脉缩窄患儿分娩后，需要建立静脉通路并开始输注前列腺素。行物理检查、X线胸片、心电图和动脉血气检查。纠正代谢性酸中毒、低血糖和电解质紊乱非常重要。完整的经胸超声检查能够进一步印证分娩前的诊断并发现其他心内畸形。有时候会停止输注前列腺素观察压力梯度的变化，在导管关闭后重复进行超声心动图检查，从而清楚地记录动脉阻塞的存在。

对于存在左右心室比例异常而怀疑有主动脉缩窄但是没有确诊的病例，可以在ICU内进行一系列的仔细监测和观察。先不给予前列腺素输注治疗、允许动脉导管开始闭合，在导管自然闭合后，通过一系列的血压测量和超声心动图检查就可以做出正确的诊断。

主动脉缩窄的婴儿表现出经动脉导管右向左分流，反映出需要动脉导管来支持体循环，或者存在明显的压力梯度和心衰症状，需要早期修复治疗。手术修复的方式取决于狭窄的部位及伴发心内畸形的情况。如果狭窄仅限于峡部区域并且没有心内畸形，可以从左侧腋下经胸左侧入路成功修复。这种手术不需要心肺分流就能完成。如果存在严重的动脉弓发育不良并且主动脉缩窄同时伴有其他畸形（例如大的室间隔缺损），需要进行正中胸骨切开术修复。此种情况下，扩张主动脉弓就需要心肺分流。

有很多种手术方法，各具优缺点。首例主动脉缩窄修复术是Crafoord和Nylin在1945年报道的，他们将狭窄段切除并进行端对端吻合。现在这种术式仍然用于单纯缩窄的治疗。当动脉弓严重发育不良时，可以利用自体组织补片来扩张狭窄部分并增大主动脉的总体管径。

七、预后

手术修复主动脉缩窄后其发病率和死亡率取决于很多因素，例如患者的年龄、缩窄的类型、伴发心内畸形的情况、基因学及心外畸形等。单纯动脉缩窄修复术后婴儿的死亡率在较大医疗中心接近0，但是当伴有其他畸形时死亡率可以高达2%～10%。术后并发症包括高血压、喉反神经和膈神经损伤及大出血。偶尔也会发生脊髓缺血和麻痹，但是现在已经很少发生。

这类患者的长期随访非常重要，以便筛查持续性高血压、瘢痕组织形成而导致的残存缩窄及其他形式的左侧阻塞。10%～15%的患者会发生残留狭窄，通常需要行球囊扩张血管成形术来治疗。缩窄修补部位可能会发生动脉瘤，但是非常少见。高血压是狭窄成功修复的一个常见远期并发症，病因不详，有学者认为是由胎儿血管受体功能发育上的不同所导致的，尽管狭窄已经解除但是这种血管受体的功能仍然没有回复正常。这种高血压可以发生于青少年或青壮年期，可能是原发性高血压的早期表现；典型的原发性高血压见于六七十岁的成年人。如果存在高血压，就需要服用降压药来控制血压。应当常规进行运动负荷试验，因为患者的运动血压反应有可能会变大，因而需要用降压药或者限制运动。

尽管如此，通常情况下，主动脉缩窄患者成功进行手术治疗后生存质量非常好，其生长发育不受影响。然而，有必要对其进行终生随访，观察是否存在残留动脉弓压力梯度、高血压及动脉瘤形成等情况。

图像特征和要点

- 胎儿主动脉缩窄的诊断非常重要，但是常常被漏诊。主动脉缩窄的新生儿在动脉导管闭合之前可能完全没有症状，动脉导管闭合后可能会出现低血压、酸中毒和靶器官的损害。提高这类疾病的诊断能力至关重要。
- 最常见的提示缩窄的情况为左右心比例异常。在最初及随后的一系列评估过程中，应当仔细分析框表20-2中列出的特征。
- 当主动脉缩窄伴发巨大室间隔缺损时，左右心室的容积会趋于等大，可能看不到左右心室比例异常。
- 同时在长轴和横轴上评估动脉弓非常有价值，如三血管和气管切面就很有帮助。
- 当左右心室比例异常时，如果左心室长轴小于瓣环距心尖距离的2/3或者房水平持续存在左向右分流时，强烈提示左室发育不良和左室发育不良综合征。
- 寻找有无体循环和肺循环静脉异常，这些可能可以解释左右心室比例异常从而造成主动脉弓峡部变小的假象。

参考文献

[1] Ho SY, Anderson RH. Coarctation, tubular hypoplasia, and the ductus arteriosus: histological study of 35 specimens. Br Heart J. 1979; 41: 268-274.

[2] Botto LD, Correa A, Erickson DJ. Racial and temporal variations in the prevalence of heart defects. Pediatrics. 2001; 107: e32.

[3] Rudolph AM, Heymann MA, Spitznas U. Hemodynamic consider-ations in the development of narrowing of the aorta. Am J Cardiol. 1994; 23: 417-423.

[4] Rudolph AM. Congenital Diseases of the Heart: Clinical-Physiological Considerations. 2nd ed. Armonk, NY: Futura Publishing; 2001.

[5] Hornberger LK, Weintraub MB, Pesonen E, et al. Echocardiographic study of the morphology and growth of the aortic arch in the human fetus; observations related to prenatal diagnosis of coarcta-tion. Circulation 1992; 86: 741-747.

[6] Fouron JC. The unrecognized physiological and clinical significance of the fetal aortic isthmus. Ultrasound Obstet Gynecol 2003; 22: 441-447.

[7] Hornberger LK, Sahn SJ, Kleinman CS, Copel J, Silverman NH. Antenatal diagnosis of coarctation of the aorta: A multicenter expe-rience. JACC 1994; 23: 417-423.

[8] Berning RA, Silverman NH, Villegas M, Sahn DJ, Martin GR, and Rice MJ. Reversal of shunting across the ductus arteriosus or atrial septum in utero heralds severe congenital heart disease. J Am Coll Cardiology 1996; 27: 481-486.

[9] Matsui H, Mellander M, Roughton M, Jicinska H, Gardiner HM. Morphological and physiological predictors of fetal aortic coarcta-tion. Circulation 2008; 118: 1793-1801.

[10] Pasquini L, Mellander M, Seale A, et al. Z-scores of the fetal aortic isthmus and duct: an aid to assessing arch hypoplasia. Ultrasound Obstet Gynecol 2007; 29: 628-633.

[11] Quartermain MD, Cohen MS, Dominguez T, Tian Z, Donaghue DD, Rychik J. Left ventricle to right ventricle size discrepancy in the fetus: the presence of critical congenital heart disease can be reliably predicted J Am Soc Echocardiogr 2009; 22: 1296-1301.

[12] Slodki M, Rychik J, Moszura T, Janiak K, Respondek-Liberska M. Measurement of the great vessels in the mediastinum could help distinguish true from false-positive coarctation of the aorta in the third trimester. J Ultrasound Med 2009; 28: 1313-1317.

[13] Crafoord C, Nylin G Congenital coarctation of the aorta and its surgical treatment. J Thorac Surg 1945; 14: 347-352.

[14] Corno AF, Botta U, Hurni M, et al. Surgery for aortic coarctation: a 30 year experience. Eur J Cardiothorac Surg 2001; 20: 1202-1205.

[15] Wright GE, Nowak CA, Goldberg CS, et al. Extended resection and end-to-end anastamosis for aortic coarctation in infants: Results of a tailored surgical approach. Ann Thorac Surg 2005; 80: 1453-1459.

[16] Dodge-Khatami A, Backer CL, Mavroudis C. Risk Factors for reco-arctation and results of reoperation: a 40 year review. J Cardiac Surgery 2000; 15: 369.

[17] O'Sullivan J, Derrick G, Darnell R. Prevalence of hypertension in children after early repair of coarctation of the aorta. A cohort study using casual and 24 hour BP measurements. Heart 2002; 88: 163-166.

病例

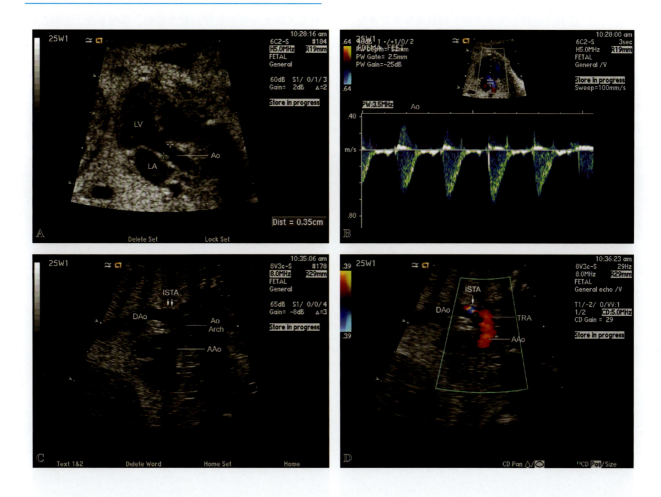

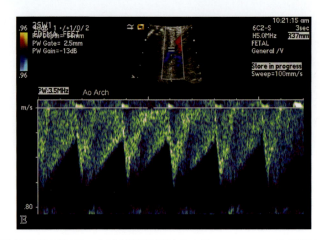

病例20-1　A.左室长轴切面示流出道无梗阻。主动脉瓣环测量大小为3～4mm，为孕期25周的正常范围。Ao.主动脉；LA.左心房；LV.左心室。B.主动脉血流为层流，说明没有主动脉瓣狭窄。C.主动脉弓切面示位于左侧锁骨下动脉起始处与动脉导管汇入降主动脉处之间主动脉缩窄并峡部发育不良（较小）(ISTA)。AAo.升主动脉。D.彩色多普勒显示ISTA汇入降主动脉处出现湍流。TRA.横弓。E.缩窄区脉冲多普勒频谱。注意"锯齿状"波形提示梗阻。狭窄造成全部血液不能在收缩期完全通过，所以舒张期仍有前向血流。对于动脉导管开放的胎儿，这种血流模式在主动脉缩窄并不常见，但在新生儿和大一些的孩子就较为常见。尽管如此，当胎儿出现这种血流模式时，提示有显著狭窄

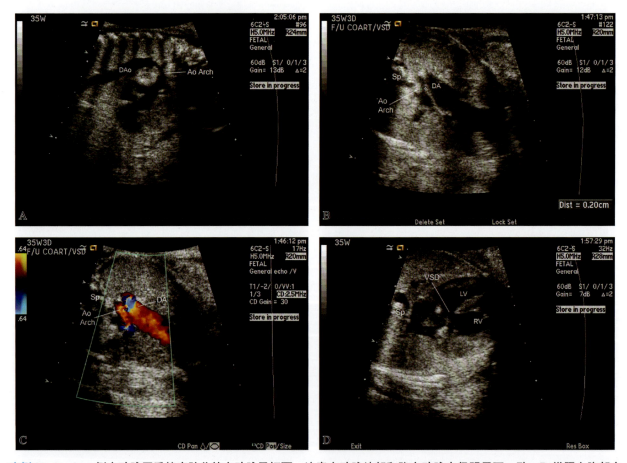

病例20-2　A.一例主动脉严重缩窄胎儿的主动脉弓切面，注意主动脉峡部和降主动脉内径明显不一致。B.纵隔上胸部主动脉弓水平横断面，可见导管及主动脉弓上部。注意动脉导管（DA）和主动脉弓（Ao Arch）大小的显著差异。Sp.脊柱。C.彩色多普勒进一步显示了动脉导管与主动脉弓大小的显著差异。D.心腔切面显示，除主动脉缩窄外，还存在一个大的圆锥部室间隔缺损(VSD)。RV.右心室

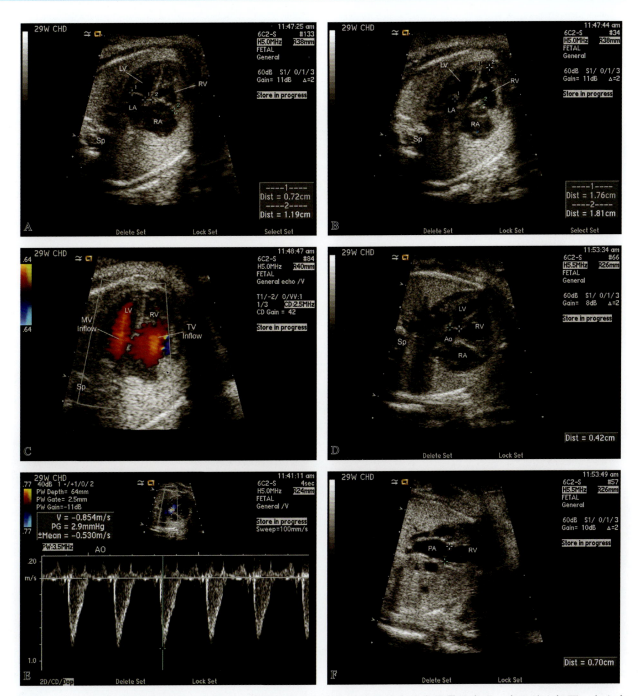

病例20-3 A.左右心室比例异常，左侧较小是提示可能存在主动脉弓缩窄的常见最早发现。在四腔心切面，左心室（LV）比正常情况下更加小于右心室（RV）。二尖瓣环（7.2mm）与三尖瓣环（11.9mm）比例约为0.6。尽管二尖瓣环的绝对值相对于孕周并不算很小，但这个比值说明存在显著的比例异常。LA.左心房；RA.右心房。B.左右心室长度比略小于1：1。C.彩色多普勒血流提示左右心室比例异常，左侧比预计的要小。MV.二尖瓣；TV.三尖瓣。D.左室长轴切面。主动脉瓣环测值为4.2mm，属29孕周正常低值。E.脉冲多普勒显示血流为层流且流速较低，提示不存在主动脉狭窄。F.肺动脉瓣环测值为7mm，主动脉瓣环与肺动脉瓣环之比为0.6

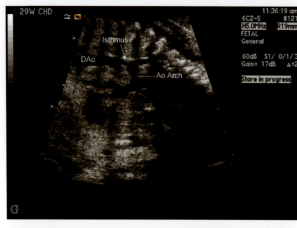

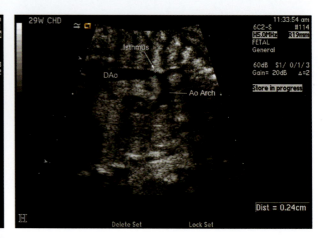

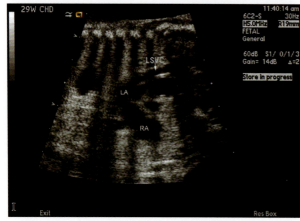

病例20-3续 G.主动脉弓切面示峡部发育不良和主动脉缩窄。H.主动脉峡部直径为2.4mm，且在整个妊娠期间均小于3mm。I.显示与冠状窦相连的左上腔静脉（LSVC），这是左右心室比例异常和主动脉缩窄胎儿的常见表现。Isthmus.峡部，Ao Arch.主动脉弓

21

先天性主动脉瓣缺如

Jack Rychik

许正好解释了这种疾病为何如此罕见。

有意思的是，合并其他畸形却可能带来保护性效应。如合并左心发育不良综合征时，由于左心室僵硬、舒张末期压力增高，可能会限制主动脉瓣的反流量，从而减轻"窃血"效应。

最近，我们接诊了一例主动脉瓣缺如合并室间隔缺损及C型主动脉弓离断（右锁骨下动脉和左颈总动脉之间离断）的胎儿病例。由于合并主动脉弓离断，只有右上肢和右颈总动脉受到严重主动脉瓣反流的影响，而其余部位的血供来源于右心室，功能正常的肺动脉瓣和动脉导管保证了其血流灌注不受影响。这例胎儿存活到足月，直至孕38周才突然宫内死亡。我们推测，冠脉功能不全可能是导致胎儿死亡的主要因素。由于左心室持续扩大，冠脉灌注与心肌需氧之间出现匹配失调，引起心肌缺血和猝死。

超声心动图检查要点

- 主动脉瓣环处无正常瓣膜。
- 升主动脉搏动性异常增强。
- 升主动脉异常扩张和（或）头臂动脉异常扩张。
- 合并畸形如主动脉弓受阻、室间隔缺损。
- 心室功能异常。

一、解剖及解剖相关知识

先天性主动脉瓣缺如是一种极为罕见的畸形，与之有关的文献报道不超过24篇。相比较而言，肺动脉瓣叶缺如或发育不良较多见，并且常常合并法洛四联症。多数情况下，残余主动脉瓣组织仅为少量非梗阻性纤维凸起。

主动脉瓣缺如通常不是一种孤立性病变，它常常与圆锥动脉干异常、室间隔缺损、左心发育不良综合征及肺动脉瓣发育不良合并出现。首次报道主动脉瓣缺如源于一例合并右室双出口的病理标本。有一篇15例这类疾病的文献报道，11例（73%）合并左心发育不良综合征，5例（33%）合并右室双出口，6例（40%）合并主动脉弓异常。

二、发病率、遗传学及发育

主动脉瓣缺如极为罕见。该病变常合并水囊状淋巴管瘤，也许能从中找到其发生机制的线索。一些研究者根据主动脉瓣缺如和半月瓣缺如的关联性推测，半月瓣缺如可能反映了心室大血管连接处心内膜垫组织的发育异常，而并非起源于流出道分隔的发育异常。

据一篇文献报道，所有7例均为男性，提示可能是X连锁遗传。也有个案报道1例合并DiGeorge综合征。

三、胎儿生理学

功能性主动脉瓣缺如导致严重的主动脉瓣反流，并从多个方面影响胎儿循环。在舒张期，血液反流到心室内，引起器官和组织的"窃血"效应。容量负荷增加也可引起心脏扩大和心功能异常，并容易发生心功能衰竭和胎儿水肿。同时，舒张期血液倒流会引起胎盘功能不全。在这种病理状况下，胎儿通常不能存活。多数患病胎儿极其危重，常在第1孕周内死亡，也

四、胎儿期策略

主动脉瓣缺如是一种致死性畸形。目前的个案报道中，仅有1例存活，该患儿同时合并左心发育不良综合征，其主动脉发育不良。该患儿主动脉瓣反流并不严重，尚未影响到冠脉血流。产前处理的关键是做出正确的诊断。

胎儿主动脉瓣缺如的报道首次见于1984年，当时的主要发现是降主动脉全舒张期反流。如今，直接观察左心室流出道和升主动脉即可发现主动脉瓣叶的发育异常。心脏搏出量增加会引起升主动脉扩张。升主动脉和降主动脉搏动性显著增强也是发现该异常的重要线索。

彩色多普勒超声可显示舒张期反流入左心室的宽大血流束，但是，扫查时应改变声束的方向与二尖瓣血流相鉴别。频谱多普勒亦可显示主动脉反流。反流越严重，主动脉内的反流束距离越远。降主动脉反流也可出现，如果脐动脉出现反流则是预后不良的征兆，通常预示即将发生胎儿宫内死亡。

合并畸形包括肺动脉瓣缺如、圆锥动脉干异常及主动脉弓异常。由于该病常合并基因及染色体异常，应建议患者做染色体检查。

五、出生后生理学

多数胎儿宫内死亡，但是也有部分胎儿能存活到新生儿期。出生后，由于切断了低阻力的胎盘循环使外周阻力明显增加，主动脉瓣反流将更加严重，低血

压、酸中毒和低氧血症也很常见。

六、出生后策略

如果胎儿存活到足月，针对严重的主动脉瓣反流采取及时的产后外科介入治疗可能会有帮助，但是目前还没有治疗成功的报道。如合并左心发育不良综合征，反流量很少不会引起"窃血"效应。有报道采用Norwood手术单心室修补治疗这种异常，由于主动脉瓣环很小，所以在重建时无须修补。该患儿经过Fontan手术后生存良好，进一步说明主动脉瓣反流程度是无关紧要的，这可能与左心室狭小僵硬导致的血流动力学保护机制有关。

七、预后

主动脉瓣缺如合并胎儿水肿时预后极差，大多数发生宫内死亡或新生儿早期死亡。

超声特征和要点

- 升主动脉及降主动脉异常扩张合并搏动性增强是诊断主动脉瓣缺如的重要线索。
- 与肺动脉瓣缺如不同，主动脉瓣缺如时无残存瓣膜组织，瓣环处仅见少量纤维组织或呈光滑的瓣环。
- 合并畸形可能影响到血流动力学，如我们报道的合并主动脉弓离断的病例。由于离断处远端的血供来源于动脉导管，因此仅冠状动脉和右颈总动脉受主动脉瓣反流的影响。胎儿宫内死亡可能继发于冠状动脉功能异常。
- 主动脉瓣缺如合并左心发育不良综合征可接受Norwood手术治疗，因为在这种情况下主动脉反流和"窃血"效应都微不足道。

参考文献

[1] Toews WH, Lortscher RH, Kelminson LL. Double outlet right ventricle with absent aortic valve. Chest. 1975; 68: 381-382.

[2] Bierman FZ, Yeh MN, Swersky S, Martin E, Wigger JH, Fox H. Absence of the aortic valve: antenatal and postnatal two-dimensional and Doppler echocardiographic features. J Am Coll Cardiol. 1984; 3: 833-837.

[3] Lin AE, Chin AJ. Absent aortic valve: a complex anomaly. Pediatr Cardiol. 1990; 11: 195-198.

[4] Miyabara S, Ando M, Yoshida K, Saito N, Sugihara H. Absent aortic and pulmonary valves: investigation of three fetal cases with cystic hygroma and review of the literature. Heart Vessels. 1994; 9: 49-55.

[5] Marek J, Skovranek J, Povysilova V. Congenital absence of aortic and pulmonary valve in a fetus with severe heart failure. Heart. 1996; 75: 98-100.

[6] Hartwig NG, Vermeij-Keers C, De Vries HE, Gittenberger-De Groot AC. Aplasia of semilunar valve leaflets: two case reports and developmental aspects. Pediatr Cardiol. 1991; 12: 114-117.

[7] Eronen M, Heikkila P. Absent aortic and dysplastic pulmonary valves associated with ventricular septal defect in fetal hydrops. Pediatr Cardiol. 2003; 24: 400-402.

[8] Harada Y, Takeuchi T, Satomi G, Yasukouchi S. Absent aortic valve: successful palliation in the neonate. Ann Thorac Surg. 1998; 66: 935-936.

[9] Hibino N, Harada Y, Hiramatsu T, Yasukochi S, Satomi G. Fontan operation for hypoplastic left heart syndrome with absent aortic valve. J Thorac Cardiovasc Surg. 2004; 128: 315-316.

病例

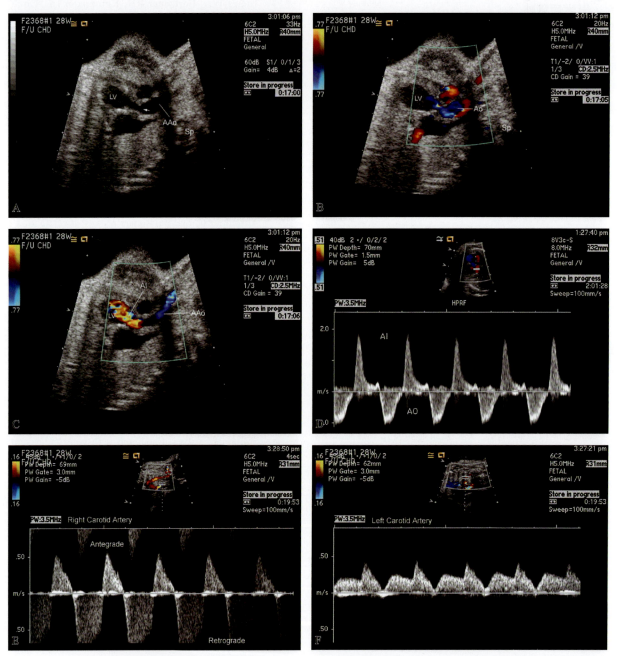

病例21-1 A.罕见的主动脉瓣缺如病例，合并B型主动脉弓离断（右侧无名动脉和左颈总动脉之间离断）。箭头所指部位为正常主动脉瓣所在部位，未见正常瓣叶组织。升主动脉（AAo）扩张。LV.左心室；Sp.脊柱。B.收缩期左心室流出道血液进入主动脉内。C.舒张期可见主动脉内宽大反流血流束进入左心室内，呈蓝色，说明没有正常的主动脉瓣。D.升主动脉血流频谱，收缩期可见正向层流（基线下方），舒张期可见主动脉瓣反流的反向血流（基线下方）。E.由于主动脉弓在两条颈总动脉之间离断，因此仅右侧颈总动脉（right carotid artery）血流频谱受主动脉瓣缺如影响。基线上方可见收缩期前向（antegrade）血流，基线下方显示的是由于主动脉瓣反流引起的右颈总动脉向左室的反向（retrograde）血流。F.左颈总动脉血流，收缩期与舒张期均为前向血流。这是因为该动脉发自离断主动脉弓的远端，通过动脉导管供血；严重的主动脉瓣反流使右颈总动脉通过Willis环从左颈总动脉"窃血"，因此左颈总动脉（left carotid artery）舒张期亦为正向频谱

22

左心发育不良综合征
Jack Rychik

hypoplastic left heart syndrome. Ann Thorac Surg. 2009; 87: 1214-1219.

［25］ Quartermain MD, Cohen MS, Dominguez TE, Tian Z, Donaghue DD, Rychik J. Left ventricle to right ventricle size discrepancy in the fetus: the presence of critical congenital heart disease can be reliably predicted. J Am Soc Echocardiogr. 2009; 22: 1296-1301.

［26］ Kovalchin JP, Brook MM, Rosenthal GL, Suda K, Hoffman JI, Silverman NH. Echocardiographic hemodynamic and morphometric predictors of survival after two-ventricle repair in infants with critical aortic stenosis. J Am Coll Cardiol. 1998; 32: 237-244.

［27］ Allan LD, Sharland G, Tynan MJ. The natural history of the hypoplastic left heart syndrome. Int J Cardiol. 1989; 25: 341-343.

［28］ Tworetzky W, Wilkins-Haug L, Jennings RW, et al. Balloon dilation of severe aortic stenosis in the fetus: potential for prevention of hypoplastic left heart syndrome: candidate selection, technique, and results of successful intervention. Circulation. 2004; 110: 2125-2131.

［29］ McElhinney DB, Marshall AC, Wilkins-Haug LE, et al. Predictors of technical success and postnatal biventricular outcome after in utero aortic valvuloplasty for aortic stenosis with evolving hypoplastic left heart syndrome. Circulation. 2009; 120: 1482-1490.

［30］ Tabbutt S, Dominguez TE, Ravishankar C, et al. Outcomes after the stage I reconstruction comparing the right ventricular to pulmonary artery conduit with the modified Blalock Taussig shunt. Ann Thorac Surg. 2005; 80: 1582-1590; discussion 1590-1591.

［31］ Tweddell JS, Hoffman GM, Mussatto KA, et al. Improved survival of patients undergoing palliation of hypoplastic left heart syndrome: lessons learned from 115 consecutive patients. Circulation.2002; 106: I82-I89.

［32］ Rychik J, Szwast A, Natarajan S, et al. Perinatal and early surgical outcome for the fetus with hypoplastic left heart syndrome: a 5 year single institutional experience. Ultrasound Obstet Gynecol.2010; 36: 465-470.

［33］ Chrisant MR, Naftel DC, Drummond-Webb J, et al. Fate of infants with hypoplastic left heart syndrome listed for cardiac transplantation: a multicenter study. J Heart Lung Transplant. 2005; 24: 576-582.

［34］ Sano S, Ishino K, Kawada M, et al. Right ventricle-pulmonary artery shunt in first-stage palliation of hypoplastic left heart syndrome. J Thorac Cardiovasc Surg. 2003; 126: 504-509; discussion 509-510.

［35］ Galantowicz M, Cheatham JP, Phillips A, et al. Hybrid approach for hypoplastic left heart syndrome: intermediate results after the learning curve. Ann Thorac Surg. 2008; 85: 2063-2070; discussion 2070-2071.

［36］ Khairy P, Fernandes SM, Mayer JE Jr, et al. Long-term survival, modes of death, and predictors of mortality in patients with Fontan surgery. Circulation. 2008; 117: 85-92.

病例

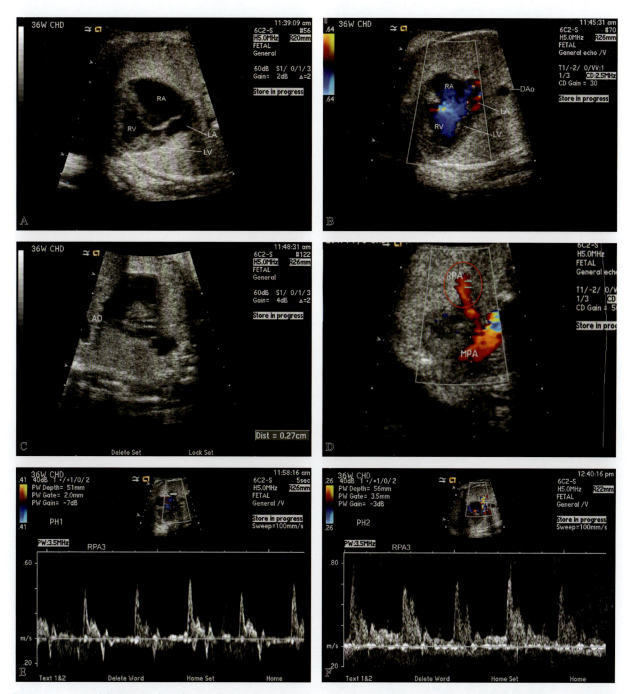

病例 22-1 A.心尖切面显示右心房(RA)及右心室(RV)扩大。左心房(LA)变小，左心室(LV)重度发育不良，几乎不能显示。B.舒张期彩色多普勒血流，可见血流进入扩大的右心室，但是未见血流进入左心室。DAo.降主动脉。C.升主动脉发育不良。孕36周胎儿，主动脉（AO）内径小于3mm，重度发育不良。这例HLHS胎儿升主动脉管壁回声明显增强。D.孕妇吸氧试验测定肺血管床功能。彩色多普勒血流显示右肺动脉(RPA)进入右肺实质内，选择其中一段测量血流频谱，通常该部位距离主肺动脉(MPA)分叉处1 ~ 2cm。E.室温下测定右肺动脉远端（肺实质段）多普勒频谱。注意特征性的"钉"型频谱，反映正常肺血管呈高阻力，舒张期血流减少。F.多普勒取样容积放在同一部位，孕妇吸入60%氧气20分钟后，频谱明显增宽，峰值流速增高（约80cm/s），舒张期血流增多。这种正常反应说明正常胎儿其心房之间分流无限制性

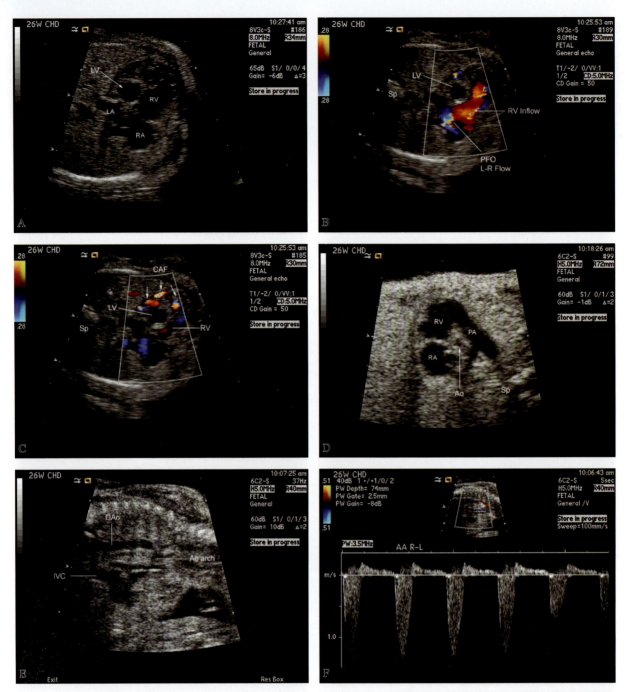

病例22-2 A.二尖瓣狭窄合并主动脉闭锁，四腔心切面。左心室狭小、心尖变圆，二尖瓣口仅见少量血流。房间隔卵圆孔瓣由左房飘向右房。B.舒张期可见较宽大的红色血流束由三尖瓣进入右心室，由于血流速度过低，左心室未见明显血流信号。心尖部可见范围较小的高速血流信号，反映的是冠状动脉-心腔瘘。这说明有血流经过二尖瓣进入左心室，然后通过冠状动脉瘘离开心室。卵圆孔（PFO）处可见左房至右房的分流信号。C.调整声束方向显示了左心室室壁及心尖部多个细小的血流信号，反映了冠状动脉-心室瘘（CAF）。D.短轴切面显示较小的主动脉位于中央。主动脉(Ao)与肺动脉(PA)大小比例不协调。Sp.脊柱。E.主动脉弓切面，降主动脉(DAo)与主动脉(Ao)横弓大小比例不协调。可见主动脉弓发出头臂血管分支。主动脉横弓汇入降主动脉部位角度较锐利。IVC.下腔静脉。F.降主动脉与主动脉横弓交界处血流频谱，收缩期可见血流逆向进入主动脉横弓（基线下方），说明头臂血管由来自动脉导管的血液逆向供应

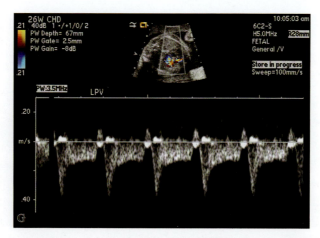

病例22-2续 G.左肺静脉(LPV)血流频谱，以前向双相血流为主（基线下方），心房收缩期可见少量反流（基线上方），显示左房出口无明显梗阻。由于HLHS胎儿左心房顺应性略低于正常胎儿，所以在心房收缩期可以出现少量反流

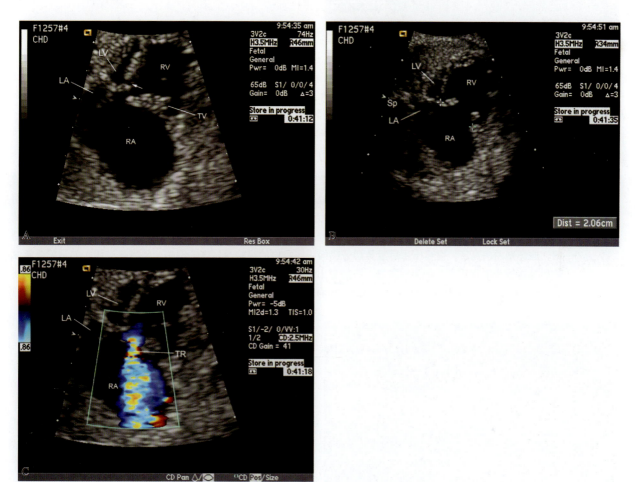

病例22-3 A. HLHS,二尖瓣闭锁合并小的室间隔缺损（箭头所示），因此左心室（LV）可见。左心房（LA）狭小，右心房（RA）明显扩大。三尖瓣(TV)瓣叶增厚。B.舒张期显示三尖瓣开放，瓣叶增厚，发育不良。右心房显著扩大。C.收缩期彩色多普勒显示严重的三尖瓣反流(TR)，这是影响Norwood 1期手术后生存率的重要危险因素

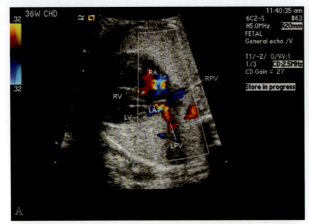
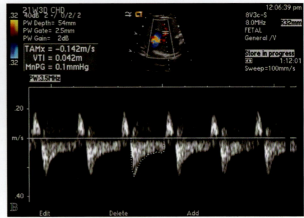
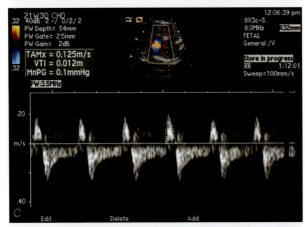

病例22-4　A.评价HLHS胎儿时，观察肺静脉血流频谱非常重要。这幅彩色多普勒图显示了右肺静脉（RPV）及左肺静脉（LPV）回流到缩小的左心房（LA）。B.肺静脉血流频谱，前向血流为主（基线上方），心房收缩期可见明显的反向血流。前向血流的时间速度积分(VTI)为4.2 cm。C. 同一心动周期，反向血流（基线下方）的时间速度积分(VTI)为1.2 cm，因此，前向血流积分与后向血流积分的比值为3.5。该比值小于5时提示房间隔受限，应怀疑左房高压，需要出生后紧急切开房间隔。我们的经验是，该病例房间隔轻度受限，如孕妇吸氧试验后肺血管床发育正常，则预后较好，不需要出生后紧急处理。如该比值小于3则提示严重的梗阻。由于该胎儿仅21孕周，房间隔受限可能会随孕周增加而加重，因此需要动态观察及测量肺静脉频谱的积分比值

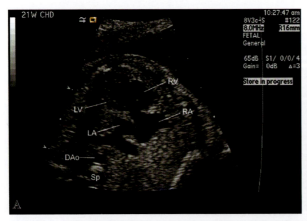
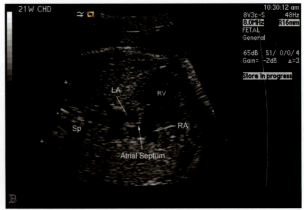

病例22-5　A.孕21周，HLHS合并完整房间隔。四腔心切面显示左心房（LA）呈"双腔"样，左心房似乎不能正常排空。左、右肺静脉汇入左心房处扩张。B.房间隔（Atrial Septum）增厚

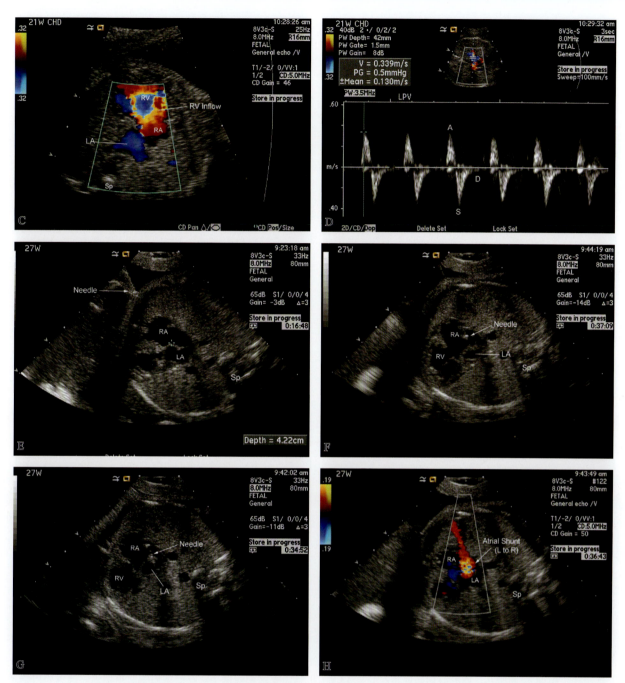

病例22-5续 C. 彩色多普勒显示房间隔水平左向右分流。RA.右心房，RV.右心室，RV Inflow.右室流入血流，Sp.脊柱。D. HLHS合并完整房间隔的肺静脉血流频谱，前向血流（基线上方）与后向血流（基线下方）比值几乎为1：1，提示左心房出口的严重梗阻，患儿出生后将会严重缺氧，需要紧急切开房间隔。除了出生后紧急处理外，由于慢性左心房高压，患儿肺血管床通常严重发育不良。因此，产前介入治疗可能对这类胎儿有利。E.孕27周，该胎儿接受了介入治疗切开房间隔，采用19G针（needle）经孕妇子宫进入胎儿胸腔，目标是穿过房间隔进入左心房，在肺静脉内置入导线。采用3mm 冠脉球囊在房间隔上建立通道。F.针尖从胎儿胸腔进入右心房，对准房间隔。G.置入球囊，扩张房间隔。H.彩色多普勒显示扩张后由左心房至右心房分流[atrial shunt（L to R）]的血流信号

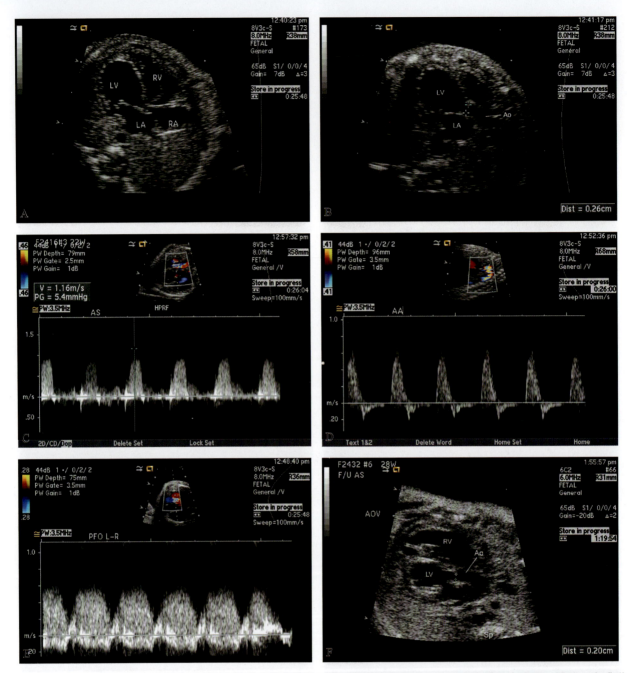

病例22-6　A.孕22周胎儿，四腔心切面显示左心室（LV）扩张，收缩功能低下。左心室内膜回声增强，提示心内膜弹力纤维增生症。左心室似乎并非发育不良，如无其他征象，似乎很难说这是一例HLHS。RV.右心室，LA.左心房，RA.右心房。B.主动脉（Ao）瓣环内径2.6mm，主动脉瓣轻度增厚。C.主动脉瓣口频谱显示为湍流，流速稍增高，大于1 m/s。D.主动脉横弓血流频谱，收缩期反向（基线上方），提示左心室不能产生足够的前向血流通过狭窄的主动脉瓣进入升主动脉。头臂血管由来源于动脉导管的逆向血流供应。E.房间隔卵圆孔处血流方向为左向右。由于以下原因，该胎儿可能发展为HLHS：①左心室扩大，功能低下，心内膜弹力纤维增生症及主动脉狭窄；②房间隔水平左向右分流；③主动脉横弓反向血流。F.孕28周，左心室缩小，主动脉内径与孕22周时相比基本不变。然而，右心继续发育增大

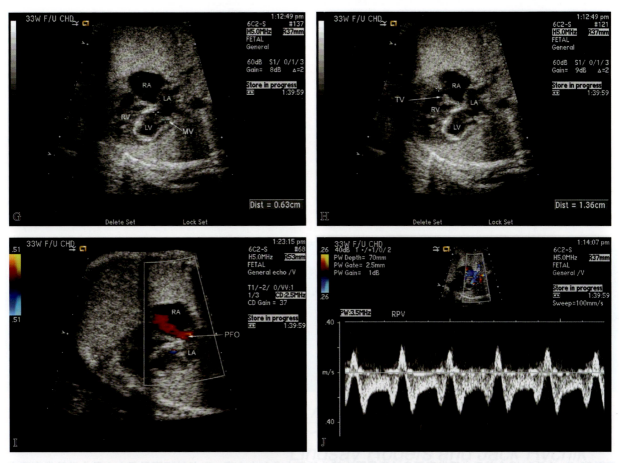

病例22-6续　G.孕33周，左心室进一步缩小，发育不良。二尖瓣环内径小于相应孕周，左心室心内膜弹力纤维增生症。H.三尖瓣环内径约为二尖瓣环的2倍，房间隔由左向右凸出。I.彩色多普勒显示卵圆孔处左向右分流。J.右肺静脉血流频谱显示前向血流为主，提示左心房出口未受阻

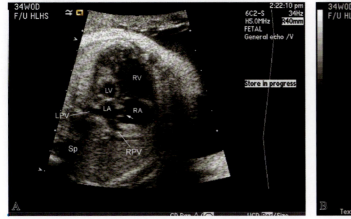

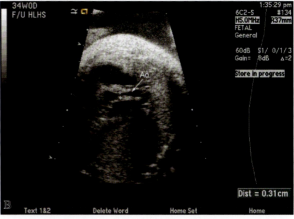

七、预后

MVDS常常造成患儿出生后早期死亡，合并完整房间隔或高度房间隔受限是重要的危险因素。在我们的资料中，10例患儿中，5例目前存活，年龄最大的已经8岁，其中1例接受心脏移植，另外4例接受单心室修补（包括年龄最大的存活儿）。5例死亡患儿中，1例在胎儿期房间隔球囊切开术中死亡；1例未接受手术，出生后死亡；1例死于介入手术并发症；1例死于开胸手术+介入手术后；1例死于心脏移植后。

波士顿儿童医院的一个MVDS系列报道显示，14例患儿中仅2例存活，其中存活儿年龄最大的目前已经45个月。1个患儿出生后接受了主动脉球囊扩张术，另一个接受了主动脉球囊扩张术、ROSS手术及二尖瓣修补术。所有在出生后才诊断MVDS的患儿均在新生儿期死亡。

除上述两个系列报道外，也有一些散在类似的心脏畸形报道。其中一个报道了孕30周诊断MVDS，因为胎儿水肿在孕35周剖宫产，出生后立即接受主动脉切开术，但是未能成功分离心肺旁道，患儿在手术过程中死亡。

另一个文献报道了3例尸检结果，产前诊断均为卵圆孔早闭、主动脉瓣狭窄、二尖瓣异常及左心室扩大合并心功能异常。其中仅1例有二尖瓣反流，在孕24周宫内死亡。

不幸的是，根据目前有限的资料，MVDS新生儿的生存率最多50%。只有努力改善患儿出生后的心血管状态，才能最大限度地提高生存率。我们应该认识到，MVDS与严重主动脉狭窄及HLHS并不相同，是一种独立的病变，围产期死亡率极高。只有在具备心脏介入手术条件的医学中心分娩，这类患儿才有最大的希望。我们相信，未来采用胎儿手术或出生后早期手术可能会改善MVDS的预后。

图像特征和要点

- MVDS是一种独特的心脏畸形，与严重主动脉狭窄和HLHS并不相同。
- MVDS与严重主动脉狭窄或HLHS的根本区别是：二尖瓣异常。
- MVDS的二尖瓣病理改变为：连枷样、瓣环小、二尖瓣狭窄、瓣叶增厚及严重的二尖瓣反流。
- 胎儿超声心动图显示，左心室扩大，心功能异常，内膜增厚，主动脉狭窄或闭锁，严重的二尖瓣反流，左房扩大。
- 房间隔由左凸向右侧，可以出现房间隔受限或完整房间隔。
- 肺静脉血流频谱有助于识别危重的病例。
- 扩大的左心可以压迫右心室，从而引起胎儿水肿。
- MVDS死亡率极高，胎儿介入治疗可能是最有效的治疗方法。

参考文献

[1] Trines J, Hornberger LK. Evolution of heart disease in utero. Pediatr Cardiol. 2004; 25: 287-298.

[2] Rychik J, Rome JJ, Collins MH, et al. The hypoplastic left heart syndrome with intact atrial septum: atrial morphology, pulmonary vascular histopathology and outcome. J Am Coll Cardiol. 1999; 34: 554-560.

[3] Keane JF, Lock JE, Flyer DC. Nadas' Pediatric Cardiology. 2nd ed.Philadelphia: Elsevier; 2006: 75-79.

[4] Silverman NH,Kleinman CS, Rudolph JA. Fetal atrioventricular valve insufficiency associated with nonimmune hydrops: a two-dimensional echocardiographic and pulsed Doppler ultrasound study. Circulation. 1985; 72: 825-832.

[5] Vogel M, McElhinney DB, Wilkins-Haug LE, et al. Aortic stenosis and severe mitral regurgitation in the fetus resulting in giant left atrium and hydrops. J Am Coll Cardiol. 2011; 57: 348-355.

[6] Rogers L, Peterson AL, Gaynor JW, Rome JJ, Weinberg PM, Rychik J. Mitral valve dysplasia syndrome: a unique form of left-sided heart disease. J Thorac Cardiovasc Surg. 2011. In press.

[7] McElhinney DB, Marshall AC, Wilkins-Haug LE, et al. Predictors of technical success and postnatal biventricular outcome after in utero aortic valvuloplasty for aortic stenosis with evolving hypoplastic left heart syndrome. Circulation. 2009; 120: 1482-1490.

[8] Bharati S, Patel A, Varga P, et al. In utero echocardiographic diagnosis of premature closure of the formen ovale with mitral regurgitation and large left atrium. Am Heart J. 1991; 122: 597-600.

[9] Nowlen TT, Ayres NA, Kearney DL, et al. Premature closure of the foramen ovale associated with aortic stenosis, left ventricular dilation with thrombus and early mortality. Am J Cardiol. 2000; 85: 1159-1161.

病例

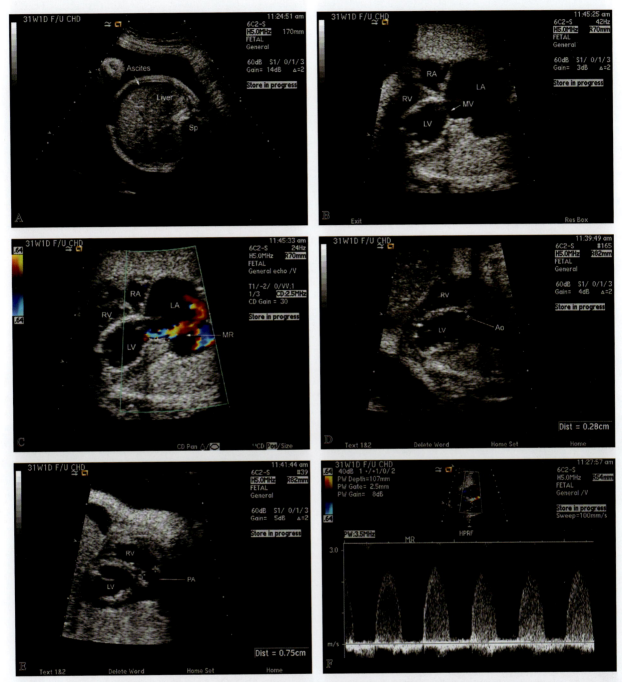

病例23-1 A.孕31周MVDS，胎儿水肿，已出现腹水(Ascites)。Sp.脊柱。B.四腔心切面，左心房(LA)巨大，左心室(LV)扩大。左心室内膜回声增强，提示心内膜弹力纤维增生症。左心面积（左心房＋左心室）明显大于右心面积（右心房＋右心室），提示预后不良。MV.二尖瓣；RV.右心室；RA.右心房。C.重度二尖瓣反流，反流束进入巨大的左房内。房间隔完整，由左侧凸向右侧，没有分流。血液在左房左室之间无效地往返运动，并不能提供胎儿生长需要。D.主动脉瓣狭窄，主动脉瓣环发育不良。孕31周，主动脉瓣环内径3mm。E.肺动脉(PA)瓣环内径7.5mm，约为主动脉2倍。F.二尖瓣反流（MR）最高流速为2.5 ～ 2.8m/s，提示左心室压力较左心房高30mmHg。相对于主动脉流出道梗阻，该左心室压力偏低，说明左心室收缩功能极差

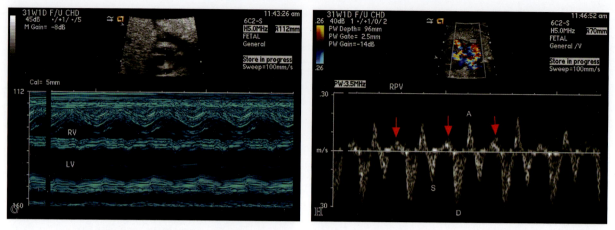

病例23-1续 G. M型超声，取样线经过右心室(RV)和左心室(LV)。可见左心室扩大，右心室相对狭小。左心室收缩功能极差，压迫右心室，使心排血量完全依靠右心完成。H.右肺静脉血流频谱，呈"双重反向"，红色箭头所示为对应二尖瓣反流期的肺静脉反向血流，提示左房高压，不能正常排空

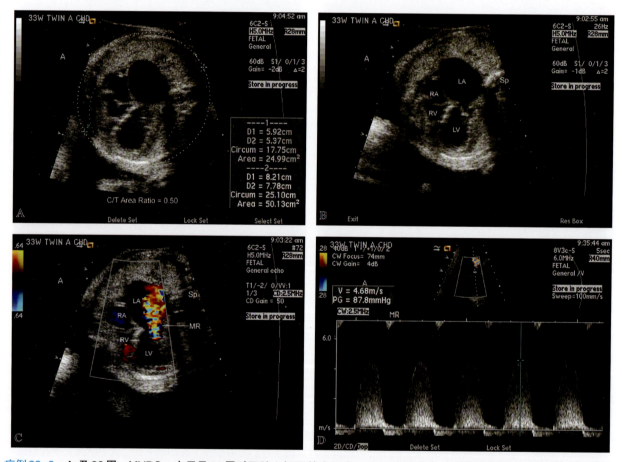

病例23-2 A.孕33周，MVDS。由于孕20周时四腔心切面基本正常，左心功能异常也很难被发现，所以通常在较晚的时间才能发现MVDS。该胎儿心脏扩大，心胸面积比值(C/T ratio)为50%。B.左心房(LA)、左心室(LV)显著扩大，左心室内膜回声增强。C.可见严重的二尖瓣反流(MR)，反流束占据了一半以上扩大了的左心房。Sp.脊柱。D.用二尖瓣反流峰值流速换算出左心室压力比左心房高90mmHg以上，提示左心功能尚佳，可以产生足够压力供应头臂血管

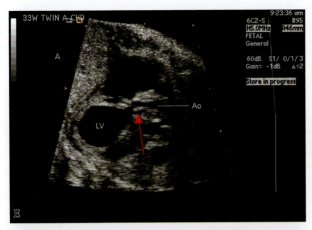

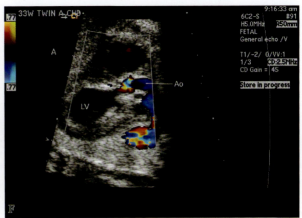

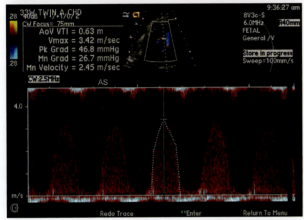

病例23-2续 E.左心室长轴，可见主动脉狭窄，主动脉瓣膜增厚（红色箭头所示）。F.主动脉瓣口可见前向五彩血流束，然而，升主动脉可见反向血流（呈蓝色）。G.用主动脉瓣口峰值流速换算出瞬间压力梯度为45～50mmHg，然而，由于大量二尖瓣反流，主动脉前向血流极为有限。AS.主动脉狭窄

V

先天性心脏畸形：
右心畸形

24

肺动脉狭窄
Anita Szwast

超声检查要点

- 比较肺动脉瓣环与主动脉瓣环内径。
- 通过肺动脉瓣的血流性质，层流还是湍流？
- 肺动脉瓣收缩期峰值速度。
- 肺动脉瓣的形态。
- 比较三尖瓣环与二尖瓣环内径。
- 三尖瓣反流程度的评估。
- 由三尖瓣反流峰值速度估算右心压力。
- 右心房大小。
- 右心室大小及功能。
- 右心室肥厚程度的评估。
- 动脉导管内的血流方向。
- 肺动脉分支的内径。
- 是否存在卵圆孔及卵圆孔的大小。
- 是否存在以心房收缩期静脉导管血流反向为标志的静脉压增高。
- 是否存在提示中心静脉压增高的下腔静脉搏动。
- 是否存在任何心室-冠状动脉瘘。

一、解剖及解剖相关知识

肺动脉狭窄是一种表现形式多样的疾病。狭窄部位可发生在瓣下、瓣膜及瓣上各个部位（图24-1）。瓣下性狭窄，梗阻可由肌性组织或纤维组织引起。肌性瓣下狭窄常继发于圆锥隔膜的发育异常或者心肌肥厚。典型的纤维性瓣下狭窄与圆锥动脉干发育异常有关，可能与腱索附着异常或房室瓣叶附着异常有关。

瓣膜型肺动脉狭窄根据解剖学形态可以分为6型：① 穹隆型（"doming"）（42%）；② 单一交界瓣（unicommissural）（16%）；③ 二叶瓣（10%）；④ 三叶瓣（6%）；⑤ 瓣环未发育（hypoplastic annulus）（6%）；⑥ 瓣发育不良（dysplastic）（19%）。穹隆型肺动脉瓣狭窄，瓣叶开放呈穹隆状或圆锥型，中央有一开口，从针尖大小至几毫米不等。该类型的肺动脉狭窄其肺动脉瓣没有分叶。单一交界瓣型肺动脉瓣狭窄仅有一条交界线（瓣叶间的自然裂隙）和一个增厚的瓣叶。二叶瓣型肺动脉瓣狭窄可见两条对合线及两叶增厚的瓣叶；三叶瓣肺动脉瓣狭窄可见三个瓣叶中度增厚，部分融合，有三条对合线。发育不良型肺动脉瓣狭窄，肺动脉瓣环明显缩窄。最后，未发育型肺动脉瓣狭窄，肺动脉三叶瓣明显增厚，冗长，闭合线不融合。大多数Noonan综合征及一些非家族性肺动脉狭窄的患者合

并存在发育不良型肺动脉瓣狭窄。瓣上型肺动脉狭窄，梗阻发生在肺动脉瓣环以上。

肺动脉狭窄可以并发于多种先天性心脏病，包括圆锥动脉干畸形如法洛四联症、右室双出口、大动脉转位、室间隔缺损、三尖瓣闭锁或狭窄、Ebstein畸形、先天性矫正型大动脉转位。瓣叶狭窄程度越严重，右室漏斗部肥厚程度就越重，从而造成血流动力学上的瓣下狭窄。由于高速血流通过狭窄的肺动脉口产生射流，主肺动脉窄后扩张。右室压力增加继而引起三尖瓣反流。右室肥厚，右心室充盈压增高，继而引发右房扩张，顺应性改变。孤立的严重的肺动脉狭窄可并发右室变小或发育不良。胎儿存在严重的肺动脉狭窄时，如果三尖瓣不存在反流，则可能在高压力的右室腔与冠脉循环之间形成交通，即冠脉窦道。冠脉循环内出现的任何异常，包括冠状动脉的狭窄、中断，甚至起始段的闭锁都会造成胎儿右心室心内膜下的心肌缺血甚至梗死。尽管以上现象可发生在重度肺动脉狭窄中，但更常见于肺动脉闭锁。

二、发病率、遗传学及发育

孤立的肺动脉瓣狭窄占先天性心脏病的7% ~ 12%。如果包括与其他疾病合并存在的病例，则发病率可达25% ~ 30%。家族性研究显示，在肺动脉狭窄患者的兄弟姐妹中，先天性心脏病发病率为2.1%，常为法洛四联症或肺动脉狭窄。如果父母中有患肺动

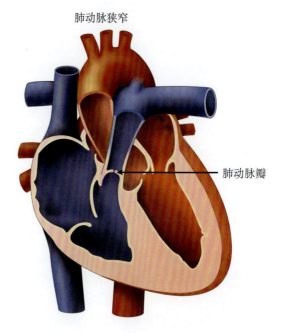

图24-1　**肺动脉狭窄**

脉狭窄者，其子女患有肺动脉狭窄的概率是2.8%。在对双胞胎的调查中显示，单卵双生中，同时患有肺动脉狭窄的概率是8.3%，而双卵双生者，同时患有肺动脉狭窄的概率是2.2%。

遗传学中的诸多综合征都与肺动脉狭窄有关。包括神经纤维瘤病、多发性色素斑综合征或廖博德综合征（斑点、心电图异常、眼距过宽、肺动脉狭窄、生殖器异常、生长迟缓、耳聋）及Noonan综合征。50%以上的Noonan综合征患者都存在先天性心脏缺陷，通常存在肺动脉瓣发育不良。25%以上的Noonan综合征存在肺动脉狭窄相关的肥厚型心肌病。Willianm综合征患者中，可以存在瓣上型肺动脉狭窄。系统性疾病，如糖原过多，可以并发漏斗部和瓣膜的肺动脉狭窄。

三、胎儿生理学

胎儿生理学改变取决于肺动脉狭窄的严重程度。轻度的肺动脉狭窄宫内耐受良好，甚至胎儿心动图检查不能检出。诊断必须依赖对肺动脉瓣形态及肺动脉瓣多普勒频谱表现仔细观察。肺动脉瓣的峰值血流速度如果大于1m/s提示异常，应通知临床医师警惕可能存在肺动脉狭窄。中或重度的肺动脉狭窄会出现右心室肥大、三尖瓣反流、主肺动脉窄后扩张。动脉导管内的血流可能会反向（即主动脉的血液流向肺动脉）以增加肺动脉的血流。在严重梗阻时，右心室充盈压增高，导致通过卵圆孔的右向左分流增加，继而引起左心的扩大。此时，也可以出现不同程度的右室发育不良。由于血液背离右心室，右心室的生长发育就会受限。正常情况下，妊娠期间三尖瓣的瓣环要大于二尖瓣瓣环。严重的肺动脉狭窄时，右室腔和三尖瓣瓣环的发育速度减慢，导致二尖瓣瓣环大于三尖瓣瓣环。

严重的肺动脉狭窄但无明显三尖瓣反流的病例中，右室压升高，甚至超过左室压力。可能在右室腔与冠脉循环之间形成冠脉窦道。冠脉循环内出现的任何异常，例如冠状动脉的狭窄、阻塞甚至闭锁都会造成胎儿心肌缺血甚至梗死。

四、胎儿期策略

根据梗阻的严重程度进行家庭咨询。轻至中度的肺动脉狭窄在宫内尚可以耐受，通常不需要新生儿期干预。但是肺动脉瓣狭窄会随着孕期延长，梗阻程度逐渐加重。因此，在孕期需要采取一系列的监测措施。严重的肺动脉狭窄需要进行新生儿期干预治疗，可以

在心脏导管室或者手术室进行。

当怀疑存在肺动脉狭窄时，初步诊断及随后的产前随访中都需要采集一系列重要的影像学资料。大多数的肺动脉狭窄胎儿都可以很好耐受经阴道分娩。但是当胎儿存在严重的肺动脉狭窄，并且怀疑即将发生胎儿水肿、存在明显的左心功能不全或者卵圆孔开放受限时，建议进行剖宫产。如果出生时发现肺动脉前向血流不足及动脉导管内出现反向血流，则建议服用前列腺素。

大多数患有肺动脉狭窄的胎儿其右心室可能略小但大小尚可，而且在出生之后可以进行双心室修复术，因此出生前不建议进行干预性治疗。然而，有些中心提倡对于重度肺动脉狭窄的胎儿进行宫内瓣膜球囊成形术，以防止胎儿水肿的发生，以及保证出生后建立良好的双心室循环。宫内干预治疗的指征包括即将发生的胎儿水肿，明显的腹腔积液、心包积液或胸腔积液，左室缩短率的减低，静脉导管内房缩期出现明显反向血流，下腔静脉搏动，卵圆孔血流受限。

五、出生后生理学

出生后生理学变化取决于肺动脉狭窄程度。轻至中度的肺动脉狭窄，新生儿可不表现出任何症状，并且可很好地耐受动脉导管的自然闭合。中度以上的肺动脉狭窄，卵圆孔会出现右向左分流，新生儿期会出现轻度的发绀。重度及极重度的肺动脉狭窄，新生儿期患儿会由于卵圆孔大量的右向左分流及肺动脉前向血流不足而出现明显的发绀。该类患儿肺动脉血流主要是由动脉导管的反向血流（主动脉至肺动脉）供应。如果这时动脉导管闭合，患儿则会进展为致死性发绀。如果患儿存在重度三尖瓣反流或者卵圆孔开放受限，则可能出现右心衰竭。

六、出生后策略

出生后处理策略取决于肺动脉梗阻的程度。患有轻至中度的肺动脉狭窄的新生儿通常可以出院接受院外随访。出现发绀的严重肺动脉狭窄的患儿需要在新生儿期接受干预性治疗。需要给患儿补充氧气。如果肺动脉前向血流不足，则需要给予前列腺素以保证动脉导管的开放。如果出现明显的右心衰竭，则需要进行改善心肌收缩力及抗充血性心力衰竭的治疗。

大多数患有严重肺动脉狭窄的患儿需要接受球囊瓣膜成形术作为初步治疗。继发于肌性或纤维组织的

肺动脉瓣下狭窄,以及明显的肺动脉瓣环发育不良则不建议在心脏导管室进行肺动脉瓣的球囊扩张术,这些患儿应采取手术治疗。90%以上的患儿都能够进行安全有效的肺动脉瓣球囊扩张术。大多数患儿术后通过肺动脉瓣的前向血流明显增多,从而可以停用前列腺素。卵圆孔右向左分流引起的轻-中度发绀可能会持续存在,直至右室顺应性明显改善。如果球囊扩张术后肺动脉狭窄改善不理想,患儿无法停用前列腺素,则需要进一步手术治疗。尽管某些情况下,右心室会轻度发育不良或者明显肥厚,但是若能完全解除肺动脉狭窄,随着时间推移,心室腔可继续发育,肥厚也能减轻。

手术治疗肺动脉狭窄比较少见,因为大部分的肺动脉狭窄是可以经过导管进行球囊瓣膜成形术改善的。然而,在某些罕见情况下,经球囊扩张术并不能达到理想的解除肺动脉狭窄效果或者纠正继发的严重的心室发育不良,这时就需要手术治疗。手术的方式取决于患儿是适于接受双心室修复术还是针对心室发育不良的单心室姑息治疗。如果明确是双心室修复的适应证(大多数情况下是),需要进行肺动脉瓣瓣膜切开术;或者如果存在严重的肺动脉瓣环发育不良,则需要进行跨瓣的修复手术。如果肺动脉瓣发育不良,则需要进行肺动脉瓣的部分或者全部切除术,可能还需要进行自体瓣膜移植术。如果属于单心室姑息治疗的适应证(这在肺动脉狭窄中十分少见),新生儿期则需要建立一个体-肺分流,4—6个月时进行双向Glenn手术,2—3岁时进行Fontan手术(参见25章)。

七、预后

单纯的肺动脉瓣狭窄预后良好。对于肺动脉狭窄的自然病程已有研究。研究显示,轻度的肺动脉狭窄,根据肺动脉瓣峰值血流速度计算的跨瓣压力低于25mmHg时,不需要采取任何治疗措施。这些患者的运动耐力与正常人无异。中度的肺动脉狭窄,即肺动脉瓣跨瓣压力在25～50mmHg,是否需要治疗还存有争议。该研究表明,20%的中度肺动脉狭窄,其肺动脉瓣跨瓣压介于25～49mmHg,需要手术治疗。尽管大多数患者是没有症状的,但是手术指征包括常规运动试验心排血量低于正常,以及右心室舒张末期压力异常增高。近些年来,很多中心建议当肺动脉瓣跨瓣压力超过40mmHg,选择性地进行肺动脉瓣球囊扩

图像特征和要点

- 轻度的肺动脉狭窄可能会在胎儿超声心动图中漏诊。
- 可以在多个切面显示肺动脉瓣,理想的切面包括大血管短轴切面和右室流出道长轴切面。从四腔切面,探头向前倾斜在显示左室流出道之后就可以显示右室流出道。这个切面是测量肺动脉血流的最佳切面。
- 肺动脉狭窄行多普勒检查时,可见通过肺动脉瓣的血流层流消失,出现湍流,且峰值血流速度超过1m/s。
- 正常胎儿肺动脉瓣环和三尖瓣瓣环均大于主动脉瓣和二尖瓣。肺动脉狭窄时,肺动脉瓣环可能会小于正常,随着孕期的增长,需要追踪测量肺动脉瓣环的内径。
- 相关的三尖瓣发育不良程度反映了右室发育不良的程度。多数情况下,三尖瓣环会偏小一些,但是大小足够,通常在胎龄Z-评分中大于-3(不小于该胎龄预期平均值减去3个标准差)。
- 对肺动脉狭窄患儿的右心室大小应进行一个整体的定性评估。但是实际测量右室腔的大小是有困难的,因为右室腔自身几何形态不规则,且在肺动脉狭窄的情况下还会出现发育不良。因此没有标准化的公式可以应用于右室腔的体积计算。间接测量右室腔大小的最佳方法就是测量三尖瓣环的大小。
- 多普勒超声测量胎儿三尖瓣前向血流,静脉导管及脐静脉血流可以帮助评价右室顺应性及预测出生后可能发生的舒张功能不全,例如卵圆孔出现右向左分流,继发发绀。一些表现,例如①通过三尖瓣的血流为单峰血流;②心房收缩时静脉导管无血流或者出现反向血流;③脐静脉血流搏动,表明右心室顺应性发生改变,应该引起注意。
- 肺动脉狭窄并发胎儿水肿则比较麻烦。如上所述的异常血流频谱改变并不能作为评价肺动脉狭窄胎儿水肿进展情况的指标,也不能预测即刻发生的胎儿水肿,因为胎儿期舒张功能不全可能表现比较稳定,不出现任何临床症状,直至出生。然而,同时出现卵圆孔受限及如前所述的静脉频谱改变则表明胎儿前向血流受阻,心功能减低。这种胎儿存在发生胎儿水肿的潜在危险。
- 如果存在重度三尖瓣反流,则需要密切监测。重度三尖瓣反流则预示胎儿有发生水肿的危险。
- 当肺动脉狭窄存在三尖瓣反流的时候应该仔细检查三尖瓣,警惕三尖瓣下移畸形或者发育不良的存在。尤其需要注意三尖瓣隔瓣的位置,在轻度的三尖瓣下移畸形时容易漏诊。

张术。随着时间推移，患儿的生长与肺动脉瓣的发育不成比例则会加重梗阻程度。因此，对于轻-中度肺动脉狭窄的患儿而言，必须进行随访追踪，以明确肺动脉瓣跨瓣压力是否会继续进展及后期是否需要采取手术干预。中-重度的肺动脉狭窄，其跨瓣压力大于50mmHg时，就必须进行球囊扩张瓣膜成形术或者手术性瓣膜成形术。迄今为止，该项目并未涉及产前相关研究，因此，无法准确预测患有肺动脉狭窄的胎儿应选用上述何种方案。

患者在儿童期或者成人期接受初步的球囊扩张术可以达到很好的疗效。在一项134名患者远期预后的调查研究显示，后期有效的肺动脉瓣膜成形术可使77%的患者在15年内不需要再次治疗。在17名需要接受手术治疗以解除持续存在的肺动脉梗阻的患者中，11例发现存在特殊的肺动脉瓣发育异常，与Noonan综合征相关。以上全部接受检查的患者在之后的随访期间（平均11.9年），临床表现未见明确异常。没有患者并发心律失常，仅有2名患者纽约心脏学会心功能分级为2级。新生儿期接受球囊瓣膜成形术的患儿，有90%的患儿其肺动脉跨瓣压力成功降低，尽管约10%的患儿需要在初步治疗之后的数月之内再次进行其他治疗以达到长期解除梗阻的效果。另外，在生命中某个时期出现血流动力学上严重的肺动脉瓣关闭不全时，需要进行瓣膜置换，此种情况多发生在新生儿期。

参考文献

[1] Campbell M. Factors in the aetiology of pulmonary stenosis. Br Heart J. 1962; 24: 625-632.

[2] Driscoll DJ, Michels VV, Gersony WM, et al. Occurrence risk for congenital heart defects in relatives of patients with aortic stenosis, pulmonary stenosis, or ventricular septal defect. Circulation. 1993; 87: I114-I120.

[3] Burch M, Sharland M, Shinebourne E, et al. Cardiologic abnormalities in Noonan syndrome: phenotypic diagnosis and echocardiographic assessment of 118 patients. J Am Coll Cardiol. 1993; 22: 1189-1192.

[4] Noonan JA. Hypertelorism with Turner phenotype. A new syndrome with associated congenital heart disease. Am J Dis Child. 1968; 116: 373-380.

[5] Rice MJ, McDonald RW, Reller MD. Progressive pulmonary stenosis in the fetus: two case reports. Am J Perinatol. 1993; 10: 424-427.

[6] Todros T, Presbitero P, Gaglioti P, Demarie D. Pulmonary stenosis with intact ventricular septum: documentation of development of the lesion echocardiographically during fetal life. Int J Cardiol. 1988; 19: 355-362.

[7] Galindo A, Gutierrez-Larraya F, Velasco JM, de la Fuente P. Pulmonary balloon valvuloplasty in a fetus with critical pulmonary stenosis/atresia with intact ventricular septum and heart failure. Fetal Diagn Ther. 2006; 21: 100-104.

[8] Tulzer G, Arzt W, Franklin RC, et al. Fetal pulmonary valvuloplasty for critical pulmonary stenosis or atresia with intact septum. Lancet. 2002; 360: 1567-1568.

[9] Tworetzky W, Marshall AC. Fetal interventions for cardiac defects. Pediatr Clin North Am. 2004; 51: 1503-1513, vii.

[10] Hayes CJ, Gersony WM, Driscoll DJ, et al. Second natural history study of congenital heart defects. Results of treatment of patients with pulmonary valvar stenosis. Circulation. 1993; 87: I28-I37.

[11] Garty Y, Veldtman G, Lee K, et al. Late outcomes after pulmonary valve balloon dilatation in neonates, infants, and children. J Invasive Cardiol. 2005; 17: 318-322.

[12] Colli AM, Perry SB, Lock JE, et al. Balloon dilation of critical valvar pulmonary stenosis in the first month of life. Cathet Cardiovasc Diagn, 1995; 34: 23-28.

[13] Berman W Jr, Fripp RR, Raisher BD, et al. Significant pulmonary valve incompetence following oversize balloon pulmonary valvuloplasty in small infants: A long-term follow-up study. Cathet Cardiovasc Intervent. 1999; 48: 61-65.

病例

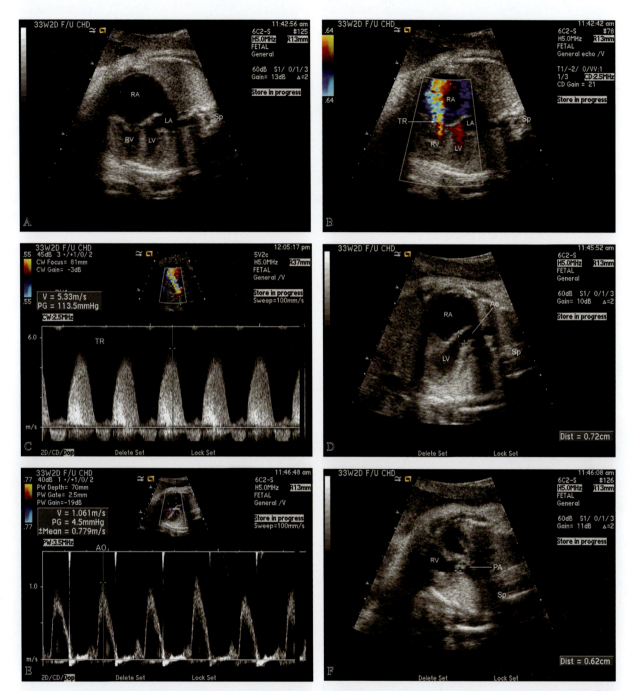

病例24-1 A.孕32周胎儿四腔心切面观。心脏整体增大，但主要是以右房（RA）增大为主。LV.左心室；RV.右心室；Sp.脊柱。B.多普勒超声显示三尖瓣重度反流（TR）。C.连续多普勒测得三尖瓣最大反流速度超过5.3m/s，由此估算右心室压力明显高于右心房，压力阶差113mmHg，对应右心房的V波、即收缩波处，这表明右心室流出道存在梗阻。D.主动脉瓣环内径7.2mm，不存在梗阻。Ao.主动脉。E.多普勒血流频谱提示通过主动脉瓣的血流为层流。F.肺动脉瓣明显增厚，肺动脉瓣环内径6.2mm，小于主动脉瓣环内径，表现异常。肺动脉瓣环由于肺动脉瓣叶狭窄而发育不良

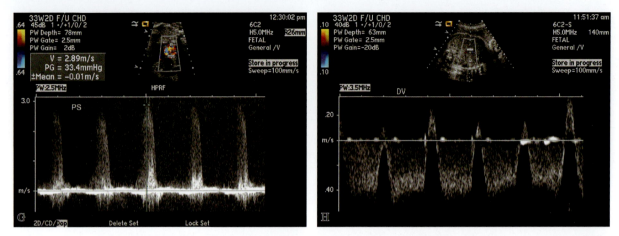

病例24-1续　G.肺动脉瓣处多普勒血流频谱表现。肺动脉瓣处血流为湍流，峰值血流速度超过2.9m/s。H.静脉导管血流频谱提示随着心房收缩静脉导管内出现反向血流。这是由于三尖瓣反流，右室肥厚，顺应性降低继而引起右房压力增高的结果

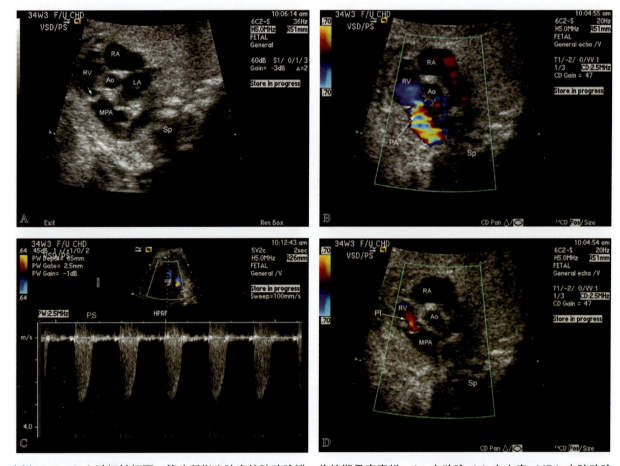

病例24-2　A.心脏短轴切面。箭头所指为狭窄的肺动脉瓣，收缩期呈穹窿样。Ao.主动脉；LA.左心房；MPA.主肺动脉；RA.右房；RV.右室；Sp.脊柱。B.肺动脉狭窄的彩色多普勒显示瓣上五彩湍流，提示存在高速非层流血流。PA.肺动脉。C.肺动脉狭窄脉冲多普勒频谱显示峰值血流速度约3m/s，由此估算瞬时压差约36mmHg。D.舒张期肺动脉瓣关闭不全。可见射流自异常的瓣口返回右室

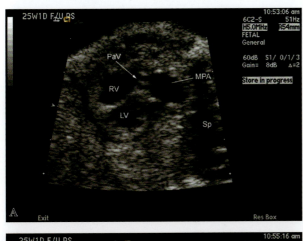
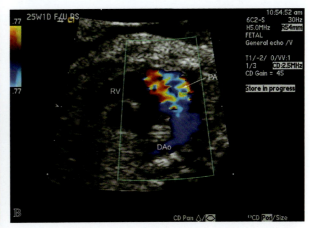
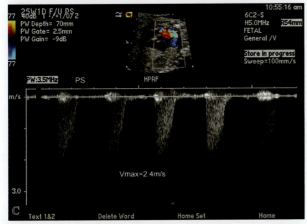

病例 24-3　A.右心室（RV）长轴切面。箭头所指为狭窄的肺动脉瓣（PaV），注意主肺动脉存在狭窄后扩张。B.彩色多普勒显示肺动脉瓣上湍流，进一步证实肺动脉狭窄的存在及狭窄后的扩张。与降主动脉延续的导管也存在一定程度的扩张。C.肺动脉瓣脉冲多普勒频谱。峰值血流速度约2.4m/s，表明肺动脉瓣跨瓣压力大于23mmHg。PS.肺动脉瓣狭窄

25

室间隔完整的肺动脉闭锁

Anita Szwast

- 右室相对于左室的大小与功能。
- 右室的形态学 (如，是否为三部分组成)。
- 右室流出道的形态学。
- 肺动脉瓣的开放性。
- 三尖瓣大小和形态学。
- 是否存在三尖瓣反流。
- 如果存在三尖瓣反流，则运用频谱多普勒测定反流的峰值速度来估测右室压力。
- 有无右室-冠状动脉瘘。
- 有无沿着室间隔和心脏表面走行的冠状动脉扩张。
- 存在或是不存在左室流出道梗阻 (如室间隔凸出所致)

一、解剖及解剖相关知识

室间隔完整的肺动脉闭锁 (PA/IVS) 是一种从右室到肺动脉的通路完全封闭，且不伴有室间隔缺损的畸形。这是一种形态学上变异较大的疾病。右室通常小或发育不良。当合并 Ebstein 畸形或是三尖瓣发育不良并有大量反流时，右室可以显著扩张。可能表现为右室漏斗部肌性闭锁并完全没有流出腔，或是可能有膜状的肺动脉瓣膜闭锁。另外，肺动脉闭锁可能随着孕周的发展才出现。严重的肺动脉狭窄可以进展为肺动脉闭锁。此外，严重的三尖瓣反流 (如在 Ebstein 畸形或双胎输血综合征中) 造成通过右室流出道前向血流减少，可导致功能性肺动脉闭锁。即：从血流动力学角度看，瓣叶没有打开；但从解剖学角度，其具有开放的潜能。一些"功能性"肺动脉闭锁可以发展成真正的解剖上的肺动脉闭锁。出生后，肺动脉瓣可能相互融合，临床上与先天性的肺动脉闭锁无法鉴别。

PA/IVS 伴发的心外畸形并不常见，但是可以见到多种的心脏畸形。常见房间隔缺损或是右心异常。在 PA/IVS 中，三尖瓣瓣叶经常是发育不良的。三尖瓣腱索可增厚，闭合不全，导致胎儿宫腔内严重三尖瓣反流。此外，三尖瓣瓣环也常常较小。三尖瓣瓣环可能中到重度发育不良，导致了三尖瓣狭窄，在一些病例中可完全封闭，表现为三尖瓣闭锁。

右室可能存在形态学上的异常，这也是一个重要的异常点。右室一般认为在解剖上分为三个部分：①流入道或窦部，是位于三尖瓣瓣下的区域；②小梁部或肌部，构成心尖部；③流出道，由漏斗部组成。在 PA/IVS 中，心室可能有严重的发育不良或变性，仅有流入道部分可辨认 (图 25-1)。有趣的是，PA/IVS 罕有肺动脉异常。肺动脉分支大小良好，由动脉导管供血。

在 PA/IVS 中常见冠脉异常，特别是在伴有右室肥大和压力增高并几乎没有三尖瓣反流的情况下。右室大小与冠脉异常呈负相关，也就是说右室及三尖瓣环越小，冠脉异常的可能性越大。可能会出现从主动脉根部发出的冠脉闭锁，从血流动力学来说与严重的冠脉狭窄或是冠脉中断相似。在这些病例中，闭锁的冠脉血流依靠与右室腔相通的窦或瘘供血。如果某段心肌仅靠右室灌注的冠状动脉供血，就成为"右室依赖的冠脉循环"。

在 PA/IVS 中冠脉异常的发生率如下。据报道，右室与冠脉之间交通瘘管的发生率占病人总数的75%。其中，34% 有冠脉中断，16% 有主动脉起源的冠脉闭锁，5% 为单冠脉开口。一项研究认为，40% 的患者为右室依赖的冠脉循环。心肌异常可与 PA/IVS 并发。这些异常包括心肌排列紊乱、心肌海绵样变及心内膜弹力纤维增生症。由于冠脉异常，会造成 PA/IVS 的胎儿出现缺血、纤维化、梗死、心脏破裂的现象。

最后，PA/IVS 患者还可能出现左心异常。左室流出道梗阻会出现在瓣及瓣下水平。在右室压高于体循环并有严重的室间隔肥厚的病例中，间隔凸向左室侧导致主动脉瓣下的左室流出道梗阻。胎儿期室间隔梗死会造成室间隔瘤和变形，导致左室流出道梗阻。

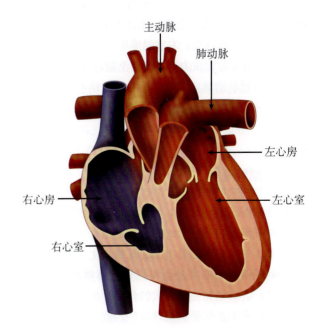

图 25-1　室间隔完整的肺动脉闭锁

系列研究中，5年生存率为92%，再次手术中位数时间为6.9年。与此相比，Guleserian 和他的同事发表了一项关于32例存在依赖右室的冠脉循环，并进行了单心室姑息手术的PA/IVS患者的研究。研究结果表明，三尖瓣Z评分的中位数为-3.62，范围从-2.62到-5.15。所

图像特征和要点

- 确定通过肺动脉瓣的血流是否存在。
- 当怀疑是肺动脉闭锁的时候，可能在收缩期看不到跨瓣的前向血流且瓣叶关闭；但瓣叶似乎薄而纤细，并存在肺动脉关闭不全。像这样的情况，是功能性的肺动脉闭锁，而不是真正解剖学上的肺动脉闭锁，此时应寻找瓣膜无法开放的原因（常常是由于重度的三尖瓣反流和右心功能不全造成的，比如Ebstein畸形）。
- 鉴别是肺动脉瓣本身的问题还是肌部/漏斗部的问题。
- 尝试着鉴别右室是否分为三部分：窦部（流入道）、漏斗部（流出道）及小梁部（肌性心尖部）。
- 右室以及三尖瓣的大小。测量三尖瓣瓣环，并获得基于孕周的Z评分。Z评分小于-3说明有显著的三尖瓣及右室发育不良。
- 测量三尖瓣瓣环，并与二尖瓣瓣环相比。三尖瓣与二尖瓣瓣环之比小于0.7表明右室发育不良，可能不能进行双室修复手术。
- 胎儿超声心动图可发现冠状动脉瘘，但无法分辨出准确的冠脉解剖。当右室小，彩色多普勒血流显像发现右室-冠状动脉交通，则可疑存在依赖右室的冠脉循环；但出生后才能做出最后的确诊。
- 评价是否有卵圆孔开放受限。
- 评价是否存在三尖瓣反流及其程度，估测右室压。
- 运用脉冲多普勒评价三尖瓣口的血流情况。如果频谱是单峰的话，表明顺应性差。
- 重要的是如果三尖瓣有前向血流但没有三尖瓣反流需要高度怀疑右室-冠脉交通的存在。否则进入右室的血液从哪里流出？
- 多普勒评估包括以下几点：
  ①探查静脉导管，寻找房缩期的反向血流。②探查脐静脉搏动。这些情况表明右室顺应性低下，但不能可靠地预测水肿的发展。但如果观察到①卵圆孔开放受限，②随着时间有变化发展，需要密切注意。
- 需要高度注意水肿的征象。如果患PA/IVS胎儿出现积液或早期水肿，需要怀疑有①房水平的分流受限；②严重的三尖瓣反流；③心室功能不全导致的心肌缺血等的存在。

有的病人都有中或重度的右室发育不良。随访时间从9个月到14.8年，中位数为5.1年。采用Kaplan-Meier法计算精确生存率，81.3%患者生存时间达15年，平均生存时间达12.1年。所有的死亡都发生在Blalock-Taussing分流术后3个月，继发于可能存在的心肌缺血。存在主动脉-冠状动脉间的闭锁的致死率为100%，提示这种情况下，一出生就应进行心脏移植。

最后，如果没有严重冠状动脉异常，单心室姑息手术的预后良好。与之相比，解剖结构适合并进行了双室修复术的患者生存率非常高，尽管很多病人因为右室流出道的再梗阻需要再次手术。

参考文献

［1］ Todros T, Presbitero P, Gaglioti P, Demarie D. Pulmonary stenosis with intact ventricular septum: documentation of development of the lesion echocardiographically during fetal life. Int J Cardiol. 1988; 19: 355-362.

［2］ Celermajer DS, Bull C, Till JA, et al. Ebstein's anomaly: presentation and outcome from fetus to adult. J Am Coll Cardiol. 1994; 23: 170-176.

［3］ Hornberger LK, Sahn DJ, Kleinman CS, Copel JA, Reed KL. Tricuspid valve disease with significant tricuspid insufficiency in the fetus: diagnosis and outcome. J Am Coll Cardiol. 1991; 17: 167-173.

［4］ Barrea C, Hornberger LK, Alkazaleh F, et al. Impact of selective laser ablation of placental anastomoses on the cardiovascular pathology of the recipient twin in severe twin-twin transfusion syndrome. Am J Obstet Gynecol. 2006; 195: 1388-1395.

［5］ Lougheed J, Sinclair BG, Fung Kee FK, et al. Acquired right ventricular outflow tract obstruction in the recipient twin in twin-twin transfusion syndrome. J Am Coll Cardiol. 2001; 38: 1533-1538.

［6］ Calder AL, Peebles CR, Occleshaw CJ. The prevalence of coronary arterial abnormalities in pulmonary atresia with intact ventricular septum and their influence on surgical results. Cardiol Young. 2007; 17: 387-396.

［7］ Chaoui R, Bollmann R, Goldner B, Heling KS, Tennstedt C. Fetal cardiomegaly: echocardiographic findings and outcome in 19 cases. Fetal Diagn Ther. 1994; 9: 92-104.

［8］ Gardiner HM, Belmar C, Tulzer G, et al. Morphologic and functional predictors of eventual circulation in the fetus with pulmonary atresia or critical pulmonary stenosis with intact septum. J Am Coll Cardiol. 2008; 51: 1299-1308.

[9] Salvin JW, McElhinney DB, Colan SD, et al. Fetal tricuspid valve size and growth as predictors of outcome in pulmonary atresia with intact ventricular septum. Pediatrics. 2006; 118: e415-e420.

[10] Roman KS, Fouron JC, Nii M, Smallhorn JF, Chaturvedi R, Jaeggi ET. Determinants of outcome in fetal pulmonary valve stenosis or atresia with intact ventricular septum. Am J Cardiol. 2007; 99: 699-703.

[11] Galindo A, Gutierrez-Larraya F, Velasco JM, de la Fuente P. Pulmonary balloon valvuloplasty in a fetus with critical pulmonary stenosis/atresia with intact ventricular septum and heart failure. Fetal Diagn Ther. 2006; 21: 100-104.

[12] Tulzer G, Arzt W, Franklin RC, Loughna PV, Mair R, Gardiner HM. Fetal pulmonary valvuloplasty for critical pulmonary stenosis or atresia with intact septum. Lancet. 2002; 360: 1567-1568.

[13] Guleserian KJ, Armsby LB, Thiagarajan RR, del Nido PJ, Mayer JE Jr. Natural history of pulmonary atresia with intact ventricular septum and right-ventricle-dependent coronary circulation managed by the single-ventricle approach. Ann Thorac Surg. 2006; 81: 2250-2257.

[14] Daubeney PE, Wang D, Delany DJ, et al. Pulmonary atresia with intact ventricular septum: predictors of early and medium-term outcome in a population-based study. J Thorac Cardiovasc Surg. 2005; 130: 1071.

[15] Odim J, Laks H, Tung T. Risk factors for early death and reoperation following biventricular repair of pulmonary atresia with intact ventricular septum. Eur J Cardiothorac Surg. 2006; 29: 659-665.

病例

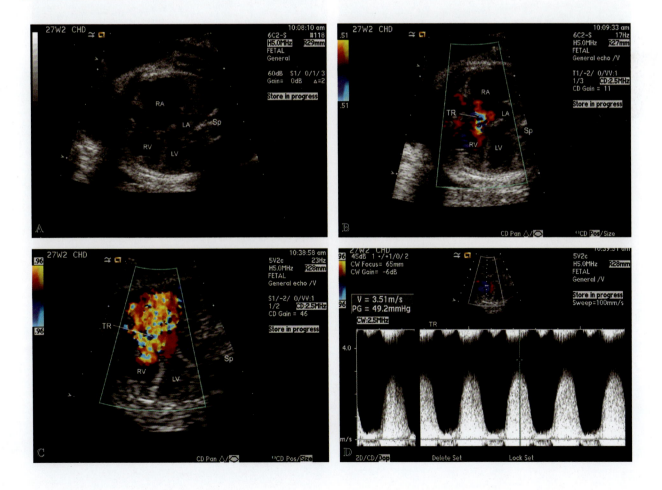

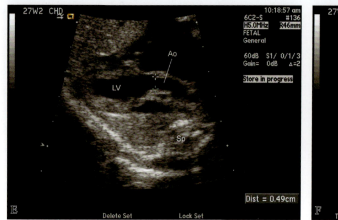
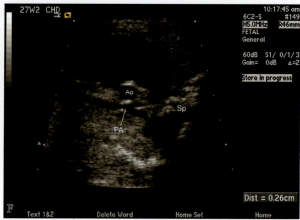

病例 25-1　A.四腔心切面示扩大的右房和形态良好的右室腔。LA.左房；LV.左室；RV.右室；Sp.脊柱。B.舒张期彩色血流成像。有大小良好的三尖瓣瓣环存在。C.收缩期彩色血流成像示重度的三尖瓣反流。D.连续波多普勒示三尖瓣反流的峰值速度达 3.5m/s；因此右室压约比右房收缩压压高 49mmHg。E.左室流出道。主动脉瓣瓣环直径为 4.9mm。Ao.主动脉；LV.左室。F.肺动脉闭锁。主肺动脉内径远小于主动脉，直径约为 2.6mm

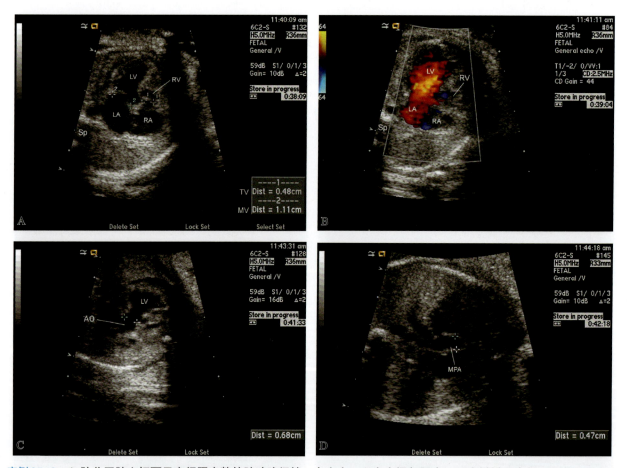

病例 25-2　A.胎儿四腔心切面示室间隔完整的肺动脉闭锁。右室小，心尖小梁部肥大。三尖瓣瓣环内径 4.8mm（十字准线 1），二尖瓣瓣环内径 11.1mm（十字准线 2），是三尖瓣瓣环内径的 2 倍以上。正常情况下，三尖瓣要大于二尖瓣，但是在 PA/IVS 中不同。LA.左房；LV.左室；RA.右房；RV.右室；Sp.脊柱。B.彩色血流显像示舒张期左室充盈，而右室没有充盈。C.探头向前向上偏斜看主动脉流出道。主动脉瓣瓣环内径 6.8mm，没有梗阻。AO.主动脉。D.主肺动脉是从右室上方以盲端发出。主肺动脉内径 4.7mm，小于主动脉瓣瓣环，属于异常

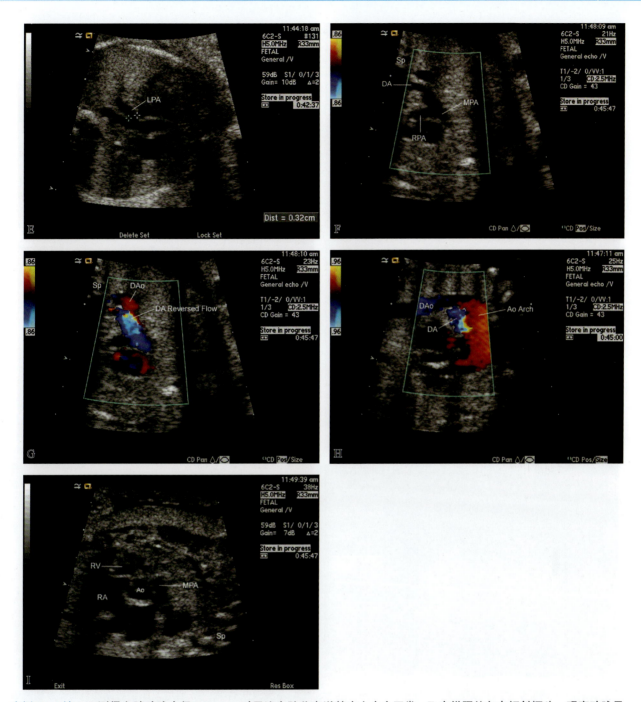

病例25-2续 E.测得左肺动脉内径3.2mm，对于这个胎儿来说基本上大小正常。F.在纵隔处向右倾斜探头，观察动脉导管和右肺动脉。左、右肺动脉发育良好，在PA/IVS病例中，其大小基本接近正常。G.彩色血流显像表明动脉导管血流反向，从降主动脉流入主肺动脉。H.主动脉弓切面示血流前向（红色），进入主动脉弓和降主动脉。在起自主动脉弓下的动脉导管中可见反向血流（蓝色）。I.主动脉瓣水平的短轴切面显示闭锁的盘状（platelike）肺动脉瓣和主肺动脉

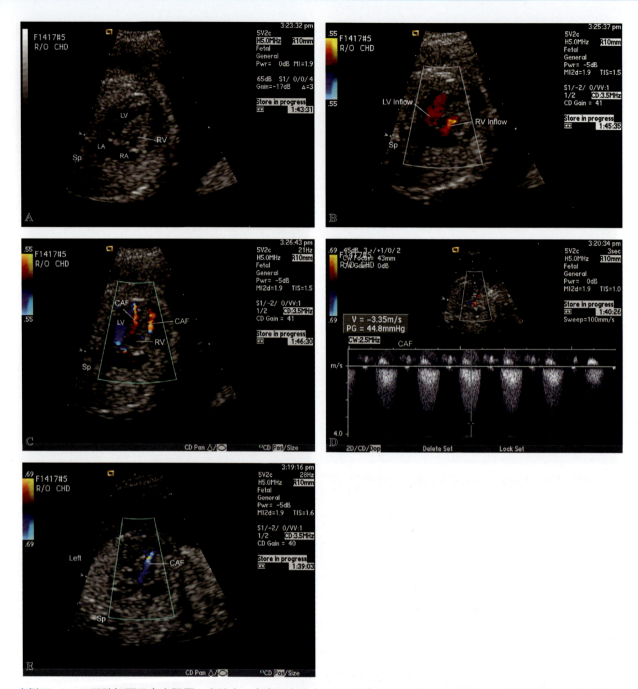

病例25-3 A.四腔切面示右室肥厚，室腔小。右房没有扩大。LA.左房；LV.左室；Sp.脊柱。B.舒张期彩色血流成像清晰显示右室和左室彩色血流束宽不同。C.收缩期彩色血流成像示多条冠脉-右室瘘。D.脉冲多普勒取样于其中一根右室和冠状动脉的连接部，高速的血流说明连接部狭窄。E.彩色血流成像示扩张的冠状动脉，血流方向是从右室流向心底部（蓝色）。这说明冠状动脉由右室反向供血

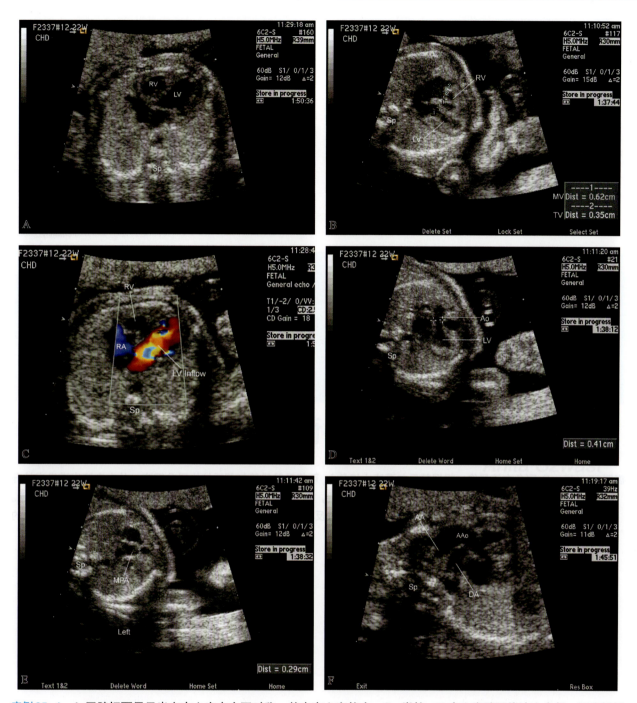

病例25-4 A.四腔切面显示出左右心室大小不对称,其中右心室偏小。Sp.脊柱。B.右心室腔不能达心尖部。三尖瓣瓣环内径小于二尖瓣瓣环。C.彩色血流显像示有血流进入左心室,而右心室则没有血流进入。D.左心室流出道通畅。测得主动脉瓣瓣环为4.1mm。E.肺动脉瓣膜闭锁,瓣环直径为2.9mm。MPA.主肺动脉。F.图像显示升主动脉,近端主动脉弓,动脉导管

- 心脏大小，心胸面积比。
- 心脏节律。
- 三尖瓣下移程度。
- 右房及右室实际大小。
- 三尖瓣反流程度。
- 卵圆孔未闭的性质及大小。
- 右室流出道的开放程度和大小，尤其注意下移的三尖瓣瓣叶与流出道的关系。
- 肺动脉瓣的形态，收缩期是否开放，是否有肺动脉瓣的关闭不全。
- 动脉导管血流方向。
- 左室流出道梗阻。
- 肺动脉分支大小，肺容量定性判断。
- 左、右心室的功能。
- 有无胸腔积液、心包积液或水肿。

一、解剖及解剖相关知识

三尖瓣（TV）Ebstein畸形是指三尖瓣隔瓣附着点相对于三尖瓣环向下移位。该病应与三尖瓣发育不良（tricuspid valve dysplasia）鉴别。后者尽管三尖瓣瓣叶显著增厚并伴有不同程度的关闭不全，但三尖瓣的附着位置没有移位。三尖瓣发育不良的诊断包括三尖瓣结构异常伴严重反流，且排除Ebstein畸形；没有"房化"的心室，且右心室结构相对正常。不论是三尖瓣发育不良还是Ebstein畸形，三尖瓣瓣叶外形大体上往往是畸形的或者没有发育（图26-1），由此会有严重的三尖瓣反流和心脏明显扩大。

三尖瓣下移畸形，隔瓣与后瓣可能被牵拉至右心室内。前叶正常附着于三尖瓣瓣环，显得很大，像窗帘一样，延伸至心室游离壁或间隔-调节束复合体（septum-moderator band complex）。前叶的腱索缩短或消失。瓣膜关闭时，瓣叶可能闭合不充分，造成不同程度的三尖瓣反流。三尖瓣的有效的入口可能较小，导致不同程度的功能性三尖瓣狭窄。有效三尖瓣口之上的右室室壁变薄并房化。伴随三尖瓣重度反流，房化右室和右房（RA）显著扩张，导致心脏明显扩大，这可能会影响肺的发育。室间隔也经常存在异常。随着右心室的显著扩张，室间隔可能凸向左心室流出道，影响左室功能，限制心室排血量。最终胎儿将有发生水肿的风险。

约90％的Ebstein畸形患者有房间隔缺损或存在心房间交通，导致从右至左的分流和不同程度的出生后发绀。矫正型大血管转位可能伴有左侧三尖瓣的Ebstein畸形。常见右心室流出道梗阻。如果三尖瓣下移使得三尖瓣口开放紧邻肺动脉瓣下方，则可能造成纤维性肺动脉瓣下狭窄。超过50%的婴儿可存在"功能性"肺动脉闭锁。该现象的产生可能是由于肺动脉瓣叶从解剖上具有打开的潜能，但由于右心室无法产生可以对抗末端肺动脉阻力的力量而无法打开所致。解剖学上的"真正"的肺动脉闭锁发生率20%以上。在新生儿期，继发于右心房扩张的心脏肥大可能会影响肺的发育，导致肺发育不良。心脏左侧也可能有异常。已有报道Ebstein畸形伴发二尖瓣异常，主动脉瓣狭窄，主动脉瓣二瓣畸形并缩窄。还有伴发室间隔缺损和法洛四联症的报道，但极为罕见。

Ebstein畸形也可以有心肌异常。在Uhl畸形是严重的一种Ebstein畸形，右室内肌细胞没有发育，心肌如羊皮纸样薄透。由于肌细胞的缺乏，右心室游离壁不能收缩。据报道，在Ebstein畸形中，还可能出现左心室发育不良，类似致密化不全。另外，由于心肌桥充当着电生理旁路的作用，有引起胎儿心律失常的风险。大约1/3Ebstein畸形患者有一个或多个旁路，可诱发室上性心动过速。室性心动过速并不常见，但也有报道，尤其是在那些有心肌病的病例。心外畸形罕见，但已有报道骨骼畸形和染色体异常，特别是在13-三体综合征中。

二、发病率、遗传学及发育

三尖瓣的Ebstein畸形在每10万活产胎儿中约

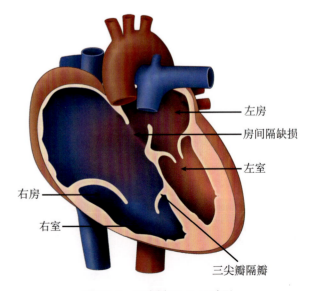

右房

右室

左房

房间隔缺损

左室

三尖瓣隔瓣

图26-1　三尖瓣Ebstein畸形

发生5.2例，占所有先天性心脏疾病不到1%。大部分病例是散发的。家族性Ebstein畸形较罕见，虽然有报道称心脏转录因子NKX2.5突变及10p13-p14和1p34.3-p36.11敲除时可发生。非常罕见的是，母亲接触锂可导致胎儿Ebstein畸形。在一项巴尔的摩-华盛顿的婴儿研究显示，Ebstein畸形风险因素包括，双胎妊娠，有家族性先心病史，以及母亲暴露于苯二氮䓬类药物等。虽然确切的发病机制尚不完全清楚，但推测三尖瓣下移畸形的胚胎学基础可能是三尖瓣未从右室完全分离。

三、胎儿生理学

胎儿生理学表现取决于Ebstein畸形的严重程度或三尖瓣发育不良的严重程度。轻度畸形的胎儿是没有症状的。然而，重度三尖瓣反流和明显房化的右室，可能会产生显著的心脏肥大（由扩张的右房和右室组成）。右室流出道前向血流减少，右心室收缩功能下降导致右室可能不能产生足够的压力打开肺动脉瓣，导致"功能性"肺动脉闭锁。此时肺动脉由动脉导管的反向血流（主动脉到肺动脉）供血。由于重度的三尖瓣关闭不全，右房扩张，右房壁的应力增加，通过未闭卵圆孔的右至左分流增加。心排血量暂时由左心室每搏输出量的增加来维持，直至左心室本身受损；原因是①由扩张的右心压迫；②继发于室间隔功能异常和左侧心肌力学改变。该病需要非限制性的心房间交通以通过左心维持心排血量。事实上，卵圆孔开放受限可伴发胎儿水肿和胎儿死亡。由于心脏右侧的显著扩张，肺的发育可能会受到影响。三尖瓣重度关闭不全，肺动脉瓣闭锁，肺发育不全联合出现时提示出生后预后较差。

四、胎儿期策略

要求根据畸形的严重程度进行产前咨询。在过去，认为各种形式的胎儿三尖瓣下移畸形都是严重的，预后差。然而，如今胎儿超声心动图检测能力提高了，可检测出从轻度到中度再到重度的全部疾病谱类型。仔细的产前超声心动图检查有助于区分这些类型。

量化右房扩张，右室房化的程度是评估Ebstein畸形严重程度的一种方法。Celermajer和他的同事发明了一个指数，即右房及所有房化右室的面积之和与有功能的右室和左心的面积之和的比。比值越大，房化右

室和右房越大，预后越差。Andrews和他的同事描述了胎儿期诊断的三尖瓣畸形出生后死亡率增加相关的超声心动图特征，包括心胸面积比大于0.65，Celermajer指数大于1.5，肺动脉瓣血流减少或缺如，动脉导管血流反向和右侧与左侧室腔比大于1.5。伴有胎儿水肿或心律失常的胎儿，预后特别差，宫内或新生儿死亡的可能性极高。在没有胎儿水肿的情况下，不伴有心衰的Ebstein畸形胎儿可以很好地耐受阴道分娩。然而，对出现水肿的胎儿进行剖宫提前分娩有很高的新生儿死亡风险。对于出现显著右室流出道梗阻和动脉导管反向血流的病情严重的胎儿，出生后应输注前列腺素。

五、出生后生理学

轻度的Ebstein畸形，新生儿往往无症状或仅有轻度发绀，后者是由肺血管阻力增高和经卵圆孔右向左分流增加导致。然而，由于肺血管阻力下降，发绀随着时间的推移而减轻，RV顺应性增加，通过右室流出道的血流也增加。在严重的Ebstein畸形或三尖瓣发育不良中，心脏肥大，三尖瓣重度关闭不全，存在解剖或功能性肺动脉闭锁，新生儿面临着充血性心脏衰竭和严重的低氧血症，后者继发于肺动脉和肺发育不良及大量的卵圆孔右向左分流。动脉导管未闭必须保持开放以向肺供血。氧合和通气取决于是否有足够的肺血管床，但由于在宫内时心脏扩大，肺血管床可能存在异常。在功能性肺动脉闭锁的病例中，随着肺血管阻力下降，右室可能能够打开肺动脉瓣，进而改善发绀和降低经卵圆孔的右至左分流。

六、出生后策略

出生后可采取多种策略，取决于Ebstein畸形的严重程度或三尖瓣发育不良的程度。轻度者，对发绀可能需要进行吸氧治疗。对轻度充血性心脏衰竭者可能需要利尿剂和地高辛治疗。严重情况下，低氧血症和严重的充血性心力衰竭占主导地位，此时必须进行机械通气并给予正性肌力药物。前列腺素的输注可能是必要的，以保持导管开放。由于肺血管阻力下降，右室可能能够将血液射入肺循环，可最终停用前列腺素。

如果这些措施未能改善症状，或有"真性"解剖学肺动脉闭锁，可能需要手术治疗。如果新生儿存在"真性"解剖性肺动脉闭锁，需要进行改良的Blalock-

Taussig（BT）分流术，以提供一个稳定肺血流的来源。BT分流术有利于右室发育，为以后必要时进行手术赢得时机。某些患者可能由于右室没有功能而需进行Fontan手术。相比之下，其他患者可能适于在日后通过手术进行双心室修复术（三尖瓣瓣膜成形术或瓣膜置换术）。

对于病情严重的胎儿，心脏扩大，三尖瓣重度关闭不全，肺动脉功能性或解剖性闭锁，除了BT分流术外，可以选择减小右房，缝合TV的治疗方式。右心足够大、病情较轻者，临床出现呼吸困难，易疲劳，发绀，或心悸的儿童和青少年可以在以后的生活过程中通过瓣膜成形术进行双心室修复。在休息或运动时出现发绀，可以在心脏导管介入治疗室进行卵圆孔封闭。对于心律失常和右房显著扩大的患者，可进行右房减容术并外科冷冻消融术，经证实有效。

七、预后

畸形的严重程度不同，预后差异很大。轻度者，患者可完全无症状，存活达70年或更长的时间。妇女可能会怀孕，虽然据报道在24%的病例中出现流产和胎儿死亡。但是，对于严重的病例，无论是在胎儿还是在新生儿期，预后都非常差。所有诊断为三尖瓣严重发育不良或严重Ebstein畸形的新生儿中，有20%到40%的患者生存不到1个月，只有不到50%的患者可以存活到5岁。

Watson等于1974年发表了一项自然病程研究，纳入了来自28个国家的61个中心的505例病人。有35例患者年龄小于1岁，403例患者在1到25岁之间，67例的患者超过25岁。72%的婴幼儿存在充血性心力衰竭。在年长的患者中，据说有81%的人在婴儿期和儿童期生长和发育正常。71%年龄在1–25岁的患者和60%年龄超过25岁的患者按纽约心脏协会（NYHA）分级为Ⅰ级或Ⅱ级不伴有或几乎不伴有功能不良。充血性心力衰竭的婴幼儿，出生后最初的几个月内，死亡率高。1岁和25岁之间的患者，12%死于这种疾病。在年龄超过25岁的患者中，16.4%死于这种疾病。

Celermajer和他的同事回顾了220例Ebstein畸形，随访期1到34年。确诊时的中位数年龄在1岁以下。所有活产的患者，1年生存率为67%，10年生存率为59%。早期死亡率与充血性心力衰竭和继发于严

重的心脏扩张的肺发育不良相关。但是，在如今胎儿诊断敏感性提高的条件下，尚没有大规模的所有不同严重程度的产前诊断为Ebstein畸形的患者的预后研究。

图像特征和要点

- 评估隔瓣移位的程度是很重要的，是区分Ebstein畸形和三尖瓣发育不良的一个重要因素。两者都可能会出现严重的三尖瓣反流伴右房扩张，心脏肥大，但是，只有真正的Ebstein畸形，才将出现隔瓣移位，隔瓣向心尖部下移使右室房化，减少了有效右室的容积，右室组织减少。

- 正常时三尖瓣通常较二尖瓣略偏向心尖方向，那么移位多少是正常的，什么时候考虑为Ebstein畸形呢？如何区分轻度Ebstein畸形和一个正常的瓣膜，或区分Ebstein畸形和三尖瓣发育不良是一个常见的问题。根据胎龄，正常隔瓣位置的标准已经发表。在四腔心切面，随着妊娠的进行，二尖瓣和三尖瓣隔瓣分离增大。通常在中孕期，三尖瓣隔瓣距心脏十字交叉在3mm以内认为是正常的；在晚孕期，5mm以内是正常的。在临界情况下，右心室房化处室间隔变薄，前叶延长或与右心室分离不完全，可能提示有Ebstein畸形存在。

- 肺动脉瓣关闭不全，并且未见跨肺动脉瓣的前向血流，提示"功能性"肺动脉闭锁，出现反流说明解剖学上是未闭的。这样的新生儿在出生后通过过度通气或使用肺血管扩张剂（如氧化亚氮）迅速降低肺血管阻力可能会有改善。

- 对于很多宫内诊断的右心疾病，多普勒超声检查可记录下腔静脉、静脉导管、脐静脉异常。对于心脏结构正常的胎儿，心房收缩引起静脉导管血流反向或存在脐静脉搏动可能会提示胎儿将出现血流动力学衰竭，预后差，但这样的情况在Ebstein畸形是完全可以理解的。重度三尖瓣关闭不全和右心房顺应性改变是其典型表现，胎儿静脉系统多普勒频谱会有相应改变。

- 对卵圆孔的检查是很重要的。间隔组织冗长导致房间隔水平分流受限尽管少见，但可能会限制左心室充盈，从而减少心排血量并引起胎儿水肿。

- 左室的几何形状、形态和功能可能会受到Ebstein畸形的影响，所以应对所有病例进行左心的检查和评估。

参考文献

［1］ Chaoui R, Bollmann R, Goldner B, Heling KS, Tennstedt C. Fetal cardiomegaly: echocardiographic findings and outcome in 19 cases. Fetal Diagn Ther. 1994; 9: 92-104.

［2］ Correa-Villasenor A, Ferencz C, Neill CA, Wilson PD, Boughman JA. Ebstein's malformation of the tricuspid valve: genetic and environmental factors. The Baltimore-Washington Infant Study Group. Teratology. 1994; 50: 137-147.

［3］ Benson DW, Silberbach GM, Kavanaugh-McHugh A, et al. Mutations in the cardiac transcription factor NKX2.5 affect diverse cardiac developmental pathways. J Clin Invest . 1999; 104: 1567-1573.

［4］ Yatsenko SA, Yatsenko AN, Szigeti K, et al. Interstitial deletion of 10p and atrial septal defect in DiGeorge 2 syndrome. Clin Genet. 2004; 66: 128-136.

［5］ Yang H, Lee CL, Young DC, et al. A rare case of interstitial del(1) (p34.3p36.11) diagnosed prenatally. Fetal Pediatr Pathol. 2004; 23: 251-255.

［6］ Cohen LS, Friedman JM, Jefferson JW, Johnson EM, Weiner ML. A reevaluation of risk of in utero exposure to lithium. JAMA. 1994; 271: 146-150.

［7］ Celermajer DS, Bull C, Till JA, et al. Ebstein's anomaly: presentation and outcome from fetus to adult. J Am Coll Cardiol. 1994; 23: 170-176.

［8］ Andrews RE, Tibby SM, Sharland GK, Simpson JM. Prediction of outcome of tricuspid valve malformations diagnosed during fetal life. Am J Cardiol. 2008; 101: 1046-1050.

［9］ Giuliani ER, Fuster V, Brandenburg RO, Mair DD. Ebstein's anomaly: the clinical features and natural history of Ebstein's anomaly of the tricuspid valve. Mayo Clin Proc. 1979; 54: 163-173.

［10］ Connolly HM, Warnes CA. Ebstein's anomaly: outcome of pregnancy. J Am Coll Cardiol. 1994; 23: 1194-1198.

［11］ Celermajer DS, Cullen S, Sullivan ID, et al. Outcome in neonates with Ebstein's anomaly. J Am Coll Cardiol. 1992; 19: 1041-1046.

［12］ McElhinney DB, Salvin JW, Colan SD, et al. Improving outcomes in fetuses and neonates with congenital displacement (Ebstein's malformation) or dysplasia of the tricuspid valve. Am J Cardiol. 2005; 96: 582-586.

［13］ Yetman AT, Freedom RM, McCrindle BW. Outcome in cyanotic neonates with Ebstein's anomaly. Am J Cardiol. 1998; 81: 749-754.

［14］ Watson H. Natural history of Ebstein's anomaly of tricuspid valve in childhood and adolescence. An international co-operative study of 505 cases. Br Heart J. 1974; 36: 417-427.

病例

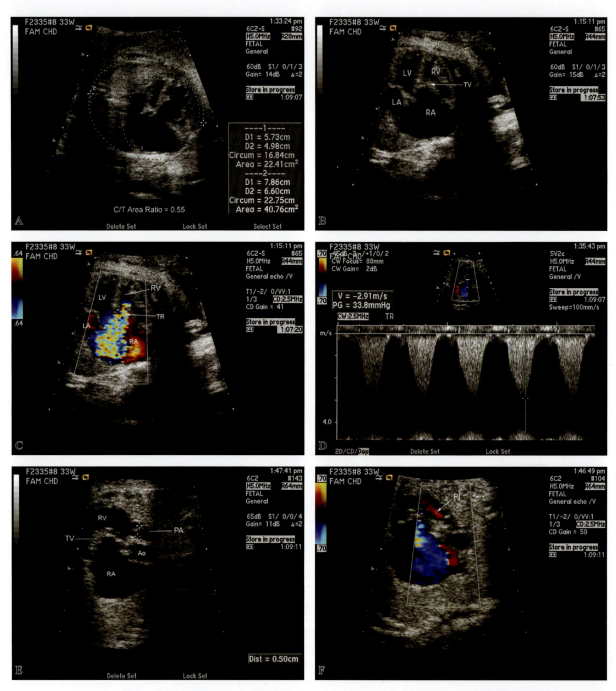

病例26-1　A. Ebstein畸形，心脏显著扩大。心胸面积比（C／T）大于50%。B.三尖瓣（TV）隔瓣（箭头）向心尖方向下移至右心室（RV）。注意扩张的右心房（RA）与左心房（LA）比例增大。由于瓣膜向心尖移位，减少了右室的潜在腔室容积，因此，一部分右室被房化。LV.左心室。C.彩色多普勒超声显示重度三尖瓣反流（TR）。D.脉冲多普勒频谱显示右室腔内压力轻度升高，为34mmHg，对应右房 V 波。E.短轴切面示扩张的右房和移位的三尖瓣（TV）。肺动脉瓣稍增厚，收缩期没有打开。注意肺动脉瓣环的直径小于主动脉，表明前向血流减少和一定程度上的相对性肺动脉瓣环发育不全。PA.肺动脉。F.尽管在收缩时看不到肺动脉瓣口打开，彩色多普勒成像显示有肺动脉关闭不全，因此，在解剖学上瓣叶是开放的。由于Ebstein畸形，存在"功能性"肺动脉闭锁

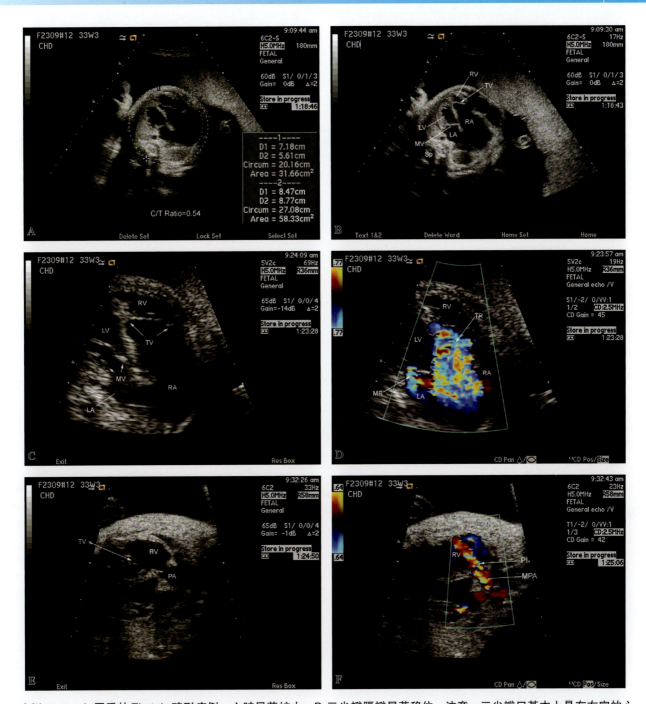

病例26-2　A.严重的Ebstein畸形病例，心脏显著扩大。B.三尖瓣隔瓣显著移位。注意，三尖瓣口基本上是在右室的心尖水平，从这个切面看，右室房化严重，有效右室腔很小。右侧还有胸腔积液。Sp.脊柱。C.相对于二尖瓣（MV），三尖瓣隔瓣严重移位，前叶分离不佳，在与隔瓣闭合前，有很长一段距离黏附于右室游离壁。D.重度三尖瓣关闭不全（TR）。彩色射流几乎充满了整个房化右室及右房。由于左室几何构型和二尖瓣入口处力的改变，也出现了二尖瓣关闭不全（MR）。E.长轴切面向肺动脉方向倾斜一定角度，三尖瓣移位附着于右心室流出道，肺动脉瓣叶增厚。F.彩色血流成像显示严重的肺动脉瓣关闭不全（PI），源于主肺动脉（MPA）远端，通过肺动脉瓣进入由移位的三尖瓣所界定的右室腔内

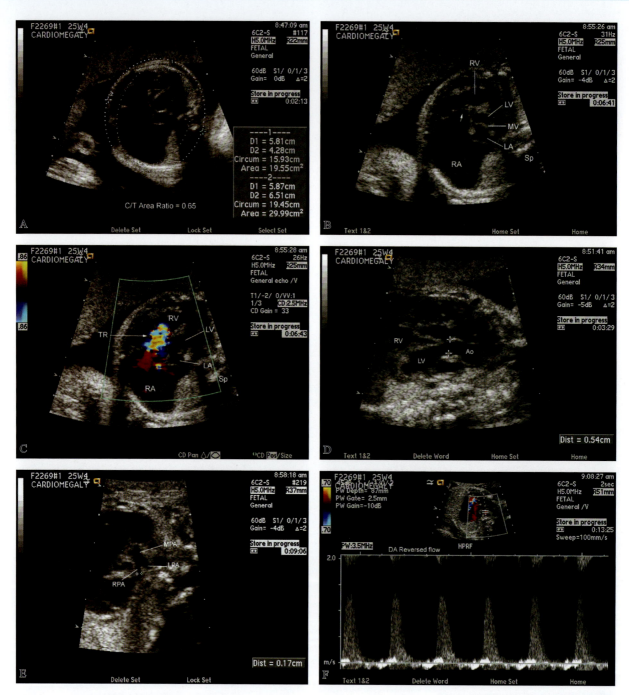

病例26-3　A.三尖瓣Ebstein畸形，心脏显著扩大。B.心尖切面示三尖瓣（箭头）移位和右房严重扩大。心脏总体变形严重，左房左室较小且形态异常。C.三尖瓣瓣叶移位引起的严重三尖瓣反流。D.心脏长轴切面。RV腔小，心肌显得异常薄。左室形状异常，功能很差。Ao.主动脉。E.在此例严重的Ebstein畸形中，存在解剖性肺动脉闭锁。注意小的主肺动脉和微小的右肺动脉（直径小于2 mm）。肺动脉的发育通常与分支肺动脉的大小一致。该病例肺动脉分支极小，提示肺发育不良。LPA.左肺动脉。F.多普勒取样框置于动脉导管（DA）处，显示从主动脉至这些小的肺动脉分支汇合处的反向血流

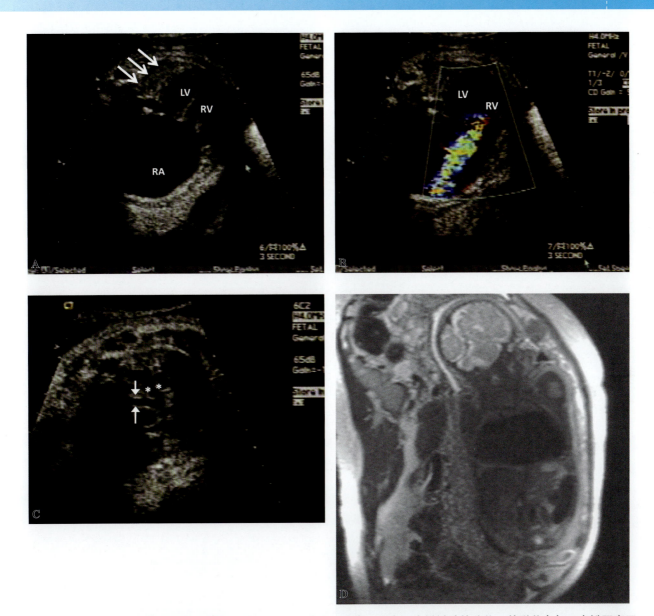

病例26-4　A.一例三尖瓣发育不良患者，不是Ebstein畸形。注意：没有三尖瓣瓣叶的移位，其附着点与二尖瓣距离正常。然而，右房显著扩大。由于心脏巨大，压缩肺组织，在胸腔左侧（箭头）可见肺容积很小。B.三尖瓣发育不良，重度三尖瓣反流。C.尽管有一个巨大的心脏和受压的、小的肺脏，肺动脉分支大小相对较好，但存在肺动脉膜样闭锁。孕期第28周时，测量肺动脉分支直径在3～4mm，几乎正常，提示肺血管发育正常（包括肺实质），但肺组织受心脏增大影响，受到机械性压迫。D.胎儿磁共振成像（MRI）评估肺体积。在此平面请注意巨大心脏和位于心脏之上的小片样肺组织。胎儿的肺部发育测量数据相互矛盾，肺体积非常小，但肺动脉分支大小较好

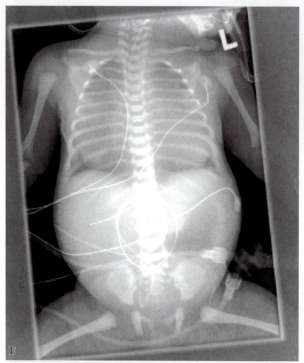

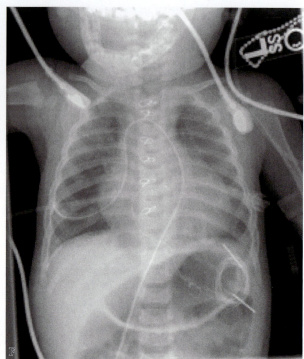

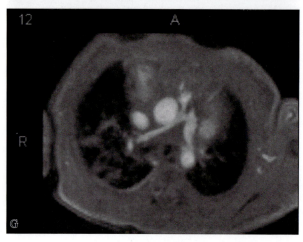

病例26-4续 E.新生儿期胸部X线检查。心脏显著扩大。机械通气以维持肺实质活性。F.该婴儿接受了手术,包括右房减容术,三尖瓣环折叠术,开放肺动脉瓣,建立主-肺动脉分流。注意心脏体积减小,和大体上肺大小适当。G.术后胸部MRI显示肺容积大小良好。对婴儿继续成功进行了进一步的Fontan单心室姑息手术。从此病例中我们可以学到,尽管有由于心脏扩大导致肺组织受压,但肺动脉分支的大小仍可以很好地预测肺的活力

27

三尖瓣闭锁
Anita Szwast

- 三尖瓣是否开放。
- 右心室大小。
- 室间隔缺损的大小及位置，该缺损使得血流从左心室进入右心室。
- 大血管之间的关系，正常或转位。
- 肺动脉主干及分支的大小（大血管关系正常）。
- 主动脉及主动脉弓的大小（大血管转位）。
- 多普勒超声评估肺动脉瓣是否存在前向血流。
- 多普勒超声评估动脉导管血流是否正常或反向。
- 左心室大小、结构及功能。

一、解剖及解剖相关知识

三尖瓣闭锁是一种三尖瓣完全封闭没有任何血流经过的畸形。从形态学上，三尖瓣闭锁可分为四种类型：肌型（62%）、膜型（29%）、类Ebstein型（6%）及瓣型（3%）。肌型三尖瓣闭锁没有三尖瓣瓣膜存在，房室瓣处为肌肉组织。膜型三尖瓣闭锁中房室瓣处为隔膜。类Ebstein型三尖瓣闭锁中，右室腔内瓣膜组织向心尖移位，但无孔，右心室房化。在瓣型三尖瓣闭锁中，尽管瓣膜是封闭无孔的，但是可以看到瓣膜组织和腱索。三尖瓣闭锁时常常伴有右心室发育不良和室间隔缺损。发育不良的程度取决于室间隔缺损的大小。三尖瓣的发育跟右心室的入口部分（窦部）相关，在三尖瓣闭锁时后者是缺如的。因此，三尖瓣闭锁时右心室只包括漏斗部和小梁部。肺动脉分支通常发育良好并由动脉导管灌注；然而，有些病例也伴有肺动脉发育不良。

根据大血管的关系，可将三尖瓣闭锁进行分类。Ⅰ型三尖瓣闭锁占全部患者的70%～80%，大血管关系正常（Van Praag分型，{S，D，S}）。在这种类型中，肺动脉狭窄是较显著的，因血流是经过室间隔缺损从左心室进入右心室，然后进入到肺动脉。室间隔缺损的大小决定了肺动脉前向血流流向主肺动脉的多少（图27-1和27-2）。

Ⅱ型三尖瓣闭锁占全部病例的12%～25%，这一型的三尖瓣闭锁伴有大动脉转位（大血管D型转位：{S，D，D}）。由于存在大血管转位，左心室的血液通过VSD进入右室，后者发出主动脉及体循环流出道，导致不同程度的主动脉下狭窄和（或）主动脉弓缩窄（图27-3）。Ⅲ型三尖瓣相对少见，仅占全部病例的3%～6%，是更加复杂的病例，例如大血管L转位或

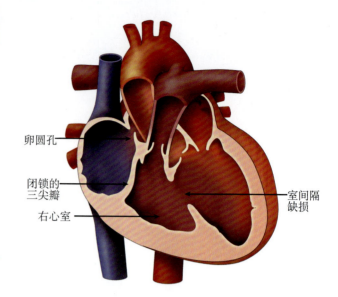

图27-1　三尖瓣闭锁，大血管关系正常，伴有大室间隔缺损

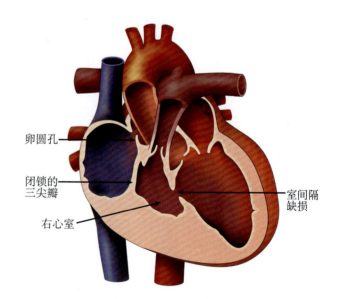

图27-2　三尖瓣闭锁，大血管关系正常，伴小室间隔缺损

矫正型大血管转位。

卵圆孔在三尖瓣闭锁中发挥重要作用，因为全部的静脉回流都要流经卵圆孔，随后全部的心脏输出也要从右向左流经卵圆孔。在Ⅰ型和Ⅱ型三尖瓣闭锁中，卵圆孔通常很大并且无受限。心室左襻的Ⅲ型三尖瓣闭锁中，卵圆孔可能会随着妊娠进展而受限，因为三尖瓣位于左侧，其心腔接受肺静脉回流。

三尖瓣闭锁通常是一种孤立的畸形。不到20%的患者伴有其他畸形，房间隔缺损最常见。大约8%的三尖瓣闭锁伴有主动脉缩窄，尤其是伴有大血管转位的病例。其他伴发畸形还包括左上腔静脉、左右心耳在左侧并列排列及右位主动脉弓。

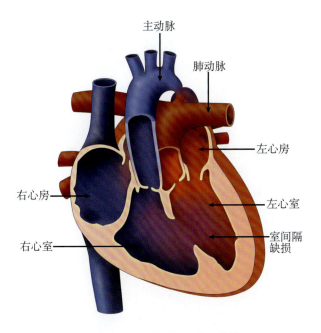

图 27-3 三尖瓣闭锁，大血管转位

二、发病率、遗传学及发育

三尖瓣闭锁占先天性心脏病的 1% ~ 3%。一项研究显示，在活产儿中，三尖瓣闭锁的发病率是 0.057/10 000。虽然有家族中多人患病的报道，但大多数三尖瓣闭锁的病例都是散发的。三尖瓣闭锁的病因尚不清楚，尽管有报道小鼠的三尖瓣闭锁与 Fog-2 或者 Hey-2 突变有关，两者均是与心脏形态发育相关的转录因子。还有极少报道三尖瓣闭锁的患者存在 22q11 缺失。

三、胎儿生理学

胎儿期 I 型和 II 型三尖瓣闭锁一定有通过卵圆孔的右向左分流。因此，卵圆孔通常比较大而且无受限。流向左心室的血液增多导致左心室扩大、肥厚。卵圆孔水平受限较少见。如果受限，静脉导管房缩期会有反向血流或静脉搏动。胎儿水肿并不常见，但可见于罕见的卵圆孔受限的病例中，后者对胎儿有致命影响。

在大动脉关系正常（I 型三尖瓣闭锁）的情况下，室间隔缺损的大小决定前向肺动脉血流的流量。由于室间隔缺损在近端控制流入右心室的血流，因此如果流经室间隔缺损的血流减少就会发生肺动脉瓣环发育不良或者肺动脉瓣狭窄。最严重时，室间隔是完整的，可导致显著的肺动脉狭窄。动脉导管血流反向。室间隔缺损较小或者受限，前向血流减少，动脉导管血流方向正常或反向。室间隔缺损较大或无受限时，由于右心室的前向血流较多，所以动脉导管没有反向血流。

虽然有时也能看到肌部室间隔缺损，但通常都是膜周型室间隔缺损。肌部室间隔缺损随着妊娠的继续，可能会逐渐减小。也可能存在多发室间隔缺损。

当存在大血管转位（II 型三尖瓣闭锁）时，室间隔缺损的大小决定了是否存在体循环受阻。因此存在大动脉转位的三尖瓣闭锁胎儿有主动脉瓣下梗阻、主动脉发育不良和主动脉缩窄的风险。主动脉弓梗阻严重时，动脉导管扩大并支持体循环灌注，横主动脉弓可能会存在反向血流灌注头颈部。

在心室左襻的 III 型三尖瓣闭锁中，卵圆孔水平受限比 I 型和 II 型更常见。由于存在肺静脉流出口的梗阻，这类胎儿出生后很容易发生继发于肺血管床发育不良的肺动脉高压。

四、胎儿期策略

大多数三尖瓣闭锁的胎儿在妊娠期经过良好。最近一项 88 例三尖瓣闭锁胎儿的研究报道中，55 例存活、4 例宫内死亡、25 例终止妊娠、1 例失访。在没有胎儿水肿的情况下，三尖瓣闭锁的胎儿能够很好地耐受产道分娩。左右心房间交通受限的患者发生胎儿水肿的风险较大，但是这种情况比较少见。此外，二尖瓣反流和左心室功能不全可能会随着孕周增加而进展，胎儿容易发生水肿。

在四腔切面可以做出三尖瓣闭锁的诊断。在二维超声图像上，三尖瓣没有开放，并伴有右心室发育不良。彩色多普勒显示三尖瓣无血流通过。可以从多个切面评估室间隔缺损和右心室的大小。评估室间隔缺损和肺动脉环的大小及通过肺动脉瓣血流多少非常重要，可用来预测出生时肺动脉血流是否能够满足需要，是否需要输注前列腺素 E 来维持导管开放以补充肺动脉血流。如果动脉导管血流方向在宫内时都是前向的，则提示肺动脉前向血流路径足够宽。如果动脉导管内存在逆行血流（主动脉流向肺动脉），则在出生前很难对肺动脉血流做出判断，需要在分娩后进行评估。

室间隔缺损可能会随着孕周增加而更加受限，在大动脉关系正常时会加剧肺动脉流出道受阻，在大动脉转位时则加剧主动脉流出道受阻。因此需要进行系列的检查评估。在临床实践中，我们每 4 周对病人进行一次检查，评估解剖状况，并对家属进行教育和提供帮助。

目前还没有修复三尖瓣闭锁的右心室并进行双心室修复的可行方法，只能采取单心室姑息手术。但是并非所有三尖瓣闭锁的胎儿都需要在婴儿期进行干预。肺动脉闭锁及存在动脉导管血流反向的严重肺动脉狭窄的胎儿，出生后应当输注前列腺素以维持肺动脉血流，并且做好新生儿期体循环到肺循环分流术的计划。对于大动脉转位和怀疑主动脉缩窄的三尖瓣闭锁胎儿，需要输注前列腺素以维持导管开放来支持体循环，准备进行Norwood一期治疗。

五、出生后生理学

由于体循环和肺循环血液在左心房混合，所以三尖瓣闭锁的胎儿都存在不同程度的发绀。发绀的程度取决于肺循环血流的量。大动脉关系正常时，室间隔缺损的大小决定发绀的程度。存在大动脉转位时，动静脉血混合很充分，胎儿通常为轻度发绀的粉色。肺动脉闭锁时，肺动脉血流完全依赖于导管。除非输注前列腺素维持导管开放，否则导管闭合就会发生致命性的低血氧。室间隔缺损受限的三尖瓣闭锁新生儿，随着时间进展，肺动脉血流最终会减少。在新生儿期，动脉导管可能会支持肺部血供，但是动脉导管最终闭合时将导致肺部血供减少。此外，出生后室间隔缺损可能会逐渐变小，导致发绀加重。室间隔缺损巨大并且无受限的新生儿，肺循环血流不受影响；随着肺血管阻力下降，肺部血流增加，会导致充血性心力衰竭的症状。

由于不存在肺动脉狭窄或狭窄很轻，大动脉转位的三尖瓣闭锁新生儿主要症状表现为肺血循环过度。这类患儿随着时间的推移，室间隔缺损逐渐受限，左心室压力会增高以维持体循环输出。这反过来将导致肺部血流增加和充血性心力衰竭。大多数体循环输出通道阻塞的三尖瓣闭锁患儿出生后需要导管开放来支持体循环灌注。随着动脉导管闭合，下肢的血液灌注受损，临床出现休克等症状。

六、出生后策略

三尖瓣闭锁胎儿的出生后治疗取决于出生后肺循环或者体循环受阻情况。Ⅰ型三尖瓣闭锁（大血管位置正常、肺动脉血流受阻），新生儿期应当应用前列腺素，随后评估是否需要Blalock-Taussing（B-T）分流术，即将锁骨下动脉与肺动脉吻合，使体循环血流进入肺循环。许多这种类型三尖瓣闭锁的新生儿出生时肺循环和体循环的血流是平衡的。因此这些患者在新生儿期不需要任何治疗，可以在4～6个月时直接进行双向Glenn分流术。少数情况下，由于早发的进展性发绀，早在2月龄时就需要行双向Glenn分流术。室间隔缺损巨大的三尖瓣闭锁患儿一旦肺血管阻力下降，

通常就会发生肺循环过度。可能需要给予抗充血药物（如地高辛）或者利尿药。2～4周时，一旦肺血管阻力稍有下降，可以行肺动脉环扎术以减少肺部血流。然后在4～6月龄时行双向Glenn分流术。

Ⅱ型三尖瓣闭锁（大血管转位、体循环流出道阻塞）如果存在任何室间隔缺损受限，在新生儿期通常均需要行改良的Norwood Ⅰ期手术。这种类型的三尖瓣闭锁如果行肺动脉环扎术，会加速左心室肥厚，进一步限制通过室间隔进入体循环流出道的血流；因此通常应当避免行肺动脉环扎术。文献中已经明确讲述了这类患者行肺动脉环扎术后发生主动脉瓣下狭窄的情况。

所有的三尖瓣闭锁的患者最终都需要行单心室姑息手术；在4～6月龄时行双向Glenn手术、2—3岁时完成Fontan手术（图27-4）。

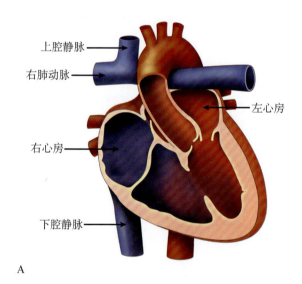

A

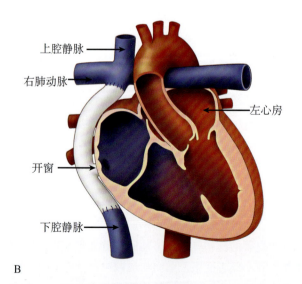

B

图27-4　阶段性Fontan姑息手术。A. Glenn双向分流术；B.使用心外管道完成Fontan手术

七、预后

现阶段，三尖瓣闭锁的远期预后良好。最近的一项妊娠期诊断三尖瓣闭锁的研究显示，出生后积极治疗的婴儿，1个月生存率为91%，6个月为87%，1年为83%，随后13年期间没有后续患者死亡。在另外一项1971年至1999年的225例患者研究中，75%的患者存在肺动脉流出道阻塞，11%患者存在主动脉流出道阻塞。203例（90%）患者接受了姑息手术。全部病例的1个月生存率为90%，1年为81%，10年为70%，20年为60%。死亡的独立风险因素包括早产、低体重、主动脉弓畸形和重度右心室发育不良。

八、单心室的处理

三尖瓣闭锁是单心室的"经典"类型，是20世纪70年代早期最早应用Fontan手术治疗的疾病。Fontan手术的理念是：患者需要有一个心室泵将血入肺循环，才能生存。如果肺部条件良好（肺血管阻力低），就可以不依赖心室的收缩，也可将体循环的静脉血"被动"地直接引入肺动脉从而进入肺循环。如此可以保证充足的肺部循环。

当前（自1989年）这种"腔静脉-肺动脉连接"手术分两部分并分期进行。首先，通过双向Glenn分流术或者半Fontan手术将上腔静脉连到肺动脉分支。William Glenn将上腔静脉直接连接到断开的右肺动脉，第一个提出了通过这样的方法可以产生充足肺循环的理念。现在的手术为"双向Glenn分流术"，即将上腔静脉连接于肺动脉分叉处，血流可以进入左右两个肺动脉。双向Glenn分流术通常在4~6月龄时实施，这时候肺血管阻力下降到较低的水平。这种手术降低了单心室心脏的负荷并使体循环血氧饱和充分，预期动脉血氧饱和度可达到80%~85%。在2~3岁时，利用导管或者垫片在右心房内建立一个通道，从而将下腔静脉连接到肺动脉分支上。在体循环静脉之间建立一个交通支或者"窗口"，有时可以提高早期效果和生存状况。

已经证实这种策略在治疗严重的心脏疾病和提高生存率方面非常成功。许多患儿已经二三十岁了，几乎没有显著并发症。当然，现阶段的单心室治疗策略并不能治愈疾病，因为我们无法取代失去的心室。Fontan手术的生理代价是导致体静脉压力升高，心排

图像特征和要点

- 在三尖瓣闭锁中，室间隔缺损的大小决定右心室的大小和流入右心室的血流量。室间隔缺损越小，右心室就越小，因此在大血管正常（Ⅰ型）时流入肺循环的血流量小，而大血管转位（Ⅱ型）时流入体循环的血流量小。

- 可能会存在多个室间隔缺损；因此需要仔细观察室间隔，尤其在相对于室间隔缺损，右心室太大时。

- 在大血管正常的三尖瓣闭锁，要评估动脉导管的血流方向。动脉导管如果是前向血流则提示室间隔缺损大、肺动脉狭窄轻，并且预示出生后肺循环血充足。

- 在三尖瓣闭锁中可能看到左上腔静脉。虽然在胎儿和出生后没有血流动力学意义，但是在实施双向Glenn分流术之前对其做出诊断非常关键。因为左上腔静脉需要连接到肺动脉上。

- 三尖瓣闭锁时的左心室比正常情况更圆，更类似球状。这可能与左心室在整个妊娠期内都要负担全部的心排血量有关，因而心腔结构发生重构。

- 三尖瓣闭锁的胎儿存在二尖瓣反流时，提示二尖瓣本身异常或者心室功能异常。

- 多普勒超声检查应当包括静脉导管和脐静脉。在三尖瓣闭锁中，房缩期静脉导管血流轻度减少是正常的，并不提示卵圆孔受限或者胎儿水肿，因为此时右房要对抗闭锁的瓣膜进行收缩。然而，如果脐静脉存在搏动，就需要仔细探查房间隔，寻找是否存在卵圆孔受限。在宫内，大多数胎儿都能较好地耐受到中度的房间隔卵圆孔受限。但是一旦出生后，心脏输出增加，中度卵圆孔受限就相对比较严重了，产后需要尽快评估。

- 少数情况下，胎儿需要提前分娩进行房间隔球囊隔膜造口术，但仅仅在出现胎儿水肿的早期表现时才实施。在卵圆孔受限时，不论哪种多普勒方式都无法充分预测哪个胎儿会发生水肿。针对这些罕见的病例，需要进行仔细的系列随访。

- 存在大血管转位的三尖瓣闭锁，应当仔细探查测量升主动脉和主动脉弓。彩色脉冲多普勒评估主动脉内血流可能会有帮助。主动脉弓内反向血流提示主动脉前向血流受阻，见于最严重的室间隔受限和右心室发育不良。这种病人的生理情况类似于左心室发育不良综合征的病人，但是其体循环心室为形态学左心室。治疗方法与左心室发育不良综合征相同。

血量降低。随着时间推移，会产生一些并发症。运动能力下降。心房的手术会导致心律失常。心室功能逐渐降低，由于单心室固有的几何形状和功能，即使是三尖瓣闭锁时的左心室，功能也是不正常的。有血栓形成的风险。有人认为Fongan手术后体循环静脉压升高、心脏输出减少，导致了一种奇特的肠病逐渐增多，病人蛋白丢失。许多患者手术20年后出现肝功能异常和进行性肝硬化。

各种类型的单心室的早期生存率和手术效果在不断提高。但在为单心室型先天性心脏病胎儿家庭咨询时，应当告知他们将未来可能遇到的麻烦。同时，告诉他们这一领域最新的医学动态也很重要。20年前，我们根本没有信心告诉患者家庭，说患有单心室的新生儿有可能存活并且童年时期的生活质量也很好。然而，现在我们有这个信心。同样的道理，20年后，将会有新的医学知识和更好的治疗策略出现，从而可以尽量避免或者克服这些远期并发症，让患儿拥有正常的寿命和生活质量。

参考文献

［1］ Talner CN. Report of the New England Regional Infant Cardiac Program, by Donald C. Fyler, MD. Pediatrics, 1980; 65(suppl): 375-461. Pediatrics. 1998; 102: 258-259.

［2］ Bonnet D, Fermont L, Kachaner J, et al. Tricuspid atresia and conotruncal malformations in five families. J Med Genet. 1999; 36: 349-350.

［3］ Donovan J, Kordylewska A, Jan YN, Utset MF. Tetralogy of Fallot and other congenital heart defects in Hey2 mutant mice. Curr Biol. 2002; 12: 1605-1610.

［4］ Svensson EC, Huggins GS, Lin H, et al. A syndrome of tricuspid atresia in mice with a targeted mutation of the gene encoding Fog-2. Nat Genet. 2000; 25: 353-356.

［5］ Marino B, Digilio MC, Novelli G, Giannotti A, Dallapiccola B. Tricuspid atresia and 22q11 deletion. Am J Med Genet. 1997; 72: 40-42.

［6］ Wald RM, Tham EB, McCrindle BW, et al. Outcome after prenatal diagnosis of tricuspid atresia: a multicenter experience. Am Heart J. 2007; 153: 772-778.

［7］ Freedom RM, Benson LN, Smallhorn JF, et al. Subaortic stenosis, the univentricular heart, and banding of the pulmonary artery: an analysis of the courses of 43 patients with univentricular heart palliated by pulmonary artery banding. Circulation. 1986; 73: 758-764.

［8］ Sittiwangkul R, Azakie A, Van Arsdell GS, Williams WG, McCrindle BW. Outcomes of tricuspid atresia in the Fontan era. Ann Thorac Surg. 2004; 77: 889-894.

［9］ Rychik J. Long-term outcomes after Fontan surgery. Nat Clin Pract Cardiovasc Med. 2008; 5: 368-369.

［10］ Coon PD, Rychik J, Novello RT, Ro PS, Gaynor JW, Spray TL. Thrombus formation after the Fontan operation. Ann Thorac Surg. 2001; 71: 1990-1994.

［11］ Rychik J. Protein-losing enteropathy after Fontan operation. Congenit Heart Dis. 2007; 2: 288-300.

［12］ Camposilvan S, Milanesi O, Stellin G, Pettenazzo A, Zancan L, D'Antiga L. Liver and cardiac function in the long term after Fontan operation. Ann Thorac Surg. 2008; 86: 177-182.

病例

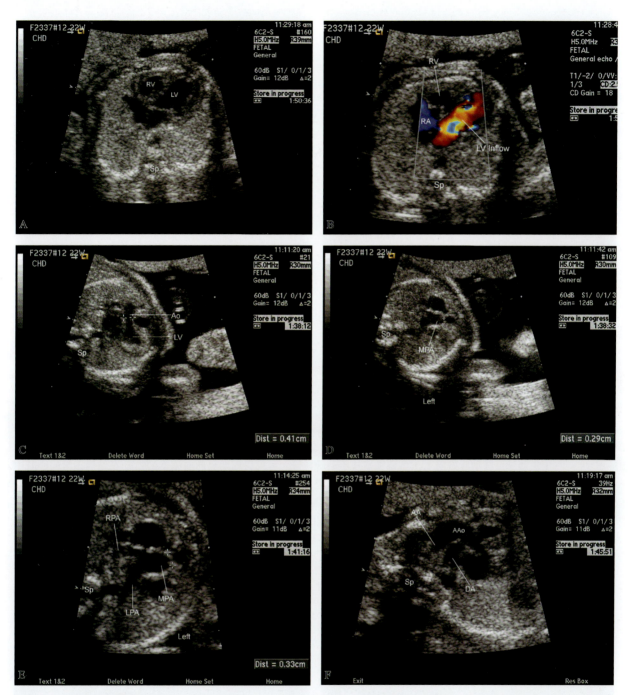

病例 27-1 A. 心尖切面显示左右心室比例异常，右心室小于正常。图像采集于收缩期。尽管尚不能判定为三尖瓣闭锁，但显示右室流入道的瓣膜组织增厚。Sp. 脊柱。B. 彩色多普勒显示左室充盈，但没有经房室入口的右室充盈，证实三尖瓣闭锁。RA. 右心房。C. 此例三尖瓣闭锁，大血管关系正常，主动脉起自左心室。D. 探头向左前方倾斜，显示主肺动脉从主动脉前方经过，此为正常。E. 向上和头侧倾斜探头，显示增厚的肺动脉瓣（测量处）及肺动脉分支。LPA. 左肺动脉；RPA. 右肺动脉。F. 升主动脉和主动脉弓近端。可见一巨大动脉导管

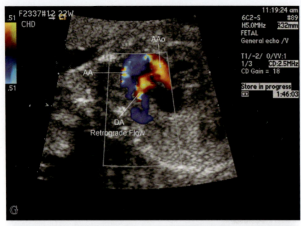
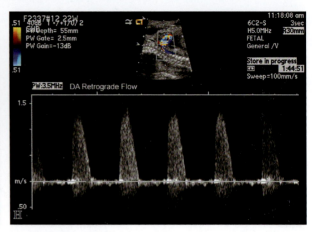

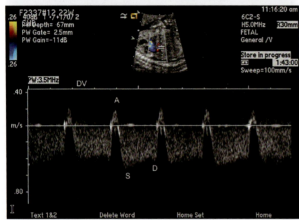

病例27-1续　G.彩色多普勒显示主动脉弓血流，经过动脉导管的血流反向（红色）。提示存在显著的肺动脉狭窄，可能需要进行出生后前列腺素注射以使导管开放维持肺动脉血流。H.多普勒取样于动脉导管，显示反向血流（主动脉至肺动脉方向）。I.多普勒取样于动脉导管。可见房缩期反向血流（A波）。在结构正常的心脏中，该情况属异常，但对于三尖瓣闭锁的胎儿，是完全可以接受的。这个显著的A波可能是由于心房对抗闭锁的三尖瓣收缩产生的，所有的体循环静脉和脐静脉回流血都要经过卵圆孔。如果A波非常明显，提示卵圆孔水平受限；但此例出现的A波是在可接受范围的

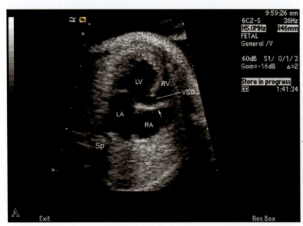
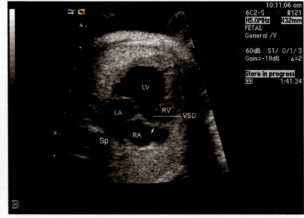

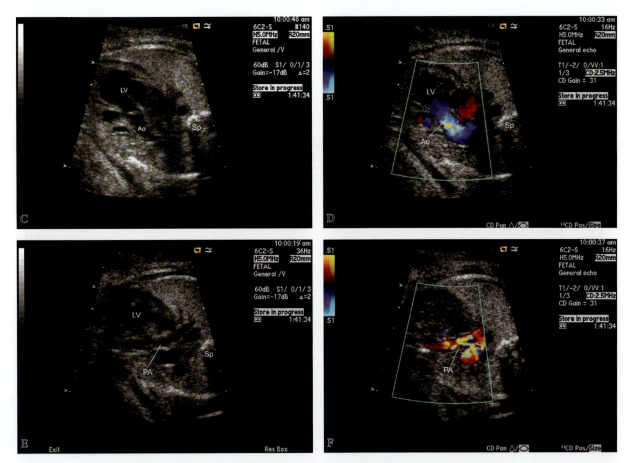

病例27-2　A.三尖瓣闭锁的心尖观。没有右侧房室瓣。血液经过室间隔缺损进入发育不良的右心室。LA.左心房; LV.左心室; RA.右心房; Sp.脊柱。B.向左倾斜探头,显示类球形左心室,这在三尖瓣闭锁中较常见,因为左心室独自承担了所有的回流血。C.长轴切面示主动脉从球形左心室发出。D.从左心室发出的较大的主动脉,彩色血流显示无梗阻。E.肺动脉起自小的右心室。肺动脉较主动脉小。F.彩色多普勒血流成像显示左右心室之间存在小交通。这是肺血流的来源,也是限制肺动脉前向血流的解剖学部位

VI

先天性心脏异常：单心室

28

内脏反位综合征和复杂单心室
Meryl S. Cohen

超声心动图检查要点

- 明确腹腔脏器（胃及肝脏）的位置并定位。
- 明确心脏在胸腔的位置（左位心或右位心）。
- 明确体循环静脉连接关系（是否为右上腔静脉？是否存在左上腔静脉？下腔静脉是否汇入心脏？）。
- 在横膈水平寻找有无扩张的奇静脉，有则提示下腔静脉离断，下腔体静脉回流由奇静脉延续。
- 明确肝静脉回流的特征及其与心房的连接。
- 明确房间隔是否存在（是否为共同心房）。
- 明确是否存在两个大小等同的心室。
- 寻找有无室间隔缺损及其大小和位置。
- 明确房室瓣与心室的连接关系。
- 明确房室瓣是否存在反流及其程度。
- 明确大血管的位置及起源。
- 明确是否有流出道的梗阻。
- 评估肺动脉相对于主动脉的大小。
- 评估主动脉弓的解剖及其大小。
- 评估肺动脉主干及分支的解剖和大小。
- 明确动脉导管的血流方向是由肺动脉至主动脉还是由主动脉至肺动脉逆行。
- 明确肺静脉的连接及引流。
- 寻找纵隔内或肝脏内任意离心的静脉血流，因其存在高度提示肺静脉畸形引流。
- 检查心脏节律有无异常，其存在可能提示心脏传导阻滞。

一、解剖及解剖相关知识

内脏反位（heterotaxy）一词起源于希腊，其中 heteros 含义为其他的，taxis 含义为排列。内脏反位综合征是一种涉及腹腔、胸腔脏器及心房反转异常的综合征。患者内脏分布可以正位，也可以反位，心脏位置既可能为左位心（心脏位于胸腔左侧），也可能为右位心（心脏位于胸腔右侧）。除此之外，一些原本左、右不对称的气管常表现出左右对称特征，比如肺脏及心房呈现镜像。内脏反位综合征可被分为2种亚类，多脾型（也称左房异构）和无脾型（也称右房异构），也有部分患者可能同时具备两种类型的特征。复杂先天性心脏病是以上两种类型共有的特征。此外，很多患者存在功能性无脾和小肠旋转不良。尽管目前手术技术有了很大的提高，先天性心脏病的儿童群体中内脏反位综合征患病率及死亡率仍较高。当发现合并心脏缺陷或观察到一些特征性的改变，如器官异位及器官对称等，则该病在胎儿期较容易做出诊断。

内脏反位综合征可以包括一系列的先天性心脏缺陷，其中最为典型的是体循环静脉和肺静脉异常，流入道异常及圆锥动脉干缺陷。

在无脾型的患者中，表现为双右侧结构。双侧心耳均具有典型的右心耳特征（基底较广，呈三角形）。冠状窦顶部缺如及双窦房结。右肺与左肺有典型的不同特征。正常情况下，右肺有三个叶，左侧两个叶。在右肺，支气管位于伴行动脉的上方，两者平行进入肺实质。而在左肺，支气管位于动脉的下方。无脾型的患者，不论其肺脏解剖如何，常拥有两个各分为三叶的肺（右肺结构），双侧支气管均位于动脉上方。体静脉和肺静脉回流通常异常，表现为双上腔静脉和完全型肺静脉异位引流（TAPVC，图28-1），后者肺静脉通常与心外结构交通。下腔静脉常常与降主动脉并列，靠近脊柱；由于肝静脉可以分别回流入不同的心房，因此肝静脉回流可能与下腔静脉不在同一侧。通常伴有复杂的先天性心内畸形，包括共同房室管畸形（AVC）并伴有圆锥间隔的异常，如大动脉转位或右室双出口（DORV）。肺动脉流出道梗阻，包括肺动脉瓣闭锁较常见，而主动脉流出道梗阻十分少见。

在多脾型的患者中，可见双左侧结构。两个心耳均呈现左侧心耳的结构（细颈的长管状）。窦房结可能消失或发育不全（因为窦房结是典型的右房结构）。肺叶均呈现左肺特征，即2叶，支气管位于动脉下方。体静脉及肺静脉连接常有异常。下腔静脉肝段离断，奇静脉连接至上腔静脉是多脾型内脏反位综合征的典型表现，发生率为60%～90%。超过半数的多脾型患者存在双上腔静脉。对于肺静脉而言，完全型肺静脉异位连接（TAPVC）心外型仅见一例报道。然而，双侧肺静脉回流，即右肺静脉回流入右房、左肺静脉回流入左房很常见。这一现象见于近60%的患者，常有较大共同心房，而无明显的房间隔。完全性肺静脉异位引流也可直接入右心房，尤其当心房反位时。心内畸形较无脾型者严重程度轻些。大约15%的多脾型患者心脏内部结构可能正常，仅表现为下腔静脉离断。当出现器质性心脏病时，典型的包括共同房室通道、共同心房、单心室及肺动脉流出道梗阻。在部分病例，亦可有左侧梗阻病变及左心发育不良综合征。

无论多脾型或是无脾型，均有约1/3的患者出现右位心和右位主动脉弓及镜像分支结构。两种类型

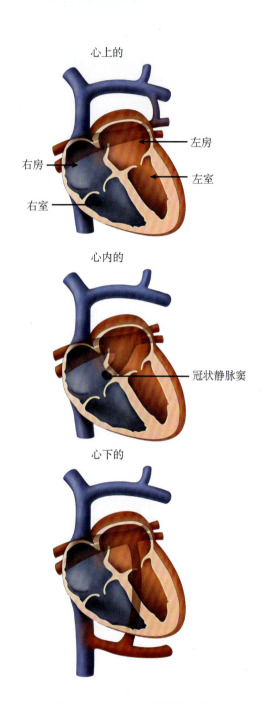

心上的

右房

左房

左室

右室

心内的

冠状静脉窦

心下的

图28-1 肺静脉各种异常连接

近20%的患者右上腔静脉消失，仅有孤立的左上腔静脉。

内脏反位综合征脾脏异常包括脾脏的完全缺如（在多脾型和无脾型均可发生）或多个小脾。脾脏解剖异常，但脾功能可正常、临界正常（多脾时）或无功能（无脾时）。脾功能异常的患者较易发生特定的细菌感染。肝脏常处于中位而非右位或左位。小肠旋转不良是另一种常见的并存征象，影响到30%～40%的内脏反位患儿，这一现象在胎儿检查时较难发现。胆道闭锁发生于3%～10%的内脏反位患者且常见于多脾型者。正中线缺陷如腭裂和神经、肌肉骨骼及泌尿生殖异常也有报道。完全心脏传导阻滞亦为多脾型患者的独特特征且预后极差。

二、发病率、遗传学及发育

由于内脏反位综合征常合并不同类型的心脏损害，容易被漏诊，因此评估其患病率是十分困难的。一般被认为是一种相对少见的疾病，但在很多较大规模的儿科心脏病治疗中心该病发病率和死亡率却较高。一些基因包括*ZIC3*及*CRYPTIC*与内脏反位综合征相关；这些基因可能参与了胚胎发育早期左-右侧分化的调节。一些*Lrd*基因突变小鼠模型存在有左右不对称方面的异常。很多这些小鼠模型同时还可能有与Kartagener综合征（卡塔格内氏综合征，为常染色体隐性遗传性疾病）类似的节点纤毛异常。

Sonic hedgehog、*cNR1*、*Lefty-2*和*Pitx2*等信号分子不对称的表达参与了内脏反位综合征的发生。其中很多直接参与了不对称结构的发育。多数脊椎动物的节点纤毛快速旋转产生由右向左的流动，目前这一机制被认为是打破左-右对称的始动因素。在内脏反位综合征中，这一机制在发育早期可能受到了影响，从而导致双右或双左的发生。

三、胎儿生理学

在宫腔内时，内脏反位综合征的生理学改变取决于其心脏解剖结构。全面评估胎儿心脏及血管系统对于诊断内脏反位综合征是十分必要的。这需要掌握Anderson和其同事及Van Praagh和其同事提出的先天性心脏病诊断的节段分析法。该方法依照一定顺序，从心脏位置、体静脉及肺静脉解剖、房室连接、心室-动脉的连接、大动脉之间的关系及主动脉弓的解剖等方面进行详细分析。以上各种心脏解剖结构异常在内脏反位综合征患者均可发生。

胎儿超声心动图检查中，当一些典型特征同时出现时，可以做出内脏反位综合征的诊断。明确胎儿位置很有必要，且应在刚开始扫查时进行，从而正确判断心脏位置及腹腔脏器如肝脏和胃的位置。

心脏位置及腹腔脏器结构出现不一致时（如左位心伴胃位于右侧或右位心伴胃位于左侧），应考虑到内脏反位综合征的可能。20%～40%的内脏反位综合征患者有右位心，在无脾型患者中更为常见。

胎儿位置一经确定，腹部冠状位则可判断是否有下腔静脉离断（见于多脾型）。如有离断，冠状位切面上在腹膜后区脊柱前方会并列显示两个圆形结构，一个是主动脉，一个是奇静脉。在纵切面上，可以观察到两条相互平行而血流方向相反的血管。奇静脉直接回流入心脏，而主动脉具有搏动性且为离心血流。下腔静脉离断时，其肝内段则缺如。在无脾型患者，下腔静脉常与右心房（或左心房）相通，并且能够在纵切面上显示，但通常与主动脉并列。其他体静脉解剖结构亦可显示，包括有无右上腔静脉，双侧上腔静脉、左上腔静脉连接关系（如直接入左房顶部或冠状静脉窦）等也可显示。

肺静脉的解剖是必须要观察的（图28-2）。心外型完全型肺静脉异位引流（TAPVC）合并功能性单心室预后极差。因此，明确TAPVC对于家庭咨询及出生后治疗是十分重要的。与其他先天性心脏疾病不同，梗阻性TAPVC是急诊手术指征，即使维持导管开放，胎儿出生后的正常生理状态也很难或根本无法维持。

TAPVC发生于60%的无脾综合征患者，因此在此类人群中应高度怀疑有无TAPVC的发生。虽然TAPVC不是总能被正确诊断，但检查者应该努力在心脏后方寻找异常的静脉结构，该静脉可能将肺静脉血流引流至心外如无名静脉、上腔静脉，左上腔静脉或至膈下肝脏内。

在内脏反位综合征的患者中，尤其是在那些无脾型的患者中，房室连接常常是房室管畸形（AVC）（见第9章）。非均衡型AVC常发生在内脏反位综合征患者，只有一个有功能的心室。在短轴切面，常可见到共同房室瓣。因为共同房室瓣结构可能异常，因此在宫内可见瓣膜的反流。

彩色血流图很容易显示胎儿房室瓣膜的反流及其严重程度。如果房室瓣膜反流严重，则可发生容量负荷过重。持续严重的反流常导致胎儿心衰及胎儿水肿的发生。内脏反位综合征亦可发生心室动脉连接异常。典型为圆锥动脉干畸形，包括大动脉转位，DORV及右室-主动脉连接的肺动脉闭锁。这些损害发生的比例为50%～96%，尤以无脾型多见。这些圆锥动脉干畸形多与房室管畸形并存，当两者同时出现时，应高度怀疑内脏反位综合征。在胎儿超声心动图上，如果有两条大血管，则必须明确其与心室的连接关系。在大动脉转位的情况下，大血管平行走行而非交叉关系。在DORV时，从左心室来的血流必须通过一个室间隔缺损（VSD）才能与大血管相连。在部分病例中，一支大血管可骑跨在VSD上。在右心室-主动脉连接时，主动脉直接由右心室发出，而肺动脉瓣多由于闭锁而无法显示。典型病例为肺动脉瓣接受动脉导管的反向供血，此时动脉导管多有扭曲。

右室流出道的梗阻，包括肺动脉狭窄或者重度肺动脉瓣闭锁，亦可见于大多数无脾型的患者及大约半数的多脾型患者。动脉导管血流反向预示着严重的右心室流出道梗阻。体循环流出道的梗阻在多脾型更为常见，偶可见左心发育不良综合征。

完全性心脏传导阻滞可见于内脏反位综合征的多脾型患者。其心室率可能较正常显著降低，多为50～70/min，有这一表现时产科医师会提示患者进行胎儿心脏检查。当心室率非常低时，可出现胎儿水肿。

四、胎儿期策略

因为多数内脏反位综合征患者有复杂的先心病，因此孕期应密切随访。预后不良的风险因素包括完全肺静脉异位引流有关所致的功能性单心室，严重的房室瓣反流或者复杂心脏病并发完全性心脏传导阻滞。胎儿可能会死亡，尤其是完全性房室传导阻滞或因瓣膜反流导致胎儿水肿时。患儿家属可根据心脏疾病的严重程度考虑终止妊娠。如果继续妊娠，应建议患者每个月复查超声心动图以监测病情发展。在发生肺动脉瓣狭窄的患者中，经过系列超声心动图随访有可能

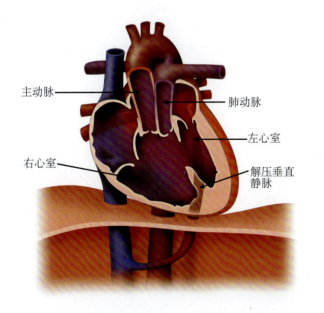

图28-2　内脏反位综合征。不均衡性房室管畸形、右室双出口，肺动脉狭窄合并膈下完全型肺静脉畸形引流

主动脉
肺动脉
左心室
右心室
解压垂直静脉

会发现逐步发展为肺动脉闭锁。在那些几乎无房室瓣反流及无完全心脏传导阻滞的患者，病情在孕期可能较稳定，对胎儿及母亲生理无显著影响。

每个月应进行房间隔水平血流方向和受阻情况（如果存在功能性单心室，如左心发育不良综合征或三尖瓣闭锁）及动脉导管检查，从而明确疾病的严重程度。系列超声检查有助于与患者家属及时、持续沟通病情变化。

决定内脏反位综合征胎儿预后的最重要方面之一是明确肺静脉的解剖结构和引流部位。初次超声心动图检查如孕 18~22 周时，由于此时正常肺循环中血流量太少，显示肺静脉是十分困难的。肺动脉瓣狭窄进一步限制肺血流或因肺静脉异常连接回流受阻，则可进一步加重显示肺静脉的难度。随时间推移进行一系列超声心动图检查，尤其到了孕晚期晚些时候，肺血流量较孕中期相对增多时，将有助于显示以往无法显示的肺静脉连接。内脏反位综合征患者合并完全性心脏传导阻滞的胎儿预后非常差。在一项包括 11 名患儿的研究中，出生后早期这些患儿均接受了如起搏器植入等强有力的治疗，然而却无一存活。许多此类胎儿出现心肌异常，此点可能影响了预后。此类胎儿的家属会在相似的咨询服务中获益。

从心脏角度出发，剖宫产并非必需，除非出现以下情况：①怀疑心脏传导阻滞；②怀疑完全型肺静脉异位引流。两者胎儿出生后可能均需急诊手术。对这类患儿来说，出生后立即送往心脏内科中心或心脏外科治疗中心可能会有最好的预后。如果无上述风险，则正常分娩为最佳选择。不论有何严重的心脏缺陷，因可能还并存其他疾病，如肺疾病、视网膜病变、神经系统损伤及坏死性小肠系膜炎等，提前分娩总是会增加预后不良的风险。

五、出生后生理学

内脏反位综合征新生儿期的临床表现取决于其心脏解剖情况。产前诊断有助于医师及时应对出生后可能发生的循环障碍。许多先心病产前诊断将有助于改善其长期预后；然而，在内脏反位综合征时，患儿的预后则多取决于疾病的严重程度。产前诊断可以判断胎儿是否有导管依赖性循环（其定义为：动脉导管必须保持开放以保证足够的肺循环或体循环血流）。总的说来，预测内脏反位综合征患儿是否有导管依赖性循环的准确性还是很高的。

有单心室及肺动脉狭窄或闭锁的无脾型患儿出生

时可能发生发绀。如果还存在梗阻性的 TAPVC，则由于血液无法由肺脏流出，患儿发绀将更为严重。对于那些肺静脉连接正常的患儿，开始使用前列腺素 E_1 将有助于维持稳定的血液循环，只出现轻度发绀，患儿可较好耐受。如果是梗阻性 TAPVC，则由于肺静脉血液回流至心通路受阻，前列腺素 E_1 可能无法改善缺氧状态。出生后超声心动图检查有助于上述情况的判断。在这种临床情况下，如果经过高强度药物治疗氧分压仍低于 30Torr（1Torr=133.322Pa），则可能需要急诊手术。

多脾型患儿可合并更多类型的先心病。合并严重的左侧或右侧心室流出道梗阻的患儿，出生后将需要前列腺素 E_1 治疗直至手术。对那些心脏病不是很严重的患儿，一般新生儿期不需要手术，甚至在出生后早期一段时间并无症状。合并较大室间隔缺损无明显肺动脉狭窄患儿，随着肺血管阻力的下降（出生后 6~8周），患儿可能出现充血性心衰。

合并复杂先天性心脏病及完全性心脏阻滞患儿可能有心排血量降低表现，尤其当心室率低于 55/min 时。在一些病例，有时需要给予改变肌力的药物增加血流灌注。如果措施无效，则需要心脏起搏。

六、出生后策略

单心室及导管依赖性循环婴幼儿于出生后需要立即接受手术治疗。使用前列腺素 E_1 能够稳定患儿情况直至手术实施。在所有病例，手术均为姑息性治疗；对这些心脏畸形无法进行矫正性修复。

对于重度肺动脉瓣狭窄甚至闭锁的患儿，可实施改良的 Blalock-Taussig 分流术以保证肺脏血液供应。当怀疑肺动脉瓣显著发育不良时，肺动脉扩张术可与此手术同时实施。

极少数患有功能性单心室且无流出道梗阻的患儿可能需要接受肺动脉主干的环扎术，以降低肺动脉血流防止肺脏的过度灌注的发生。肺血流量增加可导致高心排血量心功能衰竭和影响出生后体格的发育。从远期预后看，肺脏高血流量使患儿发生肺血管疾病风险增高。肺动脉环束术常常于出生后 2~3 个月内肺过度灌注症状非常明显时进行。这是所有手术进程中创伤最小的一个环节；不需要进行心肺旁路手术和停止循环等措施。

在那些伴有完全性肺静脉异位引流（TAPVC）（无脾型）的患者膈下有垂直静脉（膈下引流型完全肺静脉异位引流）时，肺静脉系统回流常常受阻而需要急诊手术。在心上型完全性肺静脉异位引流的患者，肺静脉受阻亦可发生，尤其当垂直静脉穿行于肺动脉及支气管之间时。在完全性肺静脉异位引流修补术中，将肺静脉共同汇入处连接于左心房后方，并结扎垂直静脉。在考虑到某些可能复发梗阻的病例中，可采用无缝（sutureless）缝合技术，这一操作是将一补片放置在肺静脉融合处与左心房连接处的上方。左心发育不良综合征或其变异类型将接受Norwood手术，作为姑息疗法系列治疗的第一步（见22章）。在一些右心为主的非均衡型房室管畸形（AVC）患者，是进行Norwood手术还是两心室修补术对临床医师来说是一个大的挑战。

做临床决策时还要考虑到对左侧心腔的评估。有很少部分患者，他们是功能性单心室，其肺动脉足够窄因此可以保护肺血管床，不会使其血液过多而引起严重发绀，因此不需要早期的Norwood手术。但这些患者需要密切随访，以保证其有足够的肺血流。

对于功能性单心室患儿实施姑息手术的最终目的在于将体循环和肺循环分开。因此，所有经过早期姑息手术的患儿（或那些肺动脉瓣宽窄适宜的患儿）将需要进一步的保守手术治疗。通过"完全腔肺静脉吻合术"，即"Fontan（房坦）手术"，最终将所有体循环的静脉回流引流入肺血管床。此手术常常分两个阶段实施，以降低发病率及死亡率。

出生后4～6个月时为手术的第一阶段，称为"上腔-肺静脉吻合术"，是将肺动脉直接连于上腔静脉。根据连接方式不同，此手术被称为双向Glenn分流（双向是指血液分别流向左肺动脉和右肺动脉），或被称为半Fontan手术。对于那些下腔静脉离断的患者，术式为Kawashima手术；这种情况下，除肝静脉血流外的所有体循环血液直接导入肺动脉。上述所有操作均可减轻单心室的容量负荷。由于下腔静脉（或下腔静脉离断时的肝静脉）仍然排空入左心房，形成右向左分流，因此患儿仍然有发绀。当肝静脉的引流无法到达肺血管，久而久之，将形成肺动静脉畸形，从而导致更严重的发绀。有学者推测肝脏血液中有一个尚未被明确的"因素"，这一因素似乎能阻止动静脉畸形的发生。这种"因素"未能够传递给肺血管床则会导致肺动静脉畸形的发生。手术时将肝血管考虑在内则能够解决肺动静脉畸形问题。

出生后2—4岁，将实施Fontan手术，即将下腔静脉（或直接是肝静脉）重新导入肺动脉。此术式已经过许多技术上的改良。Fontan手术后，体循环与肺循环得以分开，没有与肺动脉相连的心室。

对于内脏反位综合征患儿来讲，除需要对心脏问题进行干预之外，其他器官、系统也需要进行仔细评估。应常规筛查功能性无脾型患者，从而可以对这些患者预防性使用抗生素及恰当的免疫治疗。所有患儿还需要接受肠旋转不良的筛查，因为此类并发症的发生率高达30%～40%。一旦旋转不良被确诊，则需要实施预防性的拉德手术以防止小肠扭转，这是一种致命性的并发症。3%～10%的多脾型患儿合并胆道闭锁。因此，在此类人群中，肝脏酶学水平也应该作为常规检查。胆道闭锁合并先天性心脏病时预后非常差。

七、预后

如果出现复杂先天性心脏病，内脏反位综合征患者自然预后非常差。手术姑息治疗虽可缓解病情，但同其他有类似心脏病但无内脏反位综合征的患者相比，术后转归仍不理想。一些报道显示死亡率可达70%，尤其是单心室患者及无脾型患者，后者较多脾型者死亡率更高。对于无脾型患儿，不良预后的风险因素包括TAPVC、再发性肺静脉梗阻及严重的房室瓣反流。对于多脾型患儿，风险因素包括完全性传导阻滞、严重的房室瓣反流、再发性主动脉狭窄及胆道闭锁。

那些能幸存下来接受Fontan手术的患儿，其预后似乎好些。因为这是一组经过"挑选"过的患者。研究结果显示，这类人群与单纯单心室的人群预后差异并不显著。影响内脏反位综合征患儿Fongtan手术预后的因素包括复杂的体循环及肺循环静脉解剖，共同房室瓣反流和心律失常。

虽然Fontan术后上类患者并发症的发生率不高，但随着时间的推移，这类内脏反位综合征患儿的远期将会有严重的并发症。他们更容易发生早期肺动静脉畸形，Fontan手术时持续存在的围术期胸腔积液及早发和晚发的心律失常。虽然有这些顾虑，接受过Fontan手术存活下来的患儿其生活质量较好。来自儿童心脏网络（Pediatric Heart Network）的一项最新序贯研究表明，接受Fontan手术的内脏反位综合征患者与无此综合征的接受Fontan手术的患者在运动能力及健康状况方面没有差别。

内脏反位综合征的复杂性使其处理起来需要多学科参与，需要对家庭进行适当的咨询服务，使其明确可能的风险及预后情况。在过去几十年，此类患者的预后已有所改善，但在某些方面仍有待改进。提高

of an axo-nemal dynein affects left-right asymmetry in inversus viscerum mice. Nature. 1997; 389: 963-966.

[15] Ryan AK, Blumberg B, Rodriguez-Esteban C, et al. Pitx2 determines left-right asymmetry of internal organs in vertebrates. Nature. 1998; 394: 545-551.

[16] Piedra ME, Icardo JM, Albajar M, Rodriguez-Rey JC, Ros MA. Pitx2 participates in the late phase of the pathway controlling left-right asymmetry. Cell. 1998; 94: 319-324.

[17] Hirokawa N, Tanaka Y, Okada Y, Takeda S. Nodal flow and the generation of left-right asymmetry. Cell. 2006: 125: 33-45.

[18] Atkinson DE , Drant S. Diagnosis of heterotaxy syndrome by fetal echocardiography. Am J Cardiol. 1998; 82: 1147-1149.

[19] Berg C, Geipel A, Smrcek J, et al. Prenatal diagnosis of cardiosplenic syndromes: a 10-year experience. Ultrasound Obstet Gynecol. 2003; 22: 451-459.

[20] Hashmi A, Abu-Sulaiman R, McCrindle BW, Smallhorn JF, Williams WG, Freedom RM. Management and outcomes of right atrial isomerism: a 26-year experience. J Am Coll Cardiol. 1998; 31: 1120-1126.

[21] Lim JS, McCrindle BW, Smallhorn JF, et al. Clinical features, management, and outcome of children with fetal and postnatal diagnoses of isomerism syndromes. Circulation. 2005; 112: 2454-2461.

[22] Berning RA, Silverman NH, Villegas M, et al. Reversed shunting across the ductus arteriosus or atrial septum in utero heralds severe congenital heart disease. J Am Coll Cardiol. 1996; 27: 481-486.

[23] Gaynor JW, Collins MH, Rychik J, Gaughan JP, Spray TL. Long-term outcome of infants with single ventricle and total anomalous pulmonary venous connection. J Thorac Cardiovasc Surg. 1999; 117: 506-513.

[24] Hornberger LK, Sanders SP, Sahn DJ, et al. In utero pulmonary artery and aortic growth and potential for progression of pulmonary outflow tract obstruction in tetralogy of Fallot. J Am Coll Cardiol. 1995; 25: 739-745.

[25] Tworetzky W, McElhinney DB, Reddy VM, Brook MM, Hanley FL, Silverman NH. Improved surgical outcome after fetal diagnosis of hypoplastic left heart syndrome. Circulation. 2001; 103: 1269-1273.

[26] Lopes LM, Tavares GMP, Damiano AP et al. Perinatal outcome of fetal atrioventricular block: one hundred-sixteen cases from a single institution. Circulation.

2008; 118: 1268-1275.

[27] Yun TJ, Coles JG, Konstantinov IE, et al. Conventional and sutureless techniques for management of the pulmonary veins: evolution of indications from postrepair pulmonary vein stenosis to primary pulmonary vein anomalies. J Thorac Cardiovasc Surg. 2005; 129: 167-174.

[28] Cohen MS, Jacobs ML, Weinberg PM, Rychik J. Morphometric analysis of unbalanced common atrioventricular canal using two-dimensional echocardiography. J Am Coll Cardiol. 1996; 28: 1017-1023

[29] Szwast AL, Marino BS, Rychik J, Gaynor JW, Spray TL, Cohen MS. The LV inflow index: a novel echocardiographic parameter for predicting successful biventricular repair in unbalanced atrioventricu-lar canal to the right [abstract]. J Am Soc Echocardiogr. 2008; 21: 605.

[30] Choi M, Borenstein SH, Hornberger L, Langer JC. Heterotaxia syndrome: the role of screening for intestinal rotation abnormalities. Arch Dis Child. 2005; 90: 813-815.

[31] Ferdman B, States L, Gaynor JW, Hedrick HL, Rychik J. Abnormali-ties of intestinal rotation in patients with congenital heart disease and the heterotaxy syndrome. Congenit Heart Dis. 2007; 2: 12-18.

[32] Cohen MS, Anderson RH, Atz AM, et al. Controversies, Genetics, diagnostic assessment, and outcomes relating to the heterotaxy syndrome. Cardiol Young. 2007; 17(suppl 2): 29-43.

[33] Gilljam T, McCrindle BW, Smallhorn JF, William WG, Freedom RM. Outcomes of left atrial isomerism over a 28-year period at a single institution. J Am Coll Cardiol. 2000; 36: 908-916.

[34] Morales DL, Braud BE, Booth JH, et al. Heterotaxy patients with total anomalous pulmonary venous return: improving surgical results. Ann Thorac Surg. 2006; 82: 1621-1627.

[35] Azakie A, Merklinger SL, Williams WG, Van Arsdell GS, Coles JG, Adatia I. Improving outcomes of the Fontan operation in children with atrial isomerism and heterotaxy syndromes. Ann Thorac Surg. 2001; 72: 1636-1640.

[36] Atz AM, Cohen MS, Sleeper LA, et al. Functional state of patients with heterotaxy syndrome following the Fontan operation. Cardiol Young. 2007; 17: 44-53.

病例

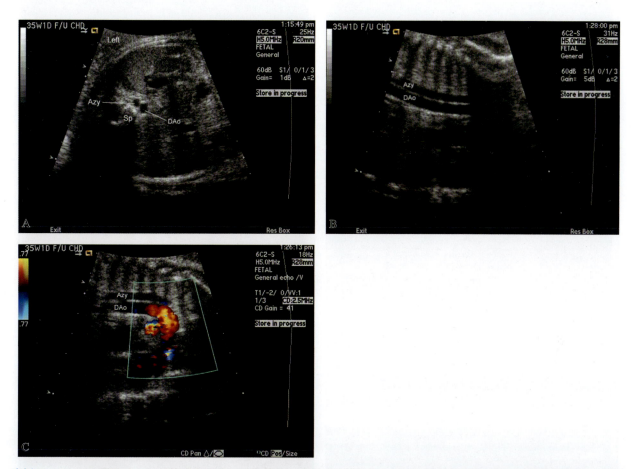

病例28-1 A.35周胎儿，下腔静脉离断代之以奇静脉。腹部水平横断面，焦点位于临近脊柱（Sp）的后腹膜间隙。可见降主动脉（DAo），其左侧可见另一血管结构，为扩张的奇静脉（Azy）。此水平见到奇静脉提示下腔静脉离断代之以奇静脉。B.长轴切面，在A图切面将探头旋转90°，可全程显示腹部和上胸部区域的奇静脉和降主动脉。C.上纵隔的彩色血流图。此切面易将汇入上腔静脉的奇静脉血流误认为主动脉弓血流。彩色血流图有助于区分两者。降主动脉血流朝向探头（编码红色），奇静脉汇入下腔静脉血流背离探头（编码蓝色）

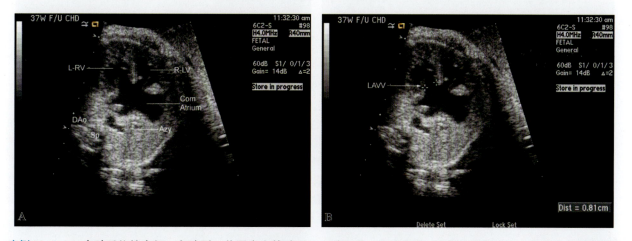

病例28-2 A.内脏反位综合征，多脾型，共同房室管畸形，心脏阻滞。心室左襻。右侧心室呈现左心室结构（间隔面壁光滑，右侧–左心室），左侧心室呈现右心室结构（粗大肌小梁结构，左侧–右心室）。可见共同心房（Com Atrium）。降主动脉（DAo）旁可见扩张的奇静脉（Azy）。降主动脉位于脊柱的左前方。B.共同房室瓣轻度不均衡，偏向位于左侧的右心室。共同房室瓣中左侧房室瓣（LAVV）入左侧右心室处大小为8.1mm

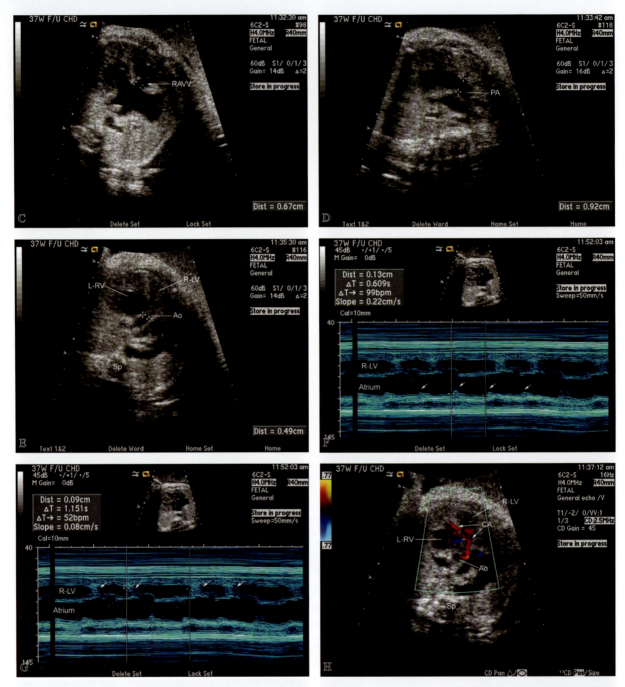

病例28-2续 C.共同房室瓣中右侧房室瓣（RAVV）小于左侧房室瓣，大小为6.7mm。D.肺动脉（PA）起源于左侧的右心室，直径大于主动脉（正常情况下即如此），为9.2mm。E.主动脉（Ao）起源于右侧的左心室，小于肺动脉内径（正常情况下即如此），为4.9mm。主动脉和肺动脉从心室发出时呈正常交叉关系。F.M型取样线通过右侧的左心室（R-LV）和共同心房。心房率为99/min，但很规律。箭头指示为心房壁的活动。G.同样是M型超声，取样线放在室壁运动的起始处（箭头处）。可见心跳缺失及二次连续的心室活动，提示二度心脏阻滞。H.彩色血流图像清晰显示心室肌内冠状动脉，提示冠状动脉扩张。这一现象可能与氧气供需不均衡导致。这一不均衡现象可在心室每搏量增加和心脏传导阻滞导致心室扩张时出现。心率减慢使舒张期充盈时间延长，冠状动脉灌注时间也因此延长

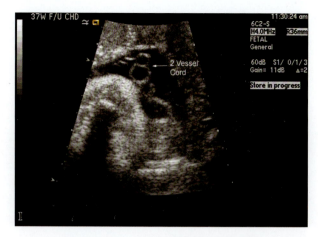

病例28-2续　I.脐带断面显示两条血管

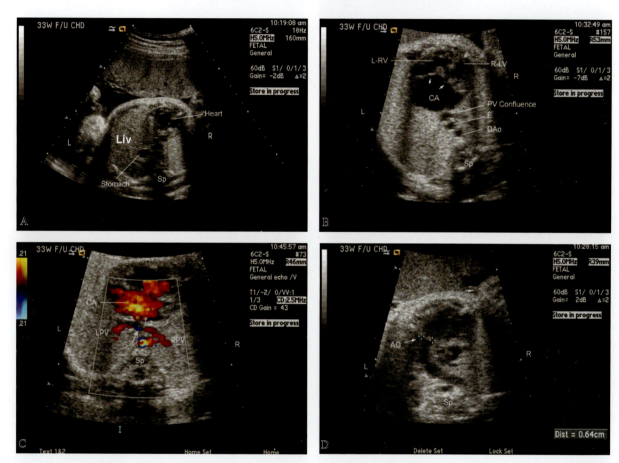

病例28-3　A.内脏反位综合征，胃（stomach）及肝脏（Liv）位于脊柱左侧，心脏（heart）位于右侧胸腔（右位心）。B.可见共同房室管畸形。形态学上左心室位于右侧（R–LV），而形态学上的右心室则位于左侧（L–RV）。因此心室左襻。可见完全性肺静脉异位引流。由前向后观察，在心脏后方可见肺静脉（PV）汇合支、食管（E）的横截面及降主动脉（DAo）的横截面。C.彩色血流图显示一支左肺静脉和一支右肺静脉（RPV，LPV）于共同心房（CA）后方汇合。这些静脉并未汇入心房。D.右室双出口。主动脉（Ao）起源于位于左侧的右心室。该病例的心脏节段为A.L.L.，即心房不定位（A），心室左襻（L），大动脉左转位（L）；主动脉起源于右心室，位于肺动脉的左侧

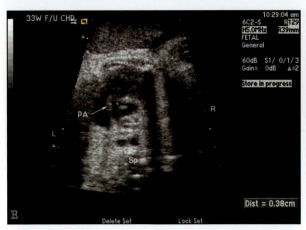

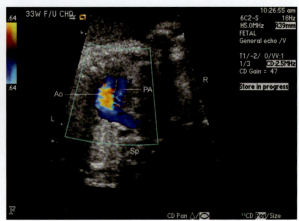

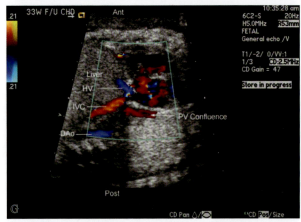

病例28-3续 E.肺动脉（PA）较小，位于主动脉的右侧。F.彩色血流图显示主动脉与肺动脉的关系。主动脉位于肺动脉左侧，肺动脉较主动脉小。G.横膈水平血流图。可见一垂直静脉引流肺静脉向下汇入肝脏。综上，该患儿存在一系列无脾型内脏反位综合征症候群：右室双出口、肺动脉瓣狭窄、完全型房室管畸形、完全性肺静脉异位引流（膈下型）。DAo.降主动脉；HV.肝静脉；IVC.下腔静脉

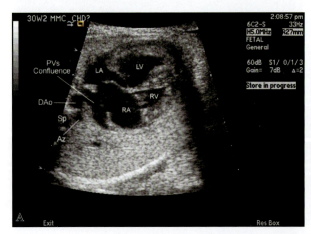

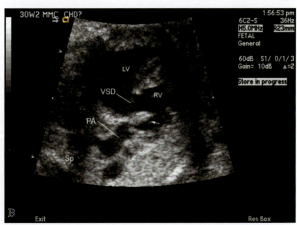

病例28-4 A.一例内脏反位综合征。四腔切面显示肺静脉（PVs）在右房（RA）后方汇合（confluence）。连接处内径较宽，无梗阻。房间隔正常朝向左房（LA）侧膨出。降主动脉（DAo）旁可见扩张的奇静脉（Az）。LV.左心室；RV.右心室；Sp.脊柱。B.探头向流出道方向倾斜，可见右室双出口及较大的室间隔缺损（VSD）。可见肺动脉（PA）。在PA（箭头所指）下方可见漏斗部（圆锥）间隔移位，导致肺动脉瓣下狭窄

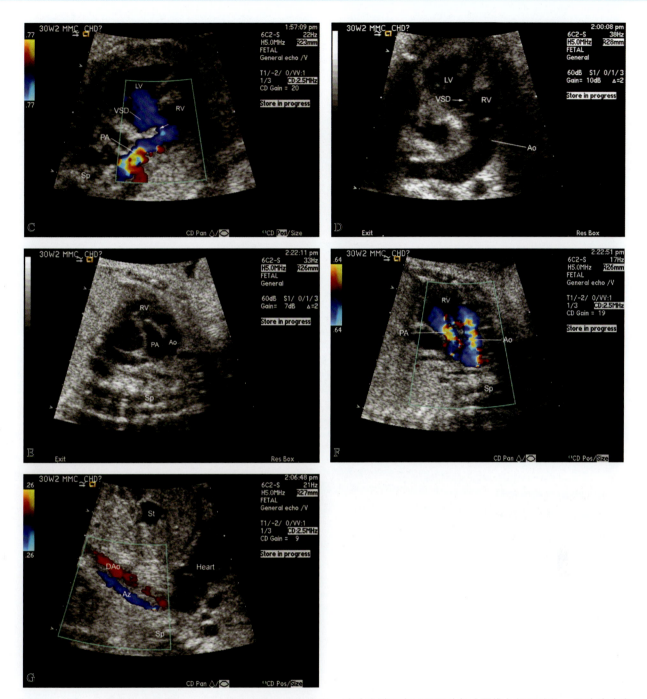

病例28-4续　C.彩色血流图显示VSD血流由左室分流向右室。肺动脉瓣下方可见漏斗部（圆锥）间隔移位，导致肺动脉瓣下狭窄。D.探头向右倾斜，显示主动脉（Ao）从RV发出。主动脉大小正常，无梗阻。E.可见两条大血管并行排列，主动脉（Ao）位于肺动脉（PA）右侧。F.彩色血流图显示两条大血管均起自右心室（RV）。G.膈下长轴切面彩色血流图显示扩张的奇静脉（Az），提示下腔静脉（IVC）离断。注意降主动脉（DAo）与奇静脉血流方向相反。降主动脉血流编码为红色，为朝向探头方向的血流；奇静脉血流方向则背离探头，回流入心脏方向，编码为蓝色

29

左心室双入口

Jennifer Glatz

- 评估较大的心室（左心室）的形态。
- 确认房室瓣连接于左心室；如果存在反流，评估其面积和程度。
- 辨认房间隔及房间隔水平分流方向。
- 如果左侧房室瓣小，评估房间隔的左向右分流压差，并分析肺静脉多普勒血流频谱，以辨别是否有汇入左心房处梗阻。
- 辨认小的右心室的位置，可以是右前位、左前位或上位。
- 辨认室间隔缺损的位置，并确定大的左室和小的右室之间的缺损的大小。
- 确定大动脉的位置和起源，是否起源于较大的左室或较小的右室。
- 确定从较大的左室到肺动脉和主动脉的血流的通畅性。
- 评估动脉导管内的血流方向，是正向的从肺动脉到主动脉，抑或是反向的从主动脉到肺动脉。
- 当主动脉发自小的发育不良的右室且室间隔缺损较小时，需要评估升主动脉和主动脉弓的大小。
- 主动脉流出道梗阻时，辨别横弓的血流方向。
- 肺动脉流出道梗阻时，评估肺动脉分支的大小。
- 观察是否存在心律失常，心律失常时有可能是心脏传导阻滞。

一、解剖及解剖相关知识

左心室双入口（double-inlet left ventricle，DILV）指的是两组房室瓣引流入一个单一优势心室的心脏畸形，该优势心室较大，且为左心室形态，常有一个较小的位于对侧的原始流出腔。对这一疾病的命名一向有争议，有学者描述为单心室和左室型单室心。优势心室腔表现为以平滑肌小梁为特征的左室形态，右室的原始流出腔的起源仅包含小梁和流出道部分，并常常通过室间隔缺损（VSD）与左心室相交通。VSD也常被称为心球室孔或出口孔。在这种疾病中，室间隔错位、畸形，但并没有缺如。原始右室腔位于优势心室的前方，可右襻（D-loop）或左襻（L-loop），并且由前部小梁间隔分开。两组房室瓣均位于小梁间隔的后方，且两者之间没有介入其间的流入部间隔。

DILV的诊断需要排除不均衡型共同房室瓣患者。DILV的两组房室瓣均与其后方的大动脉有纤维连接。

右室的大小可有较大变异，小至缝隙状，大至一个正常RV的80%。心室动脉的连接关系有可能一致（正常）或不一致（转位）。

DILV是最常见的一种单心室，由于两组房室瓣与一个共同的心室交通，被视为"典型"的单心室。Van Praagh及其同事根据大血管的关系将DILV分为三种主要的亚型：① Ⅰ型DILV，大动脉关系正常；② Ⅱ型，有一个右前位主动脉和右位的流出腔；③ Ⅲ型，有一个左前位主动脉。肺动脉下发育不良，右室在右。大血管连接正常（Ⅰ型）的DILV通常是指经典的"Holmes心脏"，我们目前的经验中此类型相对少见。Ⅱ型在Van Praagh等的系列病例报道中占21%。在这种畸形中，流出腔在右前位，符合心室右襻，合并大血管右转位{S，D，D}。这种类型与球室孔梗阻有关，会有主动脉瓣下狭窄，因为主动脉起源于小腔室。主动脉弓异常可出现于50%的患者。

Ⅲ型是DILV的最常见类型，Van等回顾分析，约54%的患者属此型。包括左位的、主动脉下发育不良的右室（心室左襻），大动脉左转位，节段分法为{S，L，L}。由于小的球室孔或者被左侧房室瓣组织阻塞，约67%的患者可出现主动脉瓣下狭窄（图29-1）。

其他与DILV相关的大动脉关系异常包括双出口连接，两条大血管均起自原始右室腔；单出口连接，常为肺动脉闭锁；共同动脉干罕见。Bevilacqua等报道了相似的分布情况，57例DILV，14%为心室右襻并大血管关系正常，23%为心室右襻伴大动脉右转位，63%为心室左襻伴大动脉左转位。

DILV患者具有不同程度的房室瓣跨立，大部分跨立都发生于原始右室腔同侧。可并发房室瓣闭锁、狭窄、发育不良或增厚，降落伞型房室瓣畸形也有报道。Shiraishi等报道在双入口心脏畸形患者中，30%出现房室瓣狭窄，大部分发生于左侧（肺静脉）房室瓣。当一组房室瓣闭锁时，如果闭锁瓣环骑跨室间隔并超过50%左室范围，则可诊断为DILV。瓣膜异常可导致房室瓣反流。

DILV患者中，心室大血管关系一致或不一致（肺动脉发自右室或肺动脉发自左室）均可出现肺动脉流出道梗阻。心室-大血管关系不一致型的DILV中，出现左室腔肺动脉瓣下梗阻时，常常是由于漏斗部间隔向后移位、右房室瓣的异常附着或者瓣膜组织向肺动脉流出道异常突出所致。当心室-大血管关系一致，肺动脉发自小的右室时，50%的Holmes心脏病患者出现肺动脉瓣下梗阻，并可导致出生时缺氧，也可发生严重的肺动脉狭窄或肺动脉环发育不良，肺动脉瓣可增

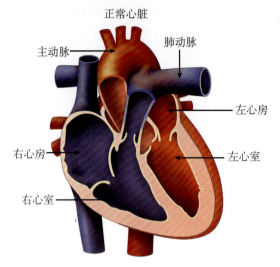

正常心脏

主动脉　肺动脉

左心房

右心房

左心室

右心室

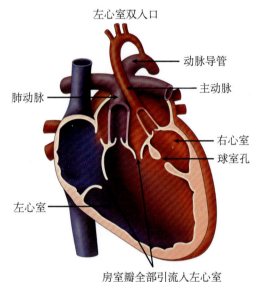

左心室双入口

动脉导管

主动脉

肺动脉

右心室

球室孔

左心室

房室瓣全部引流入左心室

图29-1　DILV节段{S,L,L}，球室孔受限，主动脉弓缩窄

厚并通常是两瓣畸形。

心室-大血管关系不一致时，伴发的主动脉瓣下梗阻主要位于室间隔缺损水平。该位置梗阻主要伴发肌型缺损。小于主动脉根部内径的室间隔缺损，随时间推移有可能引起主动脉瓣下梗阻。严重的梗阻可导致导管依赖性循环。这类患者常常伴发主动脉弓的发育异常，包括主动脉缩窄或离断。主动脉瓣下狭窄也可继发于严重的心室肥厚，后者源于发育不良的右室腔内的肌束。常发生于右侧房室瓣闭锁伴发DILV及大血管转位并肺动脉环扎术后的病人。这类患者进行肺动脉环扎术与进行性心室肥大及室间隔分流受限有关。

因传导组织结构异常，DILV也常伴发心脏传导异常。这类异常多发生于心室-大血管关系不一致（心室左襻）的患者，易发展为完全性心脏传导阻滞。

二、发病率、遗传学及发育

单心室解剖占全部先天性心脏病的1.33%～2.4%，活产儿的发病率为0.054%～0.08%。60%～70%的单心室是形态学左心室为主心室。

DILV的发育起源还不明确。据推测可能是房室间隔或者圆锥动脉干发育阻滞，或者移位不完全，使流入和流出通道对位不良导致的。如果房室间隔没有移位到右侧，则左右房室通道都与左心室相通，就形成左心室双入口。此外，左心室双入口也常常伴发心室襻异常。在Holmes心脏，心室间孔隙就是最初的球室孔。

目前，左心室双入口患者，并没有常伴的已知的特异性心外畸形或者遗传学综合征，目前的遗传学病因也尚不清楚。

三、胎儿生理学

这种畸形对胎儿生理的影响取决于是否存在流出道梗阻及其类型和程度。由于存在动脉导管，而且胎儿的血氧来源于胎盘血流，该畸形对胎儿的血流动力学影响很小。当存在严重的主动脉流出道或者主动脉弓阻塞时，则体循环灌注由通过动脉导管的右向左分流来供给并反向灌注到脑循环。此种情况可见于有一残存心腔并心室-大血管连接不一致的病例。当肺动脉流出道严重阻塞时，则出现左向右（主动脉向肺动脉）的反向导管血流灌注肺血管。左心室双入口很少伴有严重的房室瓣反流、心室功能不全或者心律失常，因此通常不伴有胎儿水肿。

四、胎儿期策略

这种畸形的胎儿期处理重点首先是提高诊断的准确性，以便为家属提供可选的治疗方案。超声心动图判断的难点是分辨哪一条大血管是起源于小的流出腔，是肺动脉还是主动脉。主动脉非常小时，头部血管可能看起来就像起源于大的导管弓，容易误将导管弓当成主动脉弓。在左心室双入口中，分辨出较小的大动脉很重要，将影响对患者的咨询。如果主动脉小，可能需要改良的Norwood手术，风险比较大。如果肺动脉小，则需要进行风险相对较小的B-T分流术。

左心室双入口的胎儿超声检查应当着重于流出道、大血管间关系及全部体循环和肺循环静脉的连接、心房与心室的解剖、房室间隔的结构和功能的描述。胎儿需要常规进行系列胎儿超声检查随访，主要监测流出道梗阻的进展和房室瓣反流的情况。笔者的经验是每4周检查一次，直到分娩。

五、出生后生理学

从胎儿到婴儿的转变，其带来的影响主要取决于体循环和肺循环血流的平衡。由于左、右心房的血都流入左心室，体静脉和肺静脉的氧合血和去氧合血在左心室混合。这可以导致不同程度的发绀。出生后不久，动脉导管闭合，流出道阻塞的症状变得更加明显。在肺动脉流出道阻塞的病例中，发绀非常明显。如果肺动脉流出道没有阻塞，出生后肺血管阻力正常降低，最终导致肺部循环血过多，与大的空间隔缺损类似。如果主动脉流出道严重阻塞，出生后不久就会出现体循环灌注不足和休克表现。同严重的主动脉下梗阻和主动脉弓梗阻或严重的肺动脉梗阻病例一样，前列腺素治疗对于维持导管依赖型循环的稳定非常重要。

左心室双入口的临床特征取决于是否存在主动脉或者肺动脉阻塞。如果肺血流没有阻塞，出生后头3个月内，患者可能会发生充血性心力衰竭的症状，包括呼吸急促、心动过速、多汗、肝大，甚至出现生命危险。由于肺血流增加，发绀可能不明显。无肺血流阻塞的新生儿由于常常伴发如房室瓣异常、主动脉流出道阻塞和主动脉缩窄等畸形，上述症状出现较早。肺血流严重阻塞的患者出生后几小时内就会出现发绀和低氧血症。主动脉流出道阻塞和主动脉弓异常的患者会出现灌注不良和休克症状。静脉回流情况也可能会影响临床表现。患有左心室双入口和左侧主动脉下右心室（S，L，L型）的患者体静脉优先回流入肺动脉，肺静脉回流入主动脉。右侧主动脉下右心室的患者，可能存在不同程度的房室瓣跨立和不良的"转位"血流方式，导致明显的低血氧和发绀。

由于存在肺动脉流出道血流阻塞或者血流经室间隔进入发育不全的右心室，在心脏检查时偶尔可以听到柔和的收缩期杂音。肺动脉血流过多时，可能会听到舒张期隆隆音。房室瓣狭窄时也可能存在舒张期心脏杂音。肺动脉或者主动脉流出道阻塞时，可能会存在收缩期射血杂音和震颤。第二心音也可能是单音。在肺动脉严重狭窄或闭锁的病例中，可能会听到动脉导管未闭的连续性杂音。对于长期肺动脉高压的年长患者，第二心音可能为单音并增强。

六、出生后策略

左心室双入口患者的治疗取决于心脏的解剖结构，特别是有否存在流出道阻塞。婴儿应当在三级护理中心分娩，出生后尽快开始评估婴儿的心脏情况。依赖导管循环的婴儿应当开始静脉输注前列腺素。新生儿期常常需要手术，包括解决肺动脉阻塞的体肺分流术。如果存在主动脉下阻塞，可能需要更复杂的术式（例如改良的Damus-Kaye-Stansel手术或者改良的Norwood手术）来保证充分的体循环灌注。修复主动脉缩窄或其他动脉弓畸形同时行肺动脉环扎也是一种选择，但目前已不主张将其作为一种修复方案。这些患者的室间隔缺损会逐渐减小，因此逐渐出现主动脉下狭窄，治疗起来会非常困难。

早期缓解后，接下来就是选择一种单心室姑息手术并最终实施Fontan手术。在4-6月龄时，通常选择双向Glenn分流术（上腔静脉-肺动脉分流），将上腔静脉的不饱和血直接引入肺动脉，从而为肺循环提供充足的血供。手术还可以减少心室的容量负荷。将下腔静脉连接到肺动脉分支的Fontan手术，在2-3岁时进行。应尽量减少Fontan手术前致死致残风险，将患者调整到最佳状态以提高手术成功率。目前这种手术效果比较好，术中及术后早期死亡率较低。

七、预后

左室双入口病例较为罕见，若患者循环能够保持平衡，则不做手术可活到60岁以上。Franklin和他的同事发表了3篇文章，报道了单心室患者的生存状况。共有191例左心室双入口的患者，71%患者主心室为形态学左心室。心室-大动脉连接不一致的左心室双入口患者，如果肺部血流可以达到平衡，其1年、10年生存率分别是96%和91%；如果肺部血流受限，其1年和10年生存率分辨为90%和79%；如果肺血管无梗阻，则其1年和10年生存率分别为79%和60%。

研究显示，接受肺动脉环扎的患者如果不进行进一步手术，其远期生存率很差。在Franklin等的第二篇文章中，121例接受肺动脉环扎手术的患者，1年和5年的生存率分别是77%和45%。肺动脉环扎术后死亡率逐年增高与术后主动脉下狭窄有关，这是左心室双入口和大动脉转位患者的一个危险因素。此外，许多患者都有心肌肥厚的风险，这也是Fontan手术预后不良的一个危险因素。在Freedom及其同事的一项研究中，84%的这类患者会发生功能性主动脉下梗阻。另外，Mair 及其同事回顾分析了 155 例左心室双入口的患者，发现 17 例患者在 Fontan 手术时需要行主动脉下切除，其中 14 例曾接受肺动脉环扎术，另有 7 例患者需要后期手术以缓解主动脉下狭窄。

肺动脉流出道梗阻的患者常常需要在出生后早期行体-肺动脉分流术，然后行双向腔-肺吻合术，最后行 Fontan 手术。有的患者会发生进行性肺动脉狭窄，尤其是 Holmes 心脏的患者，狭窄的程度取决于最初左右心室间通道的大小、肺动脉瓣的情况及动脉圆锥的情况。预后与其他的需要三阶段手术矫治的单心室疾病患者类似。Fontan 手术的远期并发症包括心室功能

不全、心律失常、房室瓣反流、主-肺侧支循环及蛋白丢失性肠病。如果左侧房室瓣缺如、闭锁或严重阻塞并心房间血流交通受限，则会发生进行性左房高压。由于 Fontan 手术预后不良与术前风险因素多少有关，因此婴儿期的治疗目标实际是为获取最大化 Fontan 手术成功率做准备。

Fontan 手术的疗效已经有明显提高。Mair 及其同事报道了 155 例接受 Fontan 手术的左心室双入口的患者。1974 年至 1980 年的死亡率是 21%，但是到了 1981年至 1989 年，死亡率下降到 9%。17 例患者的死亡与再手术、突发心律失常、出血性脉管曲张有关。在平均 4.9 年的随访中，88% 的患者生活质量优良。7 例患者需要永久性起搏器用于治疗后期发生的完全性传导阻滞，与先前的室间隔缺损扩大术和主动脉下狭窄切除术无关。

图像特征和要点

- 心尖四腔切面有助于观察心房心室关系和房室瓣与心室腔的连接关系。如果两个房室瓣［无论是完全性还是大部分（大于 50%）］都引流到占主导地位的左心室腔，则诊断为左心室双入口。该切面还有助于评估房间隔和室间隔对位异常，此种异常对位是由于室间隔将巨大的发育良好的左心室与小的位置异常的右心室流出腔分开所致。
- 短轴成像有助于评估心室腔的大小及室壁厚度，并观察整个心室的收缩性。
- 评估房室瓣的形态。短轴成像有助于仔细观察瓣膜的形态、跨立及乳头肌的位置。
- 判断心室襻的窍门：两个房室瓣都引流入同一个巨大的左心室。如果右侧房室瓣具有三尖瓣的形态、有三个瓣叶和一个单独的乳头肌，则为心室右襻。如果右侧房室瓣具有二尖瓣的形态、有两个瓣叶和两个乳头肌，则为心室左襻。
- 心尖切面用于判断是否存在瓣膜反流、瓣孔的大小并评估是否存在狭窄。
- 短轴和长轴切面有助于观察室间隔缺损、定位发育不全的流出道或者残存心腔。测量这些交通口相对于主动脉根部的大小有助于判断主动脉下狭窄风险的高低。
- 心尖和胸骨旁长/短轴切面有助于观察半月形瓣膜的解剖、形态和相互关系，并评估是否存在流出道梗阻。如果观察到严重的主动脉下梗阻，必须要进一步观察升主动脉及主动脉弓以排除主动脉弓狭窄。
- 判断导管血流的方向很重要，特别是在严重的肺动脉阻塞的情况下，这时候动脉导管的血流可能是反方向的（主动脉向肺动脉）。
- 评估体静脉和肺静脉连接，确保静脉回流正常。

参考文献

［1］ Van Praagh R, Van Praagh S, Vlad P, et al. Diagnosis of the anatomic types of single or common ventricle. Am J Cardiol. 1965; 15: 345-366.

［2］ Snyder AR, Serwer GA, Ritter SB. Ventricular Hypoplasia. In Echocardiography in Pediatric Heart Disease. 2nd ed. St. Louis: Mosby-Year Book; 1997: 343-363.

［3］ Srivastava D, Baldwin HS. Molecular determinants of cardiac development. In Allen HD, Gutgesell HP, Clark EB, Driscoll DJ, eds. Moss and Adams' Heart Disease in Infants, Children, and Adolescents. Phila-delphia: Lippincott Williams & Wilkins; 2001: 8-9.

［4］ Bevilacqua M, Sanders SP, Van Praagh S, Colan SD, Parness I. Double inlet single left ventricle: echocardiographic anatomy with emphasis on the morphology of the atrioventricular valves and ventricular septal defect. J Am Coll Cardiol. 1991; 18: 559-568.

［5］ Shiraishi H, Silverman NH. Echocardiographic spectrum of double inlet ventricle: evaluation of the interventricular communication. J Am Coll Cardiol. 1990; 15: 1401-1408.

［6］ Marin-Garcia J, Tandon R, Moller JH, Edwards JE. Common (single) ventricle with normally related great vessels. Circulation. 1974; 49: 565-573.

［7］ Freedom RM, Benson LN, Smallhorn JF, et al. Subaortic stenosis, the univentricular heart, and banding of the pulmonary artery: an anal-ysis of the courses of 43 patients with univentricular heart palliated by pulmonary artery banding. Circulation. 1986; 73: 758-764.

[8] Samanek M, Voriskova M. Congenital heart disease among 815 569 children born between 1980 and 1990 and their 15 year survival: a prospective Bohemia survival study. Pediatr Cardiol. 1999; 20: 411-417.

[9] Fyler DC. Report of the New England Regional Infant Cardiac Program. Pediatrics. 1980; 65(suppl): 376-461.

[10] Tennstedt C, Chaoui R, Korner H, Dietel M. Spectrum of congenital heart defects and extracardiac malformations associated with chromosomal abnormalities: results of a seven year necropsy study. Heart. 1999; 82: 34-39.

[11] Williams RG. Echocardiography in the Management of single ventricle: fetal through adult life. Echocardiography. 1993; 10: 331-342.

[12] Jacobs ML, Rychik J, Murphy JD, Nicolson SC, Steven JM, Norwood WI. Results of Norwood's operation for lesions other than hypoplastic left heart syndrome. J Thorac Cardiovasc Surg. 1995; 110: 1555-1561; discussion 1561-1562.

[13] Donofrio MT, Jacobs ML, Norwood WI, Rychik J. Early changes in ventricular septal defect size and ventricular geometry in the single left ventricle after volume-unloading surgery. J Am Coll Cardiol. 1995; 26: 1008-1015.

[14] Mair DD, Hagler DJ, Julsrud PR, Puga FJ, Schaff HV, Danielson GK. Early and late results of the modified Fontan procedure for double inlet left ventricle: the Mayo Clinic experience. J Am Coll Cardiol. 1991; 7: 1727-1732.

[15] Earing MG, Cetta F, Driscoll DJ, et al. Long-term results of the Fontan operation for double-inlet left ventricle. Am J Cardiol. 2005; 96: 291-298.

[16] Franklin RC, Spiegelhalter DJ, Anderson RH, et al. Double inlet left ventricle presenting in infancy. I. Survival without definitive repair. J Thorac Cardiovasc Surg. 1991; 101: 767-776.

[17] Franklin RC, Spiegelhalter DJ, Anderson RH, et al. Double inlet left ventricle presenting in infancy. II. Results of palliative operations. J Thorac Cardiovasc Surg. 1991; 101: 917-923.

[18] Freedom RM, Yoo S. Double inlet ventricle. In Freedom R, Yoo S, Mikailian H, Williams W, eds. The Natural and Modified History of Congenital Heart Disease. 1st ed. Boston: Blackwell Publishing; 2004: 408-422.

病例

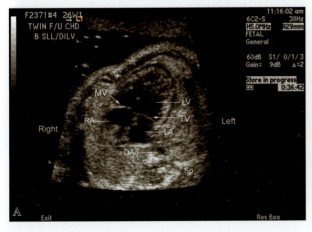 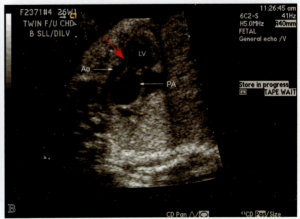

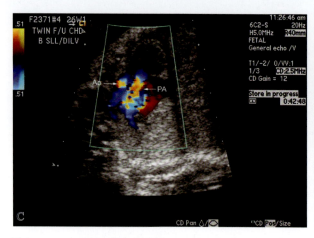
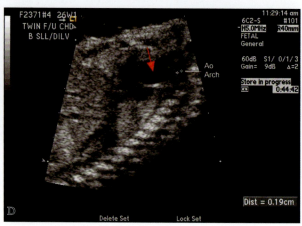

病例29-1 A.孕26周左心室双入口的胎儿{S,L,L}，两个房室瓣发育良好，三尖瓣（TV）位于左侧，引流左心房（LA）的血液进入左心室（LV）；二尖瓣（MV）位于右侧，引流血液进入右心房（RA）。DAo, 降主动脉；Sp. 脊柱。B.心脏发出的大血管的长轴切面。肺动脉（PA）从左心室发出，由于肺动脉瓣增厚，轻度肺动脉瓣狭窄，肺动脉主干呈现瘤样扩张。主动脉（Ao）位于肺动脉左侧，从一个很小的右心室（红色箭头）发出，发育不良。C.大血管的彩色多普勒成像。主动脉和肺动脉从心脏并行发出，主动脉位于左侧。D.主动脉弓（Ao）横弓部分非常小，主肺动脉扩张（红色箭头）

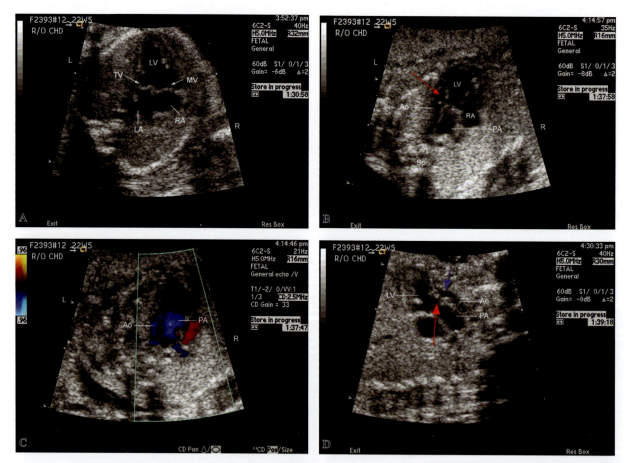

病例29-2 A.孕22周5天的左室双入口患儿。图中心尖位于上方。注意左心室的"子弹型"轮廓，是形态学左心室的典型特征。心室左襻，二尖瓣位于右侧，引流右心房的血流；三尖瓣位于左侧，引流左心房的血流。B.大血管起始部图像。主动脉与肺动脉并行，主动脉位于左侧。注意主动脉下发育不良的小的右心室（红色箭头），与左心室通过一个受限的小室缺相交通。Sp.脊柱。C.并行的主动脉与肺动脉彩色多普勒图像，主动脉位于左侧。D.长轴切面示主动脉位于肺动脉前方，从一个小的靠前的右心室发出（蓝色箭头）。注意这个受限的小室缺（红色箭头），其直径小于主动脉瓣环

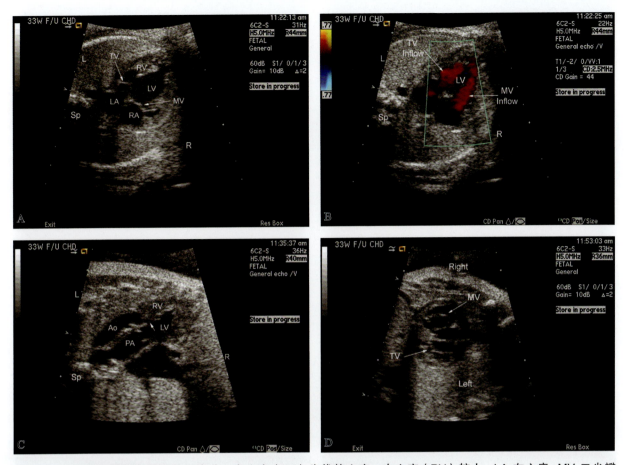

病例29-3 A.孕33周的左室双入口患儿。左心室（LV）为优势心室，右心室（RV）较小。LA.左心房；MV.二尖瓣；RA.右心房；TV.三尖瓣；Sp.脊柱。B.彩色多普勒示通过左侧的三尖瓣和右侧的二尖瓣的血流均进入优势左心室。C.肺动脉从左心室发出，主动脉从右心室发出。左右心室之间通过一个受限的小室缺（箭头所示）相交通。D.该例左室双入口房室瓣水平短轴切面。注意房室瓣均引流入单一的大左心室。图像右侧上方的瓣膜为形态学二尖瓣，因其为二瓣结构且呈"鱼嘴"样。左侧下发的瓣膜为形态学三尖瓣，由一个小乳头肌固定，附着在左右心室之间的室间隔上

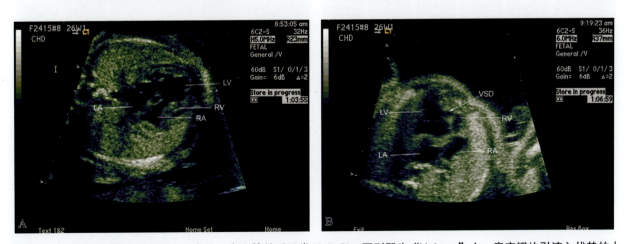

病例29-4 A.孕26周的左室双入口患儿，大血管关系正常{S,D,S}，否则即为"Holmes"心。房室瓣均引流入优势的大的左心室。较小的右心室位于右侧，发出肺动脉。此图中只能看到一小部分右心室和室间隔缺损。LA.左心房；RA.右心房。B.心尖朝上，可以很好地观察左心室和小的右心室的形状及形态学特点，同时可以观察到室间隔缺损（VSD）

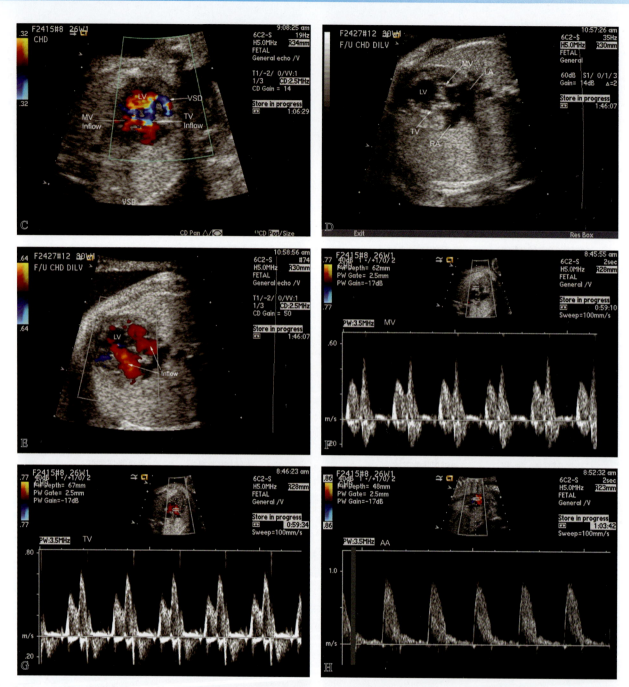

病例29-4续　C.彩色血流成像示双入口引流入大的左心室，通过一个受限的室间隔缺损与右室交通。MV.二尖瓣；TV.三尖瓣。D.长轴切面示二尖瓣和三尖瓣均引流入大的左心室。二尖瓣引流左房的血流，三尖瓣引流右房的血流。E.彩色血流成像示房室瓣均引流入大的左心室。F.引流至左心室的左侧二尖瓣多普勒血流图像。血流频谱正常。G.经右侧的三尖瓣引流至左心室的多普勒血流图像，血流频谱形态正常。H.升主动脉（AA）多普勒血流频谱，其发自左心室且不梗阻，显示为正常的层流

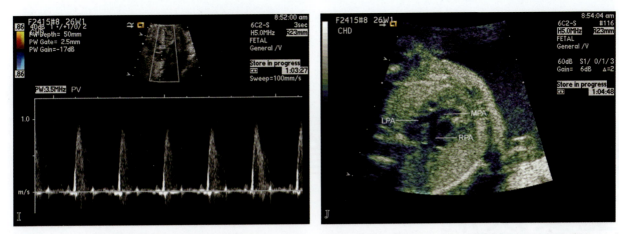

病例29-4续　I. 经肺动脉瓣的多普勒血流频谱显示，由于肺动脉从小的右心室发出，其血流轻微加速且为轻度湍流。J. 心脏大血管水平短轴切面显示相对正常的关系，大血管关系正常 {S,D,S}。LPA. 左肺动脉；MPA. 主肺动脉；RPA. 右肺动脉

VII

影响胎儿心血管系统主要疾病

30

心脏包块和肿瘤
Donna A. Goff

横纹肌瘤
畸胎瘤
纤维瘤
黏液瘤
心脏和心包血管瘤

心脏肿瘤在胎儿中相对较罕见。由于超声筛查的时机问题，胎儿出生前肿瘤的确切发生率很难确定。超声筛查常常在中期妊娠进行，然而，一些肿瘤仅在妊娠的后半期显著增大，这就影响了这些肿瘤的检出。大部分患者行胎儿超声心动图检查都是因为发现包块、超声提示心包积液、心律失常或有结节性硬化症家族病史。如果不是胎儿有严重的血流动力学紊乱或心律失常，他们也许不会进行胎儿超声心动图检查，可能在新生儿期之前都没有一个明确的诊断。有两例患有心脏肿瘤的新生儿在出生后即表现出症状，但他们分别在26和38周的超声心动图报告却是正常的，这正说明了这一点。其中一个以胎儿水肿为主要表现的新生儿被发现有一个巨大左室肿瘤，并已浸润到右室和右房，死后证实为纤维瘤；另一个以室上性心律失常为主要表现的新生儿在择期生产后，经过抗心律失常治疗，临床效果显著。其出生后的超声心动图显示右室小包块，怀疑为横纹肌瘤。

一个多中心研究显示，在8年期间进行的14 000例胎儿超声心动图中，诊断为心脏肿瘤的有19例（0.14%），其孕龄范围为21到38周，诊断结果主要为横纹肌瘤，另外还有几例纤维瘤和血管瘤。一个对12年间10 000例胎儿超声心动图的回顾研究显示，心脏肿瘤有11例（0.1%）（其中10例横纹肌瘤、1例心包内畸胎瘤），孕龄范围从20周到34周。在根据文献总结的91例胎儿和新生儿病例中，横纹肌瘤是最常见的肿瘤类型，占总病例数的50%，其余依次是畸胎瘤（21%）、纤维瘤（12%）、黏液瘤（8%）、血管瘤（4%）及较罕见的恶性肿瘤横纹肌肉瘤（3%）和纤维脂肪瘤（1%）。

在2000年到2008年的8年中，费城儿童医院的胎儿心脏中心共有17例心脏肿瘤。大部分肿瘤为单发

（13/17），根据超声心动图的表现多为横纹肌瘤、纤维瘤或者心包内畸胎瘤。4例为多发肿瘤，均符合横纹肌瘤的诊断。

有时，胎儿心脏肿瘤可能是某些遗传性疾病的首发表现，这些遗传性疾病包括结节性硬化症、多发性神经纤维瘤、戈林综合征（痣样基底细胞癌综合征）、家族性黏液瘤及威德曼综合征。尽管大多数胎儿和新生儿的肿瘤在组织学上是良性的，但其大小和位置却能引起心包积液、血流障碍、心律失常、心肌功能障碍或胎儿水肿，最终导致胎死宫内。

如果胎儿没有出现心律失常或血流动力学障碍，通常采取保守治疗。如果技术条件允许，结合胎龄大小，那些患有顽固性心律失常、不断增多的心包积液或严重血流动力学障碍的胎儿在出生后应该接受心脏手术以去除肿瘤。虽然心包畸胎瘤的产前治疗方法已经有报道，但是目前为止，对于横纹肌瘤和纤维瘤还没有产前治疗的方法。有文献报道，一个患有心包内畸胎瘤的28周胎儿，在发现肿瘤不断增大、心包积液不断增多且有可能导致胎儿水肿的情况下，进行了胎儿心包穿刺术。虽然在33周时心包积液再次积聚且水肿也有所发展，但检查显示胎儿双肺已成熟，于是在第34周时分娩出生，出生后，患儿立即接受了肿瘤切除手术，临床效果良好。

心脏肿瘤的发展和转归因其组织学组成和解剖位置不同而不同。各个类型肿瘤的解剖、病理生理、临床治疗措施和预后将分几部分讨论。

一、横纹肌瘤

（一）解剖及解剖相关知识

横纹肌瘤好发于心室壁内、室间隔、心外膜下及心房，可单发或多发。虽然有个别横纹肌瘤合并心内膜纤维弹性组织增生、法洛四联症或左心发育不全综合征，但横纹肌瘤一般不合并先天性心脏疾病。

（二）发病率、遗传学及发育

横纹肌瘤是胎儿、婴儿及儿童最常见的心脏肿瘤类型。在多个胎儿心脏肿瘤的研究中，横纹肌瘤均为最主要的肿瘤类型，所占比例范围为50%～91%。有文献对91例胎儿心脏肿瘤进行了总结，发现横纹肌瘤占到50%。

横纹肌瘤或错构瘤常被认为是心脏肌肉组织的过度生长，伴有轻微的异常改变，并没有真正新生物的形成。这种单发的或多发的肿瘤是由具有白色或黄褐色包膜的结节组成，主要分布在心室壁或室间隔或心

房心外膜下区域。

心脏横纹肌瘤，尤其是多发的时候，已经被证明是结节性硬化症出生前最早的标志。结节性硬化症是一种常染色体显性遗传性疾病，具有多种表现型。它常累及多个器官，可在儿童期引起包括精神发育迟缓、癫痫等神经系统症状。错构瘤可以发生在皮肤、眼睛、肾脏、心脏和大脑等部位，临床上最严重的症状是神经系统症状，可能直到儿童初期才发作。几个小型研究报道了胎儿或新生儿结节性硬化症合并心脏横纹肌瘤。在一项研究中，11例横纹肌瘤的病例中有9例（81.1%）合并有结节性硬化症。对19例患有横纹肌瘤的胎儿的随访研究发现，其中15例（79%）同时也被诊断有结节性硬化症。这些后来明确有结节性硬化症诊断的患者中，有5例曾进行了胎儿颅脑磁共振成像，提示有患有结节性硬化症。在一项138例产前诊断有心脏横纹肌瘤的荟萃分析研究中，同时伴有结节性硬化症的病例占85例（64%），且多发性横纹肌瘤是该病出现的预兆。尽管一些研究已表明多发横纹肌瘤是结节性硬化症的预测信号，但是，对于单发的横纹肌瘤是否也是这样还不清楚。由于患者童年后期出现严重神经系统临床症状，关于单发横纹肌瘤与此症状之间的关系如何的信息非常有限，胎儿期间诊断有横纹肌瘤一般会被引导进行结节性硬化症的深入评估。我们一般行胎儿MRI检查，寻找有无颅内和（或）肾内错构瘤，这些有助于结节性硬化症的诊断。然而，应该注意的是，很多的颅内错构瘤是在出生以后才生长的，所以，即便MRI没有任何的发现，也不能排除结节性硬化症的可能。对于家族性病例，肿瘤抑制基因TSC1或TSC2突变的分子生物学检测是有必要的，因为这些基因与结节性硬化症相关。据报道，结节性硬化症相关基因的新生突变率高达60%到80%，所以对于无家族史的结节性硬化症患者来说，遗传学检测的意义不大。尽管如此，对于诊断有横纹肌瘤且家族史不详的胎儿应该对其父母和兄弟姐妹进行结节性硬化症的进一步评估。

（三）胎儿生理学

心脏横纹肌瘤最早可在18孕周时由胎儿超声心动图检查发现。这类肿瘤有着明显的超声心动图特征：回声增强，边界清楚，呈结节样生长在壁内或腔内，有时有蒂，呈现均匀的强回声。胎儿心肌的营养不良性钙化可以有类似的超声表现。约半数的患者没有临床症状，仅在常规超声检查时被发现，而另外半数的患者会继发有心律失常或流出道梗阻。

胎儿心律失常，不管是心动过速还是心动过缓，在有心脏横纹肌瘤的胎儿中均有报道。如果不加控制，则会导致心肌功能障碍和胎儿水肿。肿瘤位置和大小的不同，会带来不同程度的血流动力学影响，轻则不出现任何症状，重则出现心排血量严重受损或静脉压升高导致胎儿水肿。

（四）胎儿期策略

胎儿心脏横纹肌瘤缺乏产前的介入治疗方法。如果患者出现心律失常，如室上性心动过速，可给母体使用地高辛和索他洛尔，以控制心动过速。如果患者出现血流动力学损害，如流出道梗阻导致的低心排血量或水肿，唯一的处理办法就是根据孕龄采取措施，尽早生产。密切的随访观察是必要的，因为在怀孕期间，这类肿瘤可能处于稳定期，也可能快速增大。因此，应该定期复查以监测肿瘤大小和血流动力学变化情况。

（五）出生后生理学

与胎儿期类似，心脏肿瘤对新生儿血流动力学的影响也主要取决于肿瘤的位置和大小。较大的肿瘤会引起严重的血流动力学变化，导致新生儿出现严重的呼吸窘迫、充血性心力衰竭及心排血量减低。位于左心的大横纹肌瘤会导致左室流入、流出道梗阻，如果肿瘤足够大，这种占位性病变需要与左心发育不全综合征相鉴别。如果肿瘤位于右心，会引起右室流入、流出道梗阻，导致右心衰竭和发绀，需要与三尖瓣闭锁或严重的肺动脉瓣狭窄鉴别。患儿有时也表现出一些心律问题，例如：窦性心动过缓、房性或室性快速型心律失常、Ⅰ度至Ⅲ度的心脏传导阻滞等。

（六）出生后策略

如果患儿没有出现任何临床症状，但由于大多数的横纹肌瘤随着时间的推移会再次增长，所以要进行谨慎密切的随访观察。如果患儿由于流入道或流出道的梗阻引起心排血量减低时，就要考虑手术治疗。出现严重的心室流出道梗阻的患儿要输注前列腺素E_1。对于心排血量低下、心脏充盈差的患儿一开始应该应用多巴胺和米力农等抗心衰药物来稳定病情。如合并有心律失常，抗心律失常治疗也应当纳入治疗方案。

（七）预后

横纹肌瘤预后较好，一般胎儿生存率在94%～100%。一项138例横纹肌瘤的文献荟萃分析显示，肿瘤较大、胎儿心律异常及水肿往往预示着胎儿不好的产前结局。在另一项产前相关研究中，9例病例中的6例直到第30到32孕周才出现肿瘤的显著生长，未伴有血流动力学损害。在新生儿期，所有的这些患儿都不需要进行抗心律失常治疗和心脏手术。平均随访时间为4.2年，肿瘤或多或少都有再次增长的表现。其中6/9（67%）的病例被诊断有结节性硬化症，一些患者需要进行神经外科手术治疗，而其余的则伴有不同程度的神经系统症状。

在另一个19例横纹肌瘤的系列研究中，有1例在28周时自发性宫内死亡，其余的在孕期内没有出现任何血流动力学损害。在新生儿期，7/19的病例出现了心脏症状需要进行药物治疗或手术治疗。15/19（79%）的病例被诊断为结节性硬化症。对于新生儿期以后的情况，在能够获得临床资料的16例中，有10例没有心血管症状，另外，也有10例肿瘤自发地再次增长。有1例患者，出生之前肿瘤就已显著增大，因此在新生儿期就需要外科手术治疗。

二、畸胎瘤

（一）解剖及解剖相关知识

畸胎瘤主要来源于心包并附着于肺动脉和主动脉根部。对邻近心房或心室的压迫程度取决于它们的大小。多数肿瘤位于右心前方，会造成对心腔、大血管，甚至气管的压迫。偶尔也可见到肿瘤发生在心房或心室内的情形。在文献总结的19例畸胎瘤中，17例发生在心包内，只有2例发生在心脏内，其中1例在右心室内，另1例在房、室间隔内。尚没有畸胎瘤合并其他先天性心脏病变的文献报道。

（二）发病率、遗传学及发育

心包内畸胎瘤是一种罕见的心脏肿瘤，但居于胎儿和新生儿最常见肿瘤的第二位。一般来说，这些肿瘤表面光滑，呈小叶状，包含有众多分隔囊肿且内衬各种上皮细胞。中间的固体部分常由含有甲状腺、胰腺、平滑肌、骨骼肌的成熟或不成熟神经胶质组织组成，中心部一般为软骨和骨组织。从组织学上来看，这些肿瘤包含三个胚层，即内胚层、中胚层和外胚层。到目前为止，该肿瘤未见遗传相关综合征的报道，发病原因也不明。

（三）胎儿生理学

心脏畸胎瘤为含有囊性成分和心包钙化的混合性不均匀组织，伴随的常见症状是心包积液，有时会出现胸膜腔积液。其超声心动图的特征性表现为无回声的囊性区和钙化组织的强回声。对31例文献中报道的畸胎瘤病例的总结回顾表明，绝大多数在妊娠中晚期出现心包积液的胎儿在没有采取治疗措施的情况下，有77%发展为胎儿水肿。根据文献报道，在2例畸胎瘤病例中，胎儿均有心包积液，收缩功能尚能维持，

首次的多普勒血流动力学评估结果为正常，但是1周以后，其中的一名胎儿表现出舒张期异常的单峰血流并伴有静脉导管和脐静脉血流波形的异常，这说明心室的充盈已经受损。这些发现与肿瘤压迫阻塞静脉导致静脉压升高相符合，并且这一过程可能会迅速发生、发展。超声多普勒或许在确定肿瘤快速增长引起的血流动力学损害评估方面很有帮助，但这还需要更多的数据来验证。

（四）胎儿期策略

心包内畸胎瘤是唯一当胎儿出现水肿和大量心包积液时对胎内治疗比较敏感的肿瘤。有很多成功的胎儿心包穿刺术的报道。有研究小组就建议，当胎儿出现早期的水肿并大量心包积液和肿瘤较小时，胎儿心包穿刺术就应该进行。如果当肿块较大并合并有大量积液时，外科手术切除可能更有效，因为仅靠排除心包内的积液很难显著改善胎儿心血管血流动力学。如果尚未出现水肿，应该密切观察胎儿情况。

（五）出生后生理学

就像所有的包块疾病一样，包块的位置和大小的不同所引起的生理病理改变就不同。当有大量的心包积液时，或出现心脏压塞症状时，就需要在出生时立即进行排除积液。如果肿瘤引起了严重的心脏受压，就会导致发绀或者低心排血量，从而迫使进行紧急外科手术移除肿瘤。

（六）出生后策略

有人认为分娩方式应该考虑剖宫产，因为阴道分娩有压迫心脏的危险，肿瘤也有可能损害胎儿正常的生理过程而极可能导致早期新生儿窘迫。在有新生儿重症监护室、小儿外科或儿科心脏病团队的专科护理中心进行分娩是很重要的，因为大多数患儿都需要在新生儿期的某一时间进行手术治疗。

（七）预后

文献中对31例心包内畸胎瘤的病例分析显示，在新生儿期经过了成功的手术治疗后的生存率为58%。远期来看，肿瘤一旦被切除，这些患儿一般发育情况良好。

三、纤维瘤

（一）解剖及解剖相关知识

心脏纤维瘤有各种不同的名称，包括纤维瘤病、肌纤维瘤病、纤维错构瘤、先天性中胚层肿瘤等。这些肿瘤通常是单发的，最常出现于室间隔或左心室游离壁的心肌，较少来源于右室游离壁或心腔。心脏纤

维瘤通常不伴有其他先天性心脏病变。

（二）发病率、遗传学及发育

心脏纤维瘤属于非常罕见的肿瘤。研究显示，其发病率居胎儿心脏肿瘤的第三位。心脏纤维瘤是第二常见的婴儿期和儿童期肿瘤，通常起源于结缔组织。一般来说，它们质硬，有白色黏液样或小梁结构的外观，可能被周围的心肌组织包绕并分界清楚，也可能不被心肌包绕与心肌混合生长。组织学上，它们是由纺锤状成纤维细胞组成，并被胶原基质包围。肿瘤中部可能含有钙化灶、出血、弹性纤维，有时还会出现小囊样改变，钙化和囊样改变有助于与单纯横纹肌瘤鉴别。

尽管纤维瘤伴随的心脏外畸形十分罕见，但还是有伴发唇裂和上腭裂、Beckwith-Wiedemann综合征和最常见的Gorlin综合征（痣样基底细胞癌综合征）的相关报道。在先天性广泛性纤维瘤病中，心脏也可能受累，该病的预后较差。

（三）胎儿生理学

如前所述，肿瘤的位置会影响胎儿的心脏生理。如果肿瘤发源于室间隔，可能会损伤心脏的传导系统，导致容易发生传导阻滞和心律失常，如室性心动过速和心室纤颤等。心室游离壁甚至室间隔发生的肿瘤可能不断增大导致左室或右室流入道或流出道的梗阻。也有可能导致心脏肥大和充血性心力衰竭。另外，心室纤颤有可能导致心源性猝死。

（四）胎儿期策略

对于因肿瘤或心律失常而出现血流动力学损害的纤维瘤胎儿，目前还没有产前治疗的方法。在这种情况下，唯一的选择是在胎儿肺成熟后选择提前分娩。

（五）出生后生理学

如其他肿瘤一样，心脏肿瘤对新生儿血流动力学的影响取决于肿瘤的位置和大小。大的肿瘤会引起严重的血流动力学损害，导致新生儿出现危重的呼吸窘迫、充血性心力衰竭和低心排血量等病症。较大的内壁生长型纤维瘤可以阻塞心腔，导致主动脉下和肺动脉下狭窄。与横纹肌瘤类似，如果肿瘤位于右心，它可以导致右心室流入或流出道的梗阻，引起右心衰竭和发绀的症状和体征。右心的肿瘤可能出现与重度肺动脉瓣狭窄或肺动脉瓣闭锁相类似的临床表现。另外，新生儿还可能出现心律方面的问题：窦性心动过缓、房性和室性快速型心律失常或者Ⅰ度到Ⅲ度的心脏传导阻滞。

（六）出生后策略

如果流入或流出的梗阻引起了心排血量的损害，

那么紧急外科手术可能是必要的。如果病人出现严重的右室或左室流出道梗阻，应该开始输注前列腺素E_1。多巴胺和米力农等抗心衰药物可以应用于低心排血量和心脏灌注较差的患者，以稳定病情。如果心律失常比较严重，应该加入抗心律失常的治疗方案。根据肿瘤的位置，肿瘤的部分切除或者全切或许是可行的。但在某些情况下，由于肿瘤大小或位置的原因导致技术上难以实现肿瘤全切时，心脏移植可能是唯一的选择。

（七）预后

该病的预后依赖于多个因素，包括肿瘤大小、位置、肿瘤对血流动力学的影响程度，以及肿瘤是部分切除还是完全切除等。在大多数情况下，手术切除肿瘤是必需的，因为这些肿瘤往往会随着时间不断进展，如果肿瘤位于心室隔，则易引起室性心律失常导致心源性猝死。

四、黏液瘤

（一）解剖及解剖学知识

黏液瘤在婴儿和儿童中是相当罕见的。文献中报道的7个新生儿黏液瘤的病例中，最常见的发病部位是右心房（4/7），其次是左心室和肺动脉瓣。恰恰相反，成人则最常见于左心房。在1例胎儿期黏液瘤的文献报道中，肿瘤通过一个较长的蒂附着在右心房和右心房壁上，而且在怀孕期间其大小有所增加，但没有引起任何的血流动力学损害。

（二）发病率、遗传学及发育

到目前为止，只有一个案例报道了在第23孕周时胎儿超声心动图诊断的心脏黏液瘤。现在认为，黏液瘤起源于心内膜下的多能间充质干细胞，这些细胞可以分化成为肌成纤维细胞、成纤维母细胞、平滑肌细胞或内皮细胞。一般地，肿瘤呈息肉样，质软，似凝胶状，较脆，浅灰色或白色，黏液状且伴有内部局灶性出血或血栓形成。遗传病因学方面尚无资料描述。

（三）胎儿期生理学

在1例胎儿黏液瘤的病例中，肿瘤呈中等回声，有蒂。在整个孕期内，没有出现血流动力学的损害。值得注意的是该肿瘤通过卵圆孔进入了右心房和右心室。

（四）胎儿期策略

因为仅有一个病例报告且并没有出现血流动力学的损害，所以产前处置采取了保守措施。可以选择安排肿瘤的择期手术治疗。

（五）出生后生理学

已报道的新生儿临床症状和体征有心脏肥大、充血性心衰和发绀。在一些婴儿中，根据肿瘤的位置，还可出现心脏杂音。

（六）出生后策略

由于该肿瘤有引起栓塞的可能，所以产后的处置一般都是手术切除。

（七）预后

尽管进行了治疗，但该病在新生儿中的预后还是极差，新生儿存活率仅为1/7。

五、心脏和心包血管瘤

（一）解剖及解剖学知识

心脏血管瘤在婴儿和儿童中是一种极为罕见的肿瘤。在儿童中，这些肿瘤可能在心腔内，也可能在心外膜的表面或心包内。相比之下，在胎儿，这些肿瘤通常在右心房的游离壁。组织学上，有由许多扩张的薄壁血管组成的海绵状血管瘤和由类似心内膜毛细血管的微小血管组成的毛细血管瘤。心肌内的血管瘤有类似于肌肉内血管瘤的组织学特性。在有多个皮肤血管瘤的新生儿中应高度怀疑本病。

（二）发病率、遗传学及发育

由于这类肿瘤非常罕见，在胎儿中仅有极少数报道。总结文献报道的91例胎儿和新生儿心脏肿瘤中，仅有4例为血管瘤。

（三）胎儿生理学

心脏的表现依赖于右心房内肿瘤的大小和位置。如果肿瘤引起流入道的梗阻，会出现心排血量减低并发展为水肿和心包积液，这是临床上比较常见的。

（四）胎儿期策略

因为该肿瘤相当罕见，最常见的症状是心包积液。其预后依赖于是否出现严重水肿，导致早产。由于该肿瘤在孕期内可能会发展导致心包积液和心脏压塞，应该定期进行胎儿超声心动图的系列检查。

（五）出生后生理学

心脏表现依赖肿瘤大小及在右房的位置。如果肿瘤引起流入道梗阻，可以出现心排血量减低，伴随从右到左心房水平的分流和发绀。心包积液常见，可能会导致心脏压塞的表现，如心动过速、低血压和奇脉，这时候就要求紧急行心包穿刺术。

（六）出生后策略

正如其他肿瘤一样，心脏肿瘤对新生儿期血流动力学的影响取决于肿瘤的位置和大小。通常这些肿瘤

会导致心包积液，甚至发展为心脏压塞，此时需要行紧急心包穿刺术。

（七）预后

因为该肿瘤相当罕见，且最常见的症状是心包积液，其预后往往依赖于是否出现了会导致早产的严重水肿。一般来说，这些血管肿瘤的生长往往会随着时间而减慢抑或停止生长。

> **图像特征和要点**
>
> - 要明确所有胎儿肿瘤的位置、数量和大小，这些均与预后密切相关。
> - 使用不同的探头频率，并在谐波和基波成像间切换，以更好地显示肿瘤的回声并判断其质地。例如，肿瘤周围有包膜，支持纤维瘤的诊断。探查一下肿瘤是否是均匀的，或是囊性的，有无钙化，或是否有血流。
> - 其他的成像手段，如心脏磁共振成像技术，虽尚未普遍应用，但在这些罕见的病情中是值得一试的，以便更好地确定诊断和预后。
> - 寻找肿瘤对胎儿心血管系统整体功能的继发影响。下面这些因素可以为胎儿心脏肿瘤提供一个判断整体病情的衡量方法：
>   - 出现心包积液。
>   - 出现胸腔积液。
>   - 水肿。
>   - 三尖瓣或二尖瓣反流。
>   - 心脏在胸腔内移位的程度。
>   - 三尖瓣或二尖瓣充盈血流受阻。
>   - 右室或左室流出道梗阻。
>   - 心律失常。
>   - 大脑中动脉（MCA）和脐动脉（UA）搏动指数的比值作为血管阻力指数的一项参数。在健康胎儿中，MCA的搏动指数（血管阻力）应该高于UA的搏动指数。如果MCA搏动指数/UA搏动指数小于1，则反映心排血量减低，脑灌注量代偿性增加。
>   - 多普勒法测得单个心室的，或者双心室的心排血量有助于评价肿瘤对充盈灌注的影响。

参考文献

[1]　Groves AM, Fagg NL, Cook AC, et al. Cardiac tumours in intrauterine life. Arch Dis Child. 1992; 67: 1189-1192.

［2］ Zhou QC, Fan P, Peng QH, et al. Prenatal echocardiographic differential diagnosis of fetal cardiac tumors. Ultrasound Obstet Gynecol. 2004; 23: 165-171.

［3］ Geipel A, Krapp M, Germer U, et al. Perinatal diagnosis of cardiac tumors. Ultrasound Obstet Gynecol. 2001; 17: 17-21.

［4］ Yagel S, Weissman A, Rotstein Z, et al. Congenital heart defects: natural course and in utero development. Circulation. 1997; 96: 550-555.

［5］ Holley DG, Martin GR, Brenner JI, et al. Diagnosis and management of fetal cardiac tumors: a multicenter experience and review of published reports. J Am Coll Cardiol. 1995; 26: 516-520.

［6］ Isaacs H Jr. Tumors of the Fetus and Newborn. Major Problems in Pathology; vol 35. Philadelphia: WB Saunders; 1997: 330-343.

［7］ Isaacs H Jr. Fetal and neonatal cardiac tumors. Pediatr Cardiol. 2004; 25: 252-273.

［8］ Marx G, Moran A. Cardiac tumors. In Allen H, Driscoll DJ, Shaddy RE, Feltes TF, eds. Moss and Adams' Heart Disease in Infants, Children and Adolescents. Philadelphia: Wolters Kluwer/Lippincott Williams & Wilkins; 2008: 1479-1494.

［9］ Bruch SW, Adzick NS, Reiss R, et al. Prenatal therapy for pericardial teratomas. J Pediatr Surg. 1997; 32: 1113-1115.

［10］ Watanabe T, Hojo Y, Kozaki T, et al. Hypoplastic left heart syndrome with rhabdomyoma of the left ventricle. Pediatr Cardiol. 1991; 12: 121-122.

［11］ Napolioni V, Curatolo P. Genetics and molecular biology of tuberous sclerosis complex. Curr Genomics. 2008; 9: 475-487.

［12］ Fesslova V, Villa L, Rizzuti T, et al. Natural history and long-term outcome of cardiac rhabdomyomas detected prenatally. Prenat Diagn. 2004; 24: 241-248.

［13］ Bader RS, Chitayat D, Kelly E, et al. Fetal rhabdomyoma: prenatal diagnosis, clinical outcome, and incidence of associated tuberous sclerosis complex. J Pediatr. 2003; 143: 620-624.

［14］ Tworetzky W, McElhinney DB, Margossian R, et al. Association between cardiac tumors and tuberous sclerosis in the fetus and neonate. Am J Cardiol. 2003; 92: 487-489.

［15］ Chao AS, Chao A, Wang TH, et al. Outcome of antenatally diag-nosed cardiac rhabdomyoma: case series and a meta-analysis. Ultrasound Obstet Gynecol. 2008; 31: 289-295.

［16］ Veldtman GR, Blackburn ME, Wharton GA, et al. Dystrophic calcification of the fetal myocardium. Heart. 1999; 81: 92-93.

［17］ Lacey SR, Donofrio MT. Fetal cardiac tumors: prenatal diagnosis and outcome. Pediatr Cardiol. 2007; 28: 61-67.

［18］ Beghetti M, Gow RM, Haney I, et al. Pediatric primary benign cardiac tumors: a 15-year review. Am Heart J. 1997; 134: 1107-1114.

［19］ Bader R, Hornberger LK, Nijmeh LJ, et al. Fetal pericardial teratoma: presentation of two cases and review of literature. Am J Perinatol. 2006; 23: 53-58.

［20］ Pachy F, Raiffort C, Mechler C, et al. Intrapericardial teratoma with hydrops leading to in utero demise. Prenat Diagn. 2007; 27: 970-972.

［21］ Freedom RM, Lee KJ, MacDonald C, et al. Selected aspects of cardiac tumors in infancy and childhood. Pediatr Cardiol. 2000; 21: 299-316.

［22］ Paladini D, Tartaglione A, Vassallo M, et al. Prenatal ultrasono-graphic findings of a cardiac myxoma. Obstet Gynecol. 2003; 102: 1174-1176.

［23］ Laga S, Gewillig MH, Van Schoubroeck D, et al. Imminent fetal cardiac tamponade by right atrial hemangioma. Pediatr Cardiol. 2006; 27: 633-635.

［24］ Tseng JJ, Chou MM, Lee YH, et al. In utero diagnosis of cardiac hemangioma. Ultrasound Obstet Gynecol. 1999; 13: 363-365.

病例

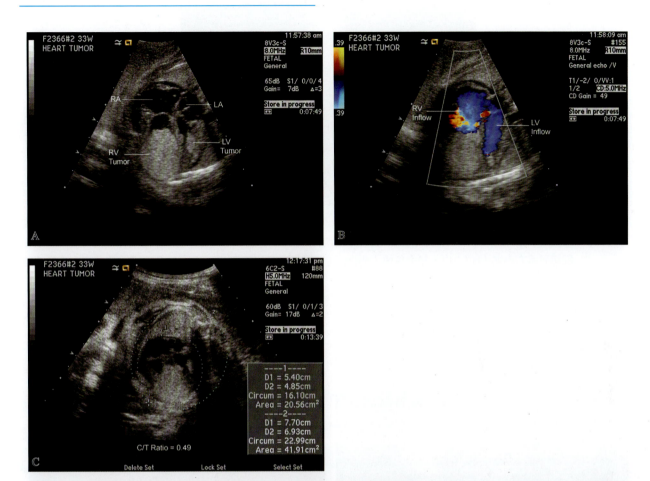

病例30-1　A.四腔切面示胎儿心脏多发横纹肌瘤，极有可能伴发结节性硬化症。右心室（RV）至少有一个大的肿瘤，左心室（LV）可见一较大肿瘤。LA.左房；RA.右房。B.彩色血流显像示左右心室血流充盈情况。由于肿瘤的影响，与左室相比，右室充盈血流受阻。C.整体来看，由于肿瘤大小的增加导致了心脏增大。心胸比（C/T）接近50%

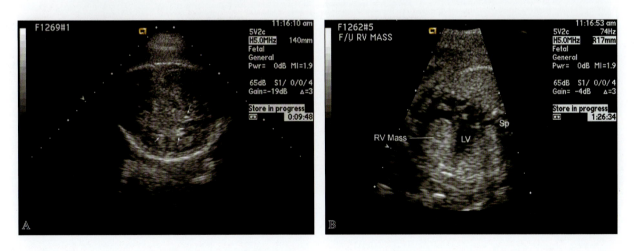

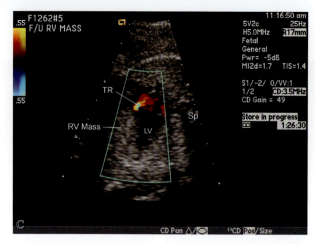

病例 30-2　A.胎儿头部成像显示了高度可疑的高回声结节（箭头示），有可能就是结节性硬化症的"结节"。出现这些高密度结节或许有助于胎儿的诊断，但是，即使没有这些结节，也不能降低诊断结节性硬化症的可能性。B.四腔切面示右心室（RV）内一较大包块（mass），高度怀疑横纹肌瘤。Sp.脊柱。C.该包块影响了右室乳头肌的功能，导致三尖瓣反流（TR）

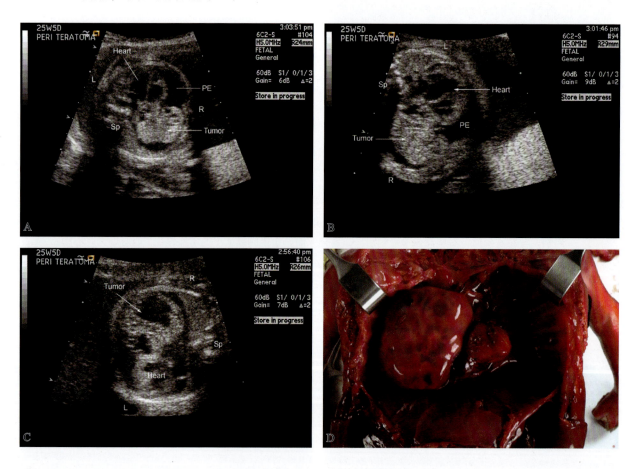

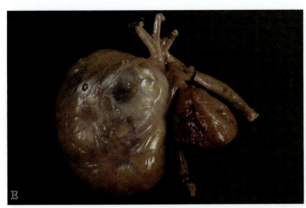
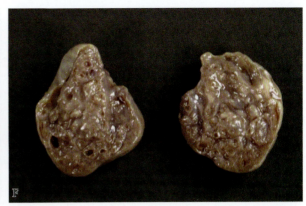

病例30-3 A.所显示的是一个体重210kg的31岁孕妇在第25+5孕周时行胎儿超声心动图评估和筛查妊娠期糖尿病时的图像。图像获取技术要求较高。图中可见一不均质回声包块起源于心脏房室沟区心包膜表面，另可见大量心包积液（PE），这与较大心包畸胎瘤的诊断相符。最后确诊为较大心包畸胎瘤。Sp.脊柱。B.胎儿左侧向上的图像显示肿瘤和心包积液的范围。肿瘤部分阻塞了右心房的流入血流。C.胎儿右侧向上的图像显示心包畸胎瘤的一个囊性成分。畸胎瘤的一个标志就是含有多种组成成分，可能包含固体成分或不同密度的囊性结构。注意与心脏相比肿瘤具有较大的体积。D.肿瘤增长较快，随着其对心脏不断加重的压迫，心脏压塞也跟着出现。我们曾试图抽取肿瘤的囊性成分，但由于与母体的体形相关的技术原因，最后未能成功。在第28孕周时胎儿死亡。那时，肿瘤已增长至超过心脏的3倍大小。E.这一巨大的心包内畸胎瘤与心脏一起被切除。肿瘤发源于右心房和主动脉沟邻近的心包膜区。F.该心包内畸胎瘤瘤体部粗糙的、不均匀的剖面显示了多种组织成分，这是畸胎瘤的典型表现

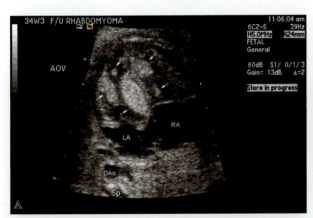
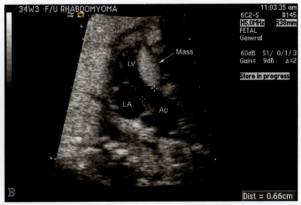
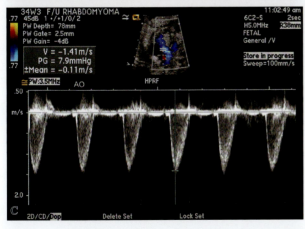

病例30-4 A.心肌层内可见多个高回声包块（箭头），很像一例多发横纹肌瘤并结节性硬化症。AOV.主动脉瓣；DAo.降主动脉；LA.左房；RA.右房。B.在一些结节性硬化症导致的心脏多发横纹肌瘤的病例中，尽管发现了多个较大的包块，但是心脏的流入、流出道竟然没有受到影响，也没有出现阻塞。注意，尽管室间隔有一个大的包块，但是左室的流出道看上去并没有阻塞。Ao.主动脉。C.左室流出道的频谱多普勒显示了没有受到阻塞的层流血流状态。AO.主动脉

31

心内强光点

Jack Rychik

- 确定心脏内强光点仅位于乳头肌顶端的位置上。
- 寻找心脏内是否有提示可能存在病变的其他强回声区，如心内膜弹力纤维增生症（而在良性强光点时不存在）。
- 评价是否有房室瓣功能不全（良性强光点时不应存在）。
- 评价心室功能（良性强光点时功能正常）。
- 辨别是否有心脏结构性异常（良性强光点时不存在）。

一、解剖及解剖相关知识

胎儿心内超声强光点，是指超声反射增强的局限性区域，看上去像是心脏肌层内的强光点。心肌本身的回声不会因这些光点而改变，它们仅比周围的正常心肌显得更亮一些，若是肿瘤和肿块则不然。这些强回声光点绝大多数出现在左心室的乳头肌顶端。强光点出现的位置概率按顺序是：左室心肌内、右室内或者是双侧心室内。强光点与任何结构性心脏病均不相关，而是发生于正常的胎儿心脏。

这种异常强回声的准确病理起源尚不明确。对存在强光点且终止妊娠的高危妊娠胎儿的心肌组织进行组织病理学分析发现，这些区域是"矿化"的，或为钙化，周围包绕纤维组织。在这些研究中所涉及的胎儿都伴随有其他方面的畸形或者非整倍染色体异常，因此并不清楚同样的组织病理学结论能否解释不伴有畸形或非整倍染色体异常的正常胎儿中的强光点。另一种假说是，某种心肌肌节基因有诸多等位基因亚型，对超声能量反射程度不同。虽然强回声光点并不是出现在所有的病例中，但它可能是特殊的正常心肌细胞变异的一种表现。

二、发病率、遗传学及发育

这些光点准确的病因学起源是不清楚的。研究表明，对于产科超声来说，心脏内强回声光点的存在是一种低风险，其在人群中孕中期的发生率为1.6% ～ 6.9%。它一般出现在孕中期的中期左右，也就是在大约第20周。通常在后期妊娠的随访检查中，强光点会消失。

20世纪世纪80年代，当胎儿心内强回声光点首次

被发现的时候，其与非整倍体染色体畸形如21-三体综合征或其他遗传病相关的可能性引起了广泛关注。之后很多大规模研究解除了这种观点。很多研究者证明强回声光点是一种正常的变异。当不伴有其他危险因素，比如说高龄孕妇、在筛检中发现生化指标异常、产前超声检查中发现其他畸形时，不必进一步检查或随访（例如，不必进行羊水穿刺）。如果出现了左、右心室多发的强回声光点，就增加了存在非整倍体染色体异常的风险，有必要进一步分析检查。曾有一例22q11缺失的报道，出现了颈部透明层增厚合并双室的强回声光点。

三、胎儿生理学

尽管十分常见，而且也不与心脏结构畸形及染色体异常相关，但是这些强回声光点是否会对心肌功能有一定影响呢？虽然收缩功能异常未见报道，但有报道舒张期充盈模式异常。在一项研究中表明，虽然没有显著临床意义，但是舒张早期与舒张晚期峰值血流速度之比（E/A）下降，提示心室充盈更依赖心房收缩，心室顺应性下降。最新一项研究采用心肌应变分析技术，将有强光点的胎儿与正常胎儿进行对比，没有发现差异。关于有强光点的胎儿其心脏舒张功能是否与正常胎儿有轻微的差异，尚无定论，即使存在，这些差异也没有显著临床意义，因为胎儿的生长、发育和劳力耐受性都和正常胎儿没有区别。

四、胎儿期策略

对于强光点的部位和数目应当进行评价。如果是孤立的存在于左室乳头肌上的强回声光点不需要进一步评价，认为是正常的。如果是孤立的存在于右室乳头肌上的强回声光点也是正常的。

如果双侧心室都发现有强光点可能需要注意。我们推荐，如果双侧心室都有强回声光点需要进行严格的产科检查，并考虑进行羊水穿刺检查，特别是在合并其他危险因素的情况下，比如存在高龄产妇、胎儿小于孕周、脐动脉或静脉导管多普勒血流异常、心室大小的异常或者是房室瓣膜反流这些情况。

强回声光点的出现可能与超声切面和条件设置等有关。一项研究报道称，在心尖四腔切面较长轴四腔或侧位四腔切面更易显示强光点。在心尖四腔切面，声束与乳头肌平行，轴向分辨率达到最佳，这也许可

以解释为什么这个切面显示率较高。另一项研究强调了超声条件设置及操作者本身的对于强光点的发现能力。这些研究说明，强回声光点的存在可能比已被检出的更为普遍，这更证明了对于一般人群来说，这是一个普遍的现象，其检出情况取决于操作者和检查手法。

五、出生后生理学

在孕晚期，很多强回声光点消失或者无法再检出。但有一些可以存在到婴儿期或者幼儿期。临床及儿科超声心动图随访显示具有强回声光点的胎儿出生后表现正常。应用小轴缩短率和心肌指数来评价具有强回声光点胎儿的左室功能，随访至7岁，仍未见与正常胎儿存在差异。

六、出生后策略

对于这些出生前的良性发现，不必进行特殊处理。

七、预后

预后和正常胎儿一样。因尚没有研究显示有强光点的胎儿与没有强光点的胎儿在出生后心脏功能或临床预后方面存在差异。

图像特征和要点

- 当前对于强回声光点的理解，是将其认为是一种正常变异，只要没有合并其他危险因素就不需要进一步的评估。
- 良性强回声光点通常位于左室乳头肌顶端。如果引起心脏组织形变或出现肿块效应，则提示为肿瘤而不是良性的强回声光点。
- 双侧心室心肌中多发的强回声光点需要怀疑是否是肿瘤，最常见的是结节性硬化症中的横纹肌瘤。

参考文献

［1］ Petrikovsky BM, Challenger M, Wyse LJ. Natural history of echogenic foci within ventricles of the fetal heart. Ultrasound Obstet Gynecol. 1995; 5: 92-94.

［2］ Brown DL, Roberts DJ, Miller WA. Left ventricular echogenic focus in the fetal heart: pathologic correlation . J Ultrasound Med. 1994; 13: 613-616.

［3］ Tennstedt C, Chaoui R, Vogel M, Goldner B, Dietel M. Pathologic correlation of sonographic echogenic foci in the fetal heart. Prenat Diagn. 2000; 20: 287-292.

［4］ Dildy GA, Judd VE, Clark SL. Prospective evaluation of the antena-tal incidence and postnatal significance of the fetal echogenic cardiac focus: a case-control study. Am J Obstet Gynecol. 1996; 175: 1008-1012.

［5］ Barsoom MJ, Feldman DM, Borgida AF, Esters D, Diana D, Egan JF. Is an isolated fetal cardiac echogenic focus an indication for fetal echocardiography? J Ultrasound Med. 2001; 20: 1043-1046.

［6］ Lamont RF, Havutcu E, Salgia S, Adinkra P, Nicholl R. The associa-tion between isolated fetal echogenic cardiac foci on second-trimester ultrasound scan and trisomy 21 in low-risk unselected women. Ultrasound Obstet Gynecol. 2004; 23: 346-351.

［7］ Simpson JM, Cook A, Sharland G. The significance of echogenic foci in the fetal heart: a prospective study of 228 cases. Ultrasound Obstet Gynecol. 1996; 8: 225-228.

［8］ Bradley KE, Santulli TS, Gregory KD, Herbert W, Carlson DE, Platt LD. An isolated intracardiac echogenic focus as a marker for aneuploidy. Am J Obstet Gynecol. 2005; 192: 2021-2026; discussion 2026-2028.

［9］ Wax JR, Philput C. Fetal intracardiac echogenic foci: does it matter which ventricle? J Ultrasound Med. 1998; 17: 141-144; quiz 145-146.

［10］ Machlitt A, Tennstedt C, Korner H, Bommer C, Chaoui R. Prenatal diagnosis of 22q11 microdeletion in an early second-trimester fetus with conotruncal anomaly presenting with increased nuchal translucency and bilateral intracardiac echogenic foci. Ultrasound Obstet Gynecol. 2002; 19: 510-513.

［11］ Degani S, Leibovitz Z, Shapiro I, Gonen R, Ohel G. Cardiac function in fetuses with intracardiac echogenic foci. Ultrasound Obstet Gynecol. 2001; 18: 131-134.

［12］ Perles Z, Nir A, Gavri S, Golender J, Rein AJ. Intracardiac echogenic foci have no hemodynamic significance in the fetus. Pediatr Cardiol. 2010; 31: 7-10.

［13］ Ranzini AC, McLean DA, Sharma S, Vintzileos AM. Fetal intracardiac echogenic foci: visualization depends on the orientation of the 4-chamber view. J Ultrasound Med. 2001; 20: 763-766.

［14］Levine D, Mehta TS, Min KK, Hulka CA, McArdle CR. Technical factors influencing sonographic visualization of fetal echogenic intracardiac foci. J Clin Ultrasound. 2000; 28: 479-484.

［15］Wax JR, Donnelly J, Carpenter M, et al. Childhood cardiac function after prenatal diagnosis of intracardiac echogenic foci. J Ultrasound Med. 2003; 22: 783-787.

［16］Vettraino IM, Hoprasart NJ, Bronsteen RA, Comstock CH. Clinical implications of the prenatal sonographic finding of fetal myocardial echogenic foci. J Ultrasound Med. 2005; 24: 195-199.

病例

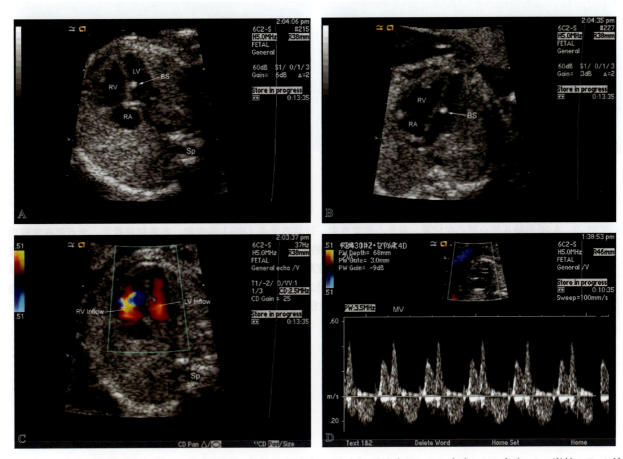

病例31-1　A.左室强光点（BS）。呈卵圆形，位于室腔中部，乳头肌顶端水平。RA.右房；RV.右室；Sp.脊柱。B. A的垂直切面示强回声光点位于左心室腔内二尖瓣之下水平。C.彩色血流显像示进入左室的血流未受阻。D.通过二尖瓣的血流频谱。完全正常的血流频谱，说明二尖瓣没有因为强光点的存在而引起任何的功能不全

病例

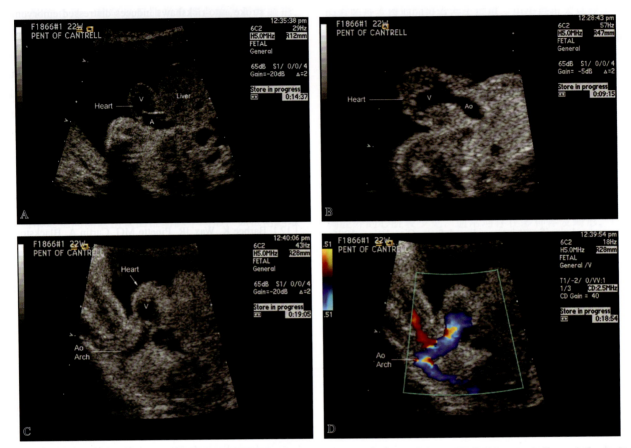

病例32-1　A.异位心,Cantrell五联症。22周胎儿,注意肝脏和相当一部分的心脏均位于胎体外面。A.心房;V.心室。B.仔细观察心脏,显示一种明显的单心室型先天性心脏疾病,只有一支血管(主动脉)发出。C.与心脏相连的单一血管没有分叉,说明它是主动脉(Ao)。D.彩色血流成像显示主动脉弓(Ao arch)和一支肢体血管发出

33

心室憩室或室壁瘤

Jack Rychik

- 明确憩室位置，位于心尖部（大多数）还是起源于室壁。
- 明确有无心包积液。
- 明确"突出"部位附近是否存在心室功能不全或者节段性室壁运动异常，因为如果是真性心室憩室则不存在以上现象。
- Doppler血流成像显示心室腔与憩室之间的血流。

一、解剖及解剖相关知识

心室腔的向外突起或者是"心室憩室"，或者是"室壁瘤"。这两个概念经常被互相借用，实际上却存在本质的区别。憩室壁是由整层的心肌构成的，室壁收缩正常或基本正常；而室壁瘤的壁则是纤维组织，室壁收缩异常。心室憩室通常有一个较细的颈部，而且体积较小；而室壁瘤的基底部则比较宽，体积可以很大。

有趣的是，胎儿心室的薄壁憩室与心包积液之间存在相关性。由于心室憩室通常较小且不存在心肌受损，因此，心包积液的产生并不是由于心室憩室继发心功不全或者血流动力学异常引起的。一种理论认为，心室憩室类似于一种半透膜允许液体外渗至心包腔。心室的压力促使液体渗出至心包腔内。心包积液可以变得非常大量，导致心脏压塞或者由于压迫肺组织导致肺的发育不良。

大多数情况下，心室憩室可以单独存在。也可见并发于圆锥动脉干畸形或与孤立的室间隔缺损有关。左心室憩室可能是Cantrell五联症（指腹壁、胸骨、膈肌、心包及心脏缺陷）的一部分。脐疝以及心室憩室则表明存在Cantrell五联症。

在对35例胎儿期确诊为心室憩室或室壁瘤的研究中，21例发生在左室，14例发生在右室。发生部位在心尖部的有26例，房室瓣下的有7例，游离壁的有2例。

二、发病率、遗传学及发育

心室憩室或室壁瘤的真实发病率并不明确，因为多数的病例不出现任何临床症状，并不引起临床重视。

解剖学上的"突出"或"突起样改变"提示可能存在一定的病因，但是明确的病因尚不清楚。细颈、壁薄的囊状憩室被认为是先天性室壁发育异常造成的，表示局部胚胎发育缺陷。而室壁瘤表现为基底较宽的突起样改变，该处室壁运动收缩力几乎消失，运动障碍，认为与心肌受损所致局部心肌缺血或组织瘢痕形成有关，可能是心肌中断的一种获得性改变。这些局部缺血的区域可能与冠状动脉发育异常相关。另一个明显的区别在于心室憩室的大小比较稳定，而室壁瘤会增大，这就进一步证实了上述的观点，即心室憩室是孤立的先天性异常，而室壁瘤与心肌缺血有关，会随着心室腔压力的变化，其形状改变，体积扩大。

有一篇文章报道，双胎输血综合征中的受血者在接受胎儿镜激光光凝术后出现右室室壁瘤。供血者术后死亡了，受血者的右室游离壁出现强光点，并出现心包积液。3周后，受损的心肌区域逐渐出现一个薄壁室壁瘤，并且之后继发破裂。术前无室壁瘤，而术后即刻出现室壁强光点则强烈提示发生获得性心肌缺血和继发心肌瘢痕形成，并破裂。该病例生动地描述了缺血在室壁瘤发生中扮演的重要角色，尽管不像这个病例这么直接、生动，但是其他胎儿身上其实也悄悄地发生着很多重大的事件，不过病因并不明确。

三、胎儿生理学

胎儿心室憩室，其本身并不引起血流动力学的改变，但是当出现心包积液后，就有可能会发生心脏压塞。心脏受压，充盈受限，每搏量减小。胎儿为了保证心排血量会发生心动过速，而且大量的心包积液也会压迫肺组织，长期存在的心包积液会阻碍肺脏的发育。

胎儿室壁瘤则会导致血流动力学的不稳定，不过这取决于室壁瘤的大小及心肌受累的程度。如果室壁瘤较大，心脏的收缩力就会减弱，导致心脏功能减低，心排血量减少，继发胎儿水肿。如果瓣叶附着处的室壁受累，则会出现明显的三尖瓣或者二尖瓣的反流。缺血的心肌也会引起心律失常，主要是室性心律失常。薄壁的瘢痕组织会发生破裂，导致胎儿死亡。

四、胎儿期策略

超声心动图可以清楚地显示室壁瘤的结构，但是小的心室憩室有时候超声图像很难发现。如果发现存在心包积液就应当注意是否存在心室憩室。

当存在大量心包积液时，需要进行心包穿刺。已经有过在怀孕早期，甚至在孕14周时进行心包穿刺术的成功病例报道。是否进行抽液取决于心包积液是否引起心脏血流动力学改变及是否压迫肺组织。提示心包积液引起心脏血流动力学改变的有以下几点：①心脏体积减小，心室充盈不足；②心室流入道的血流频谱呈单峰形式；③随着心房收缩，Doppler血流成像显示静脉导管内出现反向血流；④Doppler血流成像显示脐静脉内血流频谱呈现搏动性；⑤出现胎儿心动过速。

伴随心室憩室发生的心包积液可以随时间推移进展、恶化或者自然吸收。因此如果出现大量的心包积液，但心脏的血流动力学仍旧稳定，则必须进行频繁、连续的监测。如果大量的心包积液导致明显的肺组织受压，且没有迹象表明积液有减少的趋势时，就应该考虑进行心包穿刺术，以解除胸内压力，恢复肺脏的发育。

发生室壁瘤时，需要仔细评价心脏功能及瓣膜的反流情况。如果出现室上性心律失常，则表明心肌受损，需要通过母体服用地高辛进行治疗。室性心律失常难以治疗，意味着心肌"窘迫"，是一种恶性征象。

如果胎儿存在巨大的室壁瘤，并出现心脏衰竭，剖宫产的生产方式更有益于胎儿，注意应有合格的护理团队进行支持，因从胎儿到婴儿的生理上的转变可能给敏感的心脏带来过多负担，导致急性心功能失代偿。

五、出生后生理学和策略

胎儿心室憩室产后检查时往往会消失。其自然病程显示：随着心脏的长大，心室憩室的大小相对稳定，基本上不需要手术治疗。出生后如果发现还存在心包积液，则需要进行穿刺引流。但是，大多数心室憩室在产前就已经明确诊断，如果并不要紧通常出生后可以不必关注。新生儿均需要进行超声心动图的检查，以排除有无室间隔缺损的存在。

出生后对室壁瘤的处理依据室壁瘤的大小、位置及对心脏功能或瓣叶的影响。大的室壁瘤会引起心室功能减低、房室瓣的反流及心功能衰竭。治疗措施包括使用正性肌力药物、纠正心功能衰竭、手术干预，必要时进行心脏移植。

六、预后

单纯心室憩室的预后良好。病变范围会稳定在很小范围内，常常会在产后消失，在儿童期也不会产生什么长期影响。如果发现存在心室憩室并继发心包积液，由有经验的医师进行心包穿刺术，是最为有效和直接的方法，且预后很好。引流后，心室憩室并发的

图像特征和要点

- 如果发现左室或者右室出现突起、膨出样的结构，尽量明确是心室憩室还是室壁瘤。
- 连续监测评价心包积液（心室憩室）或者心室功能不全（室壁瘤）。
- 心尖部小囊状的心室憩室预后良好，不会引起明显的心包积液。
- 一般而言，心室憩室或者室壁瘤发生在游离壁时预后较发生在心尖部差。
- 心室憩室心包穿刺引流术的适应证为：心包积液引发心脏压塞及肺脏受压。

心包积液极少复发。这就说明，心室憩室导致液体漏出的现象可能是与孕期有关，一般都发生在怀孕早期心肌发育还不成熟的阶段。

室壁瘤的预后取决于它的大小及对心脏功能的影响。也有过室壁瘤突然破裂并导致死亡的报道。

参考文献

[1] Prefumo F, Bhide A, Thilaganathan B, Carvalho JS. Fetal congenital cardiac diverticulum with pericardial effusion: two cases with different presentations in the first trimester of pregnancy. Ultrasound Obstet Gynecol. 2005; 25: 405-408.

[2] McAuliffe FM, Hornberger LK, Johnson J, Chitayat D, Ryan G. Cardiac diverticulum with pericardial effusion: report of two new cases treated by in-utero pericardiocentesis and a review of the literature. Ultrasound Obstet Gynecol. 2005; 25: 401-404.

[3] Wax JR, Moran A, Pinette MG, Reyes A, Cartin A, Blackstone J. Prenatal sonographic diagnosis of fetal right ventricular diverticulum. J Ultrasound Med. 2007; 26: 267-270.

[4] Johnson JA, Ryan G, Toi A, Smallhorn J. Prenatal diagnosis of a fetal ventricular diverticulum associated with pericardial effusion: successful outcome following pericardiocentesis. Prenat Diagn. 1996; 16: 954-957.

[5] Di Sessa TG, Howard SC, Salim MA. Congenital right ventricular diverticulum associated with a ventricular septal defect: a rare echocardiographic finding. Echocardiography. 2006; 23: 787-789.

[6] Halbertsma FJ, van Oort A, van der Staak F. Cardiac

diverticulum and omphalocele: Cantrell's pentalogy or syndrome. Cardiol Young. 2002; 12: 71-74.

[7] Koshiishi T, Osada H, Hata A, Furugen Y, Murakoshi T, Mitsuhashi N. Prenatal rupture of right ventricular diverticulum: a case report and review of the literature. Prenat Diagn. 2007; 27: 1154-1157.

[8] Cavalle-Garrido T, Cloutier A, Harder J, Boutin C, Smallhorn JF. Evolution of fetal ventricular aneurysms and diverticula of the heart: an echocardiographic study. Am J Perinatol. 1997; 14: 393-400.

[9] Tsujimoto H, Takeshita S, Kawamura Y, Nakatani K, Sato M. Isolated congenital left ventricular

diverticulum with perinatal dysrhythmia: a case report and review of the literature. Pediatr Cardiol. 2000; 21: 175-179.

[10] Del Rio M, Martinez JM, Bennasar M, et al. Prenatal diagnosis of a right ventricular diverticulum complicated by pericardial effusion in the first trimester. Ultrasound Obstet Gynecol. 2005; 25: 409-411.

[11] Bernasconi A, Delezoide AL, Menez F, Vuillard E, Oury JF, Azancot A. Prenatal rupture of a left ventricular diverticulum: a case report and review of the literature. Prenat Diagn. 2004; 24: 504-507.

病例

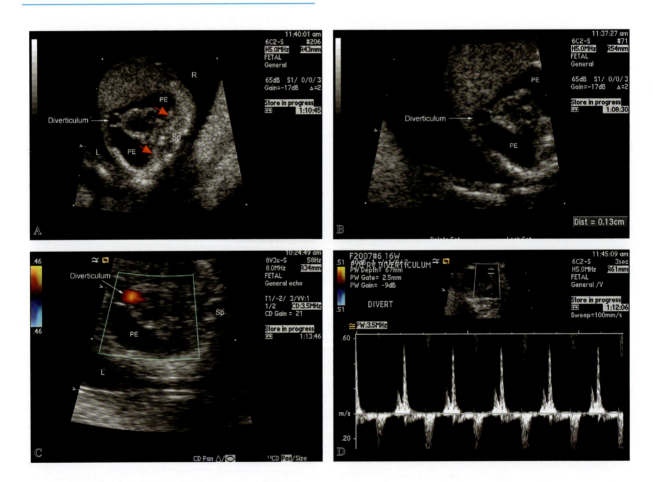

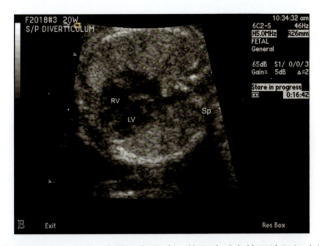

病例33-1 A.心尖部心室憩室（diverticulum）。大量心包积液，并压迫后方的双肺组织（红色箭头）。Sp.脊柱。B.起源于右心室的心室憩室，可见其颈部。C.血流进入心室憩室，心室腔与心室憩室存在往复血流，没有血流进入心包腔内。薄壁的心室憩室类似于一个半透膜使液体漏入心包腔内，而血液中的成分还留在心腔内。D.心室憩室内的脉冲多普勒频谱显示为双峰血流频谱形态，即舒张期流入憩室，收缩期流出憩室。这一频谱表现说明心室憩室壁尽管很薄，但其实是由某种类似于心室心肌有收缩功能的结构组成的。E.鉴于心包积液导致肺脏受压，发育受限，孕18周时，采用单针心包穿刺，抽出浆液性液体4ml。孕20周时复查发现心包积液未复发，心室憩室消失。胎儿足月后生产，未出现并发症，新生儿超声心动图显示心脏完全正常。LV.左心室；RV.右心室

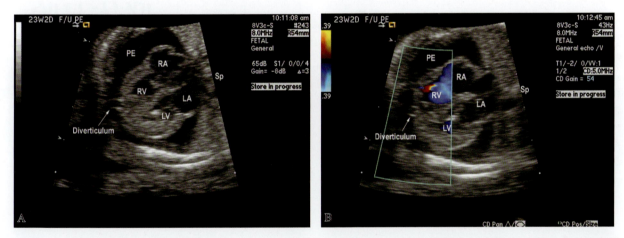

病例33-2 A.孕23周患儿出现心包积液（PE）。初步诊断为由病毒引起。经过仔细检查，发现一个起自心尖的小憩室（diverticulum）。LA.左房；LV.左室；RA.右房；RV.右室；Sp.脊柱。B.彩色血流成像显示，由于心包积液右心室稍微充盈不足。随访至25周显示积液减少。未进行干预的情况下，积液自行消失

34

联体双胎
Jack Rychik

超声心动图检查要点

- 明确心脏间的关系，是两个独立跳动的心脏还是一个心脏合体。
- 如果是两个独立的心脏，需要确定每个心脏的相对大小、功能和解剖。
- 如果是单一心脏合体，需要确定这个心脏在两个胎儿体内间的位置和分配情况。
- 如果是单一心脏合体，确定心室的数目、心室间交通的情况及与心室相连的房室瓣的情况。
- 如果是单一心脏合体，确定静脉连接，特别要注意的是下腔静脉是否存在，以及其与心脏连接的方式和具体位置。
- 如果是单一心脏合体，需要明确每个胎儿肺动脉和主动脉的流出道情况，以及明确有无任何形式的梗阻。

一、解剖及解剖相关知识

连体婴儿的心脏畸形是很常见的，根据连接位置的不同对其进行分类，以-pagus为后缀，意为"固定连接"（fixed）。Thoracopagus，胸部联胎（胸部水平的连接），是连体胎儿中最常见的，大概占到所有病例的40%；其次是omphalopagus，腹部联胎（主要是腹部连接，也包括低位胸部连接），占32%。其他形式的有pyopagus，骶部联胎（在骶骨水平联合），ischiopagus坐骨联胎（在臀部连接），或者craniopagus，头颅联胎（在头部连接），Parapagus联合，用来描述胎儿间的连体范围非常大，也就是骈头联胎（双头畸形）。上述任何一种形式的连体畸形都存在心脏畸形，最常见于胸部联胎，其中90%有共同心包，75%大部分心肌相连。心脏联合的程度和心内畸形的特点决定了联体儿外科手术的可能性及远期存活率。

连体婴儿的心脏解剖可以是非常不同和复杂的，可以是两个独立的心脏及心包，或者在房或室水平存在融合，或是一个心脏，被两个胎儿共同使用。冠状动脉及静脉结构可能相互缠绕并共用。在这种融合的心脏中，心房及心室的数目最多为4个，通常要少于4个。可能会发现一个发育不全的心室，有或者没有正常的房室连接。也可能心室之间通过室间隔缺损呈现多处交通。从单体融合心脏发出的到达每个胎儿的大血管可存在共干畸形和常见的血管内径不一致等。

为了简化对联体儿心脏解剖评价的方法，我们总

结出一个分类系统，依据心脏数目（类型）和心脏实体位置（亚型）分类（图34-1），这个分类系统提供了一个框架，在它的基础上可以进一步进行解剖细节的描述。类型Ⅰ，单一心脏实体，大血管从心脏相对的两极发出分别灌注每一个胎儿；类型Ⅱ，联体儿两个独立心脏分别供应两个胎儿。类型Ⅱ的亚型A中，联体儿心脏大小均分。亚型B中，联体儿心脏大小不均等。因此，在ⅠA型的胸部联胎联体儿中，具有一个大的复合心脏，位于联体儿胸腔的正中间；在ⅠB型中，也有一个单一复合心脏，主要位于一个胎儿的胸腔内，由心脏发出血管灌注联体儿两个胎儿。ⅡA型中，联体胎的每个个体都具有相同大小的单独的心脏，每个心脏可能是正常的，也可能具有心内的畸形，例如共同动脉干畸形和先天性单心室。在ⅡB型中，也有两个独立的心脏，然而，一个发育完好并具有给机体供血的功能，但另一个就比较原始并且发育不良。发育良好的心脏通过血管连接，穿越到其同伴体内并供血。

类型Ⅰ中，虽然看起来融合心的腔室排列似乎是随机的，但是我们也注意到有重复的解剖模式。在胸部联胎中，典型的联体儿是面对面的，可以把这个在联胎共同胸腔内的巨大融合的心脏想象为一本打开的书，面对你的两侧的书页代表两个心脏在中心相融合。通常，我们可以画出一条中轴线来辨别心脏融合的位置。典型情况下，相融合的通常是形态学上的左心室，并且位于中心，而形态学右心室分别位于两侧。当具有四个心室时，两个中间的左心室共享一个室壁，但有三个或者较少的心室时，心脏中心通常是相互融合的左心室，各自具有不同大小的右心室。大血管从中央或侧面的心室发出，但常常从双胎的腹侧联合面向各自的背侧走行。可见肺动脉和主动脉梗阻。有意思的是，联体儿其中一个血管出现阻塞或狭窄，另一个

Ⅰ型   Ⅱ型

 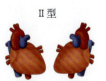

ⅠA=单体心脏+均等分布   ⅡA=两个独立的完好心脏

 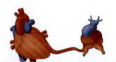

ⅠB=单体心脏+不均等分布   ⅡB=两个心脏，一个发育良好，另一个发育不良，之间有连接血管

图34-1 胸部联胎心脏畸形的简明分类

同名血管也可能出现狭窄或不出现狭窄。在我们研究的Ⅰ型的联体儿的融合心脏中，尚未遇到其中一个肺动脉狭窄而另一个主动脉狭窄的情况。

我们回顾了25例CHOP胎儿心脏中心的胎儿（未发表），其中，ⅠA型有12例，ⅠB型有8例，ⅡA型有4例，ⅡB型有1例。在类型Ⅰ中（单体融合心脏，$n=20$），两个胎儿同时出现肺动脉狭窄有10个（50%），一个胎儿出现肺动脉狭窄有7例（35%），两个胎儿都出现主动脉狭窄有2例（10%）。不出现任何大血管狭窄的有1例（5%）。在Ⅱ型中（有两个心脏实体，$n=5$），胎儿心脏正常的有2例（10%），1例中两个胎儿都出现大血管转位。一例一个胎儿心脏正常，另一个出现右室双出口。还有一例，一个胎儿心脏正常，另一个具有原始发育不全的单心室并心脏完全阻滞。

心外畸形常见先天性膈疝、腹壁缺损及肛门闭锁。在脐部联胎中，可以出现共同肝脏，并具有一套或者两套胆道系统。

二、发病率、遗传学及发育

联体儿在孕妇中的发生率大约在五到十万分之一，因为有60%的是死胎，或者出生后很快就死亡，真实的发生率大约是两万个活产儿中出现1例。女性和男性的比例为3∶1。

在联体儿中，母亲仅产生一个卵子，受精后并没有完全分裂。在受孕后，发育中的胚胎在妊娠最先的几周内开始逐渐分裂成两个相同的胚胎，但是在这个过程完成前分裂就停止了。部分分裂的受精卵就发育成了联体儿。因此，联体胎儿是同卵的，具有相似的基因组成。在胸部联胎联体儿中，其单个心脏具有多个心室，说明在显著分化发生前，共同心脏的融合就开始了。

总之，作为辅助生殖技术的结果，双胞胎的数目在增加，有了更先进的精确的早期成像技术，联体儿会在怀孕早期被很快的诊断出来。据报道，体外受精中的精子卵浆内注射技术与联体儿发生有关。然而，联体儿总例数太少，不能明确是否有因果关系。

三、胎儿生理学

能够存活至孕期前3个月末或中孕初期的联体儿已经经过自选，具有稳定的心血管系统。心血管系统无法存活者，胎儿会在头3个月内死亡。头3个月内，在

心血管系统紊乱情况下能存活下来的胎儿，取决于联体儿的类型和心内的解剖特点。大多数的（类型Ⅰ）单体融合心脏功能良好，具有正常的心肌收缩功能和正常的器官及胎盘血流灌注。在ⅠB型或者ⅡB型中，其中一个胎儿心脏比例失衡，另一个胎儿通过血管连接或共享器官以"寄生"的形式获得灌注。心脏大小不一时，联体儿胎儿大小也不一，器官发育也失衡。换句话说，在ⅠB类型连体胎儿中，具有较小心脏的胎儿很可能其身体及器官发育不良。不管怎样，胎儿整体是在不断生长发育的，并且在妊娠期通常表现稳定。

四、胎儿期策略

为了确定联体儿出生后外科手术的可能性，在出生前就需要对联体儿的解剖进行详细的分析。胎儿心脏是决定出生后分离手术风险的关键器官。对胎儿超声心动图操作者来说，联体儿的心血管系统的评估是一项非常具有挑战性的工作。其解剖结构是非常复杂并难以识别，并不像我们常见到的单体胎儿那样。一个逻辑清晰、步步为营的方法是最好的。首先，如之前介绍的那样，首先基于心脏的数目和位置确定心脏的类型，然后是对每个心脏进行节段性分析，从静脉回流开始，心房，房室瓣的连接，心室，流出道，最后是大血管。需要辨认每个胎儿的各个节段，理解其结构及血流特征。

在怀孕的16～20周，就需要对胎儿的细微解剖进行详细的分析评估。但也提倡更早一些的检查，以获得充分的解剖信息，对其是否具有分离手术的条件做出综合性的判断。至今为止，未见有类型Ⅰ单体融合心脏分离成功的报道。因此，对诊断类型Ⅰ单体融合心脏来说，早期评价过程的关键是确认共享心脏的存在。此外，确定下腔静脉的数目及位置也是非常重要的。如果双胎中有一个死亡了，对于双胎中的存活者来说，发育良好的下腔静脉是很关键的，如果缺如，正常的静脉回流就会受阻。为了获得尽可能多的解剖学信息，评估应该包括系统的产前超声检查、胎儿超声心动图及胎儿的磁共振成像检查。

由于大多数的联体胎儿不具备手术的条件，通常选择是终止妊娠，这就需要早期评估。在孕中期终止妊娠可能具有相当大的挑战性，因为胎儿大小和体重会影响手术方式，因此越早诊断越好。

对有联体胎儿的产前家庭咨询最好在多学科参与的情况下进行，要包括母婴医学专家、胎儿超声心动

图学专家、外科专家、社会义工及护士。如果联体心是类型 II，可考虑外科手术，需要进行更多准备，包括选择一家可提供产后评价及护理的所有必需条件的剖宫产手术机构。

五、出生后生理学、策略和预后

尽管对联体儿患者可以使用各种不同的影像学检查手段以较好地了解其解剖情况，但是对出生后的生理情况及生存能力则不易预测。剖宫产手术不能晚于妊娠第35到36周，出生后肺部功能很难预测，常常由于两个胎儿的空间方位不同，出现机械压迫而导致呼吸障碍。

由于各自不同的解剖类型，一些联体儿状态稳定而不需要太多的干预，而其他一些胎儿出现了严重的梗阻情况，需要行前列腺素灌注。对一些情况稳定的胎儿，可以延迟外科手术（择期手术）；但是对另外一些胎儿，越早手术越好。

对联体儿的外科手术治疗包括分离术，通常要牺牲一个胎儿，这样做是为了能够对另一个胎儿进行成功重建，保证其存活。如前文提到的，类型 I 中具有单体融合心脏的联体胎儿，尚未有存活的报道。分离手术后，无论我们对心脏做了多么充分的修复和功能的恢复，正

图像特征和要点

- 融合心脏为类型 I 中的联体儿没有存活者，因此，早期诊断对于早期咨询及决策非常关键。
- 胎儿的超声心动图检查非常重要并且很有难度。应该采用节段分析法。图像采集需要大量的时间，我们通常要安排此类患者进行多次的检查。
- 通常，我们做超声检查的时候会使用素描簿和铅笔，来画出节段性的结构以便于描述和理解。
- 在类型 I 中，心房通常是在右侧心房水平融合的，心室融合通常发生在左心室，左心室通常位于中心位置，右心室位于两侧。
- 在评估融合心类型 I 时，心脏轴线或"赤道"的概念通常被用来描绘融合可能的位置。然而，心脏的赤道并不一定是划分两个联体儿的解剖学上的分割线。
- 在评估融合心类型 II 时，可见心脏是相对独立的，但可能有共同的心包。
- 当考虑到分离联体儿的可能性时，下腔静脉的存在是存活的关键。评估中确定下腔静脉的存在至关重要。磁共振成像可以用来辅助这种解剖结构的成像。

常的胸腔结构都难以完整重建，显著变化的胸壁结构及肺机械功能障碍，最终导致胎儿早期死亡。

在我们研究的25对联体儿中，进行外科手术的有5例，一个是类型 I 的，四个是类型 II 的。只在类型 II 中至少有一个胎儿存活了下来，其拥有两个独立的心脏。实际上，在类型 II 中，联体儿如果有一个正常的心脏，或者这个心脏缺损结构可以经外科手术修补（就像我们的类型 II A病例中，在心脏分离手术后大动脉移位也被成功的修复），联体儿的同时存活是可能的。如果进行手术，就需要多个团队的内外科医师，且手术过程复杂，时间很长。恢复期也会很长。在决定是否对状态稳定的联体儿选择进行分离手术时，要与不进行干预的存活情况进行比较，均衡考虑。但是，将来这些联体儿在生活中将需要面对来自社交及社会的挑战。

参考文献

[1] Andrews RE, McMahon CJ, Yates RW, et al. Echocardiographic assessment of conjoined twins. Heart. 2006; 92: 382-387.

[2] Gerlis LM, Seo JW, Ho SY, Chi JG. Morphology of the cardiovascular system in conjoined twins: spatial and sequential segmental arrangements in 36 cases. Teratology. 1993; 47: 91-108.

[3] Danford DA, McManus BM, Nielsen SM, Levine MG, Needelman HW. Definition of inseparably fused ventricular myocardium in thoracopagus: fetal echocardiographic utility and pathologic refinement. Pediatr Cardiol. 1993; 14: 242-246.

[4] Gilbert-Barness E, Debich-Spicer D, Opitz JM. Conjoined twins: morphogenesis of the heart and a review. Am J Med Genet A. 2003; 120A: 568-582.

[5] Poret H, Blanchard M, Lemseffer M, Royere D, Guerif F. Conjoined twins after intracytoplasmic sperm injection and transfer of a single day 2 embryo: case report. Fertil Steril. 2010; 93: 268.e7-268.e9.

[6] Sanders SP, Chin AJ, Parness IA, et al. Prenatal diagnosis of congenital heart defects in thoracoabdominally conjoined twins. N Engl J Med. 1985; 313: 370-374.

[7] Maggio M, Callan NA, Hamod KA, Sanders RC. The first-trimester ultrasonographic diagnosis of conjoined twins. Am J Obstet Gynecol. 1985; 152: 833-835.

[8] Pajkrt E, Jauniaux E. First-trimester diagnosis of

conjoined twins. Prenat Diagn. 2005; 25: 820-826.

[9] McMahon CJ, Spencer R. Congenital heart defects in conjoined twins: outcome after surgical separation of thoracopagus. Pediatr Cardiol. 2006; 27: 1-12.

[10] O'Neill JA Jr, Holcomb GW 3rd, Schnaufer L, et al.

Surgical experience with thirteen conjoined twins. Ann Surg. 1988; 208: 299-312.

[11] Mackenzie TC, Crombleholme TM, Johnson MP, et al. The natural history of prenatally diagnosed conjoined twins. J Pediatr Surg. 2002; 37: 303-309.

病例

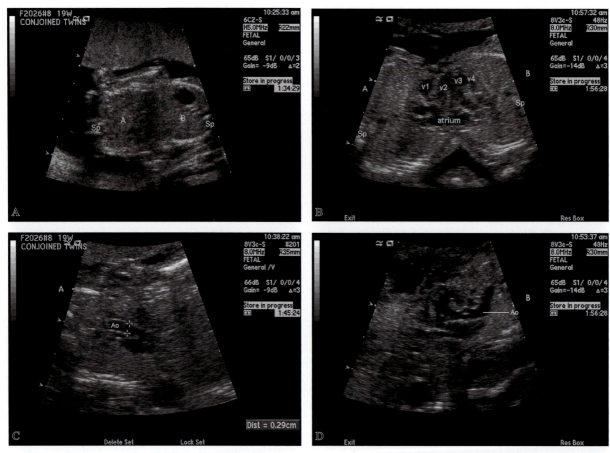

病例34-1　A.妊娠期19周的联体儿，在相对的3点9点方位可以看到脊柱（Sp）的成像，注意心脏融合的中心位置位于肝水平。习惯上，我们把位于右侧的胎儿标注 "A"，把位于左侧的胎儿标注 "B"。胎儿B的胃泡是能看到的。B.从上到下扫查，在共同的融合的胸腔中，可以看到共同的心脏位于正中心，这就是单体心脏融合的Ⅰ A型，心脏位于中心并且在两个胎儿中分布均等，可以看到四个心室腔，该心脏中在解剖上的是对称的，心脏实体位于中心，并且两个胎儿大血管以相同方式起自两极（come off the poles）。C.调整角度对胎儿A进行扫查，可见流出道的结构，一个较大的动脉血管（主动脉）发自于偏 "外侧" 的心室，这实际上是右心室。D.调整角度对胎儿B进行扫查，可见形态学上的右心室上发出一个大动脉（主动脉），因此这个胎儿的心脏构成很可能是右室双出口

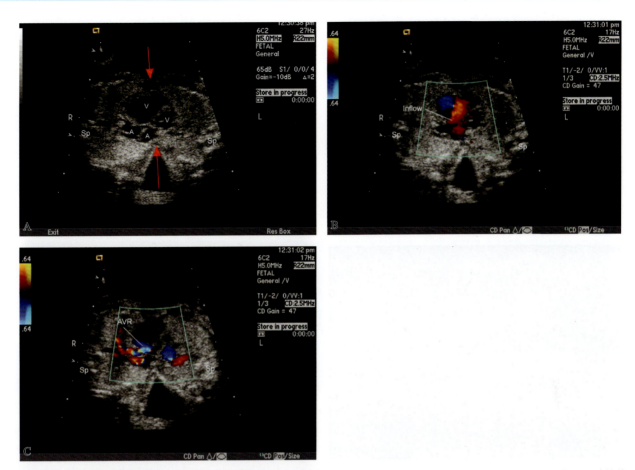

病例34-2 A.两个胸部联体儿只有一个单体融合心。沿着联体儿的融合平面进行扫查（红线），我们可以看到心脏整体主要位于右侧胎儿的胸腔内。因单体心脏在位置上不对称，所以，这个类型应该是ⅠB。A,心房；V,心室。B.彩色多普勒证实主心室更多位于右侧胎儿体内。C.可以看到较大心室的房室瓣反流（AVR）

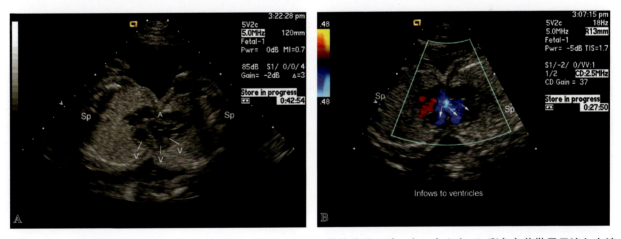

病例34-3 A.胸部联体的类型ⅠA，可以看到一个位于中心位置的共同心脏，有三个心室；B.彩色多普勒显示流入血流相互穿插汇入三个心室

超声心动图检查要点

- 观察心脏大小（心胸比）。
- 定性和定量心脏收缩功能（心肌做功指数，短轴缩短率）。
- 寻找心包积液或水肿证据。
- 寻找房室瓣反流。
- 评估心室流入道、静脉导管、脐静脉的多普勒信号。
- 当心脏扩大和高心输出状态怀疑是胎儿贫血所致时，测量胎儿大脑中动脉收缩期峰值速度。
- 对于心排血量明显降低或升高时，应计算联合心排血量，并进行系列随访。
- 评价脐动脉和大脑中动脉的多普勒血流模式。搏动指数之比可以反映血流情况和胎儿整体是否健康。

胎儿心肌病是指胎儿心肌处于病态，功能不佳，占胎儿所有心血管疾病的2%～4%。胎儿心肌病可分为两类。扩张型心肌病是指心脏出现心腔扩大，收缩功能差。肥厚型心肌病是指室壁异常增厚，且无任何结构异常可解释这种肥厚。胎儿心肌病可由多种因素引起，如感染、代谢性疾病、致心肌功能不良的基因紊乱、胎儿贫血或不明原因（即特发性）。表35-1列举了引起胎儿心肌病的病因；然而由于导致心肌功能不全的病因是无法言尽的，因而无法有一个完整的详细的列表。

一、扩张型心肌病

（一）病因学

感染是引起胎儿扩张型心肌病的最可能病因，其次为代谢性原因或基因异常。病毒可以通过胎盘引起活动性病毒性心肌炎。心脏扩大、心功能差并出现大量的游离的心包积液意味着进行性的心肌炎症。也许可以问出母亲有急性病史，但通常并非如此。病毒性心肌炎，心功能障碍可能会自动恢复，也可以持续存在，后者表示心肌受损。

位于X染色体的Tazfazzin（TAZ）基因的突变可引起胎儿一系列X染色体相关心肌病。Barth综合征是一种合并有扩张型心肌病、周期性中性粒细胞减少和发育延迟的疾病。孤立性左室致密化不全可以是伴X染色体遗传，也可以没有任何特殊的基因/染色体原因。该病中，在左室心尖部及游离壁内存在深隐窝样结构，经测量，非致密化区厚度至少是致密化区的2倍。该病主要是左心室疾病，因为右心正常就是非致

表 35-1　胎儿心肌病病因举例

分类	病因
扩张型心肌病	
感染	细小病毒
	柯萨奇病毒
	弓形虫
	HIV
	巨细胞病毒
代谢/基因	唾液酸储积病
	X染色体相关心肌病
	Barth综合征
	线粒体病
	动脉钙质沉着
	左心致密化不全
贫血	抗C抗体
	α地中海贫血
	（血红蛋白Bart病）
	P细小病毒
其他	母体自身免疫病
	（狼疮或干燥病）
	心律失常
	肾病
	特发性(?)
肥厚型心肌病	
代谢/基因	母体糖尿病
	Noonan综合征
	糖原储积
	（Pompe病）
	B型脂肪酶不足
	细胞色素氧化酶不足
	家族性肥厚型心肌病
其他	肾病
	双胎输血综合征

注：HIV.人类免疫缺陷病毒

密化的。左心致密化不全可有多种临床表现，一些病人无症状，心室功能良好；而其他病人则收缩功能减低。左心致密化不全久而久之可演化为扩张型心肌病，表现为进行性的室壁变薄，心室扩大，功能障碍。

胎儿贫血，不论是通过病毒抑制（如细小病毒）还是遗传性血红蛋白病，都可以引起扩张型心肌病。血红蛋白Bart病是α地中海贫血的纯合子型，其携氧能力严重降低。该病发生在四基因缺失的α地中海贫血胎儿，体内不能产生血红蛋白的α链。胎儿发育期产生的γ链结合形成对氧运输能力很差的γ链四聚

体。大部分有四基因缺失地中海贫血及继发的血红蛋白Bart病的个体都表现出严重的胎儿水肿并死于宫腔内。这种疾病是由伦敦的St. Bartholomew医院报道的，故由此得名。当出现血红蛋白Bart病时，几乎肯定会发生严重的胎儿贫血和死亡，并可以引起母亲的"镜像综合征"，使其也遭受危险。

一种罕见且严重的名为"婴幼儿动脉钙质沉着"的疾病可以在胎儿期诊断出来。胎儿期图像显示为沿着大血管壁一层厚的、似冰样的强回声钙化。该病以广泛的大中动脉钙化为特点。组织学上，可看到钙化从内弹力层侵入内膜和中膜，并伴有巨细胞反应和平滑肌增殖。可累及主动脉、主肺动脉或肾动脉。常有心肌功能减低，可能与冠状动脉钙化和心肌缺血有关。此外，由肾动脉疾病导致的高血压加重了其病理生理学变化。大部分病例会导致胎儿水肿和死亡，在某些胎儿中可累及多器官系统而发生新生儿死亡。很少情况下，病情较轻的可在婴儿期诊断，螯合剂和二膦酸盐类治疗也许有效。

母亲的自身免疫性疾病，如红斑狼疮或干燥病，已知可影响传导系统，也可以引起扩张型心肌病。心肌炎症并心脏扩大和功能差可单独发生，也可同传导系统受损同时出现。推荐将SSA和SSB抗体检测作为扩张型心肌病检查的一部分，因为大部分怀有这种胎儿的母亲可以没有任何自身免疫病的迹象，完全无症状。我们同其他研究者都发现一个有趣的超声心动图现象，似乎可作为可疑母体自身免疫病的提示标志。某些暴露于这些抗体的胎儿会在心脏的不同区域出现一个特别的强回声，如心房、房室沟或心尖部。我们推测，这可能意味着局部有进行性炎症，表现为回声增强。

（二）产前诊断

总体来说，患有扩张型心肌病的胎儿会出现左心扩大、右心扩大或全心扩大，伴收缩功能减低。在胎儿超声心动图上可定性心脏是否扩大，心胸比将超过40%。测量短轴缩短率可对收缩功能下降程度进行量化，缩短率将小于30%。由于瓣环扩大、瓣叶对合不良或乳头肌功能障碍，常见房室瓣反流。可见心包积液，特别是由感染引起的病例。舒张功能减低同时或早于收缩功能减低。舒张期跨二尖瓣或三尖瓣血流频谱E、A峰融合，静脉导管中房缩血流反转或消失，或出现静脉搏动等异常，这些异常都反映心室充盈压升高。对心肌功能的整体测量有助于对心功能减低程度进行量化。心肌功能指数（MPI，也称Tei指数）增大，一般大于0.5。连续测量可以评价疾病的进展情况。

我们曾采用多普勒超声所得到的联合心排血量作为评价功能不全对胎儿总体影响的指标。正常的联合心排血量为400～500ml/（kg·min）。依我们经验，联合心排血量低于400ml/（kg·min）反映了一种失代偿状态，意味着病情严重，预后不佳。扩张型心肌病合并水肿时，提示左室充盈压明显升高，心排血量明显减低。出现胎儿水肿预示着预后不良，胎儿期或新生儿期死亡可能性很大。对任何心室扩大和功能减低的胎儿都要密切连续观察和测量，因为某些病例病情进展可能很快。

对动脉系统的评价，脐动脉和大脑中动脉血流情况可为扩张型心肌病的胎儿提供重要信息。大脑中动脉的阻力通常高于脐动脉，此时可间接提示心排血量充足，血流分布正常。因此，在正常情况下，大脑中动脉的搏动指数应高于脐动脉搏动指数。当心排血量降低时，机体会启动血管调节机制，以提高脑循环血供，此时大脑中动脉的搏动指数就会低于脐动脉搏动指数。因此，对脐动脉和大脑中动脉搏动指数的连续评价是扩张型心肌病胎儿超声心动图全部测量中的一个重要方面。此外据报道，在胎儿贫血时，大脑中动脉峰值收缩期血流速度会明显升高，并可作为贫血程度的可靠衡量指标（图35-1）。其原因是血红蛋白减少导致携氧能力降低，脑血流量代偿性升高，表现为大

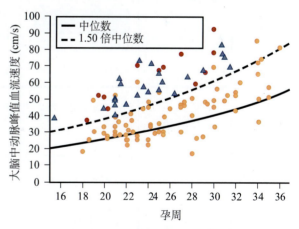

图35-1　大脑中动脉收缩期峰值血流速度与孕周的关系，来自111名由于产妇红细胞同种免疫而存在贫血风险的胎儿。实线表示收缩期峰值血流速度中位数，虚线表示中位数1.5倍以上血流速度。黄点代表无贫血胎儿；三角指有中度贫血胎儿；红点指有水肿的胎儿（Data from Mari G, Deter RL, Carpenter RL, et al. Noninvasive diagnosis by Doppler ultrasonography of fetal anemia due to maternal red-cell alloimunization. N Engl J Med，2000，342: 9-14.）

脑中动脉收缩期峰值血流速度升高。对大脑中动脉峰值收缩期速度的测量具有重要价值，因其可帮助鉴别扩张型心肌病病因。

目前已建立有效评价胎儿出血性心衰严重程度的评分系统。心血管系统评分（CPS）包括五大类内容，如果不正常，可对心衰程度进行分级。正常心脏为满分10分，依出现异常的情况扣分（图35-2）。五大类包括，水肿程度、静脉多普勒、心脏大小、心脏功能和脐动脉多普勒频谱。有研究显示了CPS在判断预后方面的实用性，并发现其与其他心脏功能指标（如Tei指数）有相关性。依我们看来，CPS确实是有效的，但需要注意的是，由于每种疾病都有它自己独特的病理生理表现，所以将CPS这一整体"心衰"评分系统应

用到某一特殊疾病时必须慎重。例如，双胎输血综合征，其病理生理和严重程度并没有体现在CPS评分系统中，双胎输血综合征的室壁增厚和右室流出道梗阻等并没有包括在CPS评分系统内。总体来说，CPS中的所有指标都有助于评估胎儿病情程度。然而，应用该评分系统时也应兼顾到其他指标，部分特殊病变会相应表现出特有的指标改变。

扩张型心肌病应当与其他引起心室腔扩大和功能降低的疾病鉴别。对扩张型心肌病进行诊断时，应当考虑到这些需要鉴别的异常。静脉异常可导致右心室显著增大，例如在下腔静脉离断时，其与奇静脉相续，而奇静脉血首选涌入右室。腹主动脉缩窄和动脉导管汇入点远端主动脉狭窄会过度增加左、右心室的后负

心血管整体评分（10分=正常）

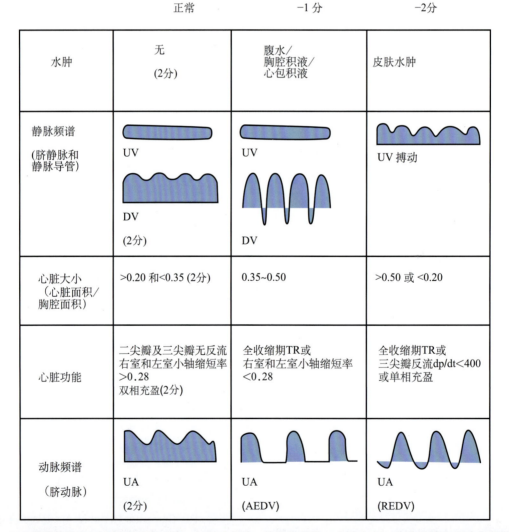

	正常	−1 分	−2 分
水肿	无 (2分)	腹水/ 胸腔积液/ 心包积液	皮肤水肿
静脉频谱 （脐静脉和静脉导管）	UV DV (2分)	UV DV	UV 搏动
心脏大小 （心脏面积/ 胸腔面积）	>0.20 和 <0.35 (2分)	0.35~0.50	>0.50 或 <0.20
心脏功能	二尖瓣及三尖瓣无反流 右室和左室小轴缩短率 >0.28 双相充盈(2分)	全收缩期TR或 右室和左室小轴缩短率 <0.28	全收缩期TR或 三尖瓣反流dp/dt<400 或单相充盈
动脉频谱 （脐动脉）	UA (2分)	UA (AEDV)	UA (REDV)

图35-2　心血管整体评分五大因素分级系统。包括对水肿、静脉多普勒、心脏大小、心脏功能和动脉多普勒的评价。无心衰迹象的胎儿为10分。依出现的异常扣分。AEDV.无舒张末期血流；DV.静脉导管；REDV.舒张末期反向血流；TR.三尖瓣反流；UA.脐动脉；UV.奇静脉

荷，可导致心脏扩大和功能障碍。动静脉畸形和肿瘤（如骶尾部畸胎瘤）可以增加正常心肌的容量负荷，使其出现与扩张型心肌病和心衰类似的表现。这些疾病起初除出现心室扩大外，心排血量增加，收缩功能尚可。尿路梗阻，如后尿道活瓣，可使膀胱显著扩大，导致远端动脉梗阻，尤其是髂血管为著，出现"功能性梗阻"效应。

（三）处置与预后

对胎儿扩张型心肌病的处理是因病而异的。某些形式的心室功能下降，如那些与病毒进程相关的，是有可能自愈的。宫内输血已经用来治疗胎儿贫血。与母体自身免疫病相关的胎儿心肌病经抗炎类固醇治疗可能有效。虽然一旦发生传导系统损害，类固醇类药物不会解除心脏传导阻滞，但通过抑制心肌炎性反应可以保留心肌功能，改善预后。对该类患者我们治疗的药物选择是每日给予母体4～8mg地塞米松。

近来使用地高辛来改善胎儿心脏功能再次被提起。地高辛可以很容易地通过胎盘，对改善心衰胎儿的水肿和预后有着显著的效果。尽管已经使用了百余年，其机制仍不明了。

不管是否实行经治疗，密切观察和连续胎儿超声心动图检查对监护扩张型心肌病胎儿都是十分重要的。在一组有50例扩张型心肌病胎儿的大规模序列研究中，10例（20%）终止妊娠；基于有治疗意向而存活分娩的仅占63%，存活28天占43%，存活1年的占38%。无水肿胎儿的总体存活率为50%，而水肿胎儿存活率只有18%。扩张型心肌病胎儿的预后很差。改善预后需要发展更有效的药物传输手段。在存活至可宫外生存的一些病例，依据扩张型心肌病病因，列入心脏移植等候名单是患儿家庭的另一选择。

二、肥厚型心肌病

肥厚型心肌病指的是在没有如主动脉狭窄和肺动脉狭窄等结构性梗阻损害（因其可能是病因）的情况下，出现的心脏异常增厚。肥厚可以是整个心室室壁的普遍增厚，也可以是间隔的局部增厚。当出现室间隔肥厚，增厚的间隔本身会造成流出道梗阻，将进一步加重心室肥厚。

（一）病因学

很多疾病都可以导致胎儿心脏异常增厚。Noonan综合征可表现为间隔肥厚及伴随的左室游离壁肥厚。孕期前3个月，颈后透明度增加而核型正常可能是诊断Noonan综合征的一个早期线索，这些胎儿在孕期的4～6个月时会有室壁增厚。胎儿出现与心功能降低程度不符的心包积液和皮肤水肿可能是另外一个线索。家族性肥厚型心肌病可出现在胎儿期，在对家族心脏病及猝死病史调查确认之后，可以做出可疑诊断。如果可疑该病，目前可进行不同的家族亚型基因检测。

胎儿肥厚型心肌病的最常见起因与母体糖尿病有关。随着目前美国孕妇超重和肥胖发生率的不断增加，母体妊娠期糖尿病发生率也有所上升。虽然习惯上被认为是一种孤立的糖代谢紊乱，但糖尿病实际上是一种涉及糖、脂肪酸和蛋白质的广泛的代谢紊乱状态，对胎儿发育有深远的影响。尽管产科及围生期护理有所改进，妊娠伴母体糖尿病发生胎儿和新生儿并发症的风险还是很高。在母体糖尿病情况下，患有各种主要先天性畸形的风险比正常妊娠高2～10倍。母体患糖尿病的胎儿，有3%～5%的风险存在结构性心脏病，约30%的风险患有非对称性室间隔肥厚型心肌病。妊娠中期，经胎儿超声心动图可检测到心肌肥厚的形态学变化，并可能进行性加重直至足月。尽管对母体糖尿病控制不良的胎儿来说，这些病变趋于更加严重，但研究表明，即使在母体糖尿病控制良好的情况下，也存在结构性心肌变化和室间隔增厚。大部分继发于母体糖尿病的肥厚型心肌病都是非梗阻型的，当离开母体，从母体糖尿病刺激中脱离出来进入婴儿期后，肥厚倾向于消退。然而，也有胎儿宫内突然死亡或死胎的报道。

（二）产前诊断

母体糖尿病控制良好且仅轻微室间隔肥厚的胎儿，其收缩功能和舒张功能常尚可。可以用二维超声或M型超声对间隔厚度进行测量，不同孕周的正常参考值范围已有文献报道。在母体糖尿病背景下发生的严重的胎儿肥厚型心肌病可能出现显著的室壁增厚和舒张功能障碍或流出道梗阻。左室流出道血流速度如高于1.2m/s即为异常。如果左室流出道狭窄，可能会出现明显的二尖瓣反流。罕有明显的充血性心衰和胎儿水肿。

暴露在母体糖尿病环境中的胎儿是否发生舒张功能异常数据并不一致（即使是血糖控制良好的）。一项研究发现，血糖控制良好无症状的糖尿病孕妇的胎儿，室间隔厚度增加，但收缩或舒张功能指标（与正常胎儿）没有差异。在另一项研究中，将26名母体患有1型糖尿病的胎儿同30名孕期匹配的正常胎儿进行全孕期连续比较发现，在孕期前3个月，糖尿病组胎儿其心脏舒张功能较差，E/A值较低，等容舒张期延长，心肌做功指数增大。在第7～9个月，糖尿病组胎儿室间隔和右室游离壁较厚。作者认为，在母体1型糖尿病的妊娠中，心脏功能变化可能早于心脏结构变化。另一项研究表明，血红蛋白A1C和间隔肥厚程度直接相关，并与心脏做功指数呈负相关。

（三）处置与预后

胎儿超声心动图出现异常间隔增厚时，应进行连续随访。目前，对所有伴糖尿病的妊娠进行详细的胎儿超声心动图评价（不论是孕前还是妊娠期20到24周）已经是一项常规项目。出现异常间隔肥厚或后续血糖控制不良者，应对胎儿进行随访评价。

对母体糖尿病导致的肥厚型心肌病，心肌肥厚通常在出生后可缓解，但完全恢复要经数周。很少情况下，如果肥厚型心肌病很严重，一些新生儿可能需要其他生命支持才能存活。对于非糖尿病性肥厚型心肌病，产后检查应当包括代谢评估和基因评价。

图像特征和要点

- 胎儿超声心动图检查者可使用多种手段对可疑功能不全的胎儿心脏进行评价。使用的参数可分为舒张期的、收缩期的或两者联合的。

- 左心室的短轴缩短率是评价左室收缩功能的最基本指标之一。其测量可在长轴或短轴切面进行，测量前使声束与间隔和左室后壁垂直。

- CPS评分可为整体"不良状态"提供一个总体的定量方法。然而，对特定的某一个胎儿来说，应适当权重CPS评分中的指标和其他指标，根据疾病的特殊病理生理改变进行选择应用。

- 何时将瓣膜反流界定为异常？随着仪器敏感度的提高，轻微反流是在正常范围内的。然而，我们认为任何二尖瓣反流都是异常的。脉冲多普勒中出现全收缩期的三尖瓣反流或者彩色多普勒反流束超过右房面积的25%属于明显异常。

- 多长时间进行一次评估是从业者经常讨论的话题。毫无疑问，如果存在心功能下降迹象，应当建议每周复查。但是，何种情况下对某些疾病，如母体糖尿病或自身免疫病应进行心功能减低筛查目前尚无标准。

  - 母体糖尿病：我们习惯在20～26孕周对糖尿病患者进行检查。如果没有结构性心脏病和室壁增厚，病人就不进行系列胎儿超声心动图检查，除非存在血糖不稳或者产科医师怀疑有其他新问题。

  - 母体自身免疫病：如母体有红斑狼疮或干燥病等病史或出现自身抗体，我们将从孕期第4个月开始每2周进行一次检查，直到第28孕周（此时胎儿患病可能性显著降低）。

参考文献

[1] Pedra SR, Smallhorn JF, Ryan G, et al. Fetal cardiomyopathies: pathogenic mechanisms, hemodynamic findings, and clinical outcome. Circulation. 2002; 106: 585-591.

[2] Sivasankaran S, Sharland GK, Simpson JM. Dilated cardiomyopathy presenting during fetal life. Cardiol Young. 2005; 15: 409-416.

[3] Schmidt KG, Birk E, Silverman NH, Scagnelli SA. Echocardiographic evaluation of dilated cardiomyopathy in the human fetus. Am J Cardiol. 1989; 63: 599-605.

[4] Yinon Y, Yagel S, Hegesh J, et al. Fetal cardiomyopathy—in utero evaluation and clinical significance. Prenat Diagn. 2007; 27: 23-28.

[5] Ramirez MM, Mastrobattista JM. Diagnosis and management of human parvovirus B19 infection. Clin Perinatol. 2005; 32: 697-704.

[6] Brady AN, Shehata BM, Fernhoff PM. X-linked fetal cardiomyopathy caused by a novel mutation in the TAZ gene. Prenat Diagn.2006; 26: 462-465.

[7] Richards A, Mao CY, Dobson NR. Left ventricular noncompaction: a rare cause of hydrops fetalis. Pediatr Cardiol. 2009; 30: 985-988.

[8] Nakayama R, Yamada D, Steinmiller V, Hsia E, Hale RW. Hydrops fetalis secondary to Bart hemoglobinopathy. Obstet Gynecol. 1986; 67: 176-180.

[9] Chong CR, Hutchins GM. Idiopathic infantile arterial calcification: the spectrum of clinical presentations. Pediatr Dev Pathol. 2008; 11: 405-415.

[10] Kaur A, Lai WW. Echogenic atria in a fetus. Ultrasound Obstet Gynecol. 2007; 30: 351-353.

[11] Cuneo BF, Strasburger JF, Niksch A, Ovadia M, Wakai RT. An expanded phenotype of maternal SSA/SSB antibody-associated fetal cardiac disease. J Matern Fetal Neonatal Med. 2009; 22: 233-238.

[12] Gudmundsson S, Huhta JC, Wood DC, Tulzer G, Cohen AW, Weiner S. Venous Doppler ultrasonography in the fetus with nonimmune hydrops. Am J Obstet

Gynecol. 1991; 164: 33-37.

［13］Hecher K, Campbell S, Doyle P, Harrington K, Nicolaides K. Assessment of fetal compromise by Doppler ultrasound investigation of the fetal circulation. Arterial, intracardiac, and venous blood flow velocity studies. Circulation. 1995; 91: 129-138.

［14］Imbar T, Lev-Sagie A, Cohen S, Yanai N, Yagel S. Diagnosis, surveillance, and treatment of the anemic fetus using middle cerebral artery peak systolic velocity measurement. Prenat Diagn. 2006; 26: 45-51.

［15］Huhta JC. Guidelines for the evaluation of heart failure in the fetus with or without hydrops. Pediatr Cardiol. 2004; 25: 274-286.

［16］Huhta JC. Fetal congestive heart failure. Semin Fetal Neonatal Med.2005; 10: 542-552.

［17］Falkensammer CB, Paul J, Huhta JC. Fetal congestive heart failure: correlation of Tei-index and cardiovascular-score. J Perinat Med.2001; 29: 390-398.

［18］Patel D, Cuneo B, Viesca R, Rassanan J, Leshko J, Huhta J. Digoxin for the treatment of fetal congestive heart failure with sinus rhythm assessed by cardiovascular profile score. J Matern Fetal Neonatal Med.2008; 21: 477-482.

［19］Pollock-Barziv SM, McCrindle BW, West LJ, Dipchand AI. Waiting before birth: outcomes after fetal listing for heart transplantation. Am J Transplant. 2008; 8: 412-418.

［20］Nisbet DL, Griffin DR, Chitty LS. Prenatal features of Noonan syndrome. Prenat Diagn. 1999; 19: 642-647.

［21］Stewart PA, Buis-Liem T, Verwey RA, Wladimiroff JW. Prenatal ultrasonic diagnosis of familial asymmetric septal hypertrophy. Prenat Diagn. 1986; 6: 249-256.

［22］Hornberger LK. Maternal diabetes and the fetal heart. Heart.2006; 92: 1019-1021.

［23］Tan J, Silverman NH, Hoffman JI, Villegas M, Schmidt KG. Cardiac dimensions determined by cross-sectional echocardiography in the normal human fetus from 18 weeks to term. Am J Cardiol.1992; 70: 1459-1467.

［24］Allan LD, Joseph MC, Boyd EG, Campbell S, Tynan M. M-Mode echocardiography in the developing human fetus. Br Heart J.1982; 47: 573-583.

［25］Jaeggi ET, Fouron JC, Proulx F. Fetal cardiac performance in uncomplicated and well-controlled maternal type I diabetes. Ultrasound Obstet Gynecol. 2001; 17: 311-315.

［26］Russell NE, Foley M, Kinsley BT, Firth RG, Coffey M, McAuliffe FM.Effect of pregestational diabetes mellitus on fetal cardiac function and structure. Am J Obstet Gynecol. 2008; 199: 312.e1-312.e7.

［27］Gardiner HM, Pasquini L, Wolfenden J, Kulinskaya E, Li W, Henein M. Increased periconceptual maternal glycated haemoglobin in diabetic mothers reduces fetal long axis cardiac function. Heart.2006; 92: 1125-1130.

病例

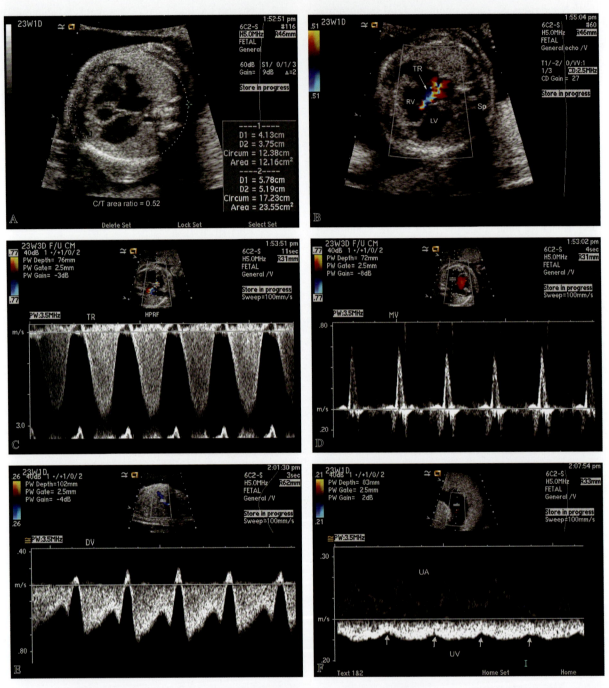

病例 35-1　A. 孕23周病因未知（可能是病毒）的心肌病胎儿。心脏扩大，心胸比为0.52。伴有少量心包积液。B. 存在中度的三尖瓣反流。LV. 左心室；RV. 右心室；Sp. 脊柱。C. 脉冲多普勒示三尖瓣反流束。峰值速度低于3m/s，提示右心室腔内峰值收缩压相对较低。D. 跨二尖瓣的流入道血流多普勒波形。为融合的、单峰流入道血流模式，提示左室舒张期顺应性异常。E. 取样于静脉导管的脉冲多普勒，以房缩期反向血流为主，提示右心顺应性异常和舒张功能下降。F. 取样于脐带的脉冲多普勒。脐静脉有搏动性（箭头所示），提示右心松弛严重受阻，舒张功能显著下降。UA. 脐动脉

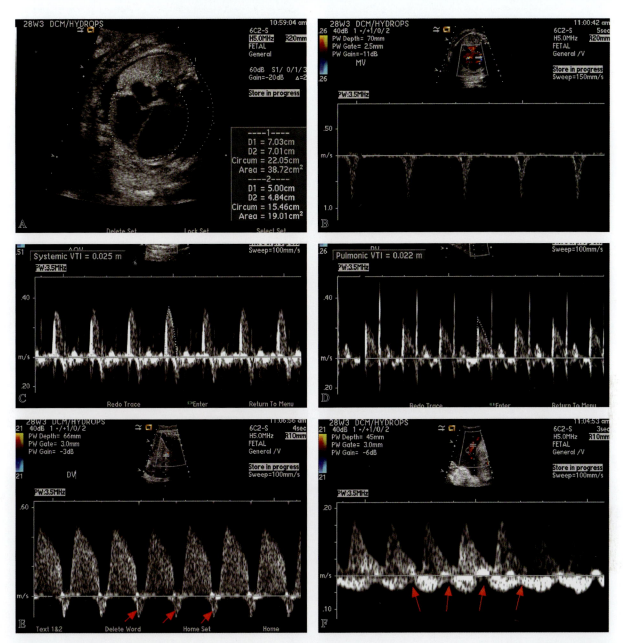

病例35-2　A.23孕周病因不明的扩张型心肌病胎儿。心脏明显增大，心胸比大于50%。B.跨二尖瓣流入道异常单峰多普勒血流模式，提示舒张功能下降，舒张压升高。C.多普勒示跨主动脉瓣血流。收缩期波形狭窄且速度很低，提示每搏量较低。D.多普勒示跨肺动脉血流。同主动脉血流相似，收缩期波形狭窄且流速很低，提示每搏量较低。胎儿的联合心输出量约300ml/（kg·min）［正常为400～500ml/（kg·min）］。VTI.速度时间积分。E.多普勒取样于静脉导管。存在房缩期反向血流（箭头所示），提示舒张功能下降。F.多普勒取样于脐带。脐静脉存在静脉搏动（箭头所示），进一步提示严重的舒张功能下降。随后几天内即发生胎儿水肿，在第30孕周，胎死宫内

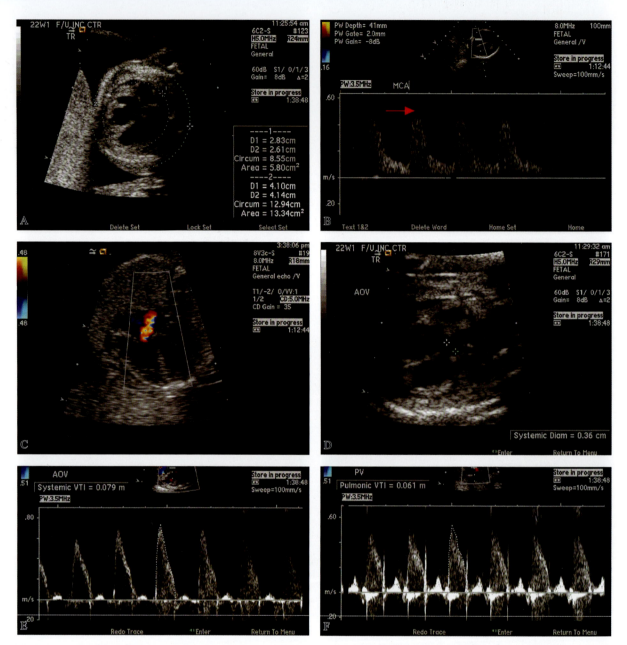

病例 35-3 A. 一例 22 周胎儿，出现轻微心脏扩大。经进一步问诊，明确其双亲均有地中海贫血史。B. 多普勒取样于大脑中动脉，示收缩期峰值血流速度增加，约为 50cm/s。该值高于 22 孕周胎儿的正常范围（图 35-1），提示存在贫血且处于高心排血量状态。确诊为血红蛋白 Bart 病。C. 彩色多普勒血流成像示中度三尖瓣反流。D. 测量主动脉瓣环，计算左心输出量。AOV. 主动脉瓣。E. 描记主动脉多普勒血流波形，计算 VTI 以得到左心输出量。F. 描记肺动脉多普勒血流波形，计算 VTI，得到右心排血量。联合心排血量超过 700ml/（kg·min），与继发于贫血的高心排血量状态相符

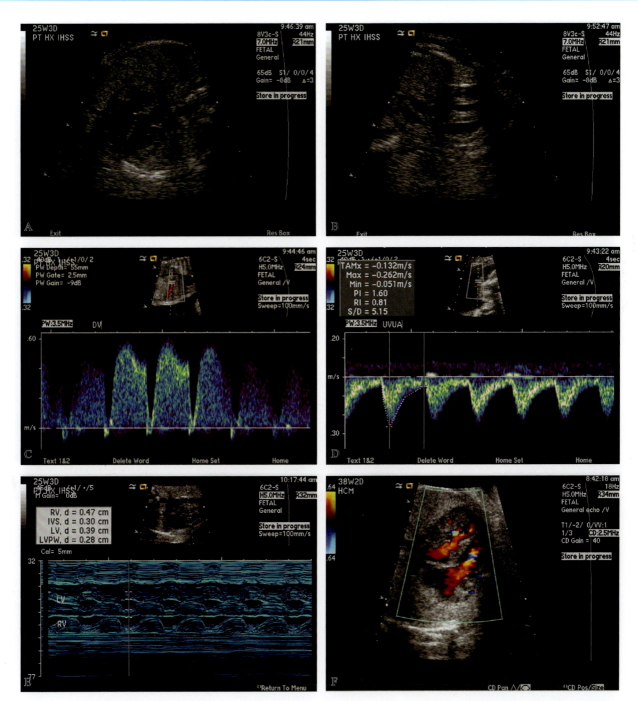

病例35-4　A.25孕周接受胎儿筛查患者。母亲有肥厚型心肌病病史，曾于1岁时手术。该孕妇同时存在多发性雀斑综合征和先天性聋。胎儿心脏四腔心切面未见心脏扩大和显著增厚。B.短轴切面示部分心肌肥厚（室间隔增厚）。C.静脉导管多普勒检查结果异常，房缩期血流速度降低，提示心室顺应性改变。D.脐动脉和脐静脉血流正常。E.M型超声进一步显示室间隔中段水平部分心肌肥厚。F.早期的轻微的全心肌增厚，有肥厚型心肌病家族史，进行了连续胎儿心动图检查随访。随访至38周，四腔心切面的彩色血流成像示全室壁增厚及一定程度的腔内容积变小

36

动脉导管异常

Jack Rychik

动脉导管缩窄或提前关闭

动脉导管发育不良

动脉导管瘤

- 确定动脉导管是否存在及其位置，正常动脉导管起自主动脉分出肺动脉分支处，在左锁骨下动脉远端插入降主动脉。
- 确定动脉导管及动脉导管弓的形状及轮廓。
- 频谱多普勒检测动脉导管的血流，确定血流的方向（正常自肺动脉流向主动脉）。
- 通过二维、彩色及频谱多普勒评价动脉导管是否存在狭窄。
- 如果有动脉导管缩窄的征象，评价是否有右心室肥大或功能不全，观察是否有三尖瓣反流，估测右心室压力。
- 当有心脏结构异常时，应特别关注动脉导管的血流方向，并进一步观察有无主动脉或肺动脉血流受阻。

动脉导管（ductus arteriosus，DA）是连接肺动脉和降主动脉的结构，右心室泵出的血液通过动脉导管流向降主动脉。动脉导管结构和形态很有特点，将来自右心室的血液导入降主动脉。约60%胎儿总心排血量由右心室泵出，大部分主要通过动脉导管流向降主动脉，少量血液通过左、右肺动脉灌注至正在发育的肺动脉细小分支，营养尚未发育成熟的肺实质。流入肺实质的血量随着孕周的增加而增加，近妊娠足月时约25%的心排血量流向肺动脉分支。

动脉导管结构异常会对胎儿血流动力学造成显著影响。动脉导管的血流受阻不仅会影响其向下游至降主动脉的血流，并且会影响肺动脉分支的血流，或者改变其上游如心房水平的血流状态。这些改变会影响心血管系统的发育，导致各种病理状态。

动脉导管结构异常主要包括：①动脉导管缩窄或提前关闭；②动脉导管发育不良；③动脉导管瘤。

一、动脉导管缩窄或提前关闭

（一）解剖、发育及胎儿生理

动脉导管缩窄或提前关闭是一种不正常现象，会对胎儿造成潜在毁灭性影响。动脉导管提前关闭造成右心室至降主动脉的通道受阻，引起右心室后负荷过高，肺血管床阻力自然也很高。右心室会肥厚，出现三尖瓣反流。右心室肥厚导致其心肌顺应性降低，心房水平右向左分流量增加，从右心房流至右心室及肺动脉的血流量减少。肺动脉压力会增加高于正常，导致肺部血流灌注明显受影响，从而导致肺部血管疾病。

动脉导管提前关闭可能导致的几种结局见图36-1。

动脉导管缩窄较提前关闭，可能是更为常见的、一过性表现，因此难以获知其具体的发生率。动脉导管缩窄或一过性"痉挛"，松弛后又恢复正常是可能的。

动脉导管缩窄或提前关闭可以是已知的外在因素导致，也可能是特发性的，但实际上"特发性"也可能是某些外在因素引起的，只是我们还不知道。非甾体类抗炎药比如吲哚美辛、水杨酸都是已知导致动脉导管缩窄的原因。我们的经验表明，母体如果摄入拟交感神经药（比如非处方感冒药中所含有的），可能会导致动脉导管缩窄。南美洲的医师描述了一种过多

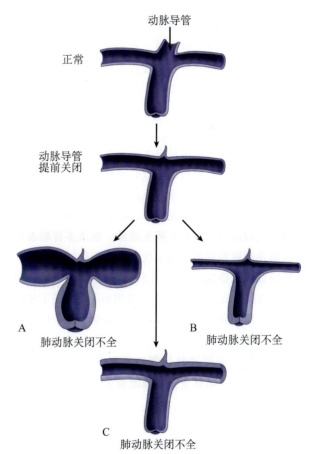

图36-1 动脉导管提前关闭可能结局：A.肺动脉分支瘤样扩张，严重肺动脉瓣关闭不全，肺动脉瓣增厚或狭窄伴新生儿气道受压，呼吸功能不全。B.单独肺动脉瓣狭窄和关闭不全，不伴肺动脉分支扩张，伴新生儿肺动脉瓣病，有或无右心室肥大或发育不良。C.肺血管病变进一步发展，出现新生儿肺动脉高压、右心室肥厚、右心室功能不全等（来自：Gewillig M, Brown SC, De Catte L, et al. Premature foetal closure of the arterial duct: clinical presentations and outcome. Eur Heart J，2009，30: 1530–1536.）

1073.

[2] Huhta JC, Moise KJ, Fisher DJ, Sharif DS, Wasserstrum N, Martin C. Detection and quantitation of constriction of the fetal ductus arteriosus by Doppler echocardiography. Circulation. 1987; 75: 406-412.

[3] Takahashi Y, Harada K, Ishida A, Tanaka T, Tsuda A, Takada G. Doppler echocardiographic findings of indomethacin-induced occlusion of the fetal ductus arteriosus. Am J Perinatol. 1996; 13: 15-18.

[4] Hofstadler G, Tulzer G, Altmann R, Schmitt K, Danford D, Huhta JC. Spontaneous closure of the human fetal ductus arteriosus—a cause of fetal congestive heart failure. Am J Obstet Gynecol. 1996; 174: 879-883.

[5] Gewillig M, Brown SC, De Catte L, et al. Premature foetal closure of the arterial duct: clinical presentations and outcome. Eur Heart J. 2009; 30: 1530-1536.

[6] Harada K, Rice MJ, McDonald RW, et al. Doppler echocardio-graphic evaluation of ventricular diastolic filling in fetuses with ductal constriction. Am J Cardiol. 1997; 79: 442-446.

[7] Trevett TN Jr, Cotton J. Idiopathic constriction of the fetal ductus arteriosus. Ultrasound Obstet Gynecol. 2004; 23: 517-519.

[8] Moise KJ Jr, Huhta JC, Sharif DS, et al. Indomethacin in the treatment of premature labor. Effects on the fetal ductus arteriosus. N Engl J Med. 1988; 319: 327-331.

[9] Harada K, Rice MJ, Shiota T, McDonald RW, Reller MD, Sahn DJ. Two-dimensional echocardiographic evaluation of ventricular systolic function in human fetuses with ductal constriction. Ultrasound Obstet Gynecol. 1997; 10: 247-253.

[10] Mori Y, Rice MJ, McDonald RW, et al. Evaluation of systolic and diastolic ventricular performance of the right ventricle in fetuses with ductal constriction using the Doppler Tei index. Am J Cardiol. 2001; 88: 1173-1178.

[11] Kondo T, Kitazawa R, Noda-Maeda N, Kitazawa S. Fetal hydrops associated with spontaneous premature closure of ductus arterio-sus. Pathol Int. 2006; 56 : 554-557.

[12] Mielke G, Benda N. Blood flow velocity waveforms of the fetal pulmonary artery and the ductus arteriosus: reference ranges from 13 weeks to term. Ultrasound Obstet Gynecol. 2000; 15: 213-218.

[13] Tulzer G, Gudmundsson S, Sharkey AM, Wood DC, Cohen AW, Huhta JC. Doppler echocardiography of fetal ductus arteriosus con-striction versus increased right ventricular output. J Am Coll Cardiol. 1991; 18: 532-536.

[14] Mielke G, Benda N. Reference ranges for two-dimensional echocardiographic examination of the fetal ductus arteriosus. Ultrasound Obstet Gynecol. 2000; 15: 219-225.

[15] Emmanoulides GC, Thanopoulos B, Siassi B, Fishbein M. "Agene-sis" of ductus arteriosus associated with the syndrome of tetralogy of Fallot and absent pulmonary valve. Am J Cardiol. 1976; 37: 403-409.

[16] Dyamenahalli U, Smallhorn JF, Geva T, et al. Isolated ductus arteriosus aneurysm in the fetus and infant: a multi-institutional experience. J Am Coll Cardiol. 2000; 36: 262-269.

[17] Benson CB, Brown DL, Doubilet PM, DiSalvo DN, Laing FC, Frates MC. Increasing curvature of the normal fetal ductus arteriosus with advancing gestational age. Ultrasound Obstet Gynecol. 1995; 5: 95-97.

[18] Tseng JJ, Jan SL. Fetal echocardiographic diagnosis of isolated ductus arteriosus aneurysm: a longitudinal study from 32 weeks of gestation to term. Ultrasound Obstet Gynecol. 2005; 26: 50-56.

[19] Maeno YV, Kamenir SA, Sinclair B, van der Velde ME, Smallhorn JF, Hornberger LK. Prenatal features of ductus arteriosus constriction and restrictive foramen ovale in D-transposition of the great arteries. Circulation. 1999; 99: 1209-1214.

病例

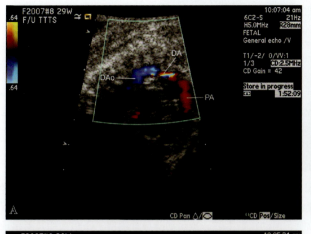
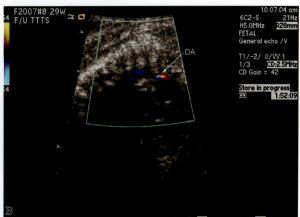
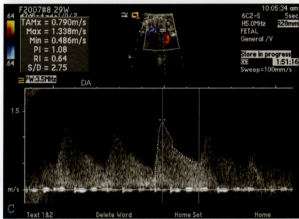

病例36-1　A.母体服用非甾体类抗炎药后动脉导管缩窄，动脉导管切面可见肺动脉(PA)血流朝向探头呈红色，降主动脉(DAo)血流呈蓝色，两者间狭窄的动脉导管(DA)血流呈现彩色混叠。正常动脉导管内径不小于肺动脉主干或降主动脉。B.另一幅彩色血流图，可见动脉导管狭窄如针孔状。C.狭窄的动脉导管局部多普勒频谱。舒张期血流速度增高，血流频谱形态呈"锯齿状"连续血流，与儿童主动脉缩窄所见的频谱相似，为经典的连续血流频谱，舒张期血流增高，搏动指数较低，为1.08

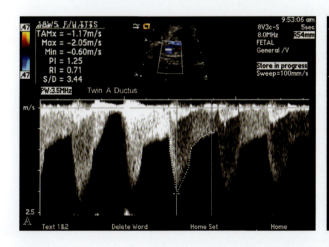
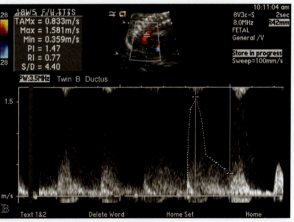

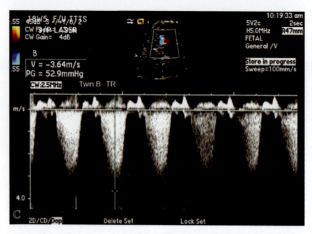

病例36-2 A.一例双胎输血综合征，激光治疗后24小时，母体服用了吲哚美辛治疗以防止宫缩及分娩。受血儿的动脉导管弓图像，动脉导管多普勒频谱显示舒张期持续血流，搏动指数1.25，提示动脉导管缩窄。B.供血胎儿导管弓彩色多普勒及频谱多普勒图像，显示舒张期血流，搏动指数1.47，提示动脉导管缩窄。C.供血胎儿新出现与动脉导管狭窄有关的三尖瓣反流，估测右心室腔内压力大于50mmHg。停服吲哚美辛后，导管狭窄及三尖瓣反流消失

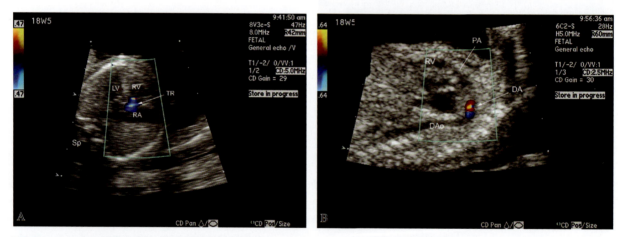

病例36-3 A.孕18周5天胎儿不明原因三尖瓣反流，三尖瓣结构正常，LV.左心室；RA.右心房；RV.右心室；Sp.脊柱。B.检查动脉导管可见五彩花色血流，伴有动脉导管缩窄。1周后三尖瓣反流消失，动脉导管狭窄程度减轻，此胎儿的动脉导管缩窄原因始终未找到。PA.肺动脉

37

静脉导管发育不良

Jack Rychik

- 追踪及确定脐静脉插入胎儿及其至胎儿心脏的走行。
- 确定脐静脉是否连至肝脏（如门静脉或肝静脉系统），或是连至肝外（如体静脉、冠状窦或直接连至心脏）。
- 应用心胸比评价心脏大小。
- 评价心脏收缩功能。
- 评价是否有房室瓣反流及程度。
- 观察是否有胸腔积液、心包积液或水肿，这些是容量负荷过重导致心衰后的结果。
- 确定联合心排血量有助于做出系列评价。

一、解剖及解剖相关知识

　　静脉导管是一个短的、漏斗状的静脉结构，将脐静脉的血流引流至心脏，它是位于膈下的将血液从胎盘收集回胎儿的众多血管中的一部分。胎盘静脉通过静脉导管回流入胎儿心脏，使得来自胎盘的绝大部分氧含量高的血液优先流至胎儿最重要的脏器以支持其发育。复习从胎盘至胎儿心脏的回流静脉的解剖，对理解静脉导管缺如或发育不良很重要。

　　图37-1显示了这一独特且复杂的解剖结构。静脉从胎盘连至胎儿，肝脏可被认为是一个主要的汇聚点，主要包括两套静脉系统：①流入肝脏的静脉——脐静脉和门静脉；②流出肝脏的静脉——肝静脉和膈下窦，分别流向肝脏或远离肝脏方向。

　　脐静脉进入胎儿腹部后位于镰状韧带内，后向肝脏陡直上升走行，沿肝脏的下表面上行，后进入门静脉窦，此处是一个血管交汇点，包括以下结构：①肝内门静脉，进一步分支成为肝左、右门静脉；②门静脉肝外段，由脾静脉和肠系膜上静脉汇合而成；③静脉导管。脐静脉血流汇入门静脉窦，通过门静脉及其分支系统分别流入肝脏实质各部分。然后通过流出肝脏的静脉系统离开肝实质，流入膈下窦，或在靠近下腔静脉进入右房之前的位置进入下腔静脉。

　　因为脐静脉距离门静脉左支较右支近，门静脉左支及肝左叶都接收氧含量高的血液，肝外门静脉收集氧含量较低的血液，并大部分流入距离较近的门静脉右支。肝脏实质的耗氧量较低，并且由于进入肝左叶实质的血液是来自脐静脉的含氧量较高的血液，因此肝左静脉的血氧含量相对较肝右静脉高。

　　静脉导管可以被认为是一个位于入肝静脉系统和

出肝静脉系统间的绕行或分流的管道结构。静脉导管起自门静脉窦部上方，起始部稍窄，然后向头部延伸。一般认为在脐静脉和静脉导管间没有解剖结构连接，但实际上，静脉导管是起自门静脉窦部。然而静脉导管的管腔与脐静脉出口相连成一直线，因此它能快速转运氧含量高的血液。相对于脐静脉及邻近的门静脉窦而言，静脉导管内径稍窄，这导致静脉导管内的血流速度加快，从而使氧含量高的血液通过膈下窦而直接流向卵圆孔。对于静脉导管是否有括约肌存在争议。组织病理学分析表明，静脉导管有内皮皱痕及受神经支配的平滑肌，这一发现支持静脉导管是一个主动可调的管腔这一假说，其整个管腔内径在某些刺激下能快速变化。肝左静脉也携带氧含量高的血液，与静脉导管平行走行，而肝右静脉与下腔静脉平行。因此，肝左静脉也贡献一部分氧含量高的血液经卵圆孔到左心。彩色多普勒展示了一个有趣的对称现象，即靠左侧的静脉导管和门静脉左支转运氧含量高的血液，而下腔静脉和肝右静脉则转运氧含量低的血液偏向右侧，

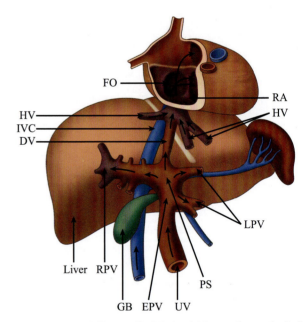

图37-1　胎儿脐带、门静脉及肝脏循环示意图。颜色表示氧含量高低（红色：氧含量高；紫色：氧含量中等；蓝色：氧含量低）。箭头表示血流方向。DV.静脉导管；EPV.肝外门静脉；GB.胆囊；FO.卵圆孔；HV.肝静脉；RA.右心房；RPV.门静脉右支；UV.脐静脉（来自Mavrides E, Moscoso G, Carvalho JS, Campbell S, Thilaganathan B. The anatomy of the umbilical, portal and hepatic venous systems in the human fetus at 14–19 weeks of gestation. Ultrasound Obstet Gynecol, 2001，18: 598–604. ）

直接进入右心房。

或许还有一些不为所知的事实，如静脉导管并没有将所有脐静脉血转运回心脏。胎盘静脉回流由静脉导管和门静脉-肝静脉系统共同分担。从本质上说，肝脏和静脉导管共同将胎盘血流携带给胎儿。静脉导管的一个功能是将脐静脉血流的一部分转离开肝脏。静脉导管可以被认为是一个生理性的"阻力瓣"，当张力高的时候，更多的血液流入肝脏；当张力低的时候，更多的血液通过静脉导管直接流向卵圆孔。目前认为，在妊娠早期，超过50%的脐静脉血通过静脉导管，而到了妊娠晚期的后半期，这个比例降至20%～30%。静脉导管的血流量在应激状况下可发生改变，在血氧不足或胎盘功能不全的情况下，脐静脉回流的血量通过静脉导管分担的比例增大。这像一个自适应机制：在胎儿需氧量增加的时候，优先保证有足够的氧含量高的血流量流入左心系统。

大量的血液在到达胎儿心脏之前先通过肝脏；随着孕周的增加，流入肝实质的血流量比例增大。这一现象的意义，尤其是从保证肝脏发育角度，或者反过来说，更重要的，肝脏通过释放更多具有生物活性的因子进入离肝静脉从而为整个胎儿生长发育做贡献，其中的意义目前尚不清楚，有待于进一步研究。

静脉导管缺如或发育不良时，脐静脉血一般通过其他两条途径回流：①肝脏内部途径型，脐静脉直接与门静脉系统相连，常为门静脉左支，或者②肝脏外部途径型，脐静脉与肝脏外部的某一静脉结构相连，如股静脉、髂静脉、下腔静脉、冠状窦等，或直接流入心房。不管哪种途径，静脉导管发育不良都将使脐静脉血流不能被优先保证通过卵圆孔流入左心系统。在肝脏内部途径，脐静脉血流仍然通过肝实质，血流必须先经过肝脏微血管循环再回流入心脏。于是，肝脏血管系统成了脐静脉血液回流的一个"阻力因素"，与静脉导管的作用相似。如果没有了这个阻力因素，比如脐静脉直接与肝脏外部结构连接，脐静脉血液回流变得畅通无阻，大量来自胎盘的血液直接涌入胎儿循环系统。脐静脉肝外连接途径型就是这种情况。

二、发病率、遗传学及发育

静脉导管发育不良被认为是一种少见异常。但根据我们的经验，它比之前我们所认为的更为常见，特别是脐静脉血通过肝脏内部回流这一类型，在这型中血流动力学仅受到轻度干扰。然而当有静脉导管发育不良时，胎儿出现心脏结构异常或染色体/基因异常的概率也增加，两者有较强的相关性。在很多静脉导管发育不良的病例中发现Noonan综合征，因此当发现胎儿静脉导管发育不良时，应对其进行详细的遗传学检查。

三、胎儿生理学

当静脉导管发育异常，脐静脉与肝外结构连接，即脐静脉血液回流时"阻力瓣"缺如时，心脏负荷增加，可发展为胎儿水肿。静脉导管发育不良与胎儿水肿之间相关密切可能单纯与血流动力学异常有关，因为在部分病例胎儿联合心排血量显著增高。然而，在某些时候，胎儿水肿程度与容量超负荷程度并不相符，其中一个可能的解释是：胎儿自身的基因/染色体异常导致淋巴系统异常可能起了一定作用。另一个可能的原因是：脐静脉血液回流的路径位于肝外影响了胎儿的发育或者阻止了一些关键因子进入胎盘静脉回流，而这些因子能阻止胎儿水肿的发生。

四、胎儿期策略

静脉导管发育不良肝内回流型一般很少需要介入干预，如果确实需要，也应该首先仔细检查胎儿有无其他先天性异常或基因/染色体异常。对肝外回流型，可使用抗心衰药物，如地高辛。但如果胎儿有明显即将宫内死亡的迹象，则提前终止妊娠，消除胎盘容量负荷过重可能是唯一的选择。

当有静脉导管发育不良，脐静脉与肝外结构相连时，应采用超声心动图对胎儿心血管进行系统评价。下腔静脉可能增宽，与上腔静脉的内径比例明显增大。胎儿心脏大小及心胸比将增大，通过房室瓣及半月瓣的血流峰值流速将增加。心室增大可导致房室瓣环增大，瓣膜闭合不全，从而产生反流，这又会进一步增加心脏容量负荷。可应用多普勒技术测量胎儿联合心排血量，正常值为400～500ml/（kg·min）。当联合心排血量达750～800ml/（kg·min）时，应该提前结束妊娠以防止胎儿水肿的发生。

五、出生后策略及预后

随着对静脉导管发育不良认识的增加及理解的加深，围产期的预后也已经改善。远期的预后与胎儿是否合并其他异常及基因/染色体异常有关。出生后较短

图像特征和要点

- 在经过肝脏的矢状切面，脐静脉进入腹部的位置与静脉导管在一条直线上。静脉导管是脐静脉进入腹部与心脏间的通道，彩色多普勒容易见到湍流。这种湍流是由于静脉导管的自然狭细的解剖结构造成的，有助于检查时发现静脉导管并进行多普勒取样。
- 当脐静脉与入右心房的血管间没有明显的线性连续时，应怀疑可能有静脉导管发育不良。如果追踪脐静脉，其通过肝脏时有多个扭曲，之后再进入右心房，此时应怀疑可能有静脉导管发育不良合并脐静脉肝内连接。
- 胎儿出现不明原因的心脏肥大、心室扩大或下腔静脉增宽时，首先应考虑静脉导管发育不良，脐静脉与肝外结构相连。
- 当胎儿有静脉导管发育不良，脐静脉肝外连接时，连续追踪观察胎儿联合心排血量有一定意义。这种病人应该与动静脉畸形病人进行相似的监测。

时间内，出现的异常分流可能是由于产前脐静脉通过门静脉或肝静脉回流所致。产后如果新生儿心脏持续肥大，容量负荷持续过重，则应怀疑可能有异常门-体静脉分流存在，这些可能与出生前静脉导管发育异常有关。这种异常可能需要血管造影加以确诊，可以应用各种设备将异常通道阻断。

脐静脉异常回流，离开其通过肝脏跨过卵圆孔的自然路径，可能会对胎儿有远期影响，目前这些尚不得知，值得对这些病例进行长期随访。

参考文献

[1] Mavrides E, Moscoso G, Carvalho JS, Campbell S, Thilaganathan B. The anatomy of the umbilical, portal and hepatic venous systems in the human fetus at 14-19 weeks of gestation. Ultrasound Obstet Gynecol. 2001; 18: 598-604.

[2] Kiserud T. Naming veins: by morphology, physiology or sociology.Ultrasound Obstet Gynecol. 2001; 18: 562-563.

[3] Kiserud T, Acharya G. The fetal circulation. Prenat Diagn. 2004; 24: 1049-1059.

[4] Mavrides E, Moscoso G, Carvalho JS, Campbell S, Thilaganathan B. The human ductus venosus between 13 and 17 weeks of gestation: histological and morphometric studies. Ultrasound Obstet Gynecol. 2002; 19: 39-46.

[5] Kiserud T. Physiology of the fetal circulation. Semin Fetal Neonatal Med. 2005; 10: 493-503.

[6] Kiserud T, Stratford L, Hanson MA. Umbilical flow distribution to the liver and the ductus venosus: an in vitro investigation of the fluid dynamic mechanisms in the fetal sheep. Am J Obstet Gynecol. 1997; 177: 86-90.

[7] Volpe P, Marasini M, Caruso G, et al. Prenatal diagnosis of ductus venosus agenesis and its association with cytogenetic/congenital anomalies. Prenat Diagn. 2002; 22: 995-1000.

[8] Berg C, Kamil D, Geipel A, et al. Absence of ductus venosus— importance of umbilical venous drainage site. Ultrasound Obstet Gynecol. 2006; 28: 275-281.

[9] Hajdu J, Marton T, Kozsurek M, et al. Prenatal diagnosis of abnor-mal course of umbilical vein and absent ductus venosus—report of three cases. Fetal Diagn Ther. 2008; 23: 136-139.

[10] Hoppen T, Hofstaetter C, Plath H, Kau N, Bartmann P. Agenesis of the ductus venosus and its correlation to hydrops fetalis. J Perinat Med. 2000; 28: 69-73.

[11] Jaeggi ET, Fouron JC, Hornberger LK, et al. Agenesis of the ductus venosus that is associated with extrahepatic umbilical vein drainage: prenatal features and clinical outcome. Am J Obstet Gynecol. 2002; 187: 1031-1037.

[12] Perles Z, Nir A, Nadjari M, Ergaz Z, Raas-Rothschild A, Rein AJ. Absent ductus venosus in the fetus: review of the literature and first report of direct umbilical venous drainage to the coronary sinus. Fetal Diagn Ther. 2003; 18: 247-251.

[13] Sau A, Sharland G, Simpson J. Agenesis of the ductus venosus associated with direct umbilical venous return into the heart—case series and review of literature. Prenat Diagn. 2004; 24: 418-423.

[14] Takeuchi M, Nakayama M, Tamura A, Kitajima H. Hydrops fetalis due to agenesis of the ductus venosus: new hepatic histological features. Pediatr Dev Pathol. 2009; 12: 239-243.

[15] Cho YK, Chang NK, Ma JS. Successful transcatheter closure of a large patent ductus venosus with the Amplatzer vascular plug II. Pediatr Cardiol. 2009; 30: 540-542.

病例

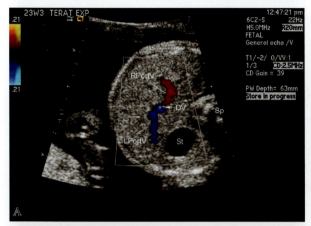
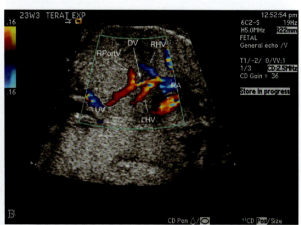
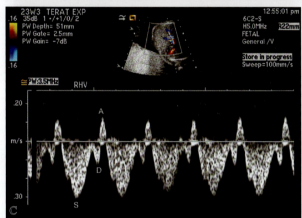

病例37-1　A.彩色血流成像显示静脉导管的正常解剖及血管连接。腹部横断面显示胃在脊柱左前方。此为静脉导管短轴切面，显示为穿过门脉系统的高速血流区。可见门静脉左右支。B.静脉导管正常解剖及血管连接的长轴斜切面。静脉导管接收脐静脉血流，连接门静脉系统和肝静脉系统。清晰显示门静脉右支和左右肝静脉共同汇入右房。从图中可以推断，如果静脉导管缺如，只要脐静脉与肝脏相连，在进入右房之前，脐静脉血流会全部进入门脉并从肝静脉系统出出。肝实质和微血管本身将继续起到"阻力因素"的作用，以控制脐静脉血液回流。如果没有这个"阻力因素"，脐静脉为肝外连接（如连接于下腔静脉），大量的脐静脉回流血会进入心脏，引起容量超负荷过重性心衰。C.肝右静脉的多普勒血流频谱。注意此三相波模式，房缩期血流反向。通常静脉导管不出现反向血流

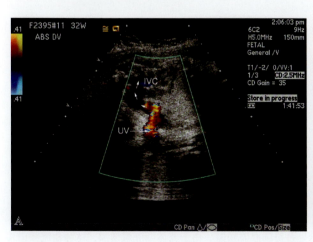
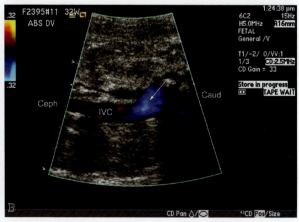

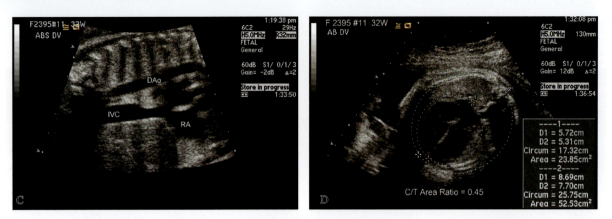

病例 37-2 　A.彩色多普勒示静脉导管直接进入下腔静脉(IVC)。B.静脉导管（箭头）进入下腔静脉处的长轴切面。C.注意下腔静脉扩张，较降主动脉宽(DAo)。下腔静脉血流较正常情况增多。脐静脉从胎盘回流入胎儿时不受阻，灌注胎儿循环系统。D.汹涌的超负荷容量，导致心脏扩大，心胸比为0.45

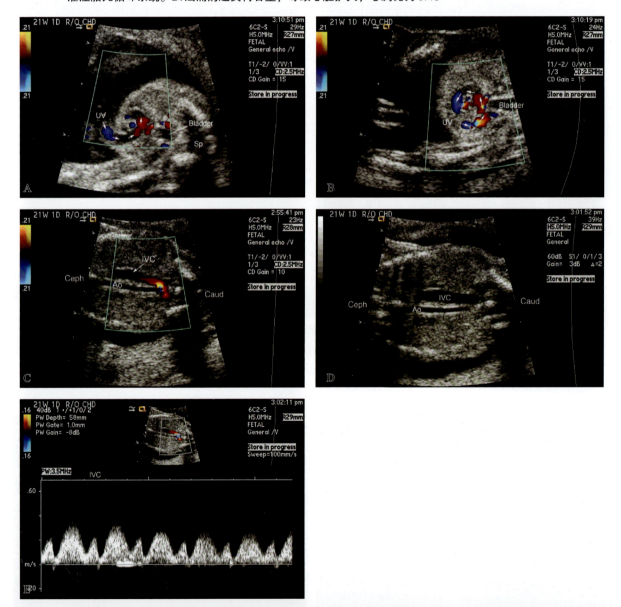

病例 37-3 　A.静脉导管（UV）直接进入胎儿股静脉。B.脐静脉进入胎儿股静脉的路径。C.进入下腔静脉（IVC）。D.扩张的下腔静脉。Ao.主动脉。E.髂静脉－下腔静脉处多普勒血流频谱。由于整体回流量增加，这种血流频谱可见于所有下身体静脉回流血管

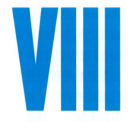

影响胎儿心血管系统的主要畸形

分体系之中。

费城儿童医院双胎输血综合征心血管评分的五项主要内容评分标准为：

1.心室评价项目 如心室肥厚（无=0，有=1），心室扩大（心胸面积比值＞0.33=1，＞0.5=2）和收缩功能异常（无=0，轻度=1，重度=2）。

2.房室瓣功能 如三尖瓣反流（无=0，轻度=1，重度=2），二尖瓣反流（无=0，轻度=1，重度=2）。

3.静脉多普勒超声 如三尖瓣血流（双峰=0，单峰=1），二尖瓣血流（双峰=0，单峰=1），静脉导管A波（前向=0，降低=1，反向=2），脐静脉搏动征（无=0，有=1）。

4.大血管分析 如肺动脉与主动脉内径比较（肺动脉较主动脉宽=0，肺动脉内径与主动脉相近=1，肺动脉内径小于主动脉=2，肺动脉狭窄或右室流出道梗阻=3）；肺动脉反流（无=0，有=1）。

5.供血儿脐动脉舒张期血流 （正常=0，减少=1，缺失或反向=2）。

评分越高，说明心血管损害越严重，最大分值为20。根据总分可进一步分为四级：1～5=Ⅰ级；6～10=Ⅱ级；11～15=Ⅲ级；16～20=Ⅳ级。

一项比较Quintero分级和费城儿童医院双胎输血综合征心血管评分的研究结果显示，两者存在部分一致之处，但是部分低Quintero分级的胎儿心血管评分

表38-2 费城儿童医院双胎输血综合征心血管评分

心室评价项目			
心脏扩大	无（0）	轻（1）	重（2）
收缩功能	无（0）	轻（1）	重（2）
心肌肥厚	无（0）	有（1）	
瓣膜功能			
三尖瓣反流	无（0）	轻（1）	重（2）
二尖瓣反流	无（0）	轻（1）	重（2）
静脉多普勒			
三尖瓣血流	双峰（0）	单峰（1）	
二尖瓣血流	双峰（0）	单峰（1）	
静脉导管A波	前向（0）	降低（1）	反向（2）
脐静脉搏动征	无（0）	有（1）	
大血管分析			
流出道	PA＞Ao(0)	PA=Ao(1)	PA＜Ao (2) RVOTO (3)
肺动脉反流	无（0）	有（1）	
供血儿脐动脉			
脐动脉多普勒	正常（0）	减少（1）	缺失或反向（2）

注：Ao.主动脉；PA.肺动脉；RVOTO.右室流出道梗阻

较高，说明Quintero分级不足以描述双胎输血综合征中常常并发的心血管损害（图38-2）。

目前，针对双胎输血综合征有多种宫内治疗方法。如果病情严重，持续时间较长，其中一个胎儿即将宫内死亡，则可采取选择性减胎术以保证另一个胎儿的存活。可采用超声引导下双极电凝结扎术，手术很安全，存活胎儿预后较好。

羊水减量术是另一个有效的治疗方法，主要通过减少羊水量来减轻孕妇的不适。此外，减少羊水也能引起一些有益的生理学改变。理论上来说，减少羊水可以降低胎盘血管阻力，促进胎盘血流和双胎之间的血液交换。有报道认为羊水减量术能逆转双胎输血综合征的病程，但是，这种方法并不是最可靠的治疗策略。

胎盘吻合血管激光凝固术是目前治疗双胎输血综合征的首选。由于双胎输血综合征的主要病因是两个胎儿之间存在血管连接异常，因此切断这些联系可能是最有效的办法。激光凝固术优于羊水减量术，大大提高了双胎输血综合征胎儿的生存率。我们应用费城儿童医院双胎输血综合征心血管评分对激光凝固术前

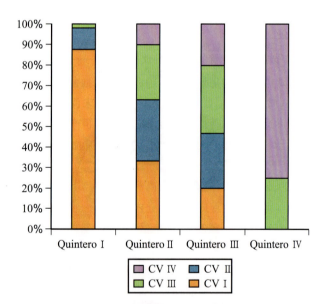

图38-2 图示150例双胎输血综合征的 Quintero分级和心血管异常表现。费城儿童医院心血管评分分为四级：1～5=Ⅰ级；6～10=Ⅱ级；11～15=Ⅲ级；16～20=Ⅳ级。在Quintero Ⅰ级中，12%心血管评分为Ⅱ级；在Quintero Ⅱ级中，65%心血管评分为Ⅱ级或以上。分析Quintero分级的内容发现，Ⅰ级和Ⅱ级均不包括与心脏损害有关的内容，仅Ⅲ级涉及部分外周血管多普勒严重异常。这提示Quintero分级不包含主要的心血管损害，因此不足以反映双胎输血综合征胎儿的心血管系统特征性改变

后的胎儿进行了评估。54例患者在手术后1周，心血管评分从9±5下降到4±3，几乎下降了一半。此外，分析该评分的逐项构成后发现，手术后所有项目的分值均下降，其中下降幅度最大的是有关舒张功能的参数（图38-3）。例如，约50%的三尖瓣血流单峰在手术后恢复为正常的双峰，约86%的二尖瓣血流单峰在手术后恢复为正常的双峰。静脉导管和脐静脉的血流参数也明显改善（图38-4至图38-6）。最有意思的是，流

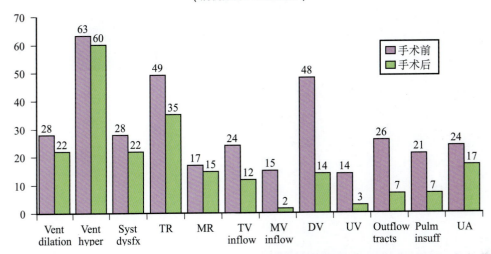

图38-3　图示激光术前后（术前−紫色，术后1周−绿色），费城儿童医院双胎输血综合征心血管评分各个项目的变化状况。手术后，所有项目的评分均下降，其中下降幅度最大的是舒张期参数，如三尖瓣血流(TV)、二尖瓣血流(MV)、静脉导管(DV)和脐静脉(UV)血流参数。右室流出道梗阻在手术以后也得到明显改善。dilation.扩张；hyper.心肌肥厚；MR.二尖瓣反流；Pulm insuff.肺动脉反流；Syst dysfx.收缩功能异常；TR.三尖瓣反流；Vent.心室；UA.脐动脉

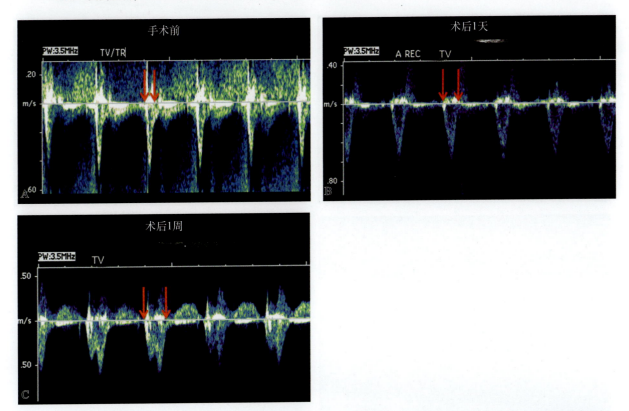

图38-4　激光凝固术前后，受血儿心脏血流多普勒的变化状况。A.手术前，三尖瓣血流频谱呈单峰，舒张期时限很短。这是由于心室充盈功能受损、搏出量下降引起的。TR.三尖瓣反流。B.手术后1天，舒张期血流时限增加，如箭头所示。舒张期仍呈单峰。C.手术后1周，舒张期血流时限进一步增加，血流频谱恢复为正常的双峰

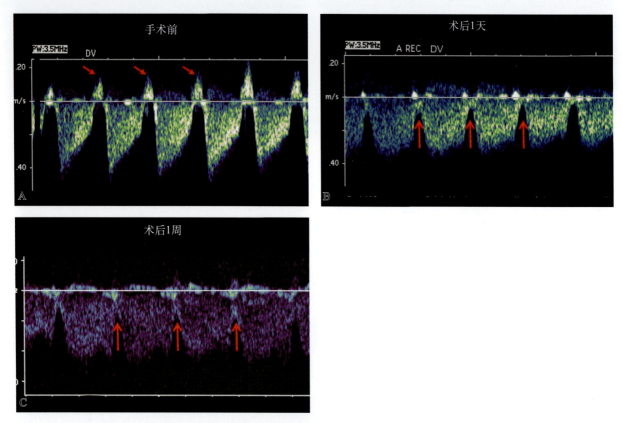

图38-5　A.手术前静脉导管(DV)血流频谱，A波反向，提示右心室舒张功能异常，顺应性差。B.手术后1天，出现A波前向血流，但是较正常减少。C.手术后1周，静脉导管血流频谱恢复至正常。箭头所示为心房收缩期A波

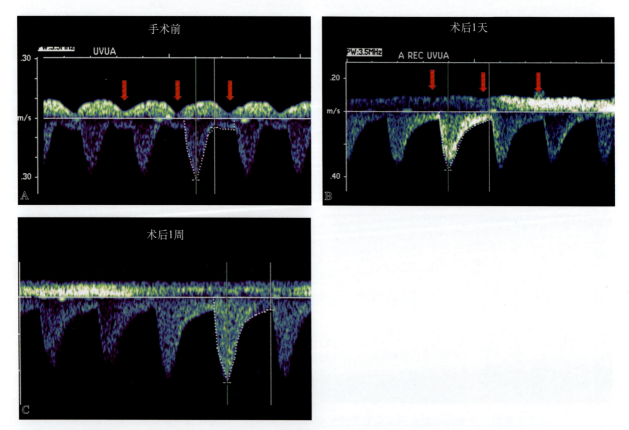

图38-6　A.手术前脐静脉血流频谱，可见搏动征。箭头所示为心房收缩期。UA.脐动脉；UV.脐静脉。B.手术后1天，仅有轻微搏动征（箭头所示）。C.手术后1周，脐静脉血流频谱恢复正常，无搏动征

出道异常得到明显改善，如肺动脉与主动脉内径比例异常，约73%的胎儿在手术后该项指标恢复正常。而我们通常认为，结构性异常的好转时间应该较多普勒异常的好转时间更长。这一现象提示肺动脉内径的变化可能与受血儿右室舒张期顺应性的明显变化有关，右室顺应性下降可能会引起右室流出道的收缩，其机制与容量负荷增加和血管活性物质增多有关。如果出现肺动脉瓣叶异常引起的肺动脉狭窄，或解剖性的肺动脉闭锁，激光治疗并不能改善这些异常。早期的右心梗阻（肺动脉内径与主动脉相近）似乎可以得到矫正，如功能性肺动脉闭锁时没有前向血流但是存在肺动脉反流。但是，一旦发生结构性的改变如解剖性肺动脉闭锁，则胎儿心脏不再具有可塑性，激光凝固手术也不能取得期望的疗效。

其他研究也发现，激光手术后，受血儿心功能指标如心肌做功指数明显改善，甚至完全恢复正常。

尽管我们对双胎输血综合征病理机制的了解十分有限，但是激光凝固术的疗效十分显著，是治疗该疾病的重要方法。目前仍不能确定开展激光治疗的最佳时机。此外，对于Quintero 1级患者，激光治疗是否优于羊水减量术或期待疗法，目前还不肯定。未来需要做更多的深入研究。

五、出生后生理学及策略

激光凝固术极大地改善了双胎输血综合征的预后。多数胎儿在手术后逐步缓解，但是仍有少数需要出生后进一步治疗。双胎输血综合征的主要风险是早产，胎儿镜下激光手术也可能引起早产。因为存活儿中发生持续性肺动脉高压的风险较大，所以新生儿通常需要进行超声心动图检查。如果继续出现心功能异常，则需要治疗，因为持续出现的心肌肥厚或三尖瓣反流并非罕见。如果患儿合并获得性先天性心脏病，则需要通过球囊介入手术或外科手术进行纠正。获得性先天性心脏病的处理方式与同类型先天性心脏病的处理方式一致。

六、预后

随着激光手术的逐步开展，双胎输血综合征的预后得到极大改善。目前，激光手术后患儿生存率达85%～90%。患儿的神经系统受损也明显减少。患儿心血管系统的长期预后目前还不得知。激光手术可以改善患儿的血管反应性和内皮功能，而在人类发育早期出现的内皮功能异常可能会对成人心血管系统产生长远的负面影响。Barker曾提出过"成人疾病、胎儿起源"的假说，认为胎儿的心血管状态可以在一定程度上决定出生后的心血管健康状态。鉴于双胎输血综合征引起的复杂的胎儿心血管损害，存活儿进入成年后危险因素可能较其他正常人明显增高，这些问题需要长期的随访研究来回答。

图像特征和要点

- 对于双胎输血综合征（TTTS），需要在治疗前后系统、连续的动态观察来评价治疗效果。

- 费城儿童医院双胎输血综合征心血管评分有助于TTTS的鉴别诊断。有时候，鉴别TTTS和双胎之一宫内生长迟缓是很困难的。我们发现，尽管Quintero分级有助于诊断TTTS，但是，如果"受血儿"CHOP心血管评分无明显异常，要么不是TTTS要么还处于疾病早期。需要动态观察才能诊断TTTS。

- 可以通过比较受血儿和供血儿的各项指标（多普勒频谱、二维图像）来判断是否出现异常，如三尖瓣单峰/双峰、静脉导管A波降低、有无心肌肥厚等。如果不是双胎输血综合征，则这些指标的差异可能不大。

- 判断房室瓣反流的程度有时候会很主观。我们发现，彩色反流束面积和心房的面积比值是一个较为客观的指标。如果该比值小于25%，则为轻度反流（评分为1分）；如果该比值大于25%，则为重度反流（评分为2分）。

- 其他未包含在CHOP心血管评分内的内容也应该引起注意。例如，我们见过一个功能性肺动脉闭锁的受血儿，收缩期肺动脉瓣未开放，肺动脉内径较主动脉窄，肺动脉反流，动脉导管血流反向以弥补减少的肺动脉正向血流。激光治疗后，肺动脉瓣口出现正向血流。因此，诸如动脉导管血流方向和肺动脉瓣口前向血流等特征性改变也应注意动态观察。

- 出现胎儿水肿通常预后不良，预示着即将发生宫内死亡。出现心包积液、胸腔积液和腹水时应引起重视。

- 激光手术后，供血儿常常出现心脏异常，如心脏扩大、房室瓣反流、心包积液等，但是这些表现常常会逐渐缓解。有双胎输血综合征双胎角色发生逆转的报道，随着容量负荷的增加，供血儿转变为受血儿。

- 胎儿超声心动图检查较为耗时，但是这些信息在患者咨询及处理时非常重要。我们建议为这些胎儿超声心动图检查准备60～90分钟。随经验增加耗时会逐渐减少。检查人员必须通过学习曲线持续实践后才能熟练地评估这一复杂异常。

参考文献

［1］ Habli M, Lim FY, Crombleholme T. Twin-to-twin transfusion syndrome: a comprehensive update. Clin Perinatol. 2009; 36: 391-416, x.

［2］ Bajoria R, Wigglesworth J, Fisk NM. Angioarchitecture of monochorionic placentas in relation to the twin-twin transfusion syndrome. Am J Obstet Gynecol. 1995; 172: 856-863.

［3］ Galea P, Jain V, Fisk NM. Insights into the pathophysiology of twin-twin transfusion syndrome. Prenat Diagn. 2005; 25: 777-785.

［4］ Fries MH, Goldstein RB, Kilpatrick SJ, Golbus MS, Callen PW, Filly RA. The role of velamentous cord insertion in the etiology of twin-twin transfusion syndrome. Obstet Gynecol. 1993; 81: 569-574.

［5］ Vialard F, Salomon LJ, Winer N, Bussieres L, Molina Gomes D, Ville Y. Fetal karyotype in feto-fetal transfusion syndrome: a 7-year experience. Prenat Diagn. 2009; 29: 804-805.

［6］ Mahieu-Caputo D, Meulemans A, Martinovic J, et al. Paradoxic activation of the renin-angiotensin system in twin-twin transfusion syndrome: an explanation for cardiovascular disturbances in the recipient. Pediatr Res. 2005; 58: 685-688.

［7］ Bajoria R, Sullivan M, Fisk NM. Endothelin concentrations in monochorionic twins with severe twin-twin transfusion syndrome. Hum Reprod. 1999; 14: 1614-1618.

［8］ Mahieu-Caputo D, Dommergues M, Delezoide AL, et al. Twin-to-twin transfusion syndrome. Role of the fetal renin-angiotensin system. Am J Pathol. 2000; 156: 629-636.

［9］ Galea P, Barigye O, Wee L, Jain V, Sullivan M, Fisk NM. The placenta contributes to activation of the renin angiotensin system in twin-twin transfusion syndrome. Placenta. 2008; 29: 734-742.

［10］ Bajoria R, Ward S, Chatterjee R. Natriuretic peptides in the pathogenesis of cardiac dysfunction in the recipient fetus of twin-twin transfusion syndrome. Am J Obstet Gynecol. 2002; 186: 121-127.

［11］ Szwast A, Tian Z, McCann M, et al. Impact of altered loading conditions on ventricular performance in fetuses with congenital cystic adenomatoid malformation and twin-twin transfusion syndrome. Ultrasound Obstet Gynecol. 2007; 30: 40-46.

［12］ Michelfelder E, Gottliebson W, Border W, et al. Early manifestations and spectrum of recipient twin cardiomyopathy in twin-twin transfusion syndrome: relation to Quintero stage. Ultrasound Obstet Gynecol. 2007; 30: 965-971.

［13］ Lougheed J, Sinclair BG, Fung Kee Fung K, et al. Acquired right ventricular outflow tract obstruction in the recipient twin in twin-twin transfusion syndrome. J Am Coll Cardiol. 2001; 38: 1533-1538.

［14］ Barrea C, Alkazaleh F, Ryan G, et al. Prenatal cardiovascular manifestations in the twin-to-twin transfusion syndrome recipients and the impact of therapeutic amnioreduction. Am J Obstet Gynecol.2005; 192: 892-902.

［15］ Quarello E, Molho M, Ville Y. Incidence, mechanisms, and patterns of fetal cerebral lesions in twin-to-twin transfusion syndrome. J Matern Fetal Neonatal Med. 2007; 20: 589-597.

［16］ Quintero RA, Morales WJ, Allen MH, Bornick PW, Johnson PK, Kruger M. Staging of twin-twin transfusion syndrome. J Perinatol.1999; 19: 550-555.

［17］ Rychik J, Tian Z, Bebbington M, et al. The twin-twin transfusion syndrome: spectrum of cardiovascular abnormality and development of a cardiovascular score to assess severity of disease. Am J Obstet Gynecol. 2007; 197: 392.e1-392.e8.

［18］ Kontopoulos EV, Quintero RA, Chmait RH, Bornick PW, Russell Z, Allen MH. Percent absent end-diastolic velocity in the umbilical artery waveform as a predictor of intrauterine fetal demise of the donor twin after selective laser photocoagulation of communicating vessels in twin-twin transfusion syndrome. Ultrasound Obstet Gynecol. 2007; 30: 35-39.

［19］ Ilagan JG, Wilson RD, Bebbington M, et al. Pregnancy outcomes following bipolar umbilical cord cauterization for selective termination in complicated monochorionic multiple gestations. Fetal Diagn Ther. 2008; 23: 153-158.

［20］ Crombleholme TM, Shera D, Lee H, et al. A prospective, randomized, multicenter trial of amnioreduction vs selective fetoscopic laser photocoagulation for the treatment of severe twin-twin transfusion syndrome. Am J Obstet Gynecol. 2007; 197: 396.e1-396.e9.

［21］ Senat MV, Deprest J, Boulvain M, Paupe A, Winer N, Ville Y. Endo-scopic laser surgery versus serial amnioreduction for severe twin-to-twin transfusion syndrome. N Engl J Med. 2004; 351: 136-144.

［22］Habli M, Michelfelder E, Livingston J, et al. Acute effects of selective fetoscopic laser photocoagulation on recipient cardiac function in twin-twin transfusion syndrome. Am J Obstet Gynecol. 2008; 199: 412.e1-492.e6.

［23］Van Mieghem T, Klaritsch P, Done E, et al. Assessment of fetal cardiac function before and after therapy for twin-to-twin transfusion syndrome. Am J Obstet Gynecol. 2009; 200: 400.e1-400.e7.

［24］Wagner MM, Lopriore E, Klumper FJ, Oepkes D, Vandenbussche FP, Middeldorp JM. Short-and long-term outcome in stage 1 twin-to-twin transfusion syndrome treated with laser surgery compared with conservative management. Am J Obstet Gynecol. 2009; 201: 286.e1-286.e6.

［25］Delsing B, Lopriore E, Blom N, Te Pas AB, Vandenbussche FP, Walther FJ. Risk of persistent pulmonary hypertension of the neonate in twin-to-twin transfusion syndrome. Neonatology.2007; 92: 134-138.

［26］Nizard J, Bonnet D, Fermont L, Ville Y. Acquired right heart outflow tract anomaly without systemic hypertension in recipient twins in twin-twin transfusion syndrome. Ultrasound Obstet Gynecol.2001; 18: 669-672.

［27］Odibo AO, Caughey AB, Grobman W, Stamilio DM, Ville Y. Selective laser photocoagulation versus serial amniodrainage for the treatment of twin-twin transfusion syndrome: a cost-effectiveness analysis. J Perinatol. 2009; 29: 543-547.

［28］Lenclen R, Ciarlo G, Paupe A, Bussieres L, Ville Y. Neurodevelopmental outcome at 2 years in children born preterm treated by amnioreduction or fetoscopic laser surgery for twin-to-twin transfusion syndrome: comparison with dichorionic twins. Am J Obstet Gynecol. 2009; 201: 291.e1-291.e5.

［29］Herberg U, Gross W, Bartmann P, Banek CS, Hecher K, Breuer J.Long term cardiac follow up of severe twin to twin transfusion syndrome after intrauterine laser coagulation. Heart. 2006; 92: 95-100.

［30］Gardiner HM, Taylor MJ, Karatza A, et al. Twin-twin transfusion syndrome: the influence of intrauterine laser photocoagulation on arterial distensibility in childhood. Circulation. 2003; 107: 1906-1911.

［31］Cheung YF, Taylor MJ, Fisk NM, Redington AN, Gardiner HM. Fetal origins of reduced arterial distensibility in the donor twin in twin-twin transfusion syndrome. Lancet. 2000; 355: 1157-1158.

［32］Barker DJ. The fetal and infant origins of disease. Eur J Clin Invest.1995; 25: 457-463.

病例

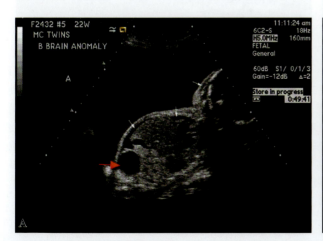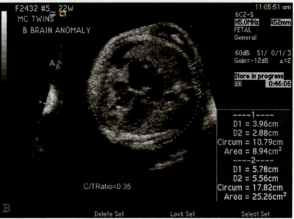

病例38-1　A.孕22周双胎输血综合征(TTTS)受血儿，可见水肿征象：腹水、胸腔积液、头皮水肿（白色箭头所示）。膀胱增大（红色箭头所示），反映容量负荷过重。B.心脏轻度增大，心胸面积比值稍大于0.33

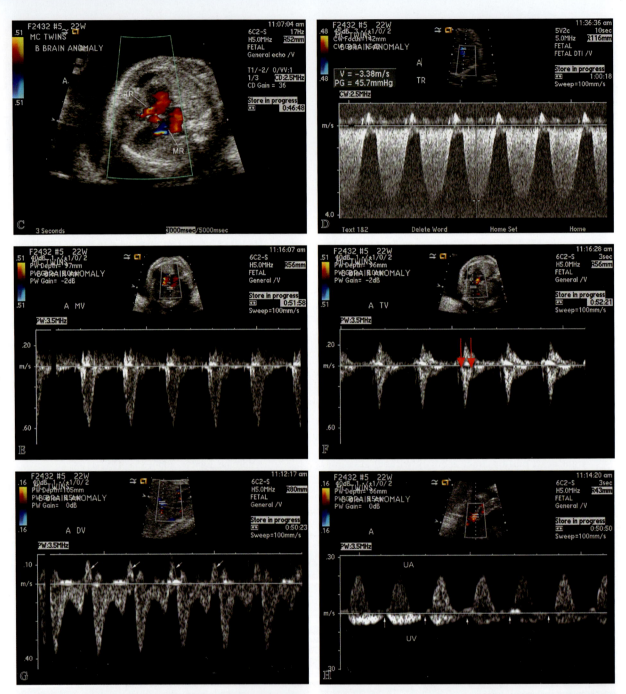

病例38-1续 C.彩色多普勒显示严重的三尖瓣反流(TR)和二尖瓣反流(MR)，反流束几乎充满整个心房。D.频谱多普勒显示三尖瓣反流最高压差为46 mmHg,提示受血儿右室压力升高。右室流出道无梗阻,因此,符合双胎输血综合征受血胎儿右室压升高的病理生理改变。E.二尖瓣(MV)血流频谱为单峰,反映心室僵硬、舒张功能异常。F.三尖瓣(TV) 血流频谱为单峰,反映心室僵硬、舒张功能异常。红色箭头示充盈期三尖瓣血流束狭小,时限缩短。充盈减少导致肺动脉收缩期前向血流减少,右心室心排血量减少。G.静脉导管(DV)多普勒频谱,A波反向明显,提示右心室顺应性极差。H.受血儿脐带内多普勒频谱,可见搏动征（箭头所示）。UA.脐动脉；UV.脐静脉

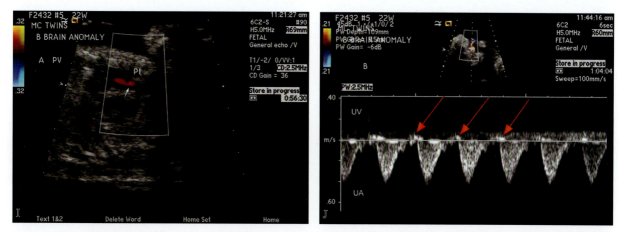

病例38-1续　I.肺动脉瓣（PV）开放，可见前向血流，无肺动脉狭窄。肺动脉瓣结构及功能正常，但是可见明显的肺动脉反流（箭头所示）。J.供血儿脐带内多普勒频谱，脐动脉可见舒张期反向血流（箭头所示），提示胎盘血管阻力极高

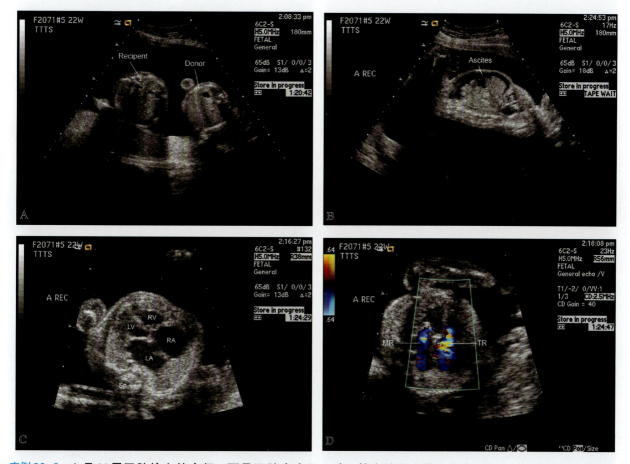

病例38-2　A.孕22周双胎输血综合征，可见双胎大小不一致，较小胎儿为供血儿（donor），较大胎儿为受血儿（recipent）。B.受血儿可见腹水（ascites）。C.受血儿四腔心切面，可见左房(LA)及右房(RA)均扩大，似乎比心室更大，心房扩大可能与心室顺应性下降、房室瓣反流或者两者同时发生有关。LV.左心室；RV.右心室。D.严重的二尖瓣反流(MR)及三尖瓣反流(TR)

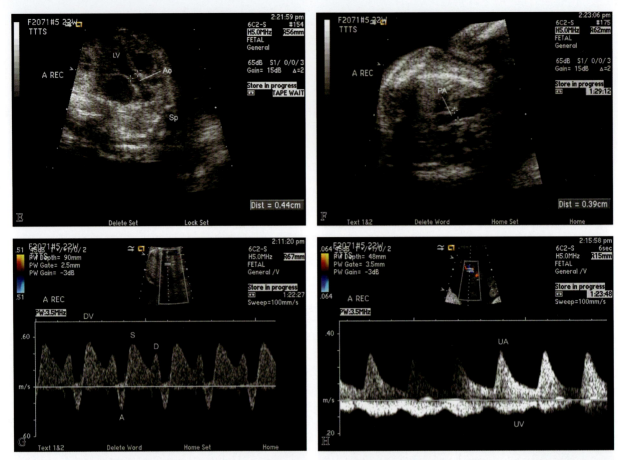

病例38-2续　E. 主动脉瓣环内径4.4mm。Ao. 主动脉；Sp. 脊柱。F. 肺动脉(PA)瓣环内径3.9mm，小于主动脉。正常胎儿肺动脉内径应大于主动脉。G. 静脉导管(DV)A波反向，提示右心舒张功能异常。H. 脐静脉搏动征，进一步提示严重的右心舒张功能异常。注意脐静脉舒张期血流减少，收缩期血流不变，心动周期的时相可以由脐动脉频谱看出。因此，脐静脉血流减少与三尖瓣反流引起的前向血流减少无关，而与心室僵硬舒张功能异常有关。UA. 脐动脉；UV. 脐静脉

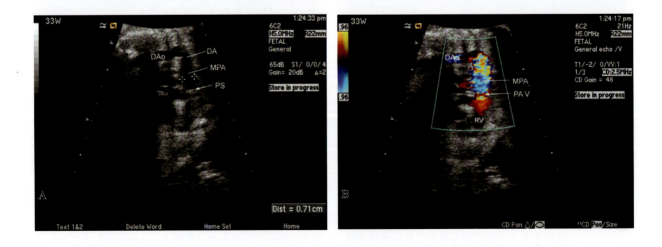

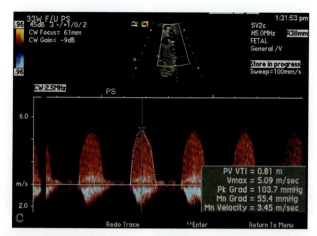

病例38-3　A.双胎输血综合征受血儿肺动脉瓣狭窄(PS)，为"获得性"先天性心脏病病例。DA.动脉导管；DAo.降主动脉；MPA.主肺动脉。B.彩色多普勒血流显示肺动脉瓣口五彩镶嵌的血流信号延伸至主肺动脉和动脉导管内。RV.右心室。C.肺动脉瓣口频谱多普勒，峰值流速超过5m/s，跨瓣压差超过100 mmHg

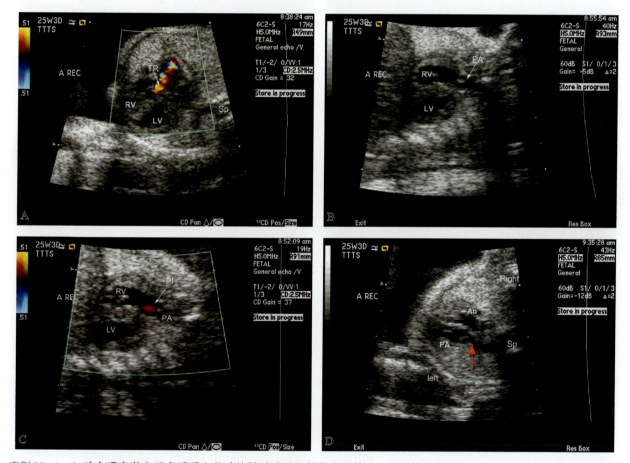

病例38-4　A.动态观察激光手术后受血儿功能性肺动脉闭锁的变化情况。严重的三尖瓣反流(TR)。LV.左心室；RV.右心室；Sp.脊柱。B.手术前。肺动脉瓣收缩期未见明显开放，未见正向血流进入肺动脉(PA)。C.手术前，舒张期可见肺动脉反流束，说明肺动脉瓣解剖上无闭锁，但是收缩期无前向血流，即功能性肺动脉闭锁。D.手术前，高位切面显示主动脉(Ao)和肺动脉(PA)，箭头所示为动脉导管与肺动脉连接处

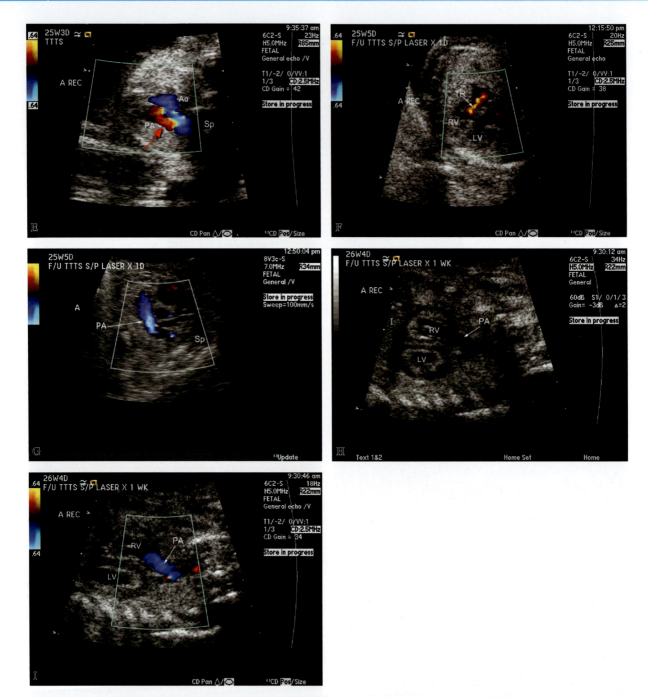

病例 38-4 续 E. 手术前，高位切面彩色多普勒显示动脉导管血流反流至肺动脉内，证实肺动脉瓣口无前向血流。F. 手术后 1 天，三尖瓣反流明显减少。G. 手术后 1 天，肺动脉内可见前向血流。H. 手术后 1 周，可见收缩期肺动脉瓣开放。I. 手术后 1 周，彩色多普勒显示血流无梗阻地经过肺动脉瓣进入肺动脉内，再无"功能性"肺动脉闭锁征象

39

双胎反向动脉灌注

Donna A. Goff

超声心动图检查要点

- 见于单绒毛膜双胎，其中一个胎儿有原始、无功能的心脏。
- 双胎中的无心无头畸胎脐动脉的血流方向是自胎盘流向胎儿（胎儿反向动脉灌注）。
- 正常的泵血胎儿可发生心脏肥大、房室瓣反流及由于心脏负荷及容量增加而导致的心衰征象。
- 系列评价泵血正常胎儿联合心排血量可帮助监测心脏负荷程度。

一、解剖及解剖相关知识

双胎反向动脉灌注（twin reversal arterial perfusion, TRAP）是一种很少见的异常，在妊娠中的发生率为1/35 000，在单绒毛膜双胎妊娠中为1%。其中一个胎儿正常，另一个胎儿缺少有功能的心脏，两个胎儿之间通过一个共同的胎盘相连，共用血管连接（图39-1）。正常的胎儿称为泵血儿，受血的胎儿被称为无心胎儿。无功能的心脏可能是原始心管，或者是单心室腔，甚至是完全缺乏心脏结构。因为受血胎儿心脏无功能，正常胎儿通过位于胎盘表面的动脉-动脉吻合支向受血胎儿泵血。受血胎儿的低氧血通过脐静脉回流到胎盘，并通过静脉吻合支回流到正常泵血胎儿。由此，正常

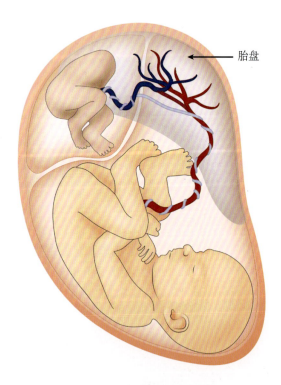

图39-1 双胎反向动脉灌注

泵血胎儿的心脏负荷增加，可导致心衰、水肿及胎儿死亡。

虽然泵血胎儿解剖结构正常，但无心胎儿会有一系列的解剖病理学改变：形状不定的组织团块，类似胸腔或四肢的组织，或偶尔表现为头颅部分发育。心脏可以完全缺如（无心畸形），也可能是有一定搏动的畸形心脏结构（半心畸形）。基于其心脏结构缺如的病理学类型，该发育异常可分为四种。①无心无脑畸形：最为常见，骨盆及下肢发育正常，无头或无颅骨，无胸腔脏器，常无上肢。②无心无脑畸形：躯干及四肢发育正常，头部及颌面部只有部分发育。③无形无心畸形：无固定形态的组织团块，没有可辨认的组织器官。④无心无躯干畸形：最为少见，仅有头部发育。随着超声影像学的发展，对无心胎儿的解剖病理学认识逐渐提高。双胎反向动脉灌注异常中，泵血胎儿尚未见有心脏结构异常的报道。

二、发病率、遗传学及发育

无心双胎是一种少见畸形，单绒毛膜双胎妊娠中的发病率为1%，偶尔见于三胎或四胎妊娠。在妊娠中的整体发生率为1/35 000。

这是一种少见病，因此大部分见于文献的个案报道中。虽然我们已经知道，正常和异常胎儿之间在胎盘表面有血管吻合，由此造成血流动力学异常，然而我们并不清楚是否有最原始的发育异常，以及是否由于血流异常而导致心脏的胚胎发育异常。

在一组迄今为止最大样本的无心胎儿研究中，共纳入49例患者，46例（94%）为双胎妊娠，2例发生于三胎妊娠，1例发生于四胎妊娠。在一项针对1960—1991年报道的184例无心胎儿的分析中，92%为双胎妊娠，8%为三胎妊娠；74%为单绒毛膜双羊膜囊妊娠，24%为单绒毛膜单羊膜囊妊娠，2%为双绒毛膜双羊膜囊妊娠。无心胎儿脐带内常只有两支血管（66%），下段主动脉供血区域的结构更容易得到发育。在33例进行了染色体分型的无心胎儿中，11例（33%）染色体异常，包括单倍体、三倍体、缺失、镶嵌及多倍体等。34例泵血胎儿中有3例染色体异常（三倍体）。仅有的相关异常是较为罕见的脐膨出。

三、胎儿生理学

单绒毛膜双胎妊娠中，正常胎儿间在胎盘可形成部分血管吻合。在包含有一个无心胎儿的双胎妊娠中，

两个胎儿间在胎盘表面可形成异常的动脉及静脉吻合，泵血胎儿向两个胎儿供血。其最突出的生理学特点是，无心胎儿通过脐动脉获得逆行血流，低氧血优先灌注其尾部结构。回流的血液通过脐静脉流向胎盘，与正常脐静脉血流方向相反，再经胎盘表面的静脉吻合支流向泵血胎儿。由于泵血胎儿既向无心胎儿泵血，又接受来自胎盘的低氧血，其心脏负荷加重，结果泵血胎儿可最后发展为充血性心力衰竭。

一篇有趣的报道描述了该疾病的自然进程。无心双胎最初于16周得到诊断后，进行了一系列超声检查。泵血胎儿30周心脏超声检查仅表现为右心室及左心室肥大，5天后检查发现右心房增大，三尖瓣轻度反流。继而症状明显加重，表明可能很快会出现心血管衰竭。几天后就不得不进行分娩。出生后超声心动图检查显示，随着容量负荷的移除，之前的异常消失了。

四、胎儿期策略

无心双胎妊娠预后不佳的预测因素主要包括：无心/泵血胎儿的体重比值＞50%，正常胎儿羊水过多，以及充血性心衰。如果产前不进行干预处理，死亡率高达50%～75%。很多治疗方法被提出，包括脐带阻断。无心胎儿脐带的射频消融及激光凝固，以及胎盘血管吻合的激光凝固就是其中的几种方法。

五、出生后生理学

如今，双胎反向动脉灌注妊娠，泵血胎儿有出现血流动力学损害的风险时，可以进行产前介入干预，其他情况下例行处理。在某些病例中，产前干预可能会导致早产，因此在决定进行介入干预之前应考虑此因素。如果泵血胎儿心血管功能未能有足够时间发育，则可能会导致其产后心排血量低，需要正性肌力支持治疗。除此之外，不论早产或足月产，新生儿都可以有正常的生理表现。

六、出生后策略

泵血胎儿若是早产且心血管功能受损，临床应当评价其由于心功能不全造成的低心排血量状态，并予以正性肌力药物治疗，降低后负荷，改善灌注。产后应做超声心动图检查，评价其心脏收缩及舒张功能。

七、预后

有关本病预后的资料还较少。在一组49例无心双胎妊娠研究中，利用无心胎儿/泵血胎儿产后身体大小的比例预测预后情况。结果显示：如果两个胎儿体重比值＞70%，则90%发生早产，40%羊水过多，30%泵血儿发生心力衰竭。反之如果体重比值＜70%，则早产发生率为75%，30%羊水过多，仅10%泵血儿发生心力衰竭。如果体重比值＜50%，则预后更好些，早产发生率为35%，18%羊水过多，无一例泵血儿发生心力衰竭。虽然胎儿的准确体重要产后才能得知，但当前，一些医师还是会用无心胎儿/泵血胎儿体重比值是否＜50%来决定是否在妊娠期对胎儿进行介入干预。

关于超声心动图能否预测不良预后方面的研究较少。在一组6例无心双胎妊娠的研究中，无心胎儿的脐动脉阻力指数与正常胎儿比较，两者的阻力指数差值小的病例预后较差，但这种差异没有统计学意义。在一组10例无心双胎妊娠的研究中发现，心力衰竭、30周前早产或胎儿死亡等不良预后与以下因素相关：无心胎儿的脐动脉搏动指数（PI）较低；在妊娠中期，泵血胎儿左心室内径缩短率（FS）增加，或无心胎儿体重快速增加。而这些因素都与胎儿心血管系统负荷增加有关。

为了更好地鉴别出预后可能不佳的无心双胎妊娠，相关研究人员建立并完善了一个基于无心胎儿和泵血胎儿大小比例和泵血胎儿心血管系统超声心动图评价基础上的分型体系。基于无心-泵血胎儿腹围比值，无心双胎妊娠被分为两型：比值＜50%为Ⅰ型，比值＞50%为Ⅱ型。然后再应用超声评价泵血胎儿心血管系统受损状况，根据其超声特征对以上两型进一步细分，包括：中重度羊水过多、心肌肥大、心包积液等，或异常多普勒征象，特别是三尖瓣反流、静脉导管血流反向、脐静脉搏动样血流频谱、大脑中动脉搏动增强等。对于胎儿腹围比值＞50%及泵血胎儿发生心血管系统损害时，建议对胎儿进行产前介入干预。这种分型的不足之处在于，尚未经胎儿结局证实。

多种技术被用于介入干预阻断脐带血流，包括结扎或切断脐带、光凝、射频等方法。但由于病例较少，目前难以区分这几种方法的优劣。

在一组74例双胎反向动脉灌注的病例研究中，64例为手术候选对象，其中51例接受了各种脐带阻断手术，14例进行了例行处理。接受脐带阻断术的入选标准是，无心胎儿的腹围大于泵血胎儿或与之相当，羊水过多（最大垂直≥8cm），泵血胎儿多普勒异常或水肿，或者是单绒毛膜囊单羊膜囊双胎妊娠。如果分隔的羊膜未被破坏，则接受介入干预的胎儿，围生期存活率明显提高，可达78.5%（22/28）。早产常发生，平均孕周约30周。

在一组接受射频阻断脐动脉术的研究中，有27例单绒毛膜囊双羊膜囊双胎妊娠（1例为三胎妊娠），2例单绒毛膜囊单羊膜囊双胎妊娠，整体存活率为86%（25/29），分娩时平均孕周为34.6周。如果仅考虑单绒毛膜囊双羊膜囊双胎妊娠，则存活率达到92%（24/26）。

目前双胎反向动脉灌注存活胎儿远期预后情况尚无系列观察研究报道。一个很重要的问题是：其中正常胎儿罹患神经系统异常的风险是否增大，就如双胎输血综合征接受介入干预治疗后的胎儿一样。上面介绍过的双胎反向动脉灌注胎儿队列研究中，所列举的神经系统并发症尤其是Ⅲ级室内出血及出血后脑积水，有2例接受介入干预的胎儿在新生儿期出现，这一组共有51例胎儿接受了介入治疗。随时间推移，其他细微的异常是否会突显尚不清楚。随着对双胎反向动脉灌注的进一步认识及对胎儿处理水平的进一步提高，将来会有更多机会对这种特殊的胎儿异常的预后进行长期随访。

图像特征和要点

- 在对两个胎儿各自的脐带取样时，会发现无心胎儿脐带血流频谱异常。无心胎儿脐动脉血流反向，从胎盘流向胎儿方向。
- 在无心胎儿，有时可以看到一个非常原始的未发育的心脏组织，有一个心房和一个心室，将血液射入主动脉。来自腹部及脐动脉插入处的血液反向流入主动脉弓，向头侧流向心脏。
- 评价泵血胎儿，应该包括能反映其心血管负荷过度的数据，以下参数将会有用：
  - 一个非常有用的重要参数是基于多普勒法估算的联合心排血量，因为本质上是一种高心排血量的心衰，类似动静脉畸形，所以连续进行联合心排血量测量将有助于预测心衰。
  - 心脏大小及心肌肥大的程度。
  - 三尖瓣及二尖瓣反流。
  - 收缩功能，通过心肌室壁运动定性评价。
  - 舒张功能通过静脉导管及脐静脉的血流频谱来评估。
  - 有无羊水过多、心包积液或胎儿水肿。

参考文献

[1] Wong AE, Sepulveda W. Acardiac anomaly: current issues in prenatal assessment and treatment. Prenat Diagn. 2005; 25: 796-806.

[2] Napolitani FD, Schreiber I. The acardiac monster: a review of the world literature and presentation of 2 cases. Am J Obstet Gynecol. 1960; 80: 582-589.

[3] Healey MG. Acardia—predictive risk-factors for the co-twins survival. Teratology. 1994; 50: 205-213.

[4] Moore TR, Gale S, Benirschke K. Perinatal outcome of 49 pregnancies complicated by acardiac twinning. Am J Obstet Gynecol. 1990; 163: 907-912.

[5] Driggers RW, Blakemore KJ, Bird C, et al. Pathogenesis of acardiac twinning: clues from an almost acardiac twin. Fetal Diagn Ther. 2002; 17: 185-187.

[6] Ersch J, Stallmach T. Cardiac regression sequence: reversal of blood flow is diagnostic but not causative in an acardiac fetus. Early Hum Dev. 1998; 52: 81-85.

[7] Kamitomo M, Kouno S, Ibuka K, et al. First-trimester findings associated with twin reversed arterial perfusion sequence. Fetal Diagn Ther. 2004; 19: 187-190.

[8] Malhotra N, Sinha A, Deka D, et al. Twin reversed arterial perfusion: report of four cases. J Clin Ultrasound. 2004; 32: 411-414.

[9] Mohanty C, Mishra OP, Singh CP, et al. Acardiac anomaly spectrum. Teratology. 2000; 62: 356-359.

[10] Osborn P, Gross TL, Shah JJ, et al. Prenatal diagnosis of fetal heart failure in twin reversed arterial perfusion syndrome. Prenat Diagn. 2000; 20: 615-617.

[11] Lee H, Wagner AJ, Sy E, et al. Efficacy of radiofrequency ablation for twin-reversed arterial perfusion sequence. Am J Obstet Gynecol. 2007; 196: 459.

[12] Quintero RA, Chmait RH, Murakoshi T, et al. Surgical management of twin reversed arterial perfusion sequence. Am J Obstet Gynecol. 2006; 194: 982-991.

[13] Dashe JS, Fernandez CO, Twickler DM. Utility of Doppler velocimetry in predicting outcome in twin reversed-arterial perfusion sequence. Am J Obstet Gynecol. 2001; 185: 135-139.

[14] Brassard M, Fouron JC, Leduc L, et al. Prognostic markers in twin pregnancies with an acardiac fetus. Obstet Gynecol. 1999; 94: 409-414.

[15] Rossi AC, D'Addario V. Laser therapy and serial amnioreduction as treatment for twin-twin transfusion syndrome: a meta-analysis and review of literature. Am J Obstet Gynecol. 2008; 198: 147-152.

病例

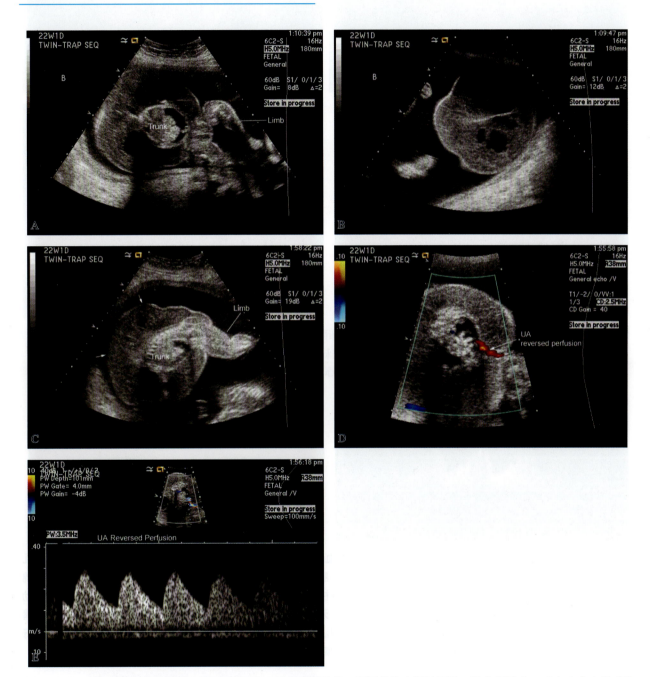

病例39-1　A.双胎反向动脉灌注，孕22周无心-无头畸形胎儿。可见发育良好的下肢，胎儿躯干（trunk）由中央部"体腔"构成，没有明确的心脏结构。充满液体的组织呈海绵状环绕在躯干体腔周围。B.无心-无头胎儿头部区域组织表现为原始的脑室结构，但没有明确的头部轮廓及脑组织，也没有明确的类似头部样的结构从躯干发出。C.无心-无头胎儿的身体长轴切面，可见脊柱及下肢。大量的水肿组织（箭头所示）位于脊柱上方。D.脐动脉是供血动脉，灌注无心-无头胎儿，这种灌注是从胎盘至胎儿逆向供血，是由泵血胎儿的血流脉动驱动的。E.从正常胎儿经过共同胎盘至无心-无头胎儿身体的搏动性脐动脉血流

40

骶尾部畸胎瘤
Jack Rychik

- 寻找胎儿水肿征象，如心包积液、胸腔积液、腹水或头皮水肿。
- 通过测量心胸比评估心脏的大小。
- 评价左室收缩功能。
- 评估下腔静脉的大小（由于下身静脉回流增加可能会导致其扩张）。
- 评价三尖瓣和二尖瓣反流情况。
- 评估脐动脉多普勒血流情况，特别要注意舒张期。
- 评估静脉导管血流情况。
- 评估脐静脉血流情况。
- 以一定的时间间隔连续监测联合心排血量。

一、解剖、发病率及发育

骶尾部畸胎瘤（sacrococcygeal teratoma，SCT）是一种源自身体骶尾部的肿瘤。它是由三个始基组织胚层或其他异源于骶尾部的多种组织组成的新生物，缺乏器官特异性。SCT被认为是起源于胚胎发育过程中尾部的多功能体细胞，它以某种方式逃避正常的受控分化影响，并演变成不断生长的组织肿块。肿瘤可以不断生长成巨大的包块并可能浸润到盆腔和腹腔。

虽然SCT罕见，但它是胎儿和新生儿中最常见肿瘤。据报道，发病率为活产儿中 1/35 000～1/40 000。产前诊断的SCT与生后诊断的SCT自然病程不同。恶变是引起产后SCT新生儿死亡的首要原因，但在胎儿期时却很少出现。胎儿SCT的高死亡率是由于：肿块引起的难产，继发羊水过多引起的早产，高心排血量衰竭相关的胎盘水肿和胎儿水肿。也有因为自发性破裂出血或出血引起胎儿继发性贫血的报道。

二、胎儿生理学和诊断

SCT可以生长成巨大的肿块（图40-1）。SCT对胎儿的心血管系统的影响是由于肿瘤高度血管化的特性。随着肿瘤的生长，血供也增多。此外肿块本身固有的高度血管化的多发性动脉静脉连接，实际上创建了一个巨大动静脉畸形（AVM）。

胎儿 SCT 影响心血管生理有多种方式。血管化肿块的灌注引起胎儿血液循环量和心脏前负荷增加。为适应容量负荷的增加，心脏代偿性扩张，心肌质量增加。此外，SCT肿块可以作为一个低阻力血管"池"，因为其供血动脉来源于降主动脉的髂区，SCT可与胎盘竞争供血。胎盘血管阻力通常是非常低的，然而，如果SCT肿块大并高度血管化时，其阻力指数可能低于胎盘，形成"盗血"现象，分流胎盘的血液。

总体而言，SCT 的不利影响是产生高排血量心衰状态，因为胎儿的心脏试图弥补容量负荷的大量增加。心室扩张可引起房室环的扩张，导致房室瓣的反流，进一步加重了容量负荷。当心脏出现衰竭时，房压升高并继发水肿。除非进行产前干预，否则一旦SCT胎儿出现水肿，通常会导致宫内死亡。

SCT的大小和组成可以进行超声及磁共振成像技术评估（图40-2）。大的肿瘤可能主要由多囊性结构组成，其血管化程度可以很低或很高，预示着可能会出现高排血量心衰。

胎儿超声心动图技术对于评价和连续监测SCT胎儿起着关键的作用。通过测量心胸比来评估心脏的大小，还应注意整体左室收缩功能。因为下体静脉回流

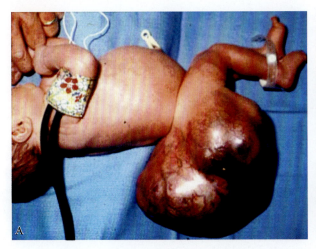
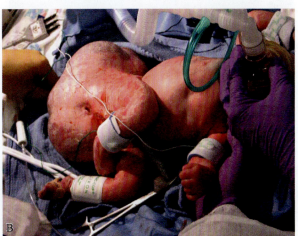

图40-1　A.新生儿骶尾部巨大畸胎瘤（SCT），可以看到出血和梗死区；B.刚出生的新生儿巨大SCT

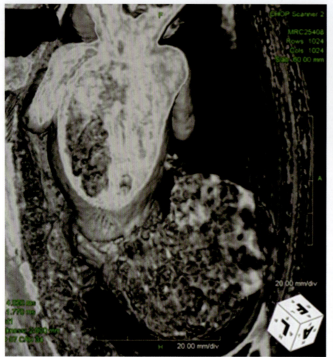
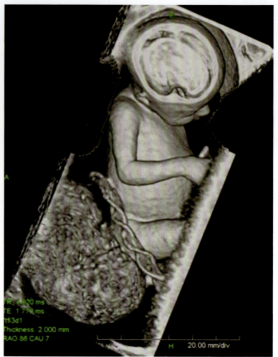
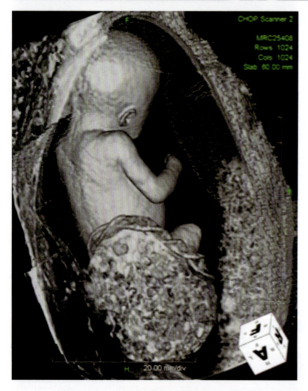

图 40-2　磁共振显像能提供产前肿瘤的大小、位置及其与脊椎和低位骨盆结构相关范围的详细信息

增加，下腔静脉扩张也比较常见。静脉导管和脐静脉的血流参数可能反映出心房压力的增高和心力衰竭的恶化。脐动脉多普勒可见舒张期血流减少，甚至可能血流翻转，出现胎盘血流进入 SCT 的竞争性"盗血"。由于 SCT 本身的病理生理过程涉及高排血量心衰，多普勒法测量心排血量是非常重要的。通过测量主动脉和肺动脉瓣直径和多普勒血流取样，可以根据公式推算单个心室及联合心排血量，公式为：心排血量=瓣膜的截面积（$3.14 \times r^2$）× 通过瓣膜血流的速度-时间积分 × 心率。在正常胎儿的整个妊娠期，联合心排血量是相对稳定的，在 400 ~ 500ml/（min·kg）。

在对一些可能出现高输出量心衰的 SCT 胎儿进行

联合心排血量的测量中，我们发现大部分胎儿能耐受联合心排血量增加到接近750～800ml/（min·kg）的水平，几乎是正常时的2倍。当联合心排血量大于800ml/（min·kg）时，将可能出现心血管功能不稳定，心脏衰竭，水肿增多（图40-3）。连续的胎儿超声心动图评估是监测SCT胎儿和判定胎儿是否需要干预的重要手段。

三、胎儿期策略

很多疗法可用于治疗胎儿SCT。在羊水过多的情况下采用羊水减量术，可以改善孕产妇的舒适度和防止早产。如果肿块内有相当大的囊性结构，肿瘤的大小可以通过囊肿抽吸术缩小。采用经皮腹腔镜激光消融术，中断SCT血管供应也是可行的。也有乙醇硬化肿块治疗方法的报道。

开放式胎儿减容术是一种可行的治疗方式。只在胎儿的生命因为肿瘤受到威胁和其他治疗方式都不适合的情况下才进行胎儿手术。我们进行了4例巨大SCT胎儿手术，这些胎儿在妊娠21至26周时出现高心排血量衰竭。手术过程包括行子宫切开术把胎儿的SCT从子宫切口取出（图40-4）。在术中应用胎儿超声心动图

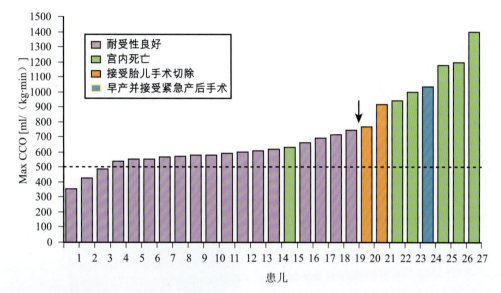

图40-3　27例SCT胎儿最大联合心排血量（maximum calculated cardiac output，Max CCO）条形图。紫色个体代表SCT胎儿的耐受性良好，没有任何血流动力学异常；绿色个体代表子宫内死亡；橙色个体代表接受胎儿手术切除；蓝色个体代表早产并接受了紧急产后手术。虚线指接近正常的联合心排血量500ml/（kg·min）。大多数胎儿无异常，直到联合心排血量达750ml/（kg·min）（此时胎儿或死亡或需接受治疗）。有一个例外病例（病例15）只有中度升高的CCO，超过600ml/（kg·min），在评价中，胎儿出现舒张期脐动脉血流反向，提示出现从胎盘到SCT肿块的"盗血"，在随访评估1周后，胎儿死亡。SCT肿块从胎盘"盗血"可能造成缺氧。因此，CCO大于750ml/（kg·min）或伴有舒张末期脐动脉血流消失或反向的患儿风险最大

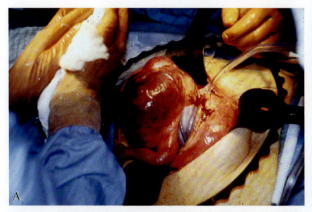
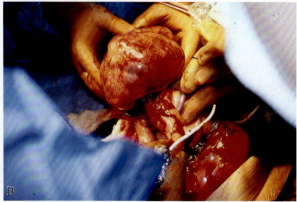

图40-4　A.开放式胎儿外科手术切除巨大SCT。通过剖宫产，暴露肿块和及下肢，但胎儿身体其余部分仍留在子宫中。B.肿块被分离移动，结扎血供，像切除畸胎瘤那样

连续监测心血管系统。图40-5显示了术前（时间#1）、麻醉诱导期（时间#2）、SCT切除后（时间#3）、术后（时间#4）联合心排血量的多普勒测值。术前平均联合心排血量显著增大，超过800ml/（kg·min）。术中诱导麻醉期，平均联合心排血量轻度下降，这可能与给药后出现抑制效应有关，但测值仍异常增高。切除肿瘤即刻，平均联合心排血量显著下降，降到正常水平以下，并一直持续到术后。

手术切除SCT导致心血管生理发生巨大变化，使增加前负荷突然从长期容量负荷过重的心脏移除。此外，切除的SCT消除了低血管阻力循环，从而使整体后负荷增加。突然增加的后负荷和急速去除的前负荷使原本脆弱和不稳定的胎儿心脏发生显著功能障碍。在适应慢性容量负荷增加时，心肌质量增加。当急速去除容积负荷后，就会导致心肌质量和体积之间的不匹配，超声心动图上表现为相对肥大、增厚的心脏。这种现象会导致使心脏充盈困难的舒张功能障碍，导致这种病变的胎儿手术复杂化。在这四个胎儿中，三个胎儿手术后幸存下来，一个由上述原因造成心脏肥厚、僵硬，死于出生后的几天（图40-6）。

四、出生后生理学、策略和预后

巨大SCT胎儿的治疗必须进行风险评估，胎儿干预过程风险很高。不干预，会有进行性心衰的风险，后者将导致胎儿死亡。我们认为妊娠超过26周，分娩和产后治疗可能会为SCT患病胎儿提供一个更好结局的机会。这些婴儿可能会面临早产的问题，但是早产可以提供在子宫内不能有效实施的治疗高心排血量的机会。正性肌力治疗和降低后负荷将有利于容量负荷过度的心脏。输血将利于氧气的输送。这种疗法将为改善血流动力学和优化新生儿手术切除条件提供机会。

SCT胎儿的结局取决于出生前的心血管功能稳定程度。高心排血量衰竭和水肿者结局较差；但是治疗确实为一些患儿带来了希望。在一个有39例SCT患儿的单中心大样本量研究中，12例出现水肿并接受胎儿干预治疗（非开放性手术），17例没有发生水肿。在12例出现水肿的病例中，3例在宫内死亡，3例在新生儿早期死亡，长期存活率为50%。分娩周数中位数为33周（27～37周）。在没有出现水肿的病例中，1例因心血管并发症在出生后第1天死亡，16例长期存活，分娩周数中位数为38周（26～40周）。虽然出现水肿的

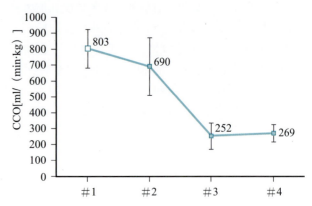

图40-5 四个行外科手术切除SCT的胎儿心脏平均联合心排血量（CCO）。时间#1在手术前；时间#2在麻醉诱导期；时间#3为SCT切除即刻；时间#4为手术后。切除术后CCO急剧减少，从一个异常高的水平［800ml/（kg·min）］降到预期正常水平以下［252ml/（kg·min）］。SCT切除术后，明显降低慢性前负荷，增加后负荷，从而影响心血管功能（去除肿块低阻力血管，增加心脏后负荷）

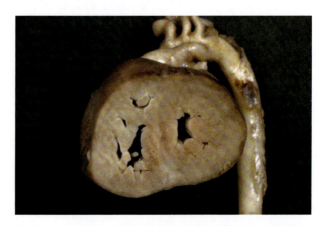

图40-6 接受SCT切除术胎儿心脏尸检外观。可见心肌显著肥大和心脏体积减小。由于慢性容量负荷增加产生代偿性肥大。当前负荷急速去除后，肥大仍然存在，导致心脏质量与体积的不匹配

患儿结局显然较差，但可以说如果不进行胎儿治疗的话，这些患者可能会全部死亡。针对SCT胎儿的具体特点，确定最佳治疗时机和方案，还需要做进一步工作。手术切除SCT长期的治疗效果尚不明确。调查问卷显示手术切除SCT后，幸存者的中位数存活年龄为10岁，46%有肠道功能障碍或尿失禁，40%认为瘢痕是不可接受的，影响了他们的生活质量。畸胎瘤切除后也有较低风险的复发可能。

图像特征和要点

- 连续评估是治疗SCT胎儿的关键。
- 根据疾病的程度，我们每周监测一次或两次，因为胎儿心脏的变化相当迅速，肿瘤破裂和（或）出血会导致心脏负荷急剧变化。
- 脐动脉多普勒血流参数非常重要。舒张期脐动脉血流突然从前向变成反向，可能反映了肿瘤血管阻力的突然变化，预示着心血管崩溃即将发生。
- 一般意义上的SCT血管性质判定可以通过应用彩色多普勒和降低标尺来完成。通常圆形或囊状的透亮区很可能是肿瘤血管很多。然而事实上，这些可能是囊肿，而非血管结构。在应用彩色多普勒超声、调低速度标尺时，这些结构不显示任何颜色，则确定是囊肿。
- 胎儿治疗后小心监护是必要的，因为完全成功切除或切除一部分肿瘤将会降低容量负荷，增加后负荷。这些迅速的变化可能导致心室几何形态的急剧变化，使其发展成僵硬、无顺应性的心脏，出现舒张功能障碍。

参考文献

［1］ Danzer E, Hubbard AM, Hedrick HL, et al. Diagnosis and characterization of fetal sacrococcygeal teratoma with prenatal MRI. AJR Am J Roentgenol. 2006; 187: W350-W356.

［2］ Wilson RD, Hedrick H, Flake AW, et al. Sacrococcygeal teratomas: prenatal surveillance, growth and pregnancy outcome. Fetal Diagn Ther. 2009; 25: 15-20.

［3］ Makin EC, Hyett J, Ade-Ajayi N, Patel S, Nicolaides K, Davenport M. Outcome of antenatally diagnosed sacrococcygeal teratomas: single-center experience (1993–2004). J Pediatr Surg. 2006; 41: 388-393.

［4］ Flake AW, Harrison MR, Adzick NS, Laberge JM, Warsof SL. Fetal sacrococcygeal teratoma. J Pediatr Surg. 1986; 21: 563-566.

［5］ Sy ED, Lee H, Ball R, et al. Spontaneous rupture of fetal sacrococcygeal teratoma. Fetal Diagn Ther. 2006; 21: 424-427.

［6］ Rychik J. Fetal cardiovascular physiology. Pediatr Cardiol. 2004; 25: 201-209.

［7］ Neubert S, Trautmann K, Tanner B, Steiner E, Linke F, Bahlmann F. Sonographic prognostic factors in prenatal diagnosis of SCT. Fetal Diagn Ther. 2004; 19: 319-326.

［8］ Olutoye OO, Johnson MP, Coleman BG, Crombleholme TM, Adzick NS, Flake AW. Abnormal umbilical cord Doppler sonograms may predict impending demise in fetuses with sacrococcygeal teratoma. A report of two cases. Fetal Diagn Ther. 2004; 19: 35-39.

［9］ Silverman NH, Schmidt KG. Ventricular volume overload in the human fetus: observations from fetal echocardiography. J Am Soc Echocardiogr. 1990; 3: 20-29.

［10］ Bond SJ, Harrison MR, Schmidt KG, et al. Death due to high-output cardiac failure in fetal sacrococcygeal teratoma. J Pediatr Surg. 1990; 25: 1287-1291.

［11］ Kay S, Khalife S, Laberge JM, Shaw K, Morin L, Flageole H. Prenatal percutaneous needle drainage of cystic sacrococcygeal teratomas. J Pediatr Surg. 1999; 34: 1148-1151.

［12］ Danzer E, Sydorak RM, Harrison MR, Albanese CT. Minimal access fetal surgery. Eur J Obstet Gynecol Reprod Biol. 2003; 108: 3-13.

［13］ Sydorak RM, Albanese CT. Minimal access techniques for fetal surgery. World J Surg. 2003; 27: 95-102.

［14］ Adzick NS. Open fetal surgery for life-threatening fetal anomalies.Semin Fetal Neonatal Med.2010; 15: 1-8.

［15］ Hedrick HL, Flake AW, Crombleholme TM, et al. Sacrococcygeal teratoma: prenatal assessment, fetal intervention, and outcome. J Pediatr Surg. 2004; 39: 430-438; discussion 430-438.

［16］ Rychik J, Tian Z, Cohen MS, et al. Acute cardiovascular effects of fetal surgery in the human. Circulation. 2004; 110: 1549-1556.

［17］ Derikx JP, De Backer A, van de Schoot L, et al. Long-term functional sequelae of sacrococcygeal teratoma: a national study in The Netherlands. J Pediatr Surg. 2007; 42: 1122-1126.

［18］ Derikx JP, De Backer A, van de Schoot L, et al. Factors associated with recurrence and metastasis in sacrococcygeal teratoma. Br J Surg. 2006; 93: 1543-1548.

病例

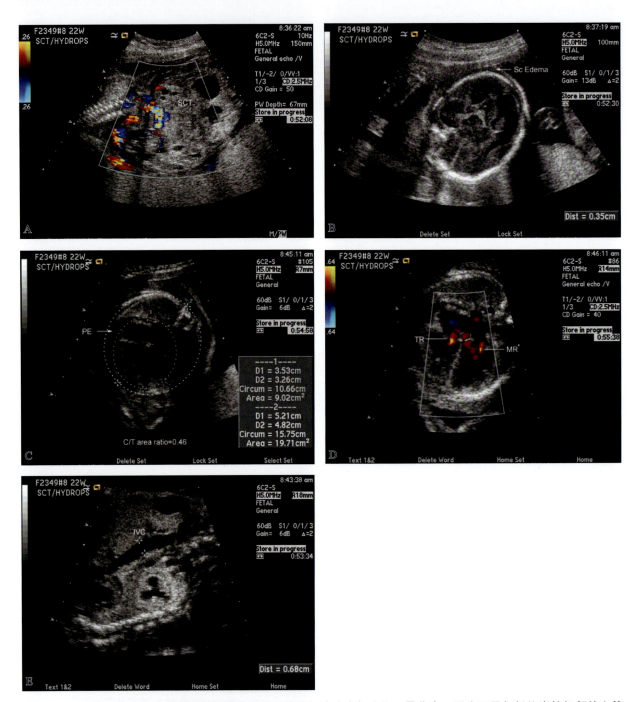

病例 40-1　A.孕22周患巨大骶尾部畸胎瘤（SCT）胎儿。畸胎瘤部分位于骨盆内，因为可见与低位脊柱相邻的血管。B.由于此SCT血管丰富，心血管系统容量负荷过重，早期发生水肿。此图像可见头皮水肿（Sc edema）。C.心脏明显肥大，心胸面积比率为 0.46，PE.胸腔积液。D.SCT继发容量负荷过重引起心室扩张，房室瓣环扩张，导致二尖瓣关闭不全（MR）和三尖瓣关闭不全（TR）。E.流至SCT的血流增加引起静脉回流增加，下腔静脉（IVC）扩张

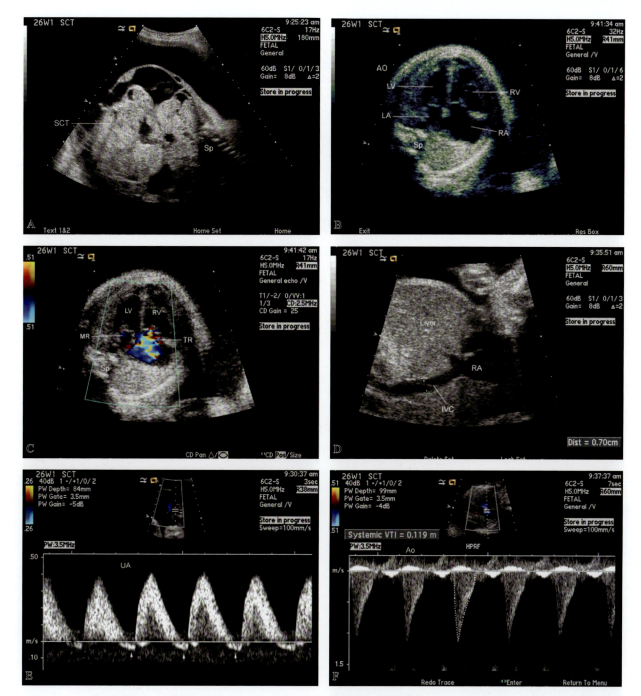

病例40-2　A.孕26周患巨大骶尾部畸胎瘤(SCT)胎儿。肿块内有相当大的囊性成分,此外肿块血管增多。Sp.脊柱。B.各心腔显著扩大。LA.左心房;LV.左心室;RA.右心房;RV.右心室。C.有重度三尖瓣反流(TR)和轻度二尖瓣反流(MR)。D.继发于SCT区域下体静脉回流增加,下腔静脉(IVC)扩张。E.脐动脉(UA)的多普勒探查,舒张期出现血流逆转(箭头示)。由于SCT高度血管化和阻力极低,血液从胎盘反流至低阻的SCT。这种从胎盘中"盗血"是一个不祥的征兆,可能预示着胎儿即将死亡。F.计算联合心排血量有利于连续监测胎儿巨大SCT。心排血量增加,心血管做功和应变也相应增加。主动脉频谱多普勒可见血流速度增加,反映血流量增加

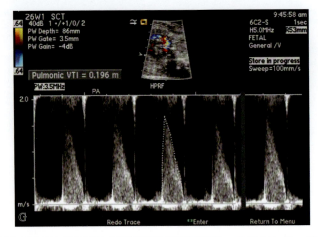

病例40-2续 G.频谱多普勒显示通过肺动脉瓣的血流峰值速度明显增加，大于1.5m/s。胎儿的联合心排血量达到900ml/（kg·min）。PA.肺动脉

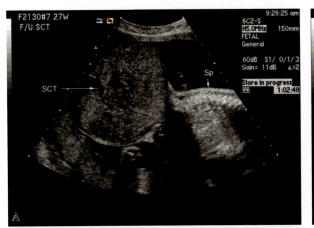

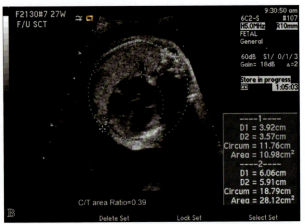

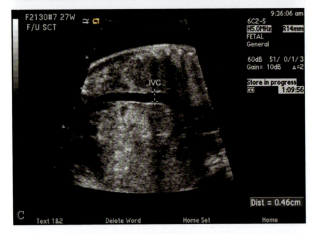

病例40-3 A.孕27周患骶尾部畸胎瘤(SCT)胎儿，SCT体积大，有蒂，其成分比较坚实。B.心脏轻度肥厚，心胸面积比率为 0.39。C.下腔静脉轻度扩张。合并心排血量轻度升高，大约为每分钟600ml/（min·kg）。宫内胎儿生理上尚可耐受，产后切除术成功，预后较好

41

脑动静脉畸形
Jack Rychik

- 心脏扩大，但收缩功能尚可。
- 无其他引起心脏扩大的明显原因。
- 右心和左心均扩大。
- 上腔静脉扩张，与下腔静脉的大小不成比例。
- 无主动脉瓣关闭不全或其他引起主动脉血流反向的原因，但出现主动脉弓血流反向。
- 脑内可见无回声的血管结构。
- 大脑中动脉收缩期和舒张期血流流速增加。
- 三尖瓣轻度或中度关闭不全。

一、解剖及解剖相关知识

脑动静脉畸形（cerebral arteriovenous malformations, AVMs）为脑血管发育异常的一种疾病，通常较罕见。虽然在胎儿期和婴儿期之外很少发生，但 Galen 静脉瘤样畸形却是胎儿脑动静脉畸形中最常见的类型。

Galen 静脉瘤样畸形（the vein of Galen aneurysmal malformation, VGAM）属于脉络膜型 AVM，累及 Galen 先行静脉，与那种静脉引流入扩张的已形成的 Galen 静脉 AVM 不同。先天性动静脉畸形在妊娠早期发育（胚胎发育的 6 周到 11 周），作为永存 Markowski 胚胎前脑静脉；因此，VGAM 的命名实际上不太恰当。Markowski 静脉实际上引流入 Galen 静脉。不管怎样，其结果是动脉血流绕过毛细血管床直接被分流到静脉系统。VGAM 可能会引起直窦和矢状窦及引流入心脏的静脉系统扩张。

VGAM 通常会导致胎儿高排血量充血性心力衰竭。扩张的静脉结构可能会导致占位效应，引起大脑发育不全和脑发育异常。也可能发生胎儿脑出血和血栓形成。有趣的是，有报道称 VGAM 与静脉窦型房间隔缺损和主动脉缩窄两种类型的先天性心脏疾病有关。推测可能与 AVM 引起血流模式早期改变有关。宫内上腔静脉的回流增加可能会干扰右心房静脉窦右角的吸收，导致此缺陷的发生。此外，血流远离主动脉峡部，优先流向低阻的颈动脉供血给 AVM，可能会导致峡部发育不良。扩张的升主动脉和主动脉横部与相对较小的主动脉峡部造成了大小不一致，可能会导致出生后主动脉缩窄。

二、发病率、遗传学及发育

VGAM 罕见，但它却是最常见的脑动静脉畸形类

型。在妊娠前 3 个月这种发育异常已完成并可显示。其对胎儿的影响与血容量有关；因此可能直到孕中或孕晚期才能表现出静脉扩张、脑组织受压、心脏容量负荷过重。目前尚未发现该畸形有遗传学上的异常。

三、胎儿生理学

随着孕期增大脑血容量不断增加，动脉向静脉的血液分流增加导致脑静脉系统容量负荷增加，最终造成心脏容量负荷增大。右心室和肺动脉扩大，上腔静脉扩张。随着右心室容量负荷的增加，三尖瓣环扩张，导致三尖瓣关闭不全，进一步增加了右心容量负荷。从左心射出的血液沿着阻力最低的路径向上流入升主动脉，进入颈动脉并流向低阻的 AVM。头部血管会逐步扩张。在主动脉峡部或降主动脉可以出现舒张期血流翻转，产生"盗血"现象，血液被分流到胎儿的头部，进一步增加静脉回流。

四、胎儿期策略

联合心排血量可以反映 VGAM 患者心血管负荷程度。通过测量半月瓣直径和跨瓣的彩色多普勒血流频谱，可计算出每个心室的排血量。胎儿的正常联合心输排血量为在 400 ~ 500ml/（kg·min）。根据我们的经验，与其他容量负荷病变如骶尾部畸胎瘤相似，胎儿心血管系统可以忍耐的容量负荷高达 700 ~ 800ml/（kg·min）。高于此值通常会导致心脏衰竭和水肿。

最常出现的早期可疑存在 VGAM 的表现是胎头后部第三脑室中线后面的一个较大的无回声结构。应用彩色多普勒可能会显示出非常低速的涡流，有时可见供血血管进入扩张的静脉囊内。

目前对于 VGAM 在胎儿期没有治疗方法。渐进性出现下列情况，包括心排血量增加，容量负荷加重，以及即将发生水肿时，可能需要权衡利弊提前分娩。

五、出生后生理学、策略和预后

容量负荷过重和高心排血量心力衰竭是 VGAM 新生儿的明显表现。在婴儿期可能会出现癫痫、脑积水和发育迟缓。

出生后使用各种口服或肠胃外的药物可以更有效地治疗胎儿心脏衰竭，可以针对问题根源进行确切治疗。目前对 VGAM 治疗采用导管介入治疗——弹簧圈栓塞术。据报道，经介入治疗后 50% ~ 80% 的病例可

以有效控制心力衰竭。然而大脑结构或功能的改变可能会持续存在，许多患者需要行脑积水分流术。

图像特征和要点

- 在胎头后方出现无回声区应怀疑VGAM。彩色多普勒显示该区域为低速静脉样涡流。
- 连续评估联合心排血量，可反映心血管负荷的严重程度及其在临床表现出现前发展为心衰症状和体征的可能性。
- VGAM具体的心血管表现为：
  - 心脏肥大。
  - 上腔静脉扩张，与下腔静脉不成比例。
  - 右心室扩张和收缩功能障碍。
  - 三尖瓣反流。
  - 联合心输出量大于500ml/（kg·min）。
  - 心排血量不断增加，可出现左心室扩张、二尖瓣反流。
  - 头部血管扩张，尤其是颈动脉。
  - 主动脉横部大于正常，主动脉峡部小于正常，两者之间大小极不成比例。
  - 彩色多普勒显示主动脉峡部可能出现舒张期血流翻转或降主动脉血流反向，"盗血"至低阻的VGAM。
  - 严重时，脐动脉舒张期血流下降、消失或逆转，出现从胎盘向低阻力VGAM的"盗血"现象。

参考文献

［1］Paternoster DM, Manganelli F, Moroder W, Nicolini U. Prenatal diagnosis of vein of Galen aneurysmal malformations. Fetal Diagn Ther. 2003; 18: 408-411.

［2］Sepulveda W, Platt CC, Fisk NM. Prenatal diagnosis of cerebral arteriovenous malformation using color Doppler ultrasonography: case report and review of the literature. Ultrasound Obstet Gynecol. 1995; 6: 282-286.

［3］Chisholm CA, Kuller JA, Katz VL, McCoy MC. Aneurysm of the vein of Galen: prenatal diagnosis and perinatal management. Am J Perinatol. 1996; 13: 503-506.

［4］Paladini D, Palmieri S, D'Angelo A, Martinelli P. Prenatal ultrasound diagnosis of cerebral arteriovenous fistula. Obstet Gynecol. 1996; 88: 678-681.

［5］Vijayaraghavan SB, Vijay S, Kala MR, Neha D. Prenatal diagnosis of thrombosed aneurysm of vein of Galen. Ultrasound Obstet Gynecol. 2006; 27: 81-83.

［6］Friedman DM, Rutkowski M, Madrid M, Berenstein A. Sinus venosus atrial septal defect associated with vein of Galen malformations: report of two cases. Pediatr Cardiol. 1994; 15: 50-52.

［7］McElhinney DB, Halbach VV, Silverman NH, Dowd CF, Hanley FL. Congenital cardiac anomalies with vein of Galen malformations in infants. Arch Dis Child. 1998; 78: 548-551.

［8］Yuval Y, Lerner A, Lipitz S, Rotstein Z, Hegesh J, Achiron R. Prenatal diagnosis of vein of Galen aneurysmal malformation: report of two cases with proposal for prognostic indices. Prenat Diagn. 1997; 17: 972-977.

［9］Hartung J, Heling KS, Rake A, Zimmer C, Chaoui R. Detection of an aneurysm of the vein of Galen following signs of cardiac overload in a 22-week old fetus. Prenat Diagn. 2003; 23: 901-903.

［10］Comstock CH, Kirk JS. Arteriovenous malformations. Locations and evolution in the fetal brain. J Ultrasound Med. 1991; 10: 361-365.

［11］Kelly A, Rijhsinghani A. Antenatal course of a fetal intracranial arteriovenous fistula: a case report. J Reprod Med. 2005; 50: 367-369.

［12］Friedman DM, Verma R, Madrid M, Wisoff JH, Berenstein A. Recent improvement in outcome using transcatheter embolization techniques for neonatal aneurysmal malformations of the vein of Galen. Pediatrics. 1993; 91: 583-586.

病例

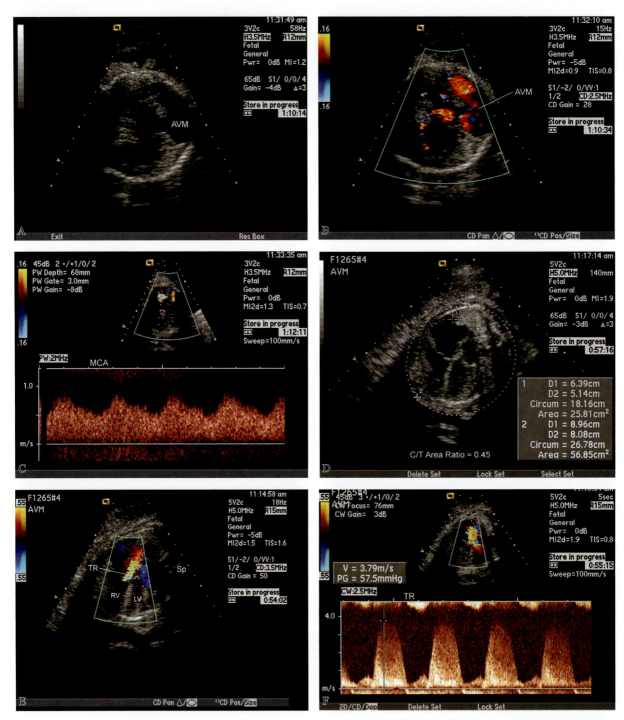

病例41-1　A.胎儿头部图像可见较大的脑动静脉畸形（AVM）。注意无回声区代表血管回声。B.非常低的彩色量程（尼奎斯特极限设定在16cm/s）下的彩色血流成像。无回声处充满低速、旋转血流。这是脑动静脉畸形和脑内非血管性异常无回声的鉴别点。C.频谱多普勒示大脑中动脉（MCA）收缩期峰值速度和舒张期血流速度明显升高，反映大量的血流流向非常低阻的AVM循环。D.由于脑AVM静脉回流增加，引起心脏肥大。E.彩色多普勒显示中度三尖瓣反流（TR）。右心回流量增加引起右心室扩张和三尖瓣环扩张，导致TR。LV.左室；RV.右室；Sp.脊柱。F.根据TR反流峰值速度估计RV压力为58mmHg，高于右心房v波。由于容量负荷过重引起胎儿相对性体循环性高血压

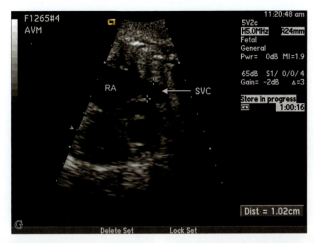

病例41-1续　G.由于极大量的脑血流回流入上腔静脉（SVC），引起SVC远端明显扩张，大于1cm。RA.右心房

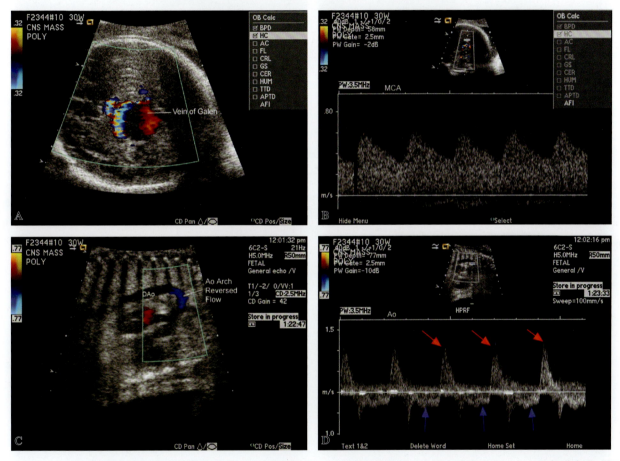

病例41-2　A.孕30周时胎儿彩色多普勒显示Galen静脉畸形。B.频谱多普勒显示大脑中动脉（MCA）血流频谱出现"锯齿"样改变，表明远端血管阻力低，舒张期AVM吸引血流向前。C.主动脉弓彩色血流，彩色标尺定在较高水平（尼奎斯特极限在77cm/s）。可见舒张期间主动脉弓处血流逆行（Ao arch reversed flow）至由AVM造成的低阻的脑血管循环。DAo.降主动脉。D.主动脉弓处彩色多普勒取样显示收缩期血流正向（在基线以上；红色箭头），舒张期血流反向（在基线下方，蓝色箭头）

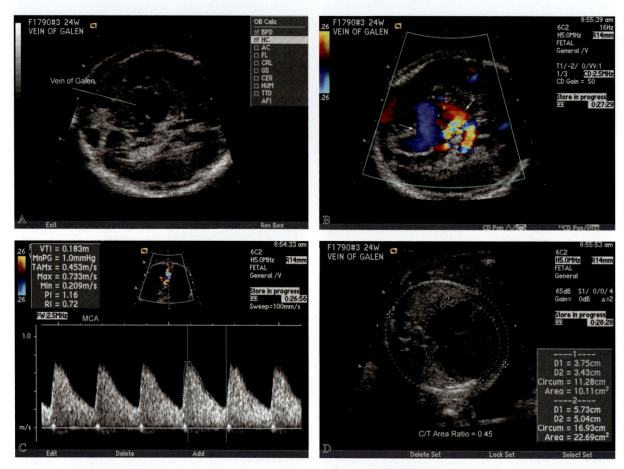

病例41-3 A.妊娠24周确诊的Galen静脉（vein of Galen）畸形；B.彩色多普勒显示动脉血流呈五彩（高速），静脉血流呈蓝色（相对低的速度）；C.频谱多普勒显示MCA收缩期峰值速度增加，超过70cm/s，搏动指数为1.16；D.心脏扩大，心胸面积比为0.45

42

肺动静脉畸形
Jack Rychik

一、解剖及解剖相关知识

肺动静脉瘘或畸形（pulmonary arteriovenous fistula or malformation，PAVM）是指肺动脉系统和静脉系统绕过毛细血管直接连接。结果是肺动脉绕过肺的气体交换单元将血流直接输入到肺静脉和左心。在出生后，这将导致无氧血直接进入体循环系统。对于胎儿来说，可导致心脏功能衰竭、水肿和肺发育异常，导致出生后严重的低氧血症。

PAVM最常见于患有遗传性出血性毛细血管扩张症（HHT）的成人，身体多部位毛细血管扩张，是一种常染色体显性遗传病。这种血管畸形可表现在肺脏、肝脏、肾脏或者大脑；所致的症状包括鼻出血、器官的出血及梗死。出现在肺脏的时候，这些瘘管连接会引起右向左分流，出现反常栓塞。

肺动静脉瘘在儿童期少见，在胎儿期更少见一些。如果早期就被发现，可能是孤立的，而不一定会和毛细血管扩张症（HHT）联系。在一些进行全腔静脉-肺动脉连接术的某些单心室先天性心脏病病人中，肺动静脉瘘也可以出现，为获得性的疾病。当出现在胎儿期时，肺动静脉瘘通常较大，既不利于胎儿心脏也不利于胎儿肺脏的发育。

二、发病率、遗传学及发育

在胎儿期肺动静脉瘘很少出现，文献报道很少；但非常值得我们了解及注意。除了HHT外，我们并不知道它在遗传学方面的其他的联系，HHT是一种在儿童期出现并在成人期发展的疾病。HHT在胎儿期表现并不典型。

一些数据提示，在婴儿的发育期，肺部动静脉系统之间的旁路连接是正常存在的。在对绵羊的动物实验中，使用超声心动图造影发现，在胎儿期可以出现明显的肺内右向左分流，并且在新生儿早期持续存在，在出生后的4周消失。生命后期出现肺动静脉瘘，比如在全腔静脉-肺动脉连接术后，可能是回到更早期的原始的发展阶段。

在肺动静脉瘘的发展中，肝静脉血流可能起到一定的作用。已经发现在不同类型的全腔静脉-肺动脉连接术后，如果肝脏的血流没有直接入肺，那么这些病人发生肺动静脉瘘风险极高。而且，进行手术重新将肝静脉血流连接入肺脏后，肺动静脉瘘得以缓解。可以推测在胎儿期可能有相类似的现象。胎儿时期，门静脉和肝静脉的血流情况和出生后有很大的不同。另外，右心房水平的血流模式是血液自右向左穿过卵圆孔。可以想象，胎儿本身就存在一个自然通路，使"肝脏因子"远离肺脏，以通过自然形成的动静脉连接，达到自发性肺内分流。出生后，肝脏因子又被改道向肺脏，这些天然的交通消失。除非在一些反常病例，尤其是在经过姑息治疗的不同种类的先天性心脏病中，肝脏因子进入肺脏的通路又一次被阻断，从而出现肺动静脉瘘。

三、胎儿生理学

在胎儿期，一个大的肺动静脉瘘就像一个低血管阻力池，将会驱使血流注入到其所在的肺区域。肺动静脉瘘会增加容量负荷，使得心脏增大，导致心脏衰竭和水肿。当血液流入肺动静脉瘘的时候，肺部静脉的血流显著增多，因为肺静脉不仅承载肺静脉本身的血流负荷，而且还承担了额外肺动静脉瘘分流的血流。结果肺静脉会变得很粗并扩张，在超声图像中表现为肺门处的无回声区。肺动静脉瘘的血流负荷主要由左心室来承担，因为它接受了肺静脉增加的血液回流。因为肺静脉的大量血流汇入，左心房的压力会比正常增大很多。当左心房压力超过右心房压力时，卵圆孔处的分流方向会从正常的右向左变成左向右。

肺动静脉瘘的低阻力血池也会引导血流通过动脉导管入肺。正常情况下，胎儿期动脉导管的血流是从肺动脉流向降主动脉的前向血流，使血流离开高阻的肺血管床。然而，在肺动静脉瘘时，肺部本身是阻力最低的旁路，动脉导管内的血流可能反向，从降主动脉到肺动脉，然后流入肺及肺动静脉瘘的部分。这就会造成从体循环系统盗血的情况，从而进一步加重心室的容量负荷。

胎儿肺动静脉瘘也会限制肺本身的发育。肺动静脉瘘的低血管阻力使血流流向包含肺动静脉瘘的区域，并从其他区域盗血。这就造成灌注不均，一部分肺血流灌注过剩，而另一部分血流灌注不足。这种血流变化导致肺部毛细血管的组织病理学改变。肺动静脉瘘因此会使肺血管系统产生继发性改变，导致胎儿出生时出现困难，比如，一旦胎盘分离，就出现肺动脉高压。

四、胎儿期策略

对于肺动静脉瘘胎儿期没有相应的治疗措施。当心功能减低导致早期水肿出现时，需要考虑结合孕周情况进行引产手术。

我们最近接诊过一个28孕周、有巨大肺动静脉瘘的胎儿。经超声心动图证实，心脏显著扩大，左室扩张，心房水平左向右分流，动脉导管血流反向。通过彩色多普勒成像，在右肺动脉和右肺静脉连接的位置，可以看到显著扩张的肺静脉。在35周时发现有明确的心功能障碍和进行性的心脏扩大，因此我们使用了产后即刻心脏治疗（immediate postpartum access to cardiac therapy，IMPACT）方案，在我们的心脏手术及导管综合治疗室内进行了剖宫产手术，取出胎儿。这是多学科队伍有组织的一次努力尝试，有产科医师、母婴医学专家、儿科心脏病专家、心脏麻醉专家和心脏外科专家参与，以期为母婴提供最好的护理。我们机构的护理，以多学科合作的形式进行，在胎儿出生后即刻快速进行干预。此例肺动静脉瘘胎儿出生后，早期的血气分析提示具有严重的低氧血症。胎盘分离后，立即建立血管通路，然后迅速使用心脏导管介入技术对肺动静脉瘘的部分采用封堵器进行封堵（使用Amplatzer 封堵装置）。因为肺内的分流基本消除，封堵后数分钟内氧含量就提高了。接下来，需要针对心功能不全进行正性肌力药物支持（inotropic support），因为血容量负荷的迅速改变会导致心肌重构和心脏增厚。10天后，新生儿出院回家，室内血氧饱和度达到92%。随访3年，患儿状态良好，血氧正常，没有症状。

五、出生后生理学和策略

具有大的肺动静脉瘘的胎儿一旦与胎盘的血液循环分离，他就要依靠自己的肺来供氧。回流到右心的体循环静脉血，就会从低阻力的肺动静脉瘘的区域通过，导致大量的无氧血流进入到体循环动脉。如果肺动静脉瘘没有被快速诊断并且进行封堵治疗，就会发生严重的低氧血症和酸中毒。即使已经成功实施了封堵手术，肺的组织病理学改变仍会限制肺部

的功能，而且肺动脉高压和低氧血症的情况会持续存在，动脉导管出现右向左分流。体外膜肺氧合法（extracorporeal membrane oxygenation，ECMO）已用于一例产前诊断为肺动静脉瘘的患儿；然而，肺部血管系统的严重病变，导致了婴儿的死亡。

巨大的肺动静脉瘘在胎儿期会有明显的改变。然而，在婴儿期可能只有很小的病变。根据缺氧、血流负荷及心脏衰竭程度，可以选择运用基于心导管技术的封堵术。在我们遇到的一例巨大肺动静脉瘘患者中，需要采用Amplatzer封堵器封堵这些交通支。对于较小的病变，可以使用医用的弹簧圈。

六、预后

总的来说，肺动静脉瘘的预后是比较差的；然而，对于一些快速消除了异常交通的少量存活的病例来说，预后还是不错的。远期的功能预后，尤其是肺部功能和运动能力远期预后是人们所感兴趣的。然而，由于当前这种致命且罕见的畸形很少有存活者，尚无法提供此方面的数据信息。

图像特征和要点

- 在纵隔中部、靠近心脏后方的回声失落，要高度怀疑可能是肺动静脉瘘导致的肺静脉扩张。
- 肺组织的彩色多普勒血流成像可以发现肺动静脉瘘的高速连续性血流。
- 巨大的肺动静脉瘘独特的表现有：左心室的扩大，心房水平的左向右分流，导管水平的左向右分流。
- 具有肺动静脉瘘的胎儿，需要高度重视心衰的发生。最需要注意的是，出生后肺脏内部大量的右向左分流而导致低氧血症。
- 如果胎儿未受累肺因异常灌注造成相关的肺血管疾病，则肺动静脉瘘封堵手术后，可发生持续的低氧血症和肺动脉高压。
- PAVM封堵手术后，过度的容量负荷迅速消失可能会继发心室功能障碍。

参考文献

［1］Heling KS, Tennstedt C, Goldner B, Bollmann R. Prenatal diagnosis of intrapulmonary arteriovenous malformation: sonographic and pathomorphological findings. Ultrasound Obstet Gynecol. 2002; 19: 514-517.

［2］ Russell MW, Gomez C, Nugent C, Christiansen J. Large fetal pulmonary arteriovenous fistula: impact on pulmonary development. Pediatr Cardiol. 2002; 23: 454-457.

［3］ Shovlin CL, Guttmacher AE, Buscarini E, et al. Diagnostic criteria for hereditary hemorrhagic telangiectasia (Rendu-Osler-Weber syndrome). Am J Med Genet. 2000; 91: 66-67.

［4］ Duncan BW, Desai S. Pulmonary arteriovenous malformations after cavopulmonary anastomosis. Ann Thorac Surg. 2003; 76: 1759-1766.

［5］ McMullan DM, Hanley FL, Cohen GA, Portman MA, Riemer RK. Pulmonary arteriovenous shunting in the normal fetal lung. J Am Coll Cardiol. 2004; 44: 1497-1500.

［6］ Shah MJ, Rychik J, Fogel MA, Murphy JD, Jacobs ML. Pulmonary AV malformations after superior cavopulmonary connection: resolution after inclusion of hepatic veins in the pulmonary circulation. Ann Thorac Surg. 1997; 63: 960-963.

［7］ Mavrides E, Moscoso G, Carvalho JS, Campbell S, Thilaganathan B. The anatomy of the umbilical, portal and hepatic venous systems in the human fetus at 14-19 weeks of gestation. Ultrasound Obstet Gynecol. 2001; 18: 598-604.

［8］ Boudjemline Y, Ladouceur M, Bonnet D. Neonatal transcatheter closure of a large pulmonary arteriovenous fistula. Cardiol Young. 2006; 16: 593-595.

病例

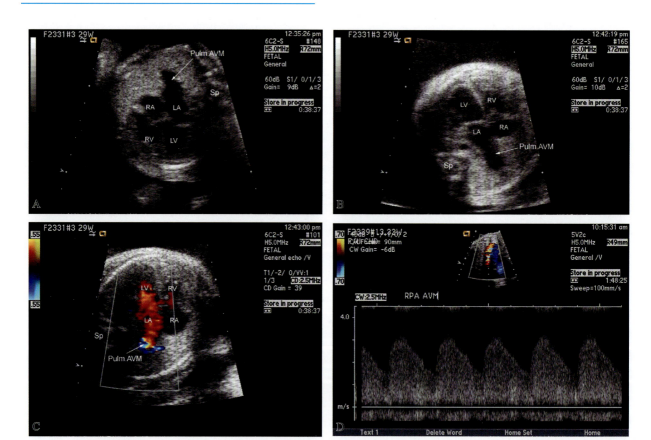

病例42-1　A.四腔心切面可以看到增大的心脏及左心房（LA）后方显著扩张的血管区域。这幅图展示的是肺动静脉畸形（Pulm AVM）及回流入扩张的肺静脉的属支血管。LV.左心室。RA.右心房；RV.右心室；Sp.脊柱。B.图像显示血管无回声区向肺实质伸入的范围。C.彩色血流图成像显示具有高速湍流的动脉与扩张的肺静脉连接。心脏的左边是肺静脉由于增多的灌注而扩张。D.多普勒取样于肺内动静脉异常连接处的高速湍流区域，肺动脉到肺静脉连接处呈现高速连续性的血流信号，为一个脉动的"锯齿波"，提示舒张期血流显著地增加，收缩期亦然。这一宫内肺实质组织的连续高容量旁路导致一系列的病理生理表现，包括①左心室容量负荷的增加；②在受累的肺内，肺血管旁路的存在影响了肺本身的发育；③出生后，有潜在的大量的肺内分流的可能性，不饱和血未经气体交换，导致严重的新生儿低氧血症。RPA.右肺动脉

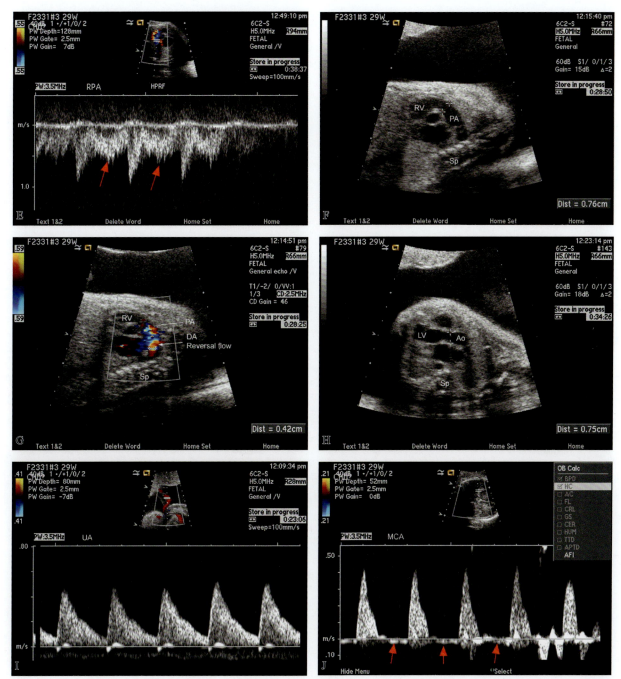

病例42-1续　E. 取样于肺动静脉畸形附近的右肺动脉，血流模式显示继发于肺动静脉畸形的明显的阻力非常低的舒张期血流信号。F. 短轴切面显示右室流出道及肺动脉情况。没有右室流出道阻塞或者肺动脉狭窄。G. 短轴切面可以显示导管血流情况。动脉导管（DA）的血流方向反向，自主动脉流向肺动脉。而胎儿并没有右室流出道阻塞或肺动脉狭窄。这种异常的动脉导管分流现象是由于右肺动静脉畸形导致肺内血流阻力的明显减低造成的。H. 左室流出道长轴切面，动脉环比相应孕期扩大（孕期29周，大于7mm），这与左心室血流的慢性增加相一致。AO. 主动脉。I. 对脐带的检查提示相对正常的脐动脉及静脉血流模式，UA. 脐动脉。J. 大脑中动脉的多普勒检查，提示大脑中动脉的舒张期血流轻度反向，这是由于显著低阻的肺血管池引起导管内血流反向，进入主动脉弓的血流量减少，导致脑部动脉舒张期血流减低，所有的表现都是由肺动静脉畸形所致的显著的血流阻力减低造成的

43

先天性肺囊腺瘤
Jack Rychik

种病变长到很大时，均可导致严重的心血管损害。其他需要鉴别的疾病有：先天性肺气肿和末梢的支气管闭锁。有时先天性膈疝也可与CCAM混淆。细致的超声检查或者快速的MRI显像检查可以区分这些疾病，不同疾病往往有不同的处理方式和不同的转归。

超声心动图检查要点

- 压迫心脏，伴心-胸比例减小。
- 胸部心脏位置的异常。
- 下腔静脉进入胸腔时出现扭曲。
- 心脏充盈减低，导致多普勒超声心动图出现E峰和A峰峰值血流速度相近及下腔静脉反向心房收缩波增大。
- 胎儿水肿。

二、发病率、遗传学及发育

CCAM在一般人群中的发病率还是未知的，因为小的肿瘤临床症状可以不明显，还有一些小的病变可以变得更小或者在胎儿期及幼儿期即可消失。

CCAM被认为是由于肺异常发育导致。根据肺组织解剖学变化，哺乳性脊椎动物的肺发育过程被分为五个不同时期：胚胎期（3～7周），假腺期（7～17周），小管期（17～29周），囊状期（24～36周）和肺泡期（36周到足月）。在假腺期，肺的气道部分和末梢肺小管迅速扩张，这种扩张会延续到细支气管，形成腺泡管。肺的外周小管的扩张形成腺体。不可控的生长和发育造成的大囊型CCAM是发生在假腺期，而微囊型CCAM被认为发生较晚，通常在小管期。据报道，怀孕8到10周是致畸因子影响肺发育并导致CCAM的脆弱时期。

一、解剖及解剖相关知识

先天性肺囊腺瘤（CCAM）是一种罕见的肺发育异常。它是由于终末细支气管的过度生长形成的一种良性的错构瘤或者发育异常的肺肿瘤。肿瘤可以生长到相当大，压迫邻近肺组织或影响正常肺组织的生长。CCAM可以发展成一个明显的胸腔内占位性病变。由于心脏受压，心血管系统会发生改变，血管结构会发生改变。当肿瘤生长到一定大时，会出现胎儿水肿，而这几乎在所有的病例中都预示着胎儿将胎死宫内，除非对其进行干预治疗。虽然大多数患有CCAM的胎儿都会有相对好的预后，但需要及时的诊断和持续的监护，因为在孕18周到孕26周，肿瘤的生长模式还不可预测，可能存在生长迅速的情况。

典型的CCAM为单侧，通常仅累及一叶肺。囊状结构起源于终末细支气管的过度生长，与肺泡数量的减少相一致。曾有学者根据组织病理学的改变对其进行分类；然而费城儿童医院（CHOP）医疗小组发现，根据大体解剖和超声表现将它们定性为两类则在临床更实用。大囊型病变，此种类型在产前超声检查中表现为含有一个或多个直径大于等于5mm的囊泡；微囊型病变，此种类型则表现为实性团块状回声。在大囊型囊腺瘤中，当出现多个囊肿时，这些囊肿通常是相通的。

在胎儿中，CCAM应与其他胸腔内肺脏病变鉴别开来，特别是隔离肺（BPS）。隔离肺是一团无功能的肺组织，它的血液供应来源于异位体循环动脉，并且它的分支不与原支气管树相通。隔离肺超声表现除了有来自体循环供应的动脉外，表现为边界清楚的强回声包块，易与微囊型CCAM相混淆。在CCAM中，它的动脉血液供来自肺动脉树，同时静脉通过肺静脉系统回流。在BPS中，它的动脉供应是典型的来自从降主动脉发出的大动脉分支，静脉通过肺静脉系统回流。已有报道同时伴有BPS和CCAM的复杂病变。当这两

切除下来的大的CCAM组织取样证实，与同孕周正常胎儿肺组织相比，前者含有的增殖细胞增加而凋亡细胞显著减少。可增强细胞增殖或者下调细胞凋亡的因子已经较清楚，这些因子包括角质化细胞生长因子、血小板生长因子和成纤维细胞生长因子（FGF）。应用转基因大鼠肺模型，研究者再现了肺发育的假腺期，FGF-10在支气管树近端过度表达会形成大囊泡；而在小管期，FGF-10在远端肺实质的过度表达会导致小囊泡的形成。这一结果为肺发育研究提供了发育异常模型。

我们曾经报道过，当存在基因异常时，CCAM和先天性心脏病可能合并发生。我们中心通过研究2000年至2006年的262例患有CCAM的胎儿发现，其中4例（1.6%）合并有先天性心脏病，这4例中有2例合并室间隔缺损，1例合并法洛四联症，1例合并大动脉转位。回顾文献我们发现，在同时患有CCAM和先天性心脏病的胎儿中，有近2/3的胎儿存在基因或染色体异常。

三、胎儿生理学

大的肺部病变如CCAM对胎儿的病理生理的影响是可预见的。肿瘤压迫食管，会影响胎儿吞咽羊水，

囊肿，那么可以选择行胎儿胸腔羊膜腔分流术。可以通过经皮穿刺技术放置分流器。这种处理方式可以减小肿块的体积，改善心脏压塞产生的生理改变，同时可以提高心脏的灌注，以达到减轻或者防止水肿的发生。我们对23例在费城儿童医院进行超声引导下胸腔羊膜腔分流术的妊娠期大囊型CCAM病例进行了回顾分析。其中11例是左侧病变，12例是右侧病变。18例合并胎儿水肿，11例合并有羊水过多。安置分流装置的平均胎龄为22周。安装分流装置前，平均CVR为2.4，这一数值在安装分流装置后减少到0.7。这23个安装分流装置的胎儿产前转归的结果是存活22个，1个胎死宫内，分娩后有5个新生儿死亡。因此，总的生存情况是23个中存活17个，存活率为74%。

如果没有看到明显的囊泡（微囊型CCAM），同时评估胎死宫内的风险很高，那么就要考虑进行移除肿块的开放性胎儿手术。已经证实，胎儿CCAM肿块的切除可以缓解胎儿水肿，同时可以促进恢复正常肺组织的生长，使胎儿出生时有足够的气体交换。

胎儿手术的过程如下：切开子宫，暴露出小部分胎儿，以便进行开胸手术和（或）含有CCAM肿块的肺叶切除术。通过超声心动图对胎儿心脏功能进行持续动态观察，因为胸膜腔内压的突然急剧下降会损害冠脉的灌注（详见前面"产前生理"）。建立胎儿静脉通道，并进行胎儿补液，从而确保在肿块切除过程中，保证最大的前负荷。我们的团队对24例21～31周的巨大胸内肿块病例进行了开放性切除手术。根据随后1至16年的随访，目前健康存活13例。这13例的存活者，在胎儿CCAM切除术后1至2周，水肿得到了缓解，纵隔回到了中间，同时肺在子宫内继续生长。这些存活者，神经发育测试正常。胎儿手术后死亡的11个胎儿中，有6例在术中由于心脏压塞陡然被解除，在连续的超声心动图动态观察中突然间冠状动脉开始显示，这是冠脉供给和需求不匹配的征象，出现了冠脉扩张。可能是由于窦房结缺血导致的明显的心动过缓、心室功能不全和严重的三尖瓣反流，导致未能成功复苏。

如果胎儿超过32周，将会考虑分娩并进行产时宫外手术（EXIT）。通过剖宫产娩出部分胎儿，暴露胎儿胸部行开胸手术。这时胎盘没有娩出，仍然在连接着胎盘循环时切除CCAM肿块。这能最大限度地提高在胎盘发生分离时肺的功能和新生儿自主呼吸能力。如果出生时出现呼吸功能不全，同时这个胎儿胎龄大于34周，体重超过2000g，那么可对其进行体外膜肺氧合（ECMO）。费城儿童医院的医疗团队报道了9例

行产时宫外治疗的胸内占位病变病例。行产时宫外治疗的胎儿平均胎龄是35周。占位病变很大，并且在整个孕期都很大，初次评估时CVR为2.5，行产时宫外治疗时CVR为2.2。从胎盘循环维持直到胎盘分离的平均时间是65分钟。9例新生儿中8例存活，1例是死于产后出血并发症。ECMO在四个有持续肺动脉高压新生儿中成功运用。

另一个曾有报道的有希望治疗胎儿巨大CCAM的方法是使用大剂量的类固醇治疗。已表明给母体倍他米松治疗可以提高患有CCAM并且CVR大于1.6胎儿的生存率，其中5例已有早期水肿征象。尽管CCAM肿块大小没有明显减小，但是原本预测生存率不大的一组最终总的存活率还好。其作用机制尚不清楚，但可能是提高了心脏压塞的生理耐受性。

五、出生后生理学、策略和预后

产前确定为患有CCAM的大部分胎儿，在妊娠晚期的时候，肿块会缩小。这些胎儿可经阴道分娩，并在生后5至8周后进行择期手术。通常情况下，我们中

图像特征和要点

- 对患有胸腔内肺病变如CCAM的胎儿，其超声心动图的系列评估包括测量心胸比例，下腔静脉的扭曲程度，下腔静脉在进入心脏入口处的位置关系判定，下腔静脉心房反向波的大小，以及是否存在脐静脉搏动征。
- 需要对早期水肿征象如头皮水肿和腹水进行评估。在CCAM，因为胸腔内压力增高，胸腔积液或心包积液都不会出现。
- 全心排血量将会减低，这是前负荷减少和心室充盈不良的反映。
- 肺内肿块位同侧可能会看到清晰的肺静脉。肺静脉血流可能会由于肺肿块的血供良好而使回流血流增加，或者胸腔内压的增高造成肺静脉扭曲，导致出现相对性狭窄，在彩色多普勒图像上表现出彩色混叠现象。
- 超声心动图在对疾病严重程度的分级上起到重要作用，同时也可监测治疗效果，特别是对迅速减小或移除肺部肿块及进行紧急解除生理性压塞时的治疗效果监测非常有意义。在治疗过程中，无论在二维还是彩色多普勒成像中若冠状动脉开始显示都是一个不好的征兆，提示冠状动脉供血不足。

心产后进行手术切除是为了降低可能会发生的感染、气胸和恶变的风险。大的CCAM病变在胎儿出生时由于影响了肺的发育而影响呼吸系统功能，最终导致肺发育不全。如前面所讨论的，对这些病例行产时宫外治疗是比较合适的。

我们对胎儿CCAM的自然病程及"人为"干预后病程变化有了更深更广的了解。这种对发育异常的处理可以为我们今后如何处理一般先天性致死性畸形提供了一种新模式。随着胎儿影像技术和治疗技术的进步，那些异常和复杂的畸形通过产前合理制订策略，正确护理，其整体预后会很好。

参考文献

［1］ Wilson RD, Hedrick HL, Liechty KW, et al. Cystic adenomatoid malformation of the lung: review of genetics, prenatal diagnosis, and in utero treatment. Am J Med Genet A. 2006; 140: 151-155.

［2］ Adzick NS. Management of fetal lung lesions. Clin Perinatol. 2009; 36: 363-376, x.

［3］ Mann S, Wilson RD, Bebbington MW, Adzick NS, Johnson MP. Antenatal diagnosis and management of congenital cystic adenomatoid malformation. Semin Fetal Neonatal Med. 2007; 12: 477-481.

［4］ Olutoye OO, Coleman BG, Hubbard AM, Adzick NS. Prenatal diagnosis and management of congenital lobar emphysema. J Pediatr Surg. 2000; 35: 792-795.

［5］ Peranteau WH, Merchant AM, Hedrick HL, et al. Prenatal course and postnatal management of peripheral bronchial atresia: association with congenital cystic adenomatoid malformation of the lung. Fetal Diagn Ther. 2008; 24: 190-196.

［6］ Kulwa E, Tharakan T, Baxi L. Congenital cystic adenomatoid malformation in the fetus: a hypothesis of its development. Fetal Diagn Ther. 2005; 20: 472-474.

［7］ Husler MR, Wilson RD, Rychik J, et al. Prenatally diagnosed fetal lung lesions with associated conotruncal heart defects: is there a genetic association? Prenat Diagn. 2007; 27: 1123-1128.

［8］ Mahle WT, Rychik J, Tian ZY, et al. Echocardiographic evaluation of the fetus with congenital cystic adenomatoid malformation.Ultrasound Obstet Gynecol. 2000; 16: 620-624.

［9］ Szwast A, Tian Z, McCann M, et al. Impact of altered loading conditions on ventricular performance in fetuses with congenital cystic adenomatoid malformation and twin-twin transfusion syndrome. Ultrasound Obstet Gynecol. 2007; 30: 40-46.

［10］ Rychik J, Tian Z, Cohen MS, et al. Acute cardiovascular effects of fetal surgery in the human. Circulation. 2004; 110: 1549-1556.

［11］ Crombleholme TM, Coleman B, Hedrick H, et al. Cystic adenomatoid malformation volume ratio predicts outcome in prenatally diagnosed cystic adenomatoid malformation of the lung. J Pediatr Surg. 2002; 37: 331-338.

［12］ Wilson RD, Baxter JK, Johnson MP, et al. Thoracoamniotic shunts: fetal treatment of pleural effusions and congenital cystic adenomatoid malformations. Fetal Diagn Ther. 2004; 19: 413-420.

［13］ Adzick NS. Open fetal surgery for life-threatening fetal anomalies.Semin Fetal Neonatal Med. 2010; 15: 1-8.

［14］ Hedrick HL, Flake AW, Crombleholme TM, et al. The ex utero intrapartum therapy procedure for high-risk fetal lung lesions. J Pediatr Surg. 2005; 40: 1038-1043; discussion 1044.

［15］ Peranteau WH, Wilson RD, Liechty KW, et al. Effect of maternal betamethasone administration on prenatal congenital cystic adenomatoid malformation growth and fetal survival. Fetal Diagn Ther. 2007; 22: 365-371.

病例

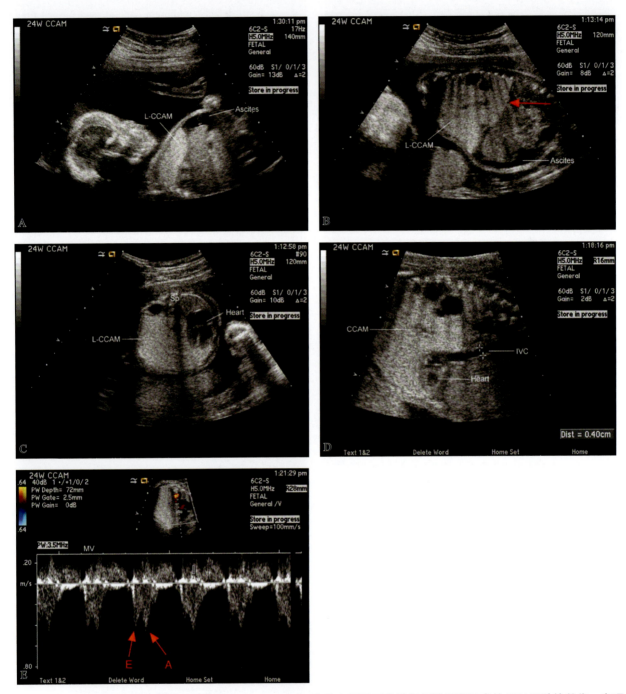

病例43-1 A.24周胎儿伴左侧巨大肺囊腺瘤（L.CCAM）。胸腔内可见正常肺组织被呈强回声的CCAM肿块替代，出现腹水（ascites）。B.切面同时显示腹部和胸腔。注意膈肌反向（红色箭头），提示胸腔内压力升高。C.胸腔横切面. 显示左侧巨大 CCAM肿块，将心脏推向右侧胸腔。CCAM肿块呈强回声，而正常肺组织面积较小，回声也不强。D. CCAM肿块将心脏推移，导致下腔静脉(IVC)从腹部进入胸腔时出现扭曲。E.心脏受压造成心脏压塞的生理改变，因此,正常的心房充盈和心房收缩受限；造成多普勒频谱二尖瓣(MV)处的E峰和A峰的峰值接近

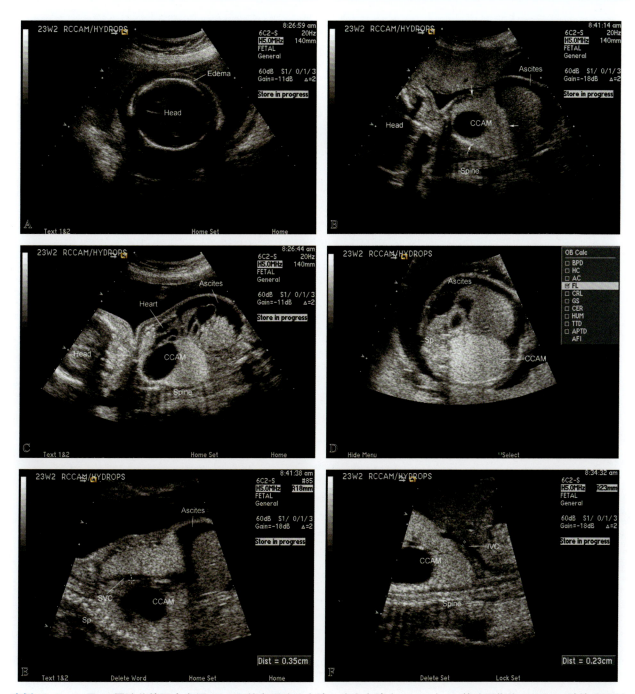

病例43-2 A.孕23周胎儿伴巨大右侧CCAM并出现胎儿水肿，头皮水肿（edema）。B.箭头所指为 CCAM。肿块呈强回声，内有一巨大囊泡。伴有腹水（Ascites）。C.巨大的 CCAM 肿块压迫心脏并将心脏推向左侧前方。D.注意强回声的CCAM肿块与周围组织回声不同。E.在这个切面可以显示上腔静脉（SVC）直接进入心脏。Sp.脊柱。F. IVC 在进入胸腔和心脏前是从后方向前方扭曲着的

44

先天性膈疝

Jack Rychik

超声心动图检查要点

- 心脏位置异常。
- 左心室室腔容量小。
- 评估二尖瓣及主动脉瓣瓣环，尽管左心室腔容量小，但也可能正常。
- 评估主动脉弓的内径及血流方向。
- 心脏功能通常是正常的。

一、解剖及解剖相关知识

先天性膈疝（congenital diaphragmatic hernia，CDH）是分隔胸部和腹部的肌肉隔膜缺损。腹腔内容物挤入胸腔导致肺发育不良及出生后肺动脉高压。CDH解剖学分型可分为Bochdalek和Morgagni型。Bochdalek疝最为常见，是位于膈肌后外侧的缺损。大部分的Bochdalek疝（85%）发生在左侧，一部分会发生在右侧。当然，偶尔也有发生在双侧的。可能是因为肝脏位于右侧，在发育的过程中会起到一定的保护作用。Morgagni疝是胸骨旁或胸骨后的膈肌缺损，发生率2%左右。

CDH常伴发其他畸形，或是综合征的表现之一，伴有先天性心脏病是很常见的。11%～15%的CDH患者可出现先天性心脏病而无明确遗传相关综合征，但当合并存在综合征时，先天性心脏病发病率会更高。伴发心脏疾病谱与一般人群相似，室间隔缺损最为常见。有一些报道称，CDH中圆锥动脉干缺损及左侧梗阻性疾病的发生率会轻微增加；然而，并没有排除那些CDH只是某种特定类型综合征的一个畸形，而该综合征本身容易发生某种心脏缺陷的情况。

CDH与一些胎儿心脏结构异常有关。CDH中，心肌重量小于正常。左心室的大小，尤其是室腔大小和室壁厚度常小于正常。有报道左室"发育不全"；然而，在CDH时左室小很有可能并不是由于发育异常导致的室腔真性发育不良，而是由室腔充盈不足造成的，因为二尖瓣和主动脉瓣瓣环直径通常在胎龄的正常范围内或者略微小于正常。然而，在这个问题上仍有争议。

CDH最严重的后果是引起肺发育不良和肺血管疾病。这个特点决定了CDH的临床严重性及其处理策略。

二、发病率、遗传学及发育

CDH的发生率在活产婴儿中为每2000到4000例中出现1例，约占所有出生缺陷8%。产前超声检查使得CDH的患病率统计增加，因为现在可以对很多严重的病例进行强化的围生期管理，使其得以存活，而这些病例在以前是不可能存活的。

横膈膜的形成及胸腹腔的分隔发生在妊娠的第3周至第8周。CDH是一种肌肉形成时（或融合时）的缺损，即组成横膈膜的各组成部分融合时出现的缺损。如果膈膜不完整，在肺发育的关键时刻，肠、胃和肝脏会进入胸腔，导致肺发育不良。对疝所在侧的肺影响是最大的，然而，也有可能会影响到对侧肺的正常发育。

肠在肺发育的关键时期疝入胸腔导致支气管树形成不足，限制了气道的分支形成。通常情况下，气道将形成23～25级分支，而在CDH疝出现的一侧只形成12～14级，在对侧为16～18级，肺泡减少并且有肺泡表面活性物质及抗氧化系统功能下降。肺血管与气道同时发育。CDH导致肺小动脉发育异常，肌性化，动脉分支减少并短缩。

尽管大多数的CDH中的结构异常被认为是由肠管疝入胸腔的机械因素引起，然而一些数据表明，这类胎儿存在固有的心肌异常。除草醚诱导的CDH大鼠模型的研究显示，心肌变薄，左室变小，伴随多种生长因子的下调，与机械位移程度不相关。也有报道细胞外基质改变，心肌不成熟。这些研究表明，CDH的胎儿可能存在固有的心肌发育异常。

鉴于一些综合征与CDH相关，表44-1列出了其中一些与先天性心脏疾病高度相关的综合征。

三、胎儿生理学

CDH影响胎儿心血管生理各个重要环节。由于CDH最常见的位置是在胸腔左侧，腹腔内容物进入左胸部，并可能导致心脏受到机械性压迫，减少心室充盈。由于心脏受压，导致下腔静脉（IVC）和静脉导管（DV）进入右心房底部入口处畸形，从而改变心腔内的血流模式。通常情况下，下腔静脉和静脉导管的血流被直接引向卵圆孔，使左心室内充满含氧较高的血液，用以灌注心脏和大脑等重要器官。在CDH，由于心脏的扭转和心轴的改变，使下腔静脉和静脉导管的方向离开了卵圆孔方向，使正常的血流动力学受到了不利影响。这将限制左心室的充盈，但增加了右心室的充盈，右心室扩大，可能会进一步向左压迫或引起两个心室之间相对大小差异增大。此外，肺发育不良意味着存在肺血管数减少。CDH时，因为可灌注的肺组织较少，所以肺静脉回流减少，进一步导致左室充盈量减少。慢性的左室充盈不良和前负荷减少导致

表44-1 伴发先天性心脏畸形的先天性膈疝中可见的综合征

综合征	先天性心脏病发病率	类型
Wolf-Hirschhorn综合征（4p缺失）	30% ~ 50%	继发孔型房间隔缺损，肺动脉狭窄，室间隔缺损
18三体综合征	95%	室间隔缺损，法洛四联症，右室双出口，多瓣膜发育不良
Brachmann-de Lange综合征	25%	房间隔缺损，室间隔缺损，肺动脉狭窄
Simpson-Golabi-Behmel综合征	26%	无特殊类型
Fryns综合征	50%	房间隔缺损，室间隔缺损，圆锥动脉干畸形
胸腹综合征	50%	无特殊类型
致畸物暴露——维生素A	45%	室间隔缺损，主-肺动脉间隔缺损，主动脉畸形
致畸物暴露——除草醚（鼠）	60%	圆锥动脉干畸形，流出道畸形，主动脉弓畸形

CDH左室腔相对较小，心肌壁较薄。

在造成CDH中左心室变小的因素中，慢性充盈受损可能比压力增高所致的机械性压迫作用更大。首先，在动物模型中，肺发育不良的程度与心肌重量缩减的程度之间存在一种普遍的关系。其次，先天性囊性腺瘤样畸形或支气管肺隔离症时，并没有看到左心室发育不良，而在这种病变的情况下胸内张力是相当高的。事实上，在这些异常中，肺静脉回流是大于正常的，这进一步支持CDH时，容量减少是导致左心室变化最主要的因素，而不是压力升高。

四、胎儿期策略

超声和磁共振成像（MRI）评价有助于规划CDH胎儿管理和进行风险分级。评估缺陷的位置和识别器官的解剖位置是十分重要的。其中肝脏的位置是至关重要的，因为肝脏上移至胸腔的胎儿，肺发育不良的可能性更大，预后较差。肝脏位置可以通过超声判定；然而，胎儿MRI可以提供肝与邻近肺组织的清晰图像。

"肺-头比"（lung-head ratio，LHR）是一个用于测量肺发育不良程度的指数，通过计算缺陷侧的肺容积和头围的比值获得。尽管计算LHR的最佳方法及其对预后判断的价值尚存在争议，但是很多人都将它作为一个通用的方法来衡量疾病的严重程度。LHR越小，肺发育不良程度越高，预后越差。回顾我们费城儿童医院（CHOP）的89例胎儿，发现LHR小于1.0时可能更需要体外膜肺氧合法（extracorporeal membrane oxygenation，ECMO）支持（75%），并且存活率较低（35%）；然而，在怀孕不到24周时测定LHR，其预测准确性会小很多。肝脏位置是一个更好的判断预后的指标。肝脏在"上"的胎儿有80%需要ECMO，且生存率为45%，肝脏在"下"的胎儿生存率超过90%。

对于所有CDH胎儿都应通过胎儿超声心动图进行心血管系统评价，因为常存在明显的先天性心脏疾病，严重影响生存。如没有先天性心脏病，超声心动图应把重点放在胸腔内的心脏扭转的程度和心轴变化方面的评价。

测量左心室大小应特别注意二尖瓣和主动脉瓣环直径，因为如果这些都正常，左室腔的大小可能也是正常的（当室间隔完整时，二尖瓣如果正常，心室也就是正常的！）。CDH的主动脉弓常常出现轻微的变小并且其在纵隔中的走行也出现扭曲，使得难以确定是否存在主动脉缩窄。测量峡部可能是有帮助的，但在CDH时，确切地判断主动脉弓畸形及主动脉弓变小时排除主动脉缩窄通常必须等待产后的进一步评价。

人们为寻找一种适当的CDH治疗方案进行了很多努力。早期进行开放性胎儿手术，直接手术修复CDH，并不能带来比传统产后治疗更好的结果。随着产后护理水平的提高和新生儿预后的改善，对于那些预期预后极差的胎儿尚可进行胎儿期干预。

目前通过增加气道压力以机械性诱导肺生长发育的想法引发了很大的兴趣。有人认为，增加气道压力实际上可以导致肺组织和血管的正常生长。最初这是通过利用气管钳夹的开放技术实现的；然而最近，可以通过使用可脱性球囊腹腔镜手术实现。这种胎儿内镜气管阻塞（fetal endoscopic tracheal occlusion，FETO）方案的好处包括：①没有开放的子宫切口及其可能产生的早产后果；②是一个在局部麻醉下进行的相对快速的过程；③分娩前可经皮进行气球放气。在受选病例中，由有经验的医师进行FETO手术，经证实是一种有效的策略。

研究人员已开始研究CDH患者心脏的大小和功能。正如预期的那样，与匹配的正常对照组相比，CDH中，心脏的舒张末期和收缩末期内径变小，分别减小了32%和37%。然而，心室收缩和舒张功能，包括射血分数、短轴缩短率、早期充盈、E/A值、心肌做功指数（MPI）等与正常没有什么不同。

五、出生后生理学与策略

胎盘剥离后，CDH新生儿面临着能否依靠自己的肺进行足够的通气和氧合的挑战。如果肺容积和肺血管异常，肺血管阻力会大大增加，供氧不足。如果肺血管阻力超过体循环阻力，将出现动脉导管（DA）水平的右至左分流。在这样的情况下动脉导管关闭，可能会导致严重的右心室功能不全和心排血量减低，因为血液无法轻松地从右心流出。因此，在严重的CDH情况下，导管开放是有利的。在肺血管阻力显著增加和右心压力升高的情况下，还将出现心房水平的右至左分流的和三尖瓣反流。虽然以牺牲氧合为代价，但心房水平的"突然分流"将利于左室充盈以维持心排血量。我们处理这种情况的策略是，给婴幼儿ECMO支持，直到通过药物手段和时间推移肺血管阻力降低。

产后超声心动图检查对CDH婴儿期处理有重要价值。它可以评估心脏整体功能，特别是左心室的充盈程度，为选择处理策略提供指导。例如，是否需要增加容量或使用收缩性药物。三尖瓣反流常见，因而可用超声心动图测量右心室压力。如果右心室压力超过血压，可能出现动脉导管收缩，限制了从右到左的分流并损害体循环灌注。我们发现，如果存在重度三尖瓣反流，要么动脉导管收缩，要么心肌缺血，导致三尖瓣功能不全。还应该对左侧的心脏进行仔细评估，特别是在主动脉弓和峡部的大小和血流情况。一个相对正常的二尖瓣和主动脉瓣环大小预示着左心室容量充足，不管左心室看起来大小如何。显著的右心室高压、扩张及肥厚可能会进一步压迫较小并充盈不良的左心室。在左室明显充盈不良并受压时，峡部血流反向（来自DA的逆向血流），这并不一定表明就存在结构性的左心室不良。我们发现，这一现象通常在出生后的几个小时或几天内出现。更好地控制肺动脉高压和改善左心室充盈，将会使主动脉弓峡部和横弓处主动脉血流恢复到正常模式。对CDH新生儿进行一系列超声心动图评估是非常有价值的，主要包括心脏功能、三尖瓣反流程度、动脉导管内血流方向、主动脉峡部及横主动脉血流动方向的评价。所有这些都将反映出疾病的整体状态和对治疗的反应。

当产前评估提示预后较差时，如CDH的病例肝在"上"并且LHR比值较低，可采取有计划的"宫外分娩术和体外膜肺氧合法（ECMO）"治疗。通过剖宫产，将胎儿部分分娩，在胎盘旁路尚在时，颈部插管进行ECMO，这样可提供一个相对平稳的生产过程。

六、预后

CDH的处理和预后已经得到明显提高。随着对产前危险因素理解的增加和ECMO的使用，在病人处理策略的选择上已有所完善，提高了整体生存率。对新生儿进行通气治疗的新策略，也使胎儿结局变得更好。然而，CDH并发先天性心脏疾病的胎儿生存率仍然较差，当然这在一定程度上取决于心脏异常的类型。如果有CDH伴发心脏疾病且存在某种综合征，预后极差，在这种情况下应对患儿家人进行合理的咨询。当CDH胎儿不合并有综合征，并且存在相对良好的预后因素，例如，伴有一个大的室间隔缺损，且肝在"下"和LHR大于1.4时，有可能预后较好。更复杂的病变，如圆锥动脉干畸形，可能更具有挑战性。很多时候，我们所面临的不乐观的诊断是，CDH并发单心室。单心室治疗策略能否成功的前提在很大程度上取决于原始的肺功能，是否适应被动的腔静脉-肺动脉连接术的静脉血流。出于这个原因，CDH合并单心室的组合是一个致命性的疾病，因此对于此类患者来说，基本上不可能具有完全正常的肺功能，除非CDH较小。

图像特征和要点

- CDH常伴发先天性心脏病。使用彩色多普勒成像技术仔细探查间隔，以确定任何可能存在的肌部室间隔缺损。

- 测量二尖瓣环和主动脉瓣环可以提示可能存在的左心室发育不良的严重程度。体积小且看上去受压的左心室，实际上可能有一个正常的二尖瓣环，此时说明左心室大小尚可，足以保证胎儿生后的全身灌注。

- 在CDH，左心室的长度通常是正常的，延伸至心尖；然而，短轴上室腔中部的直径可能较小，这说明心室慢性充盈不佳。

- 在CDH中，经卵圆孔的血流可能不会出现的"轻快的"从右至左分流，或事实上，卵圆孔瓣可能出现并处于中立的位置，因为胸腔内的心脏移位可能改变了心脏的内部几何形状和血流模式。

- 要注意主动脉弓的大小和血流情况。随着左心室充盈受限，主动脉射血减少，通过主动脉峡部的血流量会较正常减少，进一步发展可能会形成主动脉缩窄。出生前诊断是具有挑战性的，但出生后可能也同样面临挑战，因为在出生后可能由于肺动脉高压导致宽大的动脉导管开放和右向左分流，从而给主动脉缩窄评价带来了困难。

随着出生后早期CDH管理成功率不断提高，有越来越多的长期存活者来随访观察。患者预后取决于多种因素，如疾病的严重程度和即时的产后处理情况。许多儿童仍有残余肺动脉高压的表现，或有神经发育损害。那些有肺动脉高压的患儿，可能会受益于许多新药物如西地那非或布地奈德。CDH的存活者继续需要终身的评估和护理。

参考文献

［1］ Grisaru-Granovsky S, Rabinowitz R, Ioscovich A, Elstein D, Schimmel M. Congenital diaphragmatic hernia: review of the literature in reflection of unresolved dilemmas. Acta Paediatr. 2009; 98: 1874-1881.

［2］ Lin AE, Pober BR, Adatia I. Congenital diaphragmatic hernia and associated cardiovascular malformations: type, frequency, and impact on management. Am J Med Genet C Semin Med Genet. 2007; 145C: 201-216.

［3］ Allan LD, Irish MS, Glick PL. The fetal heart in diaphragmatic hernia. Clin Perinatol. 1996; 23: 795-812.

［4］ Nobuhara KK, Wilson JM. Pathophysiology of congenital diaphragmatic hernia. Semin Pediatr Surg. 1996; 5: 234-242.

［5］ Correia-Pinto J, Baptista MJ, Pedrosa C, Estevao-Costa J, Flake AW, Leite-Moreira AF. Fetal heart development in the nitrofen-induced CDH rat model: the role of mechanical and nonmechanical factors. J Pediatr Surg. 2003; 38: 1444-1451.

［6］ Takayasu H, Sato H, Sugimoto K, Puri P. Downregulation of GATA4 and GATA6 in the heart of rats with nitrofen-induced diaphragmatic hernia. J Pediatr Surg. 2008; 43: 362-366.

［7］ Guarino N, Shima H, Puri P. Structural immaturity of the heart in congenital diaphragmatic hernia in rats. J Pediatr Surg. 2001; 36: 770-773.

［8］ Pober BR. Genetic aspects of human congenital diaphragmatic hernia. Clin Genet. 2008; 74: 1-15.

［9］ Kitano Y. Prenatal intervention for congenital diaphragmatic hernia. Semin Pediatr Surg. 2007; 16: 101-108.

［10］ Hedrick HL. Management of prenatally diagnosed congenital diaphragmatic hernia. Semin Fetal Neonatal Med. 2010; 15: 21-27.

［11］ Walsh DS, Hubbard AM, Olutoye OO, et al. Assessment of fetal lung volumes and liver herniation with magnetic resonance imaging in congenital diaphragmatic hernia. Am J Obstet Gynecol. 2000; 183: 1067-1069.

［12］ Hedrick HL, Danzer E, Merchant A, et al. Liver position and lung-to-head ratio for prediction of extracorporeal membrane oxygenation and survival in isolated left congenital diaphragmatic hernia. Am J Obstet Gynecol. 2007; 197: 422.e1-422.e4.

［13］ Allan LD, Chita SK, Anderson RH, Fagg N, Crawford DC, Tynan MJ. Coarctation of the aorta in prenatal life: an echocardiographic, anatomical, and functional study. Br Heart J. 1988; 59: 356-360.

［14］ Quartermain MD, Cohen MS, Dominguez TE, Tian Z, Donaghue DD, Rychik J. Left ventricle to right ventricle size discrepancy in the fetus: the presence of critical congenital heart disease can be reliably predicted. J Am Soc Echocardiogr. 2009; 22: 1296-1301.

［15］ Harrison MR, Adzick NS, Flake AW, et al. Correction of congenital diaphragmatic hernia in utero: VI. Hard-earned lessons. J Pediatr Surg. 1993; 28: 1411-1417; discussion 1417-1418.

［16］ Deprest J, Jani J, Gratacos E, et al. Fetal intervention for congenital diaphragmatic hernia: the European experience. Semin Perinatol. 2005; 29: 94-103.

［17］ Jani JC, Nicolaides KH, Gratacos E, et al. Severe diaphragmatic hernia treated by fetal endoscopic tracheal occlusion. Ultrasound Obstet Gynecol. 2009; 34: 304-310.

［18］ Van Mieghem T, Gucciardo L, Done E, et al. Left ventricular cardiac function in fetuses with congenital diaphragmatic hernia and the effect of fetal endoscopic tracheal occlusion. Ultrasound Obstet Gynecol. 2009; 34: 424-429.

［19］ Tanabe M, Yoshida H, Iwai J, Takahashi H, Ohnuma N, Terai M. Doppler flow patterns through the ductus arteriosus in patients with congenital diaphragmatic hernia. Eur J Pediatr Surg. 2000; 10: 92-95.

［20］ Kunisaki SM, Fauza DO, Barnewolt CE, et al. Ex utero intrapartum treatment with placement on extracorporeal membrane oxygenation for fetal thoracic masses. J Pediatr Surg. 2007; 42: 420-425.

［21］ Cohen MS, Rychik J, Bush DM, et al. Influence of congenital heart disease on survival in children with congenital diaphragmatic hernia. J Pediatr. 2002; 141: 25-30.

［22］Schwartz IP, Bernbaum JC, Rychik J, Grunstein M, D'Agostino J, Polin RA. Pulmonary hypertension in children following extracorporeal membrane oxygenation therapy and repair of congenital diaphragmatic hernia. J Perinatol. 1999; 19: 220-226.

病例

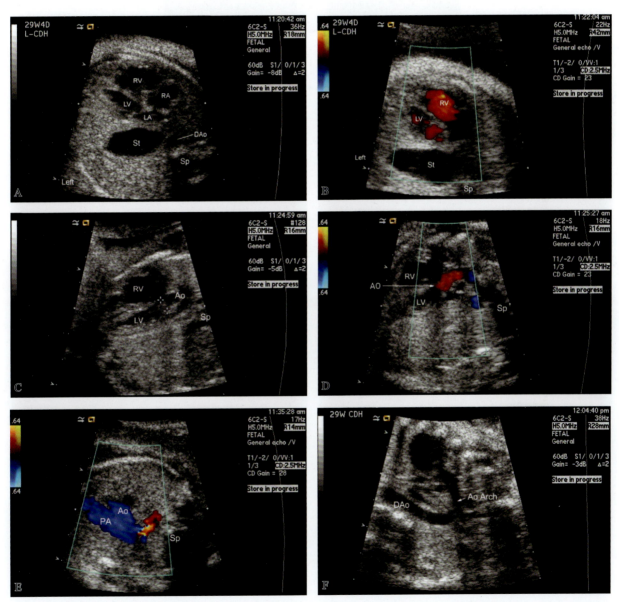

病例44-1   A.孕29周左侧先天性膈疝（CDH）的胎儿。胃（St）上移入胸腔并靠近心脏左侧。注意左心房（LA）和左心室（LV）大小存在差异，比例异常，与右心房（RA）右心室（RV）相比，腔径较小。DAo.降主动脉，Sp.脊柱。B.彩色血流成像显示经房室瓣流入左室的血流受限。C.左室流出道长轴切面。测得主动脉环直径约5mm，对29周胎儿来说，大小适当。左室腔室容积小并充盈不佳。然而，主动脉（Ao）发育良好，足以维持全身灌注。D.彩色血流成像显示一个宽大的喷射状血流经过通畅的和大小正常的主动脉瓣。E.纵隔内彩色血流成像，非标准的三血管切面。前向血流为蓝色，出现在肺动脉（PA）和主动脉。F.主动脉弓（Ao Arch）二维成像。弓大小正常，没有发育不全

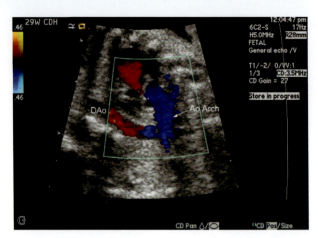

病例44-1续　G.彩色血流成像显示弓的前向血流，尽管有心室充盈受限。根据二尖瓣、主动脉瓣和主动脉弓的测量，左侧心脏从解剖上来说应足以满足产后全身灌注

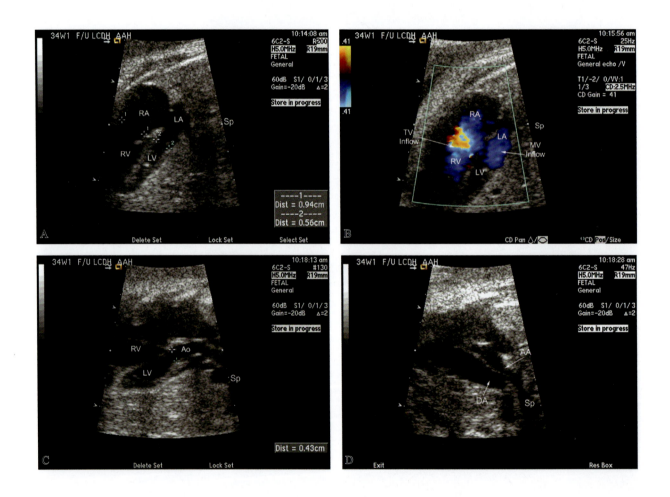

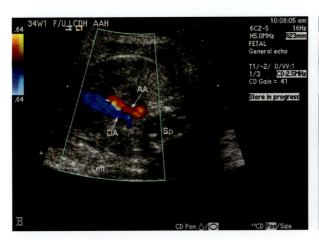

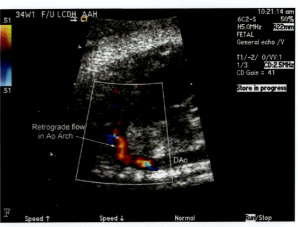

病例 44-2　A. 妊娠 34 周的左侧 CDH 的胎儿。LV 接近心尖，但狭小并充盈不佳。二尖瓣环的大小为 5 ~ 6mm，三尖瓣为 9 ~ 10mm。表明二尖瓣发育不全。LA. 左心房；RA. 右心房；RV. 右心室；Sp. 脊柱。B. 彩色血流成像示 LV 充盈不佳。MV. 二尖瓣；TV. 三尖瓣。C. 长轴切面显示主动脉瓣环为 4mm，对此胎龄儿来讲轻度发育不良。D. 改良的三血管切面。动脉导管（DA）和主动脉弓（AA）大小存在显著差异，主动脉弓小于正常。E. 改良的三血管切面彩色血流成像。AA 有反向血流（红色）。F. 主动脉弓彩色血流成像显示反向血流（retrograde flow in Ao Arch）。同时发现左心室腔容积小、轻度二尖瓣和主动脉瓣发育不全、主动脉反向血流，应怀疑左心不足以支持全身血液循环供给

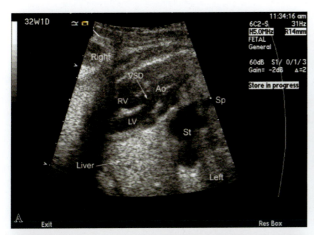

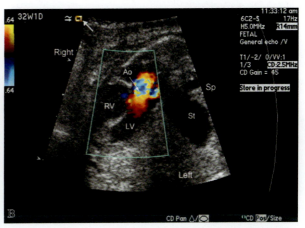

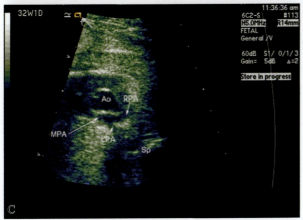

病例 44-3　A. 孕 32 周胎儿左侧 CDH 并法洛四联症。注意大室间隔缺损（VSD）和主动脉（Ao）骑跨。胃（St）和肝脏（liver）位于的左侧胸腔，心脏被挤到右侧胸腔。LV. 左心室；RV. 右心室；Sp. 脊柱。B. 彩色血流成像示血流流入骑跨的主动脉。C. 短轴切面。主动脉大于主肺动脉（MPA），与通常出现在法洛四联症中的情况相同。肺动脉分支起源于肺动脉主干并且有右心室流出道狭窄。LPA. 左肺动脉；RPA. 右肺动脉

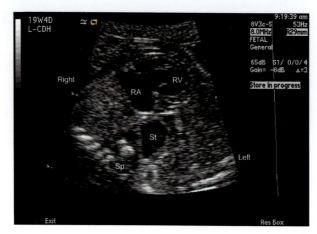

病例 44-4　一个孕19周的CDH病例，伴有左侧心脏发育不良综合征。右房（RA）右室（RV）大，伴胃（St）疝入胸腔，毗邻于心脏。Sp.脊柱

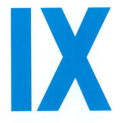

IX

传导系统异常

45

胎儿心律失常

Matthew J. O' Connor and Maully J. Shah

一、引言

胎儿心脏节律异常可以多种形式为临床所注意。首先，在例行的产前检查胎儿心音听诊中，可能检测到异常的慢、快或不规则的心律。第二，胎儿心律失常可通过其受损的血流动力学改变间接表现出来，比如，非免疫性水肿。胎死宫内也可能是胎儿心律失常最终表现。另外，出生后早期检测到的心律失常其实是前期未检测到的胎儿心律失常的持续。

简短介绍一下正常胎儿电生理学有助于了解胎儿心律失常。虽然原始心管在受孕后12天就开始有序地收缩（"搏动"），但直到孕12周，胎儿心脏结构发育才完成，至孕16周时，传导系统才发育成熟。本章节内容将包括发生和传导在内的发育生理学，尤其是将集中介绍从原始心肌分化出特殊传导组织［即窦房结（SA）和房室节（AV）］的具体机制方面的研究。

整个妊娠期，胎儿心率都在变化。在最初的3个月，胎儿心率为110～180/min，在妊娠第9周时达到最快心率。此后，胎儿平均心率开始下降，接近分娩时，约为135/min。正常变化范围为110～150/min。

胎儿心律失常的实际发病率尚不清楚，因为很多心律失常发生短暂，血流动力学影响很小，因此未被发现。其他心律失常则引起严重血流动力学紊乱（例如，心室颤动），或与严重的先天性发育异常（例如，完全性心脏传导阻滞）有关，以致胎儿宫内死亡。普遍认为，1%～3%的妊娠会出现一些心脏节律的异常，其中约10%可能危及生命。其余90%几乎都是短暂的、良性的心律失常，典型的如房性异位搏动。

一项大样本量的单中心胎儿超声研究揭示了那些在胎儿期怀疑有心律失常，最后被诊断有显著的、潜在的血流动力学损害的节律异常所占的比例。在这项研究中，被转诊来进行胎儿超声心动图检查的患儿中，有12.3%是由于觉察到心律异常，但其中只有1.6%被诊断有显著的心律失常。孤立的房性期前收缩（PACS）在这项研究中不算作"显著的"心律失常。

胎儿心律失常主要诊断方法是经腹胎儿超声心动图检查。影像学诊断胎儿心律失常的基础是电活动可引起机械或血流相关的系列变化，从而间接反映电活动情况。可以通过以下方式获得：①应用M型超声心动图，记录心肌不同部位的运动时间顺序；②应用多普勒超声心动图，分析心脏各结构的血流频谱。M型或脉冲多普勒超声诊断心律失常均是使取样容积同时包括心房和心室组织，从而对心脏节律进行准确评估。也可以在其他部位取样，例如，同时获取上腔静脉和升主动脉或者肺动脉和肺静脉血流频谱。

此外，已有报道将组织多普勒成像用于诊断胎儿心律失常。胎儿心电图（ECG电极放置在母亲的腹部，探测胎儿心电活动）由于其信号电压低，在诊断心律失常上精确度并不可靠。一种新的、更专业的检查技术，即心磁图检查技术，已被用来进一步了解胎儿心律失常情况。胎儿心磁图技术可准确呈现胎儿心电活动，但由于需要专门的设备，只有少数转诊中心才具有。

本章介绍最常见种类胎儿心律失常的定义、发病率、病理生理和治疗情况。这些心律失常可分为：心房和心室期前收缩（PACs、PVCs），室上性心动过速（SVTs），室性心动过速（VTS），以及房室传导障碍。

二、房性期前收缩和室性期前收缩

与儿童和成人一样，在胎儿也可以见到PACs和PVCs。这类心律失常在之后会有心室率代偿性暂停。通常，PACs比PVCs更常见（10倍以上）。一项超声心动图研究发现，妊娠末3个月所有接受检查的胎儿中，PACs和PVCs发生率为1.7%。一般来说，PACs是良性的，孤立的，并不与潜在的疾病相关。然而，频发的PACs可能预示着持续性快速心律失常的发生。此外，据报道，在1%～10%的病例中，PACs与结构性先天性心脏缺陷相关；因此，对其进行全面的超声心动图评价非常有价值，可排除结构性先天性心脏疾病（CHD）。PACs通常出现在妊娠晚期的后期，胎儿超声心动图成像较常见的表现是房间隔较松弛、呈瘤样并且较冗长，常常与心房后壁相碰撞。

PACs可能会出现二联模式（即，每隔一次心跳，出现一个PAC）（图45-1）。在这种情况下，室上性心动过速（SVT）发生的可能性会增高，并且较之于仅有孤立发生PACs的胎儿，更应密切监测。PACs也可能被阻滞，此时过早的心房除极到达AV节点，但其却没有反应（图45-2）。在这种情况下，所得的心室率可能是相当缓慢的，每分钟跳动70～80次（图45-3）。对于诊断和治疗来说，将其与完全性心脏阻滞区分开是非常重要的。

对于大部分PVCs胎儿，其预后也是良性的。PVCs和SVT之间并不存在关联。然而，对这类胎儿进行一个完整的超声心动图评估是必要的，以排除结构和功能异常，因为炎症过程，如心肌炎，和心内肿瘤等均可能与PVCs相关。

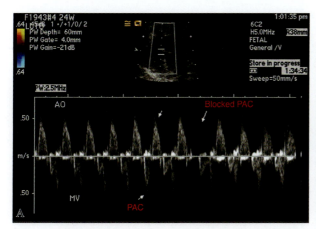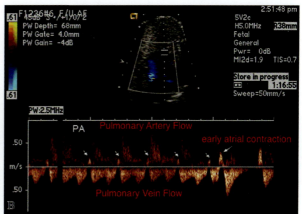

图45-1　A.多普勒同时获取跨二尖瓣的左室流入道血流和跨主动脉瓣的流出道血流。扫描速度设定为50m/s,以在一幅图像里包括尽可能多的心跳,从而评估多个心动周期波形间的关系。注意:对应每个主动脉流出道波形,都有正常的跨二尖瓣双峰波形,直到出现一个不同的波形,即房性期前收缩(PAC,图像下方箭头)。这是一个单峰波形,因为它只对应于早期心房收缩,没有被动的舒张早期充盈。这之后是相应的心室提早收缩,PAC结束(图像上方左侧箭头)。两个心动周期之后,另一个PAC发生,没有传导到心室。这是一个阻滞的PAC(上图右侧箭头)。B.多普勒同时取样肺动脉分支与肺静脉。动静脉同步采样,可判定胎儿心律失常起源。肺动脉频谱在基线以上,肺静脉频谱在基线以下。小箭头指向正常心房收缩引起的肺静脉血流逆转波,为基线以上的小波形。这些可以叠加在动脉波形上,并很好地显示了动脉收缩期血流与心房活动的关系。每个小的心房收缩波后,跟随一个动脉波形,直到PAC出现

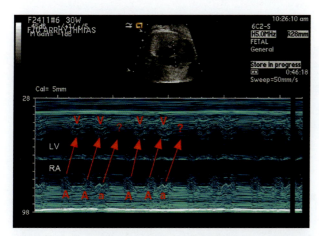

图45-2　一例被阻滞的PACs。M型超声取样线同时通过左心室(LV;M型波群顶部)和右心房(RA;M型波群底部)。大的"A"表示正常的窦性心房起搏,小"a"表示房性期前收缩,"V"是左心室的反应性活动。始终是"A"首先收缩,其后跟随一个"V",但是,当一个较早的PAC("a")出现时,没有相应的"V"

当发生期前收缩并起源于心室时,可确诊PVCs(图45-4)。而PACs起源于心房,并"重置"窦房结,使得房性期前收缩后出现活动暂停,PVCs一般不传导回心房,因此,不"重置"窦房结。窦性心律和心房活动将继续有规则地进行,并不被PVCs所干扰。心房活动规律,节律未被扰乱,是鉴定期前收缩为室性

而非来源于心房的重要标志。从另一个角度理解,在PVC中,因为心房活性和窦房结激动不受影响,两个窦性搏动和两次包含有PVC的心跳之间的时间间隔是相同的。窦房结将以相同节奏继续激动,不受PVC的影响(图45-5)。由于PVC在心房活动前出现,这导致心室射血时未能包括心房收缩增加的充盈血量。因此,每搏输出量,或者PVC时心室射血量将小于正常。此时可以看到一个与先前窦性起搏相比,峰值速度较低、速度-时间积分较小的期前收缩。继PVC之后,心室充盈时间增加,所以后续的心动周期血流充盈增多,相对于窦性搏动,峰值速度较高、速度-时间积分也较高(图45-6)。

三、胎儿快速心律失常

室上性心动过速

室上性心动过速(SVT)是最常见的对胎儿健康有潜在不利影响的心律失常。SVT是一个非特定的术语,它包括几种源自房室结以上的心律失常,具有不同的启动和传导机制。

在胎儿心动过速中,SVT发生率为66%～90%。大量研究表明,宫内SVT的新生儿预后差。在40%～50%的病例中,非免疫性水肿与SVT有关;此外,发生水肿的胎儿其相应治疗效果更差,死亡率更

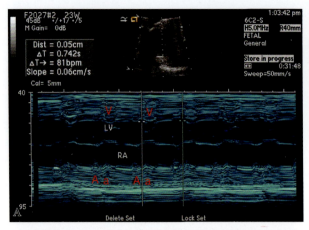

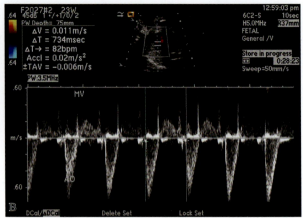

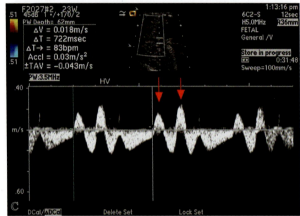

图45-3　A.经过左室（LV）和右房（RA）的M型超声，显示一例孕23周胎儿房性二联律（受阻滞的PACs）。可见正常的窦性相关心房收缩（"A"），其后紧跟着一个未传导下去的早期 PAC（"a"）。由于只有窦性搏动被传导，以二联律形式发生的PACs被阻滞，所以整体心室率是81 /min。B.多普勒取样容积置于二尖瓣（MV）流入道和主动脉（Ao）流出道，此例胎儿为PACs阻滞，房性二联律。心室流出道的波形是正常的；但是，舒张早期流入道的波形增强，因为它包含一个早期的、未被传导的房性期前收缩。C.多普勒取样容积置于肝静脉（HV）。每个心动周期中有两个反向波形（箭头），确认存在未被传导的房性期前收缩。根据单个心动周期的总体时间计算，相当于只有83/min

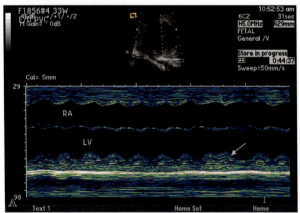

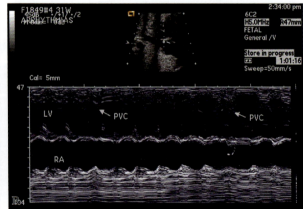

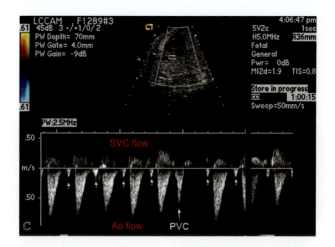

图45-4 A.M型超声取样线经过右房（RA）和左室（LV）。可见一个期前收缩（箭头），似乎起源于心室，并且根本未扰乱正常的心房搏动（因此为室性期前收缩）。B. M型超声取样线经过右房（底部）和左室（顶部）。心室出现提早收缩，心房收缩未受影响，因此，这是室性早搏（PVCs）。C.多普勒取样位于心脏水平之上的大血管处，通过主动脉(Ao)和上腔静脉（SVC）。基线下方代表 Ao 血流（flow），基线上方代表SVC血流（flow）。正常情况下，SVC波形中有一个由心房收缩引起的小的反向波形（箭头）。注意，每个收缩期主动脉波形都存在一个与SVC相关的心房收缩波，直到一个期前收缩，打乱了顺序和规律。收缩期主动脉波形出现期前收缩之前，并没有一个相关的心房收缩。因此，这是一个PVC

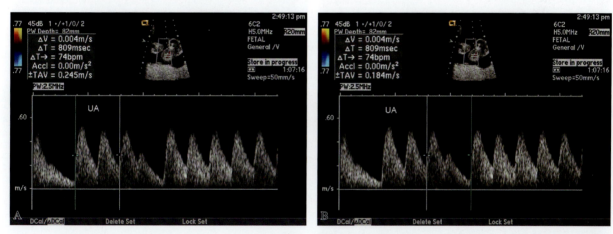

图45-5 A.多普勒取样位于脐动脉（UA）。两正常搏动之间的时间为809ms。B.包括期前收缩在内的2次搏动之间的时间为809ms，与没有期前收缩时完全一样。这表明，窦房结节律并未重置，它按照自己的节律起搏，不受期前收缩的干扰。因此，这一搏动起源于心室而不是心房，所以，是一个PVC

高。患有SVT的胎儿其发生水肿的机制较复杂，可能与舒张期充盈时间下降有关（胎儿心室顺应性本身就较成年人低）。宫内心动过速所导致的不良血流动力学结果就是心房和心室充盈压增加。增加的压力被传输回静脉系统，反过来又提高了漏出液压力，导致细胞和组织水肿。

在胎儿，SVT主要（> 90%）是由于顺向折返性心动过速，此时存在一个不同于房室结和希氏束的旁路，使心室电活动，与典型的结间传导分离。病理组织学检查显示壁层心内膜下旁路纤维，大多由穿过房室纤维环缺损区的普通心肌组成。大多数胎儿SVT病例是

由折返性环路引起心动过速的，该环路利用了通过房室结-希氏束的顺行传导和通过旁路的反向传导。这就是房室折返性心动过速（AVRT）。AVRT激发事件多样，但通常包括一个合适的PACs，该PACs使得折返通路启动并传导。一项应用胎儿心磁图对SVT胎儿进行的研究精确地阐明了AVRT启动和终止机制。在一个单中心的23例SVT胎儿的回顾性研究中，采用M型超声心动图检查可以确定室房（VA）的时间间隔，由此可以阐明SVT机制。83%的胎儿为短VA型心动过速，故确认为顺行AVRT。

AVRT的一个显著特点是，房室搏动比为1∶1(图

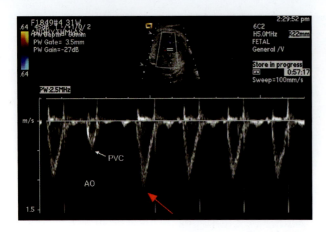

图45-6 多普勒取样容积位于主动脉内,获得主动脉血流波形。PVC的峰值速度和时间速度积分小于其前方的窦性搏动;随后的搏动其峰值速度大于PVC(红色箭头)之前的正常窦性搏动。这反映了PVC之后,每搏输出量增大

45-7),这使得它区别于房扑和房颤。在AVRT胎儿,心室率通常为250/min,该速率对每个特定的病人是相对恒定的。也就是说,心室率很稳定。作为一个折返性心律失常,AVRT的发生和终止是突然的。

(一)心房扑动

心房扑动,同在儿童和成人中一样,区别于其他类型室上性心动过速(SVT)的要点是:缺乏1:1房室传导,心率易变(图45-8)。在极少数情况下,1:1房室传导可能会发生,此时同房室折返性心动过速(AVRT)难以区别。通常情况下,由于不同程度的房室传导阻滞,心室率会比心房率慢。根据实验研究及临床研究显示,心房扑动主要发生在孕晚期胎儿这一事实,支持心房大折返激动可能是引起心房扑动的原因这一假设。在妊娠约第27至30周时,心房可能达到一个可以建立房内大折返通路的临界大小。所有胎儿心动过速

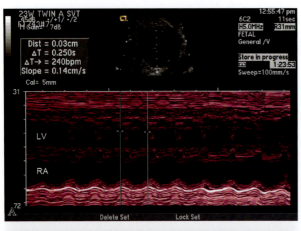

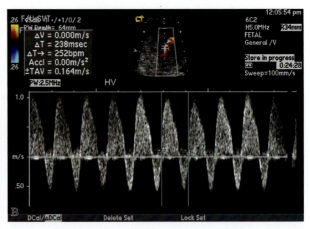

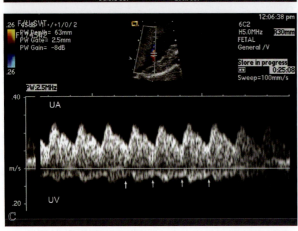

图45-7 A. M型超声取样线经过左室(LV)和右房(RA)。心房收缩(底部)和心室收缩(顶部)有一个1:1的关系,都是240/min。B.多普勒取样容积置于肝静脉(HV)。反向波形与前向血流波形之比为1:1,超过250/min。由于心房收缩要对抗一个僵硬的、顺应性差的心室,因此反向波形是非常明显的。C.多普勒检测脐带血流,显示快速性心律失常时,静脉脉动与心房收缩一致。这一发现说明全身静脉压力升高,并可能预示着水肿的出现。UV.脐静脉

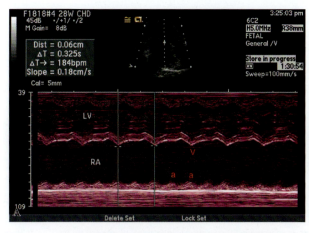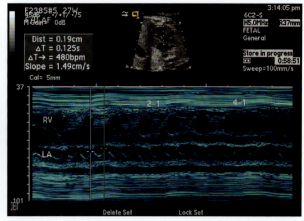

图45-8　A. M-型超声显示胎儿在妊娠28周心房扑动。心房收缩（"a"）和心室收缩（"V"）之间的关系为2：1。B. M-型超声显示胎儿在妊娠27周心房扑动和变异性传导，心房率是480/min，在此情况下，有2：1和4：1的心室收缩

的病例中，10%～30%为心房扑动。回顾从1990年起所有发表的相关研究，将胎儿AVRT和心房扑动进行比较，发现了关键鉴别点：心房扑动出现在妊娠晚期，心房扑动和AVRT也有类似的水肿发生率和死亡率，但心房扑动比SVT更有可能伴随结构性心脏疾病。在一些心房扑动胎儿，新生儿期的产后经食管电生理检查已经证明了附属房室旁路的存在。宫内房扑的治疗在一定程度上类似于AVRT，将在以后描述。

（二）胎儿房性心动过速策略

由于缺乏大型的随机对照试验研究，尚未有治疗胎儿SVT的指南。在缺乏这些试验证据的情况下，治疗只能基于一些小样本量的研究、专家的意见及一些医疗机构的实践经验。我们的处理策略是，首先对胎儿血流动力学情况进行判定。在房性心动过速出现初期，建议进行胎儿健康状况的全面评估。胎儿水肿是终末期表现，主要继发于心脏功能不全、静脉压力升高和心排血量低，预后不良。在过去，水肿被认为是对胎儿影响严重与否的标志。然而，出现水肿时其生理变化已经是非常严重了。目前，一些其他方法可以早于水肿来预见胎儿不健康和不稳定的情况。这些检测可以帮助决定是否启动治疗及监测治疗效果（表45-1）。首先，确定是持续心动过速（持续时间＞50%的观测时间）还是非持续性（持续时间＜50%）心动过速，这是很重要的。大部分非持续性心动过速和一部分持续性心动过速胎儿可以不进行干预，只要胎儿其他检查指标是正常的，仅进行密切监视即可。

评价的参数包括心胸比，心室收缩功能，是否存在三尖瓣或二尖瓣关闭不全、静脉导管反向血流、脐静脉搏动及心包积液。通过比较脐动脉血流和大脑中动脉血流，可以间接反映心排血量和脑血管灌注。测

表45-1　胎儿快速性心律失常应首要评估并连续监测的参数

提示胎儿健康，心排血量足够	提示胎儿状态不良，心排血量不足
心胸比正常（＜0.4）	心胸比增大（＞0.4）
心室收缩功能良好	心室收缩功能不佳
无三尖瓣反流	有三尖瓣反流
无二尖瓣反流	有二尖瓣反流
正常的静脉导管前向血流	心房收缩时静脉导管出现反向血流
无脐静脉搏动	脐静脉搏动
脐动脉/大脑中动脉搏动指数比＜1	脐动脉/大脑中动脉搏动指数比＞1
无心心包积液	有心包积液
无胎儿水肿	有胎儿水肿（晚期表现）

量胎盘循环和脑循环的搏动指数（PI）之比，可以更好地评价灌注情况。大脑中动脉PI低于脐动脉PI，提示脑血管扩张以增加脑血流量，反映心排血量低。相反，大脑中动脉PI高于脐动脉PI（正常），表明心排血量足够（图45-9）。对于这些指标进行连续影像学评价及密切定期随访是非常重要的，可全面了解快速性心律失常胎儿的血流动力学状态。

胎儿SVT的治疗可分为几种情况，针对胎儿的状态，从侵入性最小的温和治疗逐步升级到更强有力的治疗：①观察；②孕妇口服药物经胎盘治疗；③静脉注射经胎盘治疗；④通过脐静脉"直接"治疗（脐穿刺）；⑤胎儿腹腔或肌内注射治疗；⑥最终是分娩婴儿。虽然控制住心率就可能会恢复正常血流动力学状态、解除水肿，改善胎儿状态，但治疗的首要目标是恢复窦性心律。

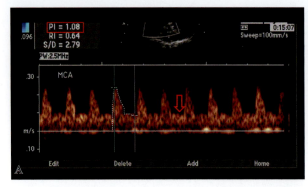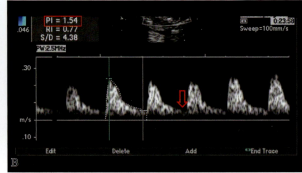

图45-9　胎儿室上性心动过速（SVT），但可见短暂的正常窦性节律。取样容积位于大脑中动脉（MCA）。A.SVT时的MCA多普勒波形。尽管由于心动过速，舒张充盈时间有限且短暂，但仍然有大量的舒张期血流（红色箭头）且搏动指数（PI）相对较低，提示低心排血量不足，引起脑血管扩张。MCA的搏动指数为1.08。B.同一胎儿窦性心律时舒张期血流较少，表明脑血管阻力较高，心排血量改善。MCA的搏动指数为1.54

护理策略的制订依赖于胎儿血流动力学状况（如前所述）和孕龄。对出现继发于房性心动过缓的早产儿进行分娩，其不良后果很多，最好是在接近足月时进行分娩，并且应有多学科的团队来治疗和护理这种病情严重的早产儿。如果具备随时都可进行超声检查随访的条件，就应当对那些近足月的、存在间歇的非持续性心动过速并不伴有之前所说的胎儿不良症状的心动过速胎儿进行观察。在其他情况下，则需要进行一些治疗，以中止心动过速及其所带来的相关后果，为胎儿成熟提供较好的孕期条件。

胎儿房性心动过速最常用的药物包括地高辛、索他洛尔、氟卡尼、胺碘酮。地高辛是使用最多的药物，其使用历史也最长。它抗心律失常作用是通过减少窦房结的自律性和减慢房室结的传导。地高辛的给药途径包括：母体口服、静脉注射、肌内注射或通过脐静脉直接作用于胎儿。口服或非肠道母体治疗一般限于非水肿胎儿；对于水肿胎儿，由于药物通过胎盘会减弱药效，因此优先选择直接进行胎儿治疗。

地高辛的产妇最大剂量是1.0～1.5mg/d，分成2～3次，24小时后为500～600μg/d的维持剂量，分为2次使用。应监测血清地高辛水平，使其维持在治疗浓度，为1.5～2.5ng/ml。应检测母体心电图，注意是否存在房室传导阻滞的现象，还应检测母体血清电解质水平。在目前最大样本量的胎儿SVT研究中，地高辛单药治疗，窦性心律重建率为51.5%。患有水肿的胎儿其窦性心律转复率显著较低（24.6%比65.4%）。

氟卡尼，IC类抗心律失常药，已被用作单药治疗和与地高辛联合治疗控制胎儿心动过速。在一项此药物的研究中，20例地高辛单药治疗失败的患者中，使用氟卡尼治疗75%的人7天之内能够转复为窦性心律，其余的人在14天内几乎全部转复为窦性心律，没

有死亡的报道。母体氟卡尼剂量水平为300～400mg/d，旨在维持母体血清氟卡尼水平在500～1000μg/L的。应检测母体QRS间期是否延长。据报道，即使在水肿的情况下，氟卡尼也具有良好的胎盘通过性。可以期望治疗后72小时内转复为窦性心律，但也可能会长达2周。在胎儿心室率显著减低、需要稳定胎儿血流动力学状态时，可考虑连续使用氟卡尼72小时以上，因为胎儿心室率减慢是对治疗有反应的一个早期表现，尚未能直接转复为窦性心律。

索他洛尔，第Ⅲ类抗心律失常药，β-受体阻滞剂，已被用于治疗胎儿心动过速。据之前的报道，其用于胎儿SVT治疗，病死率过高；然而，对同一组人群的近期研究没有确证这种联系。通常索他洛尔在母体的开始剂量为80mg，1天2次，可增加到160mg，每日3次。应监测母体心电图是否有QT间期显著延长。索他洛尔胎盘通过性很好，甚至是水肿时。索他洛尔累积在羊水中，但不在胎儿本身。因此，可知它在胎儿的肾脏排泄似乎是高效的，大于胎儿吞咽口服吸收率。母体血药水平并不能可靠地预测治疗成功与否。与其他β-受体阻滞剂不同，索他洛尔与胎儿生长受限无关。

根据我们的经验，对于胎儿SVT最好使用地高辛和索他洛尔双药治疗。母亲需要住院监测。我们开始通过口服或肠外给药，使地高辛达到负荷剂量，在24小时内开始索他洛尔低剂量治疗，80mg，每日2次。每24至48小时逐步增加索他洛尔剂量，最多160mg，每日3次，量的多少依据胎儿的血流动力学参数和胎儿反应。每日监测地高辛水平，调整剂量，因为我们发现，为达到治疗效果，相对高剂量的地高辛是必要的。

另一个Ⅲ类抗心律失常药物是胺碘酮。经研究，对地高辛耐受性胎儿心动过速，胺碘酮是一种有

效的口服或静脉注射药物。胺碘酮在胎盘的通过性一直存在争议。在迄今为止规模最大的单中心研究中，26例持续性心动过速的胎儿接受胺碘酮治疗。在房室折返性心动过速（AVRT）和交界性异位心动速的病例中，窦性心律有效转复率为93%，无一例死亡。房扑转复率只有33%。胺碘酮口服负荷剂量是1800～2400mg/d，治疗2～7d，单次剂量不超过800mg。胺碘酮负荷剂量前，地高辛剂量应减少50%。应连续监测母亲和以后的婴儿的血清生化指标和甲状腺功能。应监测产妇心电图（负荷当日和定期随访期间），产妇的QT间期应不超过0.5s。据报道，可出现孕妇暂时性生化异常、罕见的临床甲状腺功能减退和胎儿生长迟滞。这些副作用可能与胺碘酮作用持续时间有关。

其他形式的胎儿SVT包括心房或房室结内存在"自动"起搏点，远不如传统的折返性SVT常见。这些情况难以治疗，包括异位房性心动过速、多源性房性心动过速和永久性交界折返性心动过速（PJRT）。

对胎儿进行治疗时，应考虑抗心律失常药物治疗对母亲的影响。大多数抗心律失常药物在怀孕的患者耐受性良好。然而，由于妊娠期间心排血量和肝脏首过代谢的生理性变化，某些药物的致心律失常作用仍要密切监测。

四、室性心动过速

VT在胎儿是相当少见的，主要见于个案报道。在一项单中心的研究中，127例患者因胎儿心动过速接受评价和治疗，无1例VT；另一项大型单中心研究，共356例患者，仅1例VT。VT在胎儿表现为心室率在200～300/min；超声心动图显示心室率快于心房率（图45-10）。使用心磁图检测出1例多态性VT胎儿，即尖端扭转型心动过速，而其胎儿超声心动图检查仅显示窦性心动过缓、SVT和2：1的房室传导阻滞。该胎儿后来被证明有长QT综合征。治疗胎儿VT的经验多来自无对照研究；有使用经胎盘胺碘酮和利多卡因治疗成功的报道。

五、窦性心动过缓

胎儿持续性窦性心动过缓（<100～110/min）并不常见，应认真调查其病因。超声检查过程中记录的瞬时性心动过缓可能与迷走神经张力的生理变化有关，无不良临床后果。在妊娠晚期，这是一个常见现象，常常与扫查时过度加压腹部有关，可影响胎盘血流。区分完全性心脏传导阻滞与窦性心动过缓是极为重要的。通常，持续性窦性心动过缓是胎儿窘迫的一种非特异性标志，治疗方法包括检测和纠正潜在的病因。某些结构性异常，特别是那些与内脏反位综合征相关的异常，常伴无症状的窦性心动过缓。未下传的房性期前收缩也可能导致胎儿窦性心动过缓表现；在无胎儿失代偿情况下，这一发现不需要治疗，但需要进行一个完整的检查，明确有无结构性心脏病。

已确认，胎儿窦性心动过缓和先天性长QT综合征存在关联。检查家庭成员的心电图，测量QT间期可提供有用的信息。胎儿心磁图具有诊断价值，但因其利用度有限，并不总是可行的。因窦性心动过缓具有发展为宫内恶性心动过速的可能，必须进行密切观察，出现VT或尖端扭转型室速，提示预后较差。目前没有治疗办法。有报道使用利多卡因和镁成功治疗这些恶

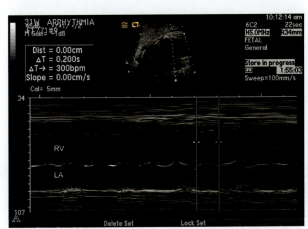
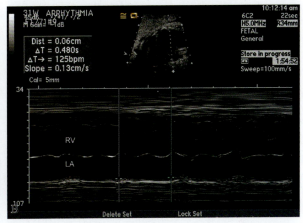

图45-10　31周的胎儿室性心动过速，心室率快于心房率。A. M型超声取样线经过右心室（RV顶部），并通过左心房（LA）。RV的收缩率是300/min，较显示在下方的心房率快。B.心房率是125/min，比心室率慢得多

性心律失常。出生后证实患有长QT综合征的婴儿需要严密监测，包括进行仔细的12导联心电图（包括其家庭成员）检查和开始β受体阻滞剂治疗。

六、先天性完全性心脏传导阻滞

先天性完全性心脏传导阻滞（congenital complete heart block，CCHB）是一种罕见房室传导疾病，在新生儿中发病率约为1/20 000。由于患有CCHB的胎儿病死率很高，所以其真实发病率应当更高。CCHB的标志，是房室分离，心房激动没有传导到心室，与较慢的室性节律没有任何关系。因此，心排血量依赖心室内在的"逃逸"节律，可能低至30～40/min。伴有CCHB的心动过缓是很容易由常规听诊检测到，并可由胎儿超声心动图检查证实（图45-11）。

CCHB通常与母体结缔组织病或胎儿结构性先心病有关。合起来说，这些情况占CCHB的90%，其余约10%，被认为是"特发性"CCHB。一项55例CCHB的研究中，发现有结构性先心病的胎儿常伴有内脏反位综合征。其他伴有CCHB的结构性先心病包括房室连接异常（例如，先天性矫正型大血管转位）等。内脏反位综合征包括多种心内病变，包括常见的心房位和腹腔脏器位置的异常。

CCHB是新生儿红斑狼疮的常见表现形式之一，该病是妊娠期间产妇自身抗体抗Ro（抗-SSA）和抗La（抗SSB）穿过胎盘导致的自身免疫性疾病。普遍认为，这些抗体对房室结和浦肯野纤维内的结缔组织有特别的亲和性；然而，也有报道这些自身抗体可以引发新生儿弥漫性心肌炎。母亲阳性其胎儿携带抗Ro或抗La的发病率是相当低的（1%～2%）。近期一项前瞻性的多中心研究显示，对怀孕期间母体抗Ro抗体阳性的新生儿进行评估，在其出生后的第1年使用ECG

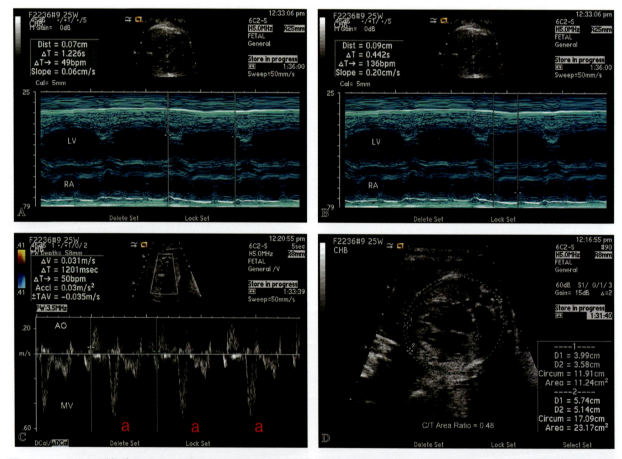

图45-11 A. M-型超声显示孕25周胎儿心脏传导阻滞，母亲是红斑狼疮患者。心房率快于心室率，并且不相关。心室率是49/min。B. 心房率136/min。心房率是完全心脏传导阻滞（CHB）的重要参考参数，因为一个快速心房率（>150/min）可能反映了灌注不良需要增加心排血量的状态。C. 多普勒示左心室的二尖瓣流入和主动脉流出的血流。光标标记放置在主动脉血流起始部，测量心率为50/min。偶尔可见高速"a"波，对应于异常心室充盈条件下的心房收缩。D. CHB胎儿心脏肥大。在CHB中，心室扩张以适应每搏输出量的增加是一种对较慢心率的代偿性反应

和Holter进行监控；所研究的62名妇女的后代中有1名儿童发生CCHB，还有1名发生二度房室传导阻滞。因此，虽然抗体阳性的母亲其胎儿发生CCHB概率明显高，但对于一个抗体阳性的母亲个体来说，大体上是风险很低的。而且，大多数育有CCHB新生儿抗Ro和抗La阳性的母亲没有任何结缔组织疾病的症状。

CCHB通常出现在中孕晚期或晚孕早期（如20至24周）。二度心脏传导阻滞可能是三度心脏传导阻滞的前期表现。一项研究采用心磁图技术评估患有二度或三度房室传导阻滞的胎儿，发现这类胎儿中存在大量其他形式的心律失常，包括交界性异位性心动过速（JET）、室性心动过速和心房异位搏动。这项研究表明，CCHB的潜在机制是多样的，其复杂程度用传统的二维超声方法是无法评价的。CCHB往往伴有胎儿水肿和胸腔积液，虽然很多常规评价胎儿发育的生物学测量指标看起来并没有异常。

普遍认为，CCHB新生儿发病率和死亡率都很高，发现CCHB经常导致终止妊娠。新生儿的预后是在很大程度上取决于病因。与母体自体免疫疾病相关的CCHB胎儿预后更乐观；相反，对于那些伴发结构性先心病的胎儿，预后不容乐观。目前最大规模的相关的回顾性研究是一项单中心研究，该研究对33年内不伴有结构性先心病的CCHB患者进行了分析。此研究中，尽管有新的治疗方式，如产前和产后皮质类固醇激素治疗，出生后立即起搏治疗和早期新生儿心脏起搏器植入术，但这些经产前诊断的婴儿，总体病死率为43%。胎儿水肿是与病死率极其相关的因素，这些胎儿100%发生宫内死亡或出生后早期死亡。一项病例数相似的同期研究显示，病死率为19%，其中45%的死亡发生在宫内或出生后3个月内。病死率不同的原因尚不清楚，但可能与以下因素有关：研究人群不同；CCHB不是一种制式的疾病，并缺乏标准治疗方案。但CCHB的病死率并不是没有临床意义的，上述两个研究中60%至90%的存活患者在随访期间某个时间点需要植入心脏起搏器。

正如前面提到的，存在先心病的CCHB胎儿其预后显著差于抗体相关的CCHB胎儿。在1990年和2003年之间的一项关于伴有结构性先天性心脏病的CCHB患儿的研究中，共有24例胎儿，其中42%在妊娠24周前终止妊娠。在选择继续妊娠的病例中，活产率只有56%，25%存活超出新生儿期，1年生存率为19%。与可匹配的无结构性先心病CCHB患儿组对比，其19%的存活率显著低于无先心病组（1年生存率约80%）。

生存率存在显著差异的原因尚不完全清楚。很多

情况下伴有结构性心脏病的CCHB与所谓的单心室有关，心脏的输出必须通过一个共同的房室瓣膜。据推测，在已有的生理学改变背景下，CCHB所导致的血流动力学异常会导致胎儿水肿，其发生率和其他疾病发病率在这一人群中增加。这类患者的手术治疗方法也是有限的，通常是姑息性的。

CCHB的治疗可分为产前和产后阶段。在产前阶段，在胎儿受损的迹象出现之前，发现和早期治疗是非常重要的。因为CCHB在中孕期发展迅速，从一度房室传导阻滞到二度房室传导阻滞，最终发展为CCHB，亟需提高在发生不可逆转损害前检测出房室传导异常的能力。最近一项前瞻性研究评价了上述推测的可能性，共纳入127名抗Ro抗体阳性的孕妇。在孕中期和孕晚期进行了系列胎儿超声心动图监测，通过超声心动图技术测量胎儿PR间期（图45-12）。其中3例CCHB患者没有上述的PR间期延长，尽管产妇进行了地塞米松治疗，仍没有发生CCHB逆转。然而，3例PR间期延长胎儿中有2例，经母体地塞米松治疗后，PR间隔恢复正常并且没有发生CCHB。由于缺乏对照组，无法确证因果关系，但这些初步的结果仍是令人鼓舞的。

一旦确诊CCHB，药物治疗的目标是停止任何对房室传导系统的免疫介导的损害，并且通过加快胎儿的心率增加胎儿心排血量。目前，这种疗法的主要方案是给予母体地塞米松和β-受体激动剂。鉴于炎症是初始反应，已给予母体皮质类固醇，特别是氟化糖

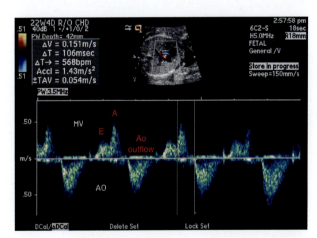

图45-12 多普勒频谱显示经二尖瓣（MV）的左室流入血流和经主动脉（Ao）瓣的流出血流（outflow），以测定"机械性"PR间期。这是从A波开始至主动脉开始收缩期射血的时间间隔，代表心房收缩。该血流相关的时间间隔是心电图（ECG）上从P波至QRS波起始的电活动的时间间隔，与"机械性"PR间期相对应。A.心房收缩，E.舒张早期充盈

皮质激素如地塞米松（4 ~ 8mg/d），用于尝试减少心肌炎症和对传导组织损伤的严重程度。抗炎治疗也可减少母体免疫介导的疾病如心肌炎和心肌病理性变化，从而减少心肌损伤，保存有活力的心肌收缩组织。罕有报道皮质类固醇激素使用之后，一度和二度房室传导阻滞逆转的病例。然而，一旦三度心脏传导阻滞发生，就是不可逆的。但是，与持续性炎症相关的心肌功能不全，经类固醇治疗是有可能逆转的。只有氟化皮质类固醇激素可通过胎盘，因此适用于经胎盘治疗。尽管对于怀有CCHB胎儿的孕妇，这些药物被广泛使用并接受，但只有一项研究严格评价了其治疗效果。在一项具有历史对照组的非随机试验研究中，尽管没有记录到CCHB逆转的情况，常规产前使用地塞米松和β受体激动剂使胎儿存活率从80%提高到95%。羊水过少是母体地塞米松治疗的潜在副作用。

　　β拟交感神经药，如特布他林，一种β$_2$受体激动剂，能增加心房和心室率，并已用于CCHB的治疗。胎儿心率小于55/min时，特步他林的通常用法为，母体口服，每4 ~ 6小时2.5 ~ 7.5mg（每天总剂量10 ~ 30mg）。特布他林不会恢复心房和心室率之间的正常协调一致加快的能力，但经证实可提高CCHB胎儿的整体心率。通过拟交感神经作用，提高心室率和心排血量，可改善患者的预后。然而，在Jaeggi及其同事所做的研究中，有50%的病例β-受体激动剂并不影响胎儿的心率。其他的用来增加胎儿心率的拟交感神经药物有沙丁胺醇（舒喘宁）和利托君。

　　有报道在抗Ro阳性母体利用母体血浆置换和皮质类固醇治疗，有效防止了CCHB，但此方案并未得到成功重复。因为CCHB是不可逆的，因此预防是首要的。避免胎儿暴露于母体抗Ro/La抗体似乎是很重要的预防途径。静脉注射丙种球蛋白（母亲给药或直接通过脐穿刺给药）治疗胎儿房室传导阻滞的潜在作用已有个别报道。一项通过母体注射球蛋白（intravenous immune globulin，IVIG）看能否阻止胎儿CCHB发展的前瞻性研究正在进行中。最后，已有进行胎儿起搏并将其用于即将死于心脏衰竭的胎儿的实验性研究，但尚无幸存者报道。

　　理想情况下，CCHB的胎儿应当在三级中心进行分娩，中心配有多学科的专家团队，涵盖围产医学、产科学、新生儿学和儿科心脏病学。该团队必须能够迅速地为新生儿提供心率支持。在我们机构，一贯的方案是密切监测胎儿，在预定时间分娩。最近还包括产房内即刻临时心外膜起搏导线置入，以应对房室传导阻滞高风险新生儿（图45-13）。

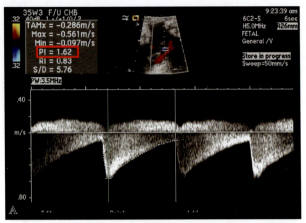

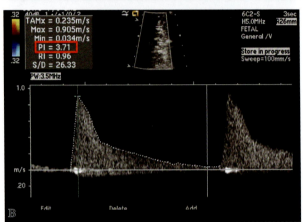

图45-13　A.妊娠35周的胎儿，其心室率为45/min。多普勒显示脐带血流频谱。图中可见心脏传导阻滞（CHB）常出现的脐静脉搏动。脐动脉（UA）的搏动指数为1.62。B.大脑中动脉（MCA）多普勒频谱。搏动指数为3.71。MCA的搏动指数高于UA的搏动指数，是一种正常的健康的关系，这表明尽管心率较低，但有足够的心排血量和足够的脑血流灌注。这个参数可以用来评价胎儿的健康，衡量心动过缓对血流动力学的影响程度，并帮助指导分娩时间

七、小结

　　心律失常在人类胎儿可以以各种方式体现，临床表现可从偶然发现的PACs到引起胎儿死亡的严重心律失常。事实上，大部分胎儿"心律失常"是良性的房性异位起搏，不需要治疗。在大多数情况下，使用系列超声检查对胎儿进行密切观察，可以区别这些良性心律紊乱与更严重的心律失常。对所有患有节律紊乱的胎儿都应进行仔细的检查以明确是否存在相关的结构性心脏病。对有心律失常记录的胎儿必须进行更密切随访，以判断预后及指导产前和产后治疗。

参考文献

［1］ Clark JM, Case CL. Fetal arrhythmias. In Gillette PC, Garson A, eds. Clinical Pediatric Arrhythmias. 2nd ed. Philadelphia: WB Saunders; 1999: 293-302.

［2］ Mikawa T, Hurtado R. Development of the cardiac conduction system. Semin Cell Dev Biol. 2007; 18: 90-100.

［3］ Boullin J, Morgan JM. The development of cardiac rhythm. Heart.2005; 91: 874-875.

［4］ Matias A, Montenegro N, Areias JC, Leite LP. Haemodynamic evaluation of the first trimester fetus with special emphasis on venous return. Hum Reprod Update. 2000; 6: 177-189.

［5］ Wheeler T, Murrills A. Patterns of fetal heart rate during normal pregnancy. Br J Obstet Gynaecol. 1978; 85: 18-27.

［6］ Strasburger JF, Cheulkar B, Wichman HJ. Perinatal arrhythmias: diagnosis and management. Clin Perinatol. 2007; 34: 627-652.

［7］ Copel JA, Liang RI, Demasio K, Ozeren S, Kleinman CS. The clinical significance of the irregular fetal heart rhythm. Am J Obstet Gynecol.2000; 182: 813-817.

［8］ Fyfe DA, Meyer KB, Case CL. Sonographic assessment of fetal cardiac arrhythmias. Semin Ultrasound CT MR. 1993; 14: 286-297.

［9］ Fouron JC. Fetal arrhythmias: The Saint-Justine Hospital experience. Prenat Diagn. 2004; 24: 1068-1080.

［10］ Fouron JC, Fournier A, Proulx F, et al. Management of fetal tachyarrhythmia based on superior vena cava/aorta Doppler flow recordings. Heart. 2003; 89: 1211-1216.

［11］ Carvalho JS, Prefumo F, Ciardelli V, Sairam S, Bhide A, Shinebourne EA. Evaluation of fetal arrhythmias from simultaneous pulsed wave doppler in pulmonary artery and vein. Heart. 2007; 93: 1448-1453.

［12］ DeVore GR, Horenstein J. Simultaneous Doppler recording of the pulmonary artery and vein: a new technique for the evaluation of a fetal arrhythmia. J Ultrasound Med. 1993; 12: 669-671.

［13］ Rein AJJT, O'Donnell C, Geva T, et al. Use of tissue velocity imaging in the diagnosis of fetal cardiac arrhythmias. Circulation. 2002; 106: 1827-1833.

［14］ Hornberger LK, Collins K. New insights into fetal atrioventricular block using fetal magnetocardiography.

J Am Coll Cardiol. 2008; 51: 85-86.

［15］ Zhao H, Cuneo BF, Strasburger JF, Huhta JC, Gotteiner NL, Wakai RT. Electrophysiological characteristics of fetal atrioventricular block. J Am Coll Cardiol. 2008; 51: 77-84.

［16］ Southall DP, Richards J, Hardwick RA, et al. Prospective study of fetal heart rate and rhythm patterns. Arch Dis Child. 1980; 55: 506-511.

［17］ Simpson JM, Sharland GK. Fetal tachycardias: management and outcome of 127 consecutive cases. Heart. 1998; 79: 576-581.

［18］ Boldt T, Eronen M, Andersson S. Long-term outcome in fetuses with cardiac arrhythmias. Obstet Gynecol. 2003; 102: 1372-1379.

［19］ Cuneo BF, Strasburger JF, Wakai RT, Ovadia M. Conduction system disease in fetuses evaluated for irregular cardiac rhythm. Fetal Diagn Ther. 2006; 21: 307-313.

［20］ Simpson J. Fetal arrhythmias. In Allan L, Hornberger L, Sharland G, eds. Textbook of Fetal Cardiology. 1st ed. Greenwich, England: Greenwich Medical Media; 2000: 423-451.

［21］ Hornberger LK, Sahn DJ. Rhythm abnormalities of the fetus. Heart.2007; 93: 1294-1300.

［22］ Kleinman CS, Nehgme RA. Cardiac arrhythmias in the human fetus. Pediatr Cardiol. 2004; 25: 234.

［23］ Simpson JM, Milburn A, Yates RW, Maxwell DJ, Sharland GK.Outcome of intermittent tachyarrhythmias in the fetus. Pediatr Cardiol. 1997; 18: 78-82.

［24］ Wakai RT, Strasburger JF, Li Z, Deal BJ, Gotteiner NL. Magnetocardiographic rhythm patterns at initiation and termination of fetal supraventricular tachycardia. Circulation. 2003; 107: 307-312.

［25］ Jaeggi E, Fouron JC, Fournier A, van Doesburg N, Drblik SP, Proulx F. Ventriculo-atrial time interval measured on M mode echocardiog-raphy: a determining element in diagnosis, treatment, and prognosis of fetal supraventricular tachycardia. Heart. 1998; 79: 582-587.

［26］ Krapp M, Kohl T, Simpson JM, Sharland GK, Katalinic A, Gembruch U. Review of diagnosis, treatment, and outcome of fetal atrial flutter compared with supraventricular tachycardia. Heart. 2003; 89: 913-917.

［27］ Naheed ZJ, Strasburger JF, Deal BJ, Woodrow Benson D, Gidding SS. Fetal tachycardia: mechanisms and predictors of hydrops fetalis. J Am Coll Cardiol. 1996;

27: 1736-1740.

［28］ van den Heuvel F, Bink-Boelkens MT, du Marchie Sarvaas GJ, Berger RM. Drug management of fetal tachyarrhythmias: are we ready for a systematic and evidence-based approach? Pacing Clin Electrophysiol. 2008; 31(suppl 1): S54-S57.

［29］ Krapp M, Baschat AA, Gembruch U, Geipel A, Germer U. Flecainide in the intrauterine treatment of fetal supraventricular tachycardia. Ultrasound Obstet Gynecol. 2002; 19: 158-164.

［30］ Oudijk MA, Michon MM, Kleinman CS, et al. Sotalol in the treatment of fetal dysrhythmias. Circulation. 2000; 101: 2721-2726.

［31］ Oudijk MA, Ruskamp JM, Ververs FFT, et al. Treatment of fetal tachycardia with sotalol: transplacental pharmacokinetics and pharmacodynamics. J Am Coll Cardiol. 2003; 42: 765-770.

［32］ Merriman JB, Gonzalez JM, Rychik J, Ural SH. Can digoxin and sotalol therapy for supraventricular tachycardia and hydrops be successful? J Reprod Med. 2008; 53: 357-359.

［33］ Strasburger JF, Cuneo BF, Michon MM, et al. Amiodarone therapy for drug-refractory fetal tachycardia. Circulation. 2004; 109: 375-379.

［34］ Joglar JA, Page RL. Antiarrhythmic drugs in pregnancy. Curr Opin Cardiol. 2001; 16: 40-45.

［35］ Rein AJ, Levine JC, Nir A. Use of high-frame rate imaging and Doppler tissue echocardiography in the diagnosis of fetal ventricular tachycardia. J Am Soc Echocardiogr. 2001; 14: 149-151.

［36］ Lopes LM, Cha SC, Scanavacca MI, Tuma-Calil VM, Zugaib M. Fetal idiopathic ventricular tachycardia with nonimmune hydrops: benign course. Pediatr Cardiol. 1996; 17: 192-193.

［37］ Horigome H, Iwashita H, Yoshinaga M, Shimizu W. Magnetocardiographic demonstration of torsade de pointes in a fetus with congenital long QT syndrome. J Cardiovasc Electrophysiol. 2008; 19: 334-335.

［38］ Beinder E, Grancay T, Menendez T, Singer H, Hofbeck M. Fetal sinus bradycardia and the long QT syndrome. Am J Obstet Gynecol.2001; 185: 743-747.

［39］ Hamada H, Horigome H, Asaka M, et al. Prenatal diagnosis of long QT syndrome using fetal magnetocardiography. Prenat Diagn.1999; 19: 677-680.

［40］ Hofbeck M, Ulmer H, Beinder E, Sieber E, Singer H. Prenatal findings in patients with prolonged QT interval in the neonatal period. Heart. 1997; 77: 198-204.

［41］ Schmidt KG, Ulmer HE, Silverman NH, Kleinman CS, Copel JA.Perinatal outcome of fetal complete atrioventricular block: a multicenter experience. J Am Coll Cardiol. 1991; 17: 1360-1366.

［42］ Cohen MS, Anderson RH, Cohen MI, et al. Controversies, genetics, diagnostic assessment, and outcomes relating to the heterotaxy syndrome. Cardiol Young. 2007; 17(suppl 2): 29-43.

［43］ Costedoat-Chalumeau N, Georgin-Lavialle S, Amoura Z, Piette JC.Anti-SSA/Ro and anti-SSB/La antibody-mediated congenital heart block. Lupus. 2005; 14: 660-664.

［44］ Gerosa M, Cimaz R, Stramba-Badiale M, et al. Electrocardiographic abnormalities in infants born from mothers with autoimmune diseases–a multicentre prospective study. Rheumatology. 2007; 46: 1285-1289.

［45］ Jaeggi ET, Hamilton RM, Silverman ED, Zamora SA, Hornberger LK.Outcome of children with fetal, neonatal or childhood diagnosis of isolated congenital atrioventricular block: a single institution's experience of 30 years. J Am Coll Cardiol. 2002; 39: 130-137.

［46］ Buyon J, Hiebert R, Copel J, et al. Autoimmune-associated congenital heart block: demographics, mortality, morbidity and recurrence rates obtained from a national neonatal lupus registry. J Am Coll Cardiol. 1998; 31: 1658-1666.

［47］ Jaeggi ET, Hornberger LK, Smallhorn JF, Fouron JC. Prenatal diagnosis of complete atrioventricular block associated with structural heart disease: combined experience of two tertiary care centers and review of the literature [see comment]. Ultrasound Obstet Gynecol.2005; 26: 16-21.

［48］ Friedman DM, Kim MY, Copel JA, et al. Utility of cardiac monitoring in fetuses at risk for congenital heart block: the PR Interval and Dexamethasone Evaluation (PRIDE) prospective study. Circulation.2008; 117: 485-493.

［49］ Jaeggi ET, Fouron J, Silverman ED, Ryan G, Smallhorn J, Hornberger LK. Transplacental fetal treatment improves the outcome of prenatally diagnosed complete atrioventricular block without structural heart disease. Circulation. 2004; 110: 1542-1548.

［50］ Cuneo BF, Zhao H, Strasburger JF, Ovadia M, Huhta JC, Wakai RT.Atrial and ventricular rate response and patterns of heart rate acceleration during maternal–fetal terbutaline treatment of fetal complete heart block. Am J Cardiol. 2007; 100: 661-665.

［51］ Makino S, Yonemoto H, Itoh S, Takeda S. Effect of steroid administration and plasmapheresis to prevent fetal congenital heart block in patients with systemic lupus erythematosus and/or Sjögren's syndrome. Acta Obstet Gynecol Scand. 2007; 86: 1145-1146.

［52］ Kaaja R, Julkunen H, Ammälä P, Teppo AM, Kurki P. Congenital heart block: successful prophylactic treatment with intravenous gamma globulin and corticosteroid therapy. Am J Obstet Gynecol.1991; 165: 1333-1334

［53］ Preventive IVIG therapy for congenital heart block (The PITCH Study). ClinicalTrials.gov identifier: NCT00460928.

［54］ Liddicoat JR, Klein JR, Reddy VM, Klautz RJM, Teitel DF, Hanley FL.Hemodynamic effects of chronic prenatal ventricular pacing for the treatment of complete atrioventricular block. Circulation. 1997; 96(3): 1025-1030.

［55］ Carpenter R Jr, Strasburger J, Garson A Jr, Smith R, Deter R, Engelhardt H Jr. Fetal ventricular pacing for hydrops secondary to complete atrioventricular block. J Am Coll Cardiol. 1986; 8: 1434-1436.

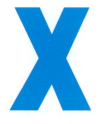

X 胎儿心血管成像的新领域

46

胎儿心脏解剖与功能的磁共振成像技术：一项新兴技术

Mark A. Fogel

一、为什么对胎儿进行心脏磁共振成像检查：有进行另外一种成像检查的必要吗？

胎儿心脏解剖和功能的评估是心脏病新生儿整体护理的重要组成部分。胎儿超声心动图一直是宫内胎儿心脏评估的主要方法，其准确的诊断和对胎儿治疗的监测在文献中已有大量报道。然而，传统的胎儿超声心动图也有局限性。尽管过去10年的研究进展使胎儿超声心动图能够通过诸如时间空间复合成像（STIC），以及"实时"3D探头和处理演算等技术，将二维（2D）图像重建为三维（3D）图像，但仍不能够提供实时3D图像，限制了例如心室容积和质量的评估。另外，胎儿超声心动图的视野相对有限，会受到声窗的限制，而且不能对软组织进行定征。发展另外一种无创成像模式，来补充胎儿超声心动图为临床所需。磁共振成像技术（MRI）——凭借其定量评估形态、心室容积、质量和血流的3D能力及其宽大的视野范围——是最适合的互补成像模式。MRI用于胎儿心外畸形的评估已有多年历史。该领域的专家称"胎儿MRI是能够提供精致的解剖细节的、效果极好的胎儿超声心动图的补充和辅助检查工具，超声检查和'MRI'在鉴别最有可能受益于某种治疗策略的胎儿方面发挥了重要作用。"有了这样的业绩记录，将这项技术拓展至胎儿心血管评估似乎也是合理的。

临床上需要的额外定量信息可以通过诸如MRI的3D成像模式获得。其中一个是心室容积和质量的精确测量，特别是对左心发育不良综合征和心室间隔完整型肺动脉闭锁病例，评估其心室大小是否足够修补对治疗方案选择极其重要。定量测量方面，胎儿超声心动图依赖几何假设来测定心室容积和质量，这种方法在测量先天性心脏病患儿的形状不规则的心脏（或者膈疝存在时，心脏被压缩）时不准确。通过MRI获得的精确的功能数据可以辅助医疗决策过程，例如决定患儿出生后是否可以经受单心室或双心室修复。此外，随着胎儿心脏干预技术的发展，MRI采集的精确的功能数据可能会在指导和评估干预措施疗效方面起重要作用。

MRI可以提供的另一个功能3D参数是定量血流量。通过超声心动图计算血流量时，取样容积放置在感兴趣的血管，速度-时间积分与血管直径一同测量。在此计算过程中，涉及了很多假设，包括血管横截面为圆形，速度分布一致等。利用心脏MRI速度图计算流量时，血流速度是沿血管截面"逐层"获得的，把这些速度进行积分，乘以横截面积就可以得到血流状况（不仅是流速）。这是一种更直接的血流测量方式，

而且把所做的假设最小化。此外，MRI所测得的心室容积的准确性得到了验证，且测量者内部一致性好。2004年起，MRI速度图发展到了一个新阶段，"瞬时"或"实时"宫外血流测量已成为现实。将来这项技术还有希望应用于子宫内血流定量。准确的胎儿血流测量对心室表现不佳的患儿如双胎输血综合征和胎儿心脏传导阻滞会有帮助。

胎儿三维解剖成像在结构性心脏病的患儿诊断方面有明显优势。这种方式的心血管系统畸形的显示较由2D图像重建的3D结构图像更容易辨别。MRI的宽视场可提供更加全面的心血管系统和与先天性心脏病有关的综合征（如内脏异位综合征）的图像。比如，由于气道内充满液体，MRI可以确定子宫内气管支气管树的分支，以及主动脉弓方位（后面图46-2C）；这对超声心动图来说是一个挑战。许多先天性心脏病患儿伴有心外畸形，MRI可兼顾胎儿心脏病变和心外病变的评估，相当于"一站式服务"。

MRI在胎儿中的应用还有其他潜在优势。利用"BOLD"（血氧水平依赖）技术，MRI可测定子宫外血氧含量，而且最近的报告表明，它也可以应用于胎儿。还能用于评估心肌代谢和心肌铁储存，并可能如超声心动图一样，用于介入治疗引导。MRI在胎儿还可以用于研究病理性心脏缺陷引起的血流动力学异常。在确诊患有先天性心脏病后，可能需要对胎儿进行随访，评估其结构和血流动力学。

这些讨论的内容传达了一个观点，即胎儿心脏MRI的发展是胎儿超声心动图技术的一个补充，但在目前情况下还不太可能取代胎儿超声心动图。例如，胎儿超声心动图受到声窗的限制；MRI则没有这些限制，在声窗不太理想时可以使用。在软组织检测方面，将MRI和超声心动图体外胎儿成像进行比较，结果显示"磁共振成像图像质量更好，比超声视图能显示更多的结构细节。"最后，心脏MRI一个重要的能力是，可以综合多个心动周期构建图像，可以将一段时间内的平均心室功能整合到一张图像，而不是像超声心动图那样获得瞬时的心室功能。因此，影像医师或临床医师不需要评估多个心动周期来平均心室功能；这些都包含在创建好的图像里。这可以补充超声心动图的"瞬时"图像和数据。

二、胎儿心脏MRI在心血管形态和心肌运动检测方面的进展

尽管多年来胎儿心外结构MRI一直在围生期管

理中发挥着重要作用，这些技术在胎儿心脏解剖和功能成像方面的应用却受到限制。为了获得高质量的心脏结构和血流动力学MRI图像，数据采集通常需要多次心跳，需要心动周期同步。这种同步通常由心电图（ECG）触发获得。但是，胎儿 ECG 信号的检测可能会有问题，特别是在MRI扫查仪上。胎儿 ECG记录被母体ECG干扰，而且由于快速转换磁场梯度，MRI 扫描仪自身会引起很多伪像。此外，在分段图像采集时，MRI 需要受试者在扫查仪内保持不动，对于活跃的胎儿，这又是一个必须克服的问题。

解决胎儿心脏 MRI问题的主要方法是通过单发射实时成像技术，该技术不需要心脏同步，能够在毫秒内获得解剖和功能成像。研究者一直致力于发展这些快速实时成像方法，包括非-Cartesian轨迹k-空间采样、平行成像和超快速MRI 脉冲序列等技术。除了不需要心脏同步，实时成像有其他潜在优势，如不受心律失常及胎儿或孕妇整体运动的影响，以及可获得交互控制扫查平面和其他参数等。

克服MRI系统中ECG测量难题还有另一个方法，即从MRI数据本身导出生理同步信号。这种方法被称为"自门控"，它可以使MRI数据采集与胎儿心脏运动同步，具有分段采集的高时空分辨力优点。这已在成年患者和小儿患者的检查得到验证。"实时"MRI 可以用于血管结构和心室功能的动态成像，还可以利用实时相位编码速度图进行血流定量测量。

多普勒超声常用于检测胎心率，是第三种胎儿心脏成像方法。已有应用MRI扫查仪进行超声胎心宫缩监护（CTG）可行性和安全性评估的单中心研究。有研究者将商用超声仪通过电子屏蔽和磁兼容组件改装，在MRI扫描仪中使用。最近，Michel 等人评估了在1.5-T MRI系统进行胎儿CTG 的安全性。该研究在MRI检查前、检查中及检查后，对孕妇和胎儿心率进行监测，历时10min。结果显示，无病理性加速，胎儿基础心率短期和长期均无明显变化，也没有宫内窘迫征象。由于未被屏蔽的超声设备造成MRI 图像里的一些伪像，先前对通过监测CTG门控MRI序列的尝试受到阻碍。但是，这项研究 证实了利用 CTG信号在成年受试者实现心脏门控MRI脉冲序列的可行性。尽管研究员为MRI使用已经成功地屏蔽了超声设备，但这项技术要用于胎儿心脏MRI还需要再优化。

最后，第四个是ECG 信号处理方面的最新进展，该进展提供了通过胎儿ECG信号无创门控MRI至胎心率的可能。对已在成人心脏MRI成功应用的心电向量图技术进行改良，可能会实现胎儿ECG 门控MRI成像。

三、胎儿MRI的安全性

对任何成像技术来说，安全性都是始终要考虑的。早在1983年，胎儿MRI就已应用，并且到现在为止，没有发现与胎儿MRI相关的副作用或延迟后遗症。各项离体细胞、动物和人体研究已经证实了这一点。胎儿MRI被从事该领域的医师认为是"确定的、能够提供精致解剖细节的、极好的胎儿超声心动图辅助手段"。此外，这些医师还认为，超声检查和"MRI 在识别哪些胎儿最有可能受益哪种治疗策略方面发挥了关键作用"。

已有多项关于发育中胎儿磁场暴露后安全性的动物实验研究报道。Behr和同事将鸡的胚胎暴露于不同的静态和时变梯度场强，没有发现MRI对胚胎死亡率、孵化率或小鸡的生命力有影响。Heinrichs和同伴将小鼠于妊娠中期暴露于0.35T磁场，没有发现胚胎毒性以及头臀长缩小的"证据"。Yip和同事研究了1.5 T 磁场对小鸡细胞增殖和迁移及交感神经系统轴突生长的影响，结果没有发现任何影响。在妊娠第9或12天将孕鼠在 4.7 T（是常规1.5T扫描仪场强的3倍多）照射8小时（为常规时长的8倍多），发现胎儿体重下降，头臀长缩短，产后死亡率上升，精子日产量下降。这与Magin 等人的研究结果不同，后者发现长时间接触4T磁场对胎儿生长和产后发育没有影响。Chew和同事报道，对照组和1.5TMRI 临床序列暴露组在囊胚形成率方面无统计学差异。

很多临床研究也证实了胎儿MRI的安全性。Baker和同事对胎儿期曾在子宫内进行MRI检查的儿童进行了一项为期3年的随访研究，没有发现与20名孕妇所进行的0.5T的回波平面成像（EPI）相关的疾病或伤残的增加。与他们的研究结果相似，Myers等人研究了74名接触过0.5T的EPI的孕妇，同时将148名未接触MRI的孕妇作为对照；研究发现在胎儿宫内发育迟缓发生方面无统计学差异。还有一些关于MRI期间胎心率（检测胎儿窘迫的指标）的研究，共有34名接触过0.5 ~ 1.5T的孕妇，没有发现胎心率方面有任何差异。虽然不是直接接受MRI检查，Kanal等人对女性MRI技术工作人员进行了调查，以确定静态边缘场效应。他们收到了1915份答复，包括了1421次妊娠。他们研究了生育能力、妊娠期限、新生儿体重、妊娠结局和后代性别等因素，没有发现与在MRI部门工作相关的统计学差异。Shellock和Crues回顾分析了大量关于胎儿

MRI安全性的研究，作为评估MRI安全性综述的一部分内容得出的结论是："这些研究的总体结果表明，没有实质性的证据证明MRI对胎儿有伤害，但是，还需要再进行更多的研究。"

四、一门新兴学科：胎儿心脏MRI

早在1995年，曾有1例左心发育不良综合征解剖病例报道，但在接下来的10年里，没有其他相关内容再发表。利用MRI观察子宫内的心脏跳动的研究最早发表于2005年，使用的是实时稳态自由进动成像技术。在那份研究中，对一个左室大小处于临界的胎儿进行了"实时"电影成像来定量心室大小和功能。通过反算法发现与多普勒超声心动图的相关性良好。同时还用了静态成像模式来观察解剖结构。文中第2例患儿被报道有动脉导管收缩。之后的几年里，许多其他利用MRI观察胎儿心脏的报道陆续见刊。所有的研究都用了静态或实时锥束稳态自由进动亮血成像技术显示胎儿。但是，胎儿心脏MRI的应用不仅仅局限于显示胎

儿心脏解剖或评估胎儿心室功能。Pekkan和他的同事应用胎儿心脏MRI成像技术，利用计算机建立流体动力学模型，评估正常胚胎主动脉弓的流场，模拟各种类型的胎儿先天性心脏病。

图46-1为法洛四联症和肺动脉闭锁患儿，图46-2为内脏反位综合征患儿。图46-3显示了胎儿心室小轴缩短率的测量。这些示例使用了实时锥束稳态自由进动亮血成像技术。需要注意的是，在反位综合征的胎儿，由于气管充满了液体，能够被识别；可以看到肝静脉引流情况，这对之后要进行的Fontan重建手术是很重要的。

五、未来展望

胎儿心脏MRI处于刚起步发展阶段。虽然我们已经克服了很多障碍，但要让这项技术能够在重要学术中心之外的地方广泛开展，还需要克服更多的困难。尽管MRI已经取得了巨大进步，但在图像质量和成像速度方面仍有很大的改进空间。作为一种成像模式，

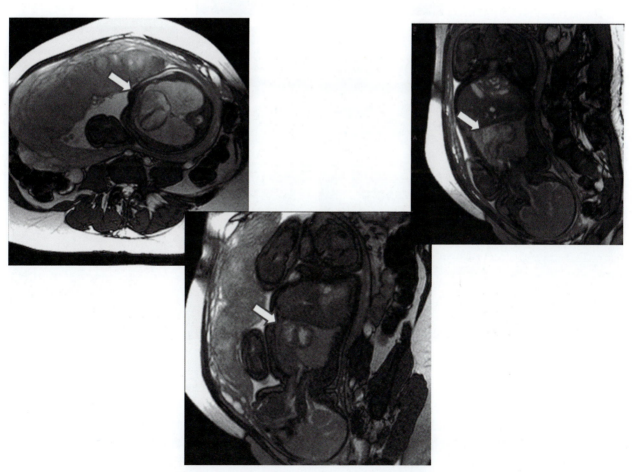

图46-1　法洛四联症和肺动脉闭锁胎儿心脏磁共振成像（MRI）。右上，左心室流出道的偏轴冠状面。下图，心室短轴的偏轴矢状面。以上每张图像的下方朝向胎头（可见大脑），上方朝向胎足。左上，四腔心切面。箭头指向心脏

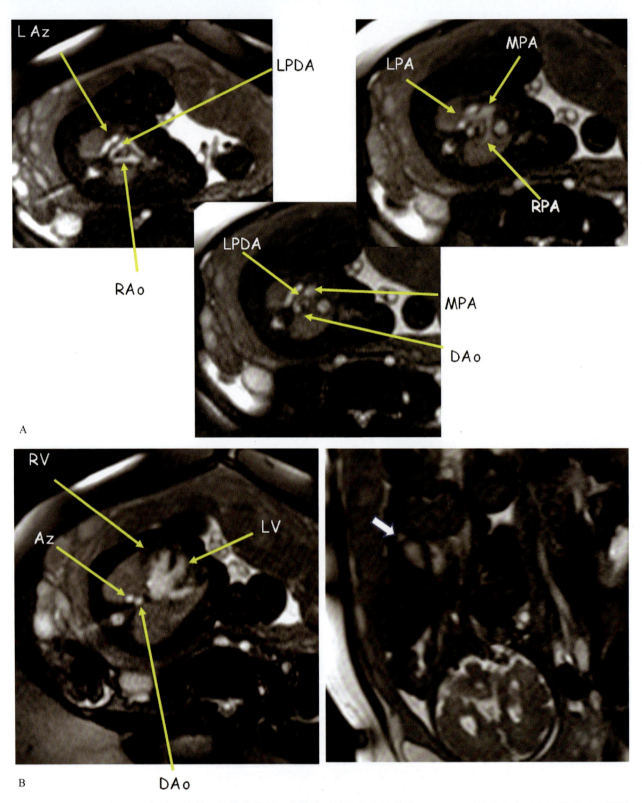

图 46-2 胎儿心脏MRI，内脏异位伴下腔静脉离断，奇静脉延续至左上腔静脉。A.一系列轴位亮血成像图像显示了解剖上的各个部位。左上图，左奇静脉 (LAz)，左未闭的动脉导管 (LPDA) 和右主动脉弓 (RAo)。右上图，右肺动脉 (RPA)、左肺动脉 (LPA) 和主肺动脉 (MPA)。下图，位于上述两幅图平面中间的图像显示了主肺动脉和降主动脉 (DAo) 之间的左未闭动脉导管的连接。B.四腔（左）和短轴（右）切面心室功能评价。注意四腔切面显示了胎儿完全性共同房室管畸形；此切面中可以看到降主动脉和左奇静脉 (Az) 相对于脊柱的位置。LV.左室；RV.右室。右图，头部朝向图像底部；箭头指向心脏

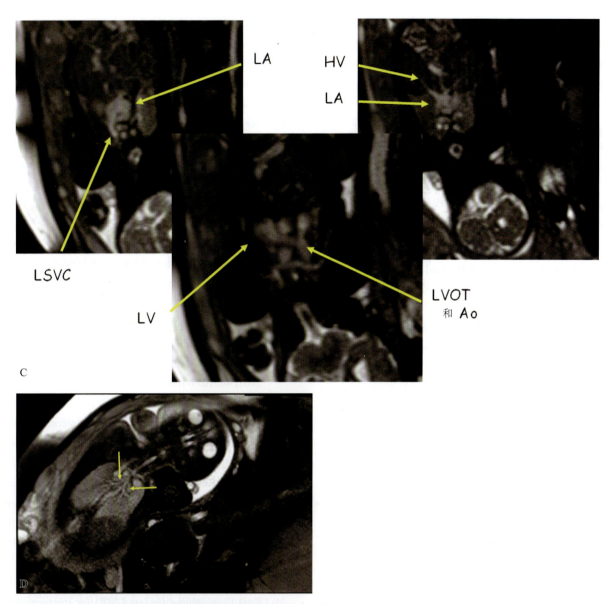

图 46-2 续　C.三个不同水平的偏轴冠状面，胎儿头部位于图像下方。左图，左上腔静脉（LSVC）与左心房（LA）相连。中间图，左心室流出道（LVOT）和主动脉（Ao）。右侧可见肝静脉 (HV) 与左心房相连。D.偏轴冠状面显示双左侧气管（箭头）；胎儿头部朝向图像上方

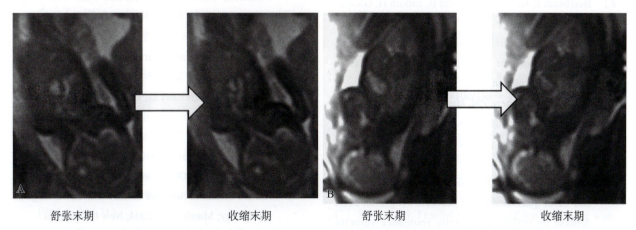

图 46-3　利用胎儿心脏MRI评估心室缩短情况。左室舒张末期（左）和收缩末期（右）的短轴（A）和长轴（B）切面展示了胎儿心室缩短情况

1215.

[48] Gorincour G, Bourliere-Najean B, Bonello B, et al. Feasibility of fetal cardiac magnetic resonance imaging: preliminary experience. Ultrasound Obstet Gynecol. 2007; 29: 105-108.

[49] McMahon CJ, Taylor MD, Cassady CI, Olutoye OO, Bezold LI. Diagnosis of pentalogy of cantrell in the fetus using magnetic resonance imaging and ultrasound. Pediatr Cardiol. 2007; 28: 172-175.

[50] Moniotte S, Powell AJ, Barnewolt CE, et al. Prenatal diagnosis of thoracic ectopia cordis by real-time fetal cardiac magnetic resonance imaging and by echocardiography. Congenit Heart Dis. 2008; 3: 128-131.

[51] Manganaro L, Savelli S, Di Maurizio M, et al. Fetal MRI of the cardiovascular system: role of steady-state free precession sequences for the evaluation of normal and pathological appearances. Radiol Med. 2009; 114: 852-870.

[52] Manganaro L, Savelli S, Di Maurizio M, et al. Potential role of fetal cardiac evaluation with magnetic resonance imaging: preliminary experience. Prenat Diagn. 2008; 28: 148-156.

[53] Manganaro L, Savelli S, Di Maurizio M, et al. Assessment of congenital heart disease (CHD): is there a role for fetal magnetic resonance imaging (MRI)? Eur J Radiol. 2009; 72: 172-180.

[54] Pekkan K, Dasi LP, Nourparvar P, et al. In vitro hemodynamic investigation of the embryonic aortic arch at late gestation. J Biomech. 2008; 41: 1697-1706.